Epistemología Poética

Jesús Fernández Orrico

Epistemología Poética

Estudios sobre la arquitectura de la alegoría en Baltasar Gracián y en Walter Benjamin

PL ACADEMIC RESEARCH

Bibliografische Information der Deutschen Nationalbibliothek
Die Deutsche Nationalbibliothek verzeichnet diese Publikation in der Deutschen Nationalbibliografie; detaillierte bibliografische Daten sind im Internet über http://dnb.d-nb.de abrufbar.

Zugl.: Heidelberg, Univ., Diss., 2016

Coverabbildung: Andreu Alfaro: Lebenskraft. Mainz 1982.
Foto: Jesús Fernández Orrico

D 16
ISBN 978-3-631-72713-3 (Print)
E-ISBN 978-3-631-72710-2 (E-PDF)
E-ISBN 978-3-631-72711-9 (EPUB)
E-ISBN 978-3-631-72712-6 (MOBI)
DOI 10.3726/b11367

PL Academic Research ist ein Imprint der Peter Lang GmbH.

Peter Lang – Frankfurt am Main · Bern · Bruxelles · New York · Oxford · Warszawa · Wien

Diese Publikation wurde begutachtet.

www.peterlang.com

A mis antepasados y a mis descendientes.

AGRADECIMIENTOS

Agradezco a la Neuphilologische Fakultät de la Universidad de Heidelberg la oportunidad que me ha brindado de realizar esta investigación. En especial debo agradecer al Profesor G. Poppenberg su amistoso acogimiento en el Romanisches Seminar, por su confianza y su ayuda a través de sugerencias y orientaciones que han hecho posible la realización de la presente tesis doctoral.

Architectura autem constat ex ordinatione, quae graece τάξις dicitur, et ex dispositione, hanc autem Graeci διάθεσιν vocitant, et eurythmia et symmetria et decore et ex distributione, quae graece οἰκονομία dicitur.

Vitruvio, *De archit.* I 2, 1–9

L'allégorie est une architecture, une édification élaborée, dont la métaphore est la texture. Parler de déguisement, d'analogie, c'est reconaître le fondament méthaphorique de l'allégorie.

Benito Pelegrin, *Éthique et esthétique du Baroque,* 1985, p. 67.

„Philosophie und Kunst konvergieren in deren Wahrheitsgehalt: die fortschreitend sich entfaltende Wahrheit des Kunstwerks ist keine andere als die des philosophischen Begriffs."

Th. W. Adorno, *Ästhetische Theorie,* 1973, S. 197.

Índice

Introducción

El análisis y la reflexión sobre algunos de los elementos constitutivos del armazón literario de Baltasar Gracián y, al mismo tiempo, las propuestas renovadoras de Walter Benjamin sobre las figuras retóricas del Barroco, a las que ha dado nuevas perspectivas lingüísticas y estéticas, merecen el intento de aproximación, no sólo por la atención y actualidad reconocida en las últimas décadas a ambos autores, sino también porque algunos temas de investigación inciden en cuestiones secularmente vigentes, tales como los fundamentos de la creación literaria, sus formas expresivas y su recepción.

Nuestro trabajo va orientado especialmente a los *fundamentos epistemológicos* de las formas complejas del lenguaje literario en las que interviene la imagen como representación visual o reproducción mental. De ahí el título, aparentemente paradójico, de *epistemología poética*. Se trata de reflexionar sobre los aspectos cognoscitivos que subyacen en las creaciones literarias. En este caso las vinculadas a los lenguajes de la visualidad o la imagen. Aspectos a los que se ha denominado también "lógica estética" (Tagliabue, *Aristotelismo e Barocco*, p. 152). El desarrollo del estudio se articula teniendo presente la creciente complejidad e intensificación semántica de los elementos en el teórico proceso de su génesis, siendo *la alegoría* una forma superior de lenguaje y a la que se ordena el resto de epígrafes. Se trata de un estudio en el marco de la *poética*, entendida como creación literaria, y de la *retórica*, en cuanto su argumentación y manifestación. Por ello el análisis epistemológico de los componentes que intervienen en la creación literaria se realiza, no tanto desde la fidelidad a los criterios lógicos y empíricos del método hipotético-deductivo de la ciencia, como desde la perspectiva de la teoría de la literatura (*Literaturtheorie*) en sus relaciones con la estética (*Ästhetik*), con las ciencias del espíritu (*Geistwissenschaften*) y la preceptiva literaria.

El trabajo se aborda desde un estudio intrínseco de las obras de Gracián y W. Benjamin a partir de las que se tratará de extraer los elementos de referencia fundamentadores de las tesis expuestas. Nos atendremos a algunas nociones recurrentes, tanto en la obra de Gracián – núcleo de nuestra investigación – como en la de W. Benjamín, que serán el hilo conductor del presente estudio. Éste se irá desarrollando a través de la reflexión y desciframiento de la naturaleza de algunas de las categorías centrales de ambos autores tales como el concepto, el ingenio, la agudeza, la metáfora, la alegoría, etc. El *leitmotiv* del trabajo se encuentra en la noción de la alegoría, tan próxima a Gracián como a Benjamin, aunque no siempre se encuentran paralelismos entre ambas.

Hemos centrado nuestro interés en los elementos que articulan la construcción de lo alegórico desde una perspectiva epistemológica. Los elementos que coadyuvan a la construcción de la alegoría no son susceptibles de estudio más que analíticamente. Una mirada fenomenológica pone ante los ojos que agudeza, ingenio, analogía, semejanza, imagen, ficción, fantasía, metáfora, son peldaños, tal vez imperceptibles, en el constructo alegórico acabado pero inevitables en su conformación arquitectónica. Pero no hemos aventurado una exposición sistemática de las relaciones intrínsecas entre los diversos momentos de la arquitectura. La dialéctica de estos componentes escapa a la concreción epistemológica de los textos aportados por los autores centrales estudiados (Gracian y Benjamin), y siempre pueden ser objeto de un estudio o reflexión lingüísticos posterior que, en todo caso, puede llevar a cabo el lector interesado.

En la génesis de la forma literaria alegórica primero tiene lugar la *representación del objeto* o concepto que se quiere comunicar por parte del escritor / creador. Sólo a partir de esa representación se buscarán las imágenes y el relato que traten de hacer más próxima y comprensible la idea. El *proceso de comprensión* por el lector es, lógicamente, el inverso. Sabiendo que hay una relación entre lo leído, lo presente, el relato y un "otro" subyacente, el lector se ve obligado a una posición "activa" de deconstrucción ingeniosa que en el fondo no es otra cosa que búsqueda de asociaciones por semejanza, proximidad, causa-efecto, etc. Ingenio, sólo ingenio, al fin y al cabo. La naturaleza y condición de la alegoría se encuentra y se justifica en la separación respecto del principio de realidad en tanto en cuanto la representación alegórica rompe o se sale de lo representado según el canon de lo asumido como normal en la naturaleza o en las costumbres.

Tratándose de cuestiones sometidas a numerosas y muy valiosas investigaciones, un criterio fundamental en la elaboración de estos estudios ha sido partir de la consulta de una parte de la amplia bibliografía existente, a la que se hace referencia al final del trabajo. En la aceptación o, en su caso, en el contraste del material aportado por otros autores se encuentra, como es natural, el punto de partida o acompañamiento de los análisis que, junto a las propias obras de Gracián y Benjamin, constituyen los fundamentos arquitectónicos del presente estudio. Metodológicamente le hemos dado un tratamiento eminentemente textual en el doble sentido de reflexión sobre los textos, y de utilización de éstos como garantía y prueba de los asertos. Porque, si bien en un trabajo de esta naturaleza es fundamental la dimensión creativa, no lo es menos la constatación de la información documental sobre la que se sustenta la creatividad.

Las referencias textuales, las citas, son las que acreditan el carácter riguroso de los estudios humanísticos, del mismo modo que las observaciones y percepciones experimentales son el fundamento de los trabajos en las ciencias empíricas.

No se ha pretendido un desarrollo expositivo diacrónico o genético de los temas. La exposición se aproxima al modo paratáctico, según el cual los capítulos podrían admitir modificación de orden sin alterar sustancialmente su comprensión. Ello ha propiciado una distribución fragmentaria aproximativa a formulaciones estilísticas modernas.

Se trata, pues, de un estudio en torno al sentido semántico y filosófico de la alegoría inmanente a los escritos de Gracián y Benjamin, más que de una orientación puramente gramatical y lingüística.

1. Polisemia del concepto

"An dem Bau der Begriffe arbeitet ursprünglich die Sprache."
F. Nietzsche, *Über Wahrheit und Lüge*, II.

1.1 Algunas posiciones recientes

Con el análisis del 'concepto' en el Barroco se trata de establecer el status epistemológico no sólo del concepto, sino también, posteriormente y en relación con él, de aquellos elementos que forman parte de las poéticas y de la creación literaria. Por ello, considerando que es sin duda un componente primigenio, la primera reflexión tratará de determinar la naturaleza del concepto barroco o conceptista: si es primordialmente instrumento de conocer o de expresión y en qué medida.

Si los conceptos son imágenes sedimentadas (Adorno), surge la cuestión por el valor de las representaciones no sólo en el orden del conocimiento, sino en el orden más amplio del pensar humano. Tal vez el discurrir del hombre – literatura al fin y al cabo – sea una función alegórica de representación que hemos olvidado que lo es (Nietzsche).

Cabe preguntarse por el *concepto*, siendo como es uno de los elementos centrales y más aludidos en la poética de Gracián. La cuestión estriba en discriminar en la naturaleza del concepto los posibles elementos cognitivos, si los hay, respecto de los estéticos o simplemente literarios que pudieran darse.

Desde el Quinientos se van fraguando nuevas nociones de concepto que surgen en la misma medida en que lo venían haciendo las críticas al escolasticismo vigente. Éste se muestra dependiente de la lógica aristotélica y de su poética, todavía en el XVI, hasta la irrupción de los Románticos alemanes. De todos modos, la nueva orientación del concepto encuentra también su precedente en la *Poética* de Aristóteles desde el momento en que allí ya se establece una estrecha relación entre el pensamiento, el lenguaje[1] y la metáfora, como transposición del nombre de una cosa a otra por analogía[2], así como la importancia que tiene el sobresalir en el uso de las metáforas[3].

Así pues, de modo paralelo al concepto, que desde el punto de vista lógico ha ido adquiriendo autonomía como lugar inevitable de objetividad y en el que el

---

1 Aristóteles, Poética, Cap. 6, 1450b. Cap. 18, 1456b. *"Pertenece al pensamiento toda aquella cosa que ha de ser preparada por el lenguaje"*.

2 Ibid. Cap. 21, 1457b.

3 Ibid. Cap. 22, 1459ª.

contenido lo es todo, se abre paso un sentido de concepto más vinculado al lenguaje, a la creación poética y a los textos literarios que, aunque también tiene su origen en Aristóteles, habría sido ignorado por el Renacimiento[4] fundamentalmente por el intento de conciliar filosóficamente en ese tiempo a Aristóteles con Trento. En estas condiciones, el Barroco contemplará posiciones divergentes respecto del texto de la *Poética* de Aristóteles y con ello la deformación del sentido y la aparición de nuevos significados de 'concepto' más propios de otra poética[5] o, lo que sería algo próximo a ella, entre el pensamiento y la imagen.

No se puede comprender el 'concepto' si no es en relación con otras nociones como ingenio o agudeza. Pero, aunque posteriormente los abordaremos en su relación dialéctica, la complejidad de estas nociones aconseja proceder analíticamente en una primera aproximación al 'concepto'.

El último siglo ha presenciado la disolución generalizada de gran parte de los conceptos tradicionales, tanto de la epistemología como de la ontología, la estética y el arte. Y al mismo tiempo han surgido en estos ámbitos nuevas perspectivas e instrumentos de la mano de la lingüística, la semiología, el positivismo científico y filosófico, las ciencias sociales y de toda una cohorte de disciplinas *a latere*. Nos referimos brevemente a algunos autores como ejemplo de lo anterior, siendo conscientes de que se trata de una selección muy limitada y sin duda mejorable.

W. O. Quine representaría una corriente de pensamiento positivista ya en las proximidades de un empirismo sensualista llegando a afirmar que nuestro conocimiento está condicionado por los impactos de los estímulos en "nuestras

---

4 Como indica M. Blanco en referencia a los comentarios a la *Poética* de Aristóteles y al *Arte Poética* de Horacio de F. Robortello en 1548, éste saca a luz aportaciones aristotélicas como por ejemplo, el arte como *mímesis*, lo verosímil poético frente a lo verdadero histórico y el elemento catártico de la Tragedia. Aunque desde el XVI estos conceptos han sido entendidos paradójica y ambiguamente. En *Les Rhétoriques de la Point. Baltasar Gracián et le Conceptisme en Europe*. 1992, p. 158 ss.

5 En este sentido, se pueden contrastar las obras de Torcuato Tasso "*Discorsi dell'arte poetica*" (1587) en que se entienden los *concetti* como elementos miméticos en una narración que posea una estructura simple y coherente. Autores que introducen una noción de concepto vinculada a la *poiesís* serían entre otros: Pellegrino, "*Del concetto poetico*" (1598); Giulio Cortesse, "*Avvertimenti nel poetare*" (1592). Mateo Peregrini, en "*Delle Acutezze*" (1639) es el primer tratadista sobre el conceptismo que centra su interés en la Agudeza a la que otorga un status intelectual menor. La aparición de la obra de Gracián "*Arte de Ingenio. Tratado de Agudeza*" tres años después provocará un vivo debate sobre la originalidad de ésta última, todavía, en parte, no resuelto. (Cfr. M. Blanco, Ibid. p. 205 ss.).

terminaciones nerviosas"[6] y por ello otorga valor al concepto en tanto que referente abreviado y perceptible. En ese caso las sentencias observacionales sí que serían infalibles y no habría lugar para el error ni la discusión.[7] Aunque, matiza Quine, la noción de *significación estimulativa* es individual, no depende de una multiplicidad de hablantes mientras que la noción de *observacionalidad* es social.[8]

Atribuye, pues, Quine a nuestra natural relajación cognitiva y a la vaguedad de nuestro mecanismo intelectual de aprendizaje la atribución de 'entidad' a lo que no debiera haber sido contemplado más que como palabra.[9] Quine, por otra parte, no ha renunciado a ampliar y consolidar las relaciones entre los modelos lingüísticos y la lógica formal, como ha puesto de manifiesto G. Steiner.[10]

M. Schlick, uno de máximos exponentes del *Wiener Kreis*, identificaba los enunciados existenciales con los atribuibles a datos de conciencia puesto que ambos, decía, resultan de la misma clase lógica. Tanto los de conciencia como los de realidad son relativos a una conexión de percepciones.[11] Dice Schlick a este respecto que es difícil que algo haya producido mayores trastornos en la Historia de la Filosofía que el intento de distinguir a uno de ellos (datos perceptibles o datos de conciencia) como el 'verdadero ser'. Si se usa con sentido, sigue diciendo, la palabra 'real' significa siempre una y la misma cosa. Hans Hahn, valedor de Schlick en el citado círculo vienés, haciendo honor, por el contrario, a su raíz lógico- matemática, hace una defensa del pensamiento frente a la observación.

---

6 "The motivating insight, viz. That we can know external things only through impacts at our nerve endings, is it self based on our general knowledge of the ways of physical objects-illuminated desks, reflected light activated retinas." W. O. Quine, *Word and Object,* 1985, p. 2.

7 "Moreover, the philosophical doctrine of infallibility of observation sentences is sustained under our version (…) there is none insofar as verdicts to a esence are directly keyed to present stimulation." Ibid. p. 44.

8 Ibid. pp. 44–45.

9 "Much of the utility of abstract terms lies in abbbreviated crossreference (…) But we have a stubborn tendency to reify theunrepeteated matter by positing an attribute, instead of just talking of words." Ibid. pp. 121–122.

10 "Attempts are made, notably in Quine's *Word and Object* (1960), to map the relations between formal logic and models of linguistic transfer." *After Babel*, p. 237.

11 M. Schlick, *Positivismo y realismo*, Aparecido en *Erkenntnis*, vol. III, 1932–1933. En español en A. J. Ayer, *El positivismo lógico*, FCE, 1978. Schlick escribe este artículo en respuesta a las críticas al Positivismo contenidas en una conferencia de Max Plank titulada *Positivismus und Reale Aussenwelt*, 1931, publicado por la Akademische Verlagsgesellschaft, Leipzig.

Puesto que a veces ésta es ilusoria, puede que lo sea siempre. Pero lo relevante según Hahn es que la observación no me informa más que de hechos singulares, sin ir más allá de lo observado; no hay vínculos que lleven con carácter de necesidad de un hecho observado a otro y que obliguen a observaciones futuras a desarrollarse de igual manera que las previamente hechas.[12]

Merleau-Ponty se muestra también radical en su crítica al concepto pero lo hace más atendiendo a la naturaleza visual de la realidad y, consiguientemente, demandando un instrumento de conocimiento adecuado a esa realidad. El mundo es fundamentalmente visible y por tanto *c'est en 'regardant, c'est encore avec mes yeux que j'arrive à la chose vraie.*[13]

Cierto es que, cuando redacta las notas de *Le visible et l'invisible* a finales de los años 50, su posición respecto a lo inteligible es bastante radical;[14] pero al final de esa obra[15] y en su última obra escrita reconoce la necesidad del pensamiento para que tenga lugar la visión, llegando incluso a considerar a esta última como una forma de pensamiento.[16]

En el ámbito de la estética encontramos también autores para los que la vinculación entre percepción y concepto serían inextricables. Sería el caso de Lukács, Gombrich, Panofsky, Adorno o Arnheim, entre otros muchos. R. Arnheim, quien se reconoce seguidor de la Teoría de la Gestalt,[17] habla de conceptos perceptuales y entiende el concepto como una semejanza notable entre las actividades elementales de los sentidos y las superiores del pensamiento o raciocinio. Percibir sería para Arnheim formar "conceptos perceptuales" porque todo percibir es también pensar, y razonar es también intuición y toda observación es también invención.[18]

---

12 H. Hahn, *Einheitswissenschaft*, Gerold and Co., Wien, 1933. Traducido como *Lógica matemática y conocimiento de la naturaleza,* en A. J. Ayer. Ibid.

13 Merleau-Ponty, *Le visible et l'invisible,* 19641, p. 23.

14 "Il n'y a pas de monde intelligible, 'il y a' monde sensible". Ibid. p. 267.

15 "Il faut comprendre que le 'monde sensible' est cette logique perceptive, ce systeme d'èquivalences, et non pas un amas d'individus spatio-temporels." Ibid. p. 301.

16 "Il n'y a pas de vision sans pensée. Mais il ne 'suffit' pas de penser pour voir: la vision est une pensée conditionnée" "*L'Oeil et l'Esprit*", 19642, 51.

17 „Die von mir erwähnten Experimente und die Leitsätze meines psychologischen Denkens sind zum grössten Teil aus der Gestalttheorie abgeleitet. (…) … weil der Geist nur als Ganzheit arbeitet. Alles Wahrnehmen ist Denken, alles Denken ist Anschauung, alle Beobachtung ist Erfinden." R. Arnheim, *Kunst und Sehen.* 1965.

18 Ibid.

E. Cassirer, que se encuentra en la órbita del idealismo filosófico dentro del cual aspira a esclarecer las cuestiones del lenguaje,[19] distingue dos formas de lo universal: en una de ellas se establece relación entre los contenidos individuales y se correspondería con el criterio tradicional del 'concepto'. La otra tiene la forma de una representación intuitiva independiente.[20] Esta forma universal intuitiva podría estar en la línea del *Denkbild* benjaminiano, pero, en todo caso, confirma que, entre lo puramente racional y lo meramente perceptible, hay un elemento subjetivo producto de la imaginación que da lugar a los conceptos. Gran parte de la conceptuación lingüística – dice Cassirer – no es tanto el producto de comparaciones y enlaces lógicos como un producto de la fantasía del lenguaje, de la imaginación subjetiva.[21]

Para Cassirer, el conocimiento de lo sensible pasa por la conciencia. La expresión intelectual está ya contenida en lo sensible. La percepción supone conciencia. Con ello se establece una relación de dependencia bilateral entre lo sensible y lo inteligible en la formación del lenguaje. Y esta vinculación recíproca sugiere la relación necesaria de los componentes, no sólo en el lenguaje en general, sino también en la estructura de elementos retóricos como la metáfora y la alegoría, por ejemplo. De modo más explícito, Cassirer establece una doble transitividad: desde la percepción a la intuición y de ésta al concepto.[22] Para Cassirer los caracteres comunes con que se forma el concepto abstracto ya son conceptos. Pero la universalidad es más bien un medio para lo que él considera la verdadera meta del concepto: la precisión.[23] En la posición de Cassirer, brevemente esbozada en las líneas anteriores, se pone de manifiesto cómo el concepto precisa la intermediación de la imaginación para constituirse. E incluso las intuiciones

---

19 E. Cassirer, Vorwort, *Philosophie der symbolischen Formen* I, 1997.

20 "Eine doppelte Form des Allgemeinen muss demnach unterschieden werden: die eine, in der es gleichsam nur implizit, in der Form einer Beziehung, die die Einzelinhalte aufweisen, gegeben ist; die andere, in der es auch explizit, in der Art einer selbständigen anschaulichen Vor/stellung heraustritt." Ibid. 1997, S. 254.

21 "Die sprachliche "Begriffsbildung" auf weite Strecken hin nicht sowohl als eine Leistung der logischen Vergleichung und Verknüpfung der Wahrnehmungsinhalte, als viel mehr als eine Leistung der Sprechphantasie erscheint. Die Form der Reihenbildung wird niemals lediglich durch die objektive "Ähnlichkeit der Einzelinhalte bestimmt, sondern sie folgt dem Zuge der subjektiven Einbildungskraft." Ibid. S. 273.

22 "Aller begrifflichen Erkenntnis liegt notwendig anschauliche Erkenntnis, aller anschaulichen Erkenntnis liegt wahrnehmende Erkenntnis zugrunde." Ibid. III, S. 55.

23 „Sofern vom Begriff „Allgemeinheit"verlangt wird, so ist sie doch nicht Selbstzweck, sondern sie dient nur als Vehikel,um zum eigentlichen Ziel des Begriffs, zum Ziel der *Bestimmtheit* zu gelangen." Ibid. I, S. 252.

intelectuales tienen para Cassirer el rango de conceptos. Valoración cuyo punto de partida se puede rastrear en el Barroco: los conceptos como intuiciones.

A lo largo del S. XX la noción epistemológica del concepto ha sido mediada en su función con otros instrumentos surgidos de la retórica, la semántica, o la filosofía del lenguaje. Si todo saber es simbólico, como afirmaba Schlegel,[24] esto supone la unión de lo que debe ir junto: la coincidencia de manifestación sensible y significado suprasensible. Por ello, en tanto en cuanto conocer es ir desde la señal visible a lo que se dice a través de ella, la interpretación es el modo habitual de conocimiento en un mundo lleno de signos. Conocer es cada vez menos estar en posesión de conceptos abstractos, formados a partir de cualidades del mundo y 'almacenados' en la mente, cuanto ser capaces de interpretar los signos del mundo. Como nos recuerda M. Foucault, la interpretación consiste en el reconocimiento de las semejanzas, en descifrar las afinidades que se dan entre los signos del mundo.[25] Algo que las Poéticas del Barroco habían ya reflejado en las exposiciones sobre las agudezas o el ingenio. El signo sólo se constituye como tal, y por tanto adquiere significación, a través de un acto de conocimiento. Ha ido, pues, transformando su estructura desde una síntesis de caracteres individuales comunes idénticos hasta un saber que relaciona signos y términos, que no consiste en demostraciones, sino en interpretaciones.[26] La filosofía, en cuanto depende de la figuración, está condenada a ser literaria y, como depositaria de este problema, toda literatura es, en cierto modo, filosófica.[27] De manera que los límites dejan de estar definidos, del mismo modo que no lo están en las realidades del mundo. De hecho en ocasiones se hace difícil distinguir entre los diversos modos de representación siendo así que ni siquiera la Teoría del Conocimiento puede sustraerse a las metáforas del lenguaje.[28] Tal vez la respuesta a la pregunta

---

24 "Ähnlich sagt der junge Friedrich Schlegel (*Neue philosophische Schriften*, her. von J. Körner, 1935, 123).
„Alles Wissen ist symbolisch" (Citado por Gadamer en *Wahrheit und Methode*, 1975, Nota 2, s. 72).

25 "Le monde est couvert de signes qu'il faut déchiffrer, et ces signes, qui révèlent des ressemblances et des affinités, ne sont eux-mêmes que des formes de la similitude. Connaître sera donc interpreter." *Les Mots et les choses*. 1966, p. 47.

26 "Le prope du savoir n'est ni de voir, ni de démontrer, mais d'interpréter." Ibid. p. 55.

27 "All philosophy is condemned, to the extent that is dependent on figuration, to be literary and, as the depository of this very problem, all literature is to some extent philosophical." P. de Man, *Aesthetic Ideology*, 1996, p. 50.

28 Ibid., p. 46. A este respecto, de Man recomienda la lectura de la sección 59 de la *Kritik der Urteilskraft* donde Kant reconoce que las intuiciones son o *Schemata*, intuiciones a priori de conceptos que se exponen demostrativamente, o *Symbolen*, intuiciones que

por el establecimiento de los códigos literarios nos la haya dado Platón en la *República*[29] cuando dice que nadie puede seguir a nadie en el acceso al conocimiento, sino que es necesario que cada cual recorra el camino de la dialéctica por sí mismo; lo que equivaldría a que cada texto debe ser descifrado por cada cual sin adecuaciones normativas generales y pretendidamente objetivas.

Hay una especial proximidad entre los planteamientos de de Man y los conceptos tal como son descritos por los autores del XVI–XVII porque ni estos ni de Man pretenden la construcción de un modelo semiótico que sea epistemológicamente seguro. Ambos aspiran, en todo caso, a hacer conscientes las implicaciones retóricas o dialécticas de los conceptos por cuanto, al querer ser conscientes de las implicaciones tropológicas, conceptos y tropos se confunden.[30] El 'concepto' barroco, como tendremos ocasión de considerar, sería el punto de concentración, de convocatoria, para el ejercicio de procedimientos metafóricos, metonímicos o alegóricos poetizadores de los escritos en esa época.

En nuestro tiempo se ha tratado de liberar al concepto, por así decir, de responsabilidad epistemológica y aun de responsabilidad hermenéutica. Porque, no solamente hemos atribuido al concepto una propiedad común a sus casos particulares limitando la realidad de estos, otorgándolos al propio concepto, sino que hemos hipostasiado la palabra 'significado' y otras similares que han causado gran parte de las dificultades filosóficas. Con el señuelo del concepto como núcleo del conocer hemos hecho de la filosofía un ir y venir en torno a formas de expresión, en busca de una generalidad, de una universalidad que nos exculpe de las excepciones y con ello nos otorgue seguridad. Estas y otras consideraciones críticas similares respecto al 'concepto' llevan también el marchamo, entre otros, de la filosofía del lenguaje del segundo Wittgenstein, para quien entender el pensamiento como una actividad mental lleva a confusión. Para él, pensar es, esencialmente, *la actividad de operar con signos,*[31] con palabras, cuya comprensión supone comprender el lenguaje en que son usadas.

El concepto ha derivado en palabra y ésta en signo. Algunas de las reflexiones más críticas y directas contra el concepto universal y abstracto que nos ha legado la tradición reciente las encontramos en *Negative Dialektik* de Th. W. Adorno.

---

se obtienen por analogía y que se exponen a través de reflexión. Estas últimas se corresponderían más con los conceptos del Barroco, en los que la semejanza o analogía, como veremos, es el substrato que impregna las Poéticas.

29 *República*, VII, 632.

30 „As soon as one is willing to be made aware of their epistemological implications, concepts are tropes and tropes concepts." P. de Man, *Aesthetic Ideology*, p. 43.

31 L. Wittgenstein, *Los cuadernos azul y marrón*. 1976, p. 33.

Su crítica, que tiene, de partida, una orientación filosófica, incide directamente en lo lingüístico. La supuesta superioridad del concepto, que se fundamenta en la identidad, se viene abajo en cuanto la reflexión pone de manifiesto cómo lo irracional está también presente en el concepto. *Negative Dialektik* es propuesta desde el prólogo como un antisistema contra el concepto porque éste no puede desprenderse de su carácter de mediado por lo irracional que forma parte de su significado.[32] El objeto del conocimiento es lo particular. Lo universal sólo puede ser un medio.[33] Pero también el pensamiento debe partir de lo concreto aunque ese no sea su objetivo. La propia Historia como universo de hechos contingentes es refractaria al concepto, aunque al mismo tiempo lo está demandando como condición para ser comprendida.[34] Los conceptos son formados a partir de lo que no es conceptual, pero, al reducir los seres a conceptos, estos ejercen presión sobre la realidad: la desnaturalizan[35] y ejercen un dominio sobre ella.[36] Lo particular se ve coaccionado en cuanto el concepto se forma mediante la selección y el rechazo de características concretas y también el pensamiento, coaccionado por el principio de contradicción, produce la lógica de la identidad y se somete a la causalidad. Por eso no es libre. Las épocas en las que se da el complejo de superioridad del pensamiento abstracto son épocas miserables.[37] Porque hay una inadecuación esencial entre el concepto y los objetos (concretos) que aspira a conocer. Es lo que Adorno denomina la *utopía del conocimiento*: pensar con conceptos lo que no es conceptual sin tener que igualarlos o acomodarlos (*ihnen gleichzumachen*) entre sí.[38] Aparentemente el concepto es el único medio del que

---

32 „Der Begriff ist ein Moment wie ein jegliches in dialektischer Logik. In ihm überlebt sein Vermitteltsein durchs Nichtbegriffliche vermögen seiner Bedeutung, die ihrerseits sein Begriffsein begründet. (…) Vor der Einsicht in den konstitutiven Charakter des Nichtbegrifflichen im Begriff zerginge der Identitätszwang, den der Begriff ohne solche aufhaltende Reflexion mit sich führt." Adorno, *Negative Dialektik*, 1990, S. 24.

33 „Erkenntnis geht aufs Besondere, nicht aufs Allgemeine." Ibid. S. 322.

34 „Geschichtliche Kontingenz und Begriff widerstreiten einander desto erbarmungsloser, je fugenloser sie ineinander sind." Ibid. S. 352.

35 „Indem alles einzelne Seiende auf seinen Begriff, den des Ontischen, gebracht wird, verschwindet daraus, was es, gegenüber dem Begriff, zum Seienden macht." Ibid. S. 123.

36 „In Wahrheit gehen alle Begriffe, auch die philosophischen, auf Nichtbegriffliches, weil sie ihrerseits Momente der Realität sind, die zu ihrer Bildung – primär zu Zwecken der Naturbeherrschung – nötigt." Ibid. S. 23.

37 Was unter Mißbrauch Hölderlins, der Dürftigkeit der Zeit zugeschrieben wird, ist die des Denkens, das „jenseits von Zeit sich wähnt." Ibid. S. 116.

38 Ibid. S. 21.

se dispone, pero su incompletud obliga a negarlo como instrumento absoluto. Lo que supone el reconocimiento de que hay algo ulterior o, por el contrario, más próximo epistemológicamente al concepto. Adorno ejemplifica esta tesis a través del arte, del que afirma que no es un concepto ni intuición sensible pero que busca algo superior al concepto: algo que se orienta hacia el espíritu al que trata de imitar.[39]

Son muchas, pues, las limitaciones epistemológicas del concepto: el estar fundido con la falsedad, el ser un principio opresor o excluyente, etc. Pero sin duda es la pobreza o, como dice Adorno, la insatisfacción del conocimiento, lo que subyace en sus críticas al concepto.[40] A los constructos mentales universales se les escapan las realidades perceptibles, las representaciones individuales de la mente, los hechos concretos, los comportamiento humanos, las obras de arte y en general todo aquello que, decía Merleau-Ponty, que constituye el mundo: *le mond est ce que nous voyons et que pourtant il nous faut apprendre à le voir.*[41]

La dialéctica de lo particular se hace explícita en el lenguaje. Y éste actúa a través de las diversas manifestaciones espacio–temporales de la cultura como confrontación o contradicción de lo conceptual que trata de imponerse. De ahí la importancia que cobra, desde las Vanguardias, la estructura paratáctica en la literatura, la forma del ensayo o el fragmento. El lenguaje actúa, pues, como liberador de la opresión del concepto. Es el modo de acercarse al pensamiento eludiendo riesgos abstraccionistas. Y al mismo tiempo el lenguaje en sus diversas manifestaciones de cultura y arte, al hacer el relato de lo concreto, 'domestica' al concepto. Por eso Adorno propone la regeneración del pensar, introduciendo, junto a la diferenciación del lenguaje y del pensamiento, también, en otro sentido, su identidad: *...schlechterdings alles Gedachte auch sprachlich ist.*[42] Aunque la dialéctica negativa propugna la contradicción como algo inevitable en proceso de aproximación a la realidad, Adorno encuentra en la teoría estética, en la lógica del arte, la ambigüedad propia de los enigmas que basculan entre lo determinado y lo indefinido, entre lo perceptible y lo implícito. Como en el lenguaje, también

39 „Ihr Anschausliches differiert von der sinnlichen Wahrnehmung, weil er stets auf ihren Geist sich bezieht. Sie ist Anschauung eines Unanschaulichen, begriffsänlich ohne Begriff. An der Begriffen aber setzt Kunst ihre mimetische, unbegriffliche Schicht frei." *Ästhetische Theorie*, 1973, S. 148.

40 „Er ist fusioniert mit dem Unwahren, dem unterdrückenden Prinzip, und das mindert noch seine erkenntniskritische Dignität. Er bildet kein positives Telos, in dem Erkenntnis sich stillte." *Negative Dialektik*, 1990, S. 57.

41 *Le visible et l'invisible*, 1964, S. 18.

42 *Negative Dialektik*, 1990, S. 117.

en el ser humano percepción, sentimiento y razón se autoimplican hasta el punto de que, aun separadas, son interdependientes.[43] De modo que el arte y el lenguaje, en cuanto forma de arte, no precisan juicio ni concepto para que se reconozca su carácter paradójico.[44]

1.1.1 W. Benjamin. Retorno al núcleo interior

Las aportaciones a la Teoría del Conocimiento son abordadas por W. Benjamin, preferentemente, desde la perspectiva de la creación artística. Conocer no sería para él tanto una cuestión de búsqueda cuanto de manifestación, como afirma en la primera parte del *Ursprung des deutschen Trauerspiels.*[45] Esta primera parte que significativamente titula como *Prólogo epistemológico* es uno de los pocos lugares de su obra donde Benjamin se plantea explícitamente los conceptos centrales de la Teoría del Conocimiento. Benjamin muestra una clara desconfianza respecto a las ideas. Ciertamente no entra a analizarlas en profundidad pero pronto toma partido por los fenómenos como iluminadores de las ideas.[46] Él no pretende construir una epistemología que pudiera justificar su toma de posición o sus reflexiones sobre estética, literatura o sociología. Su incursión en la Teoría del Conocimiento no es producto de un interés en esa materia, sino fruto de la necesidad de esclarecer presupuestos sobre los que van a descansar otras consideraciones de orden estético. Dicho brevemente: no hay voluntad de sistema en Benjamin sino clarificación interpretativa por exigencia teórica ocasional. La Teoría del Conocimiento en Benjamin descansa sobre varios presupuestos a los que se refiere a lo largo de su obra pero sin un tratamiento programático de los mismos. La confrontación entre ideas y fenómenos pone de manifiesto la desconfianza de Benjamin hacia las primeras. Esta desconfianza parece originarse en la falta de proximidad a los hechos de las deducciones lógicas y de los conceptos abstractos. Las ideas, según Benjamin, deben ser coincidentes con los

---

43 „Mit den Rätseln teilen die Kunstwerke die Zwieschlächtigkeit des Bestimmten und Unbestimmten." *Ästhetische Theorie*, 1973, S. 188. „Nur sind Gefühl und Verstand in der menschlichen Anlage kein absolut Verschiedenes und bleiben noch in ihrer Trennung von einander abhängig." Ibid. S. 489.

44 „Die Logik der Kunst ist, paradox nach den Regeln der anderen, ein Schluβverfahren ohne Begriff und Urteil." Ibid. S. 205.

45 "Als ein Ideenhaftes ist das Sein der Wahrheit verschieden von der Seinsart der Erscheinungen. Also erfordet die Struktur der Wahrheit ein Sein, das an Intentionslosigkeit dem schlichten der Dinge gleich, an Bestandhaftigkeit aber ihm überlegen wäre." *Ursprung des deutschen Trauerspiels*, G. S. I-1, 1974, S. 216.

46 Ibid. S. 214.

fenómenos, porque es a través de estos por donde se puede profundizar y conocer las ideas.[47] La pretensión de Benjamin no se limita a un mero ejercicio teórico sobre el conocimiento. Se adivina su preocupación por acercarse a la Historia desde perspectivas más próximas a la realidad y ésta está constituida por hechos que son los que deben dar forma a la Historia. Pero, inversamente, también la Historia se determina al asumir los hechos individuales como formando parte de su propia idea.[48] Para Benjamin no hay envilecimiento en lo contingente; más bien considera lo concreto como más valioso que la unidad vacía de lo abstracto.[49] Porque, como dice Adorno, para Benjamin lo más concreto, lo más individual es lo más general.[50] Parece como si Benjamin quisiera escapar de los círculos gnoseológicos limitadores que separan o que desdibujan las realidades particulares impidiendo la profundización en ellas. De ahí su preocupación por los nombres de los objetos en un intento de apropiárselos, de determinarlos sin la intermediación del concepto. Por otra parte Benjamin no aspiraba a la eliminación de la metafísica dado que en sus escritos se pone de manifiesto la búsqueda de una síntesis superior como experiencia religiosa. Benjamin se muestra antiidealista a la hora de construir una filosofía que dé explicación del mundo y ello ya desde su *Ursprung,* donde destacó el carácter idealista de la alegoría barroca.[51] Pero al rescatar lo concreto como ocasión de experiencia y manifestación de lo universal, Benjamin redime a la alegoría de tener una función exclusivamente

---

47 "Für die wahre Kontemplation dagegen verbindet sich die Abkehrt vom deduktiven-Verfahren mit einem immer weiter ausholenden, immer inbrünstigern Zurückgreifen auf die phänomene." Ibid. S. 225.

48 Ibid. SS. 226–227.

49 „Es mag darin ein Moment sistiert sein, das dem Benjaminschen Gedanken selber wesentlich ist, der lieber ans Contingente sich wegwarf, >um es zu gewinnen<, als daβ er das Viele zu leerer Einheit zusammenaddierte." – Rolf Tiedemann, *Dialektik im Stillstand*, 1983, S. 7.

50 „Es mag darin ein Moment sistiert sein, das dem Benjaminschen Gedanken selber wesentlich ist, der lieber ans Contingente sich wegwarf, >um es zu gewinnen<, als daβ er das Viele zu leerer Einheit zusammenaddierte." – Rolf Tiedemann, *Dialektik im Stillstand*, 1983, S. 7.

51 „Es mag darin ein Moment sistiert sein, das dem Benjaminschen Gedanken selber wesentlich ist, der lieber ans Contingente sich wegwarf, >um es zu gewinnen<, als daβ er das Viele zu leerer Einheit zusammenaddierte." – Rolf Tiedemann, *Dialektik im Stillstand*, 1983, S. 7.[52] "In short, Benjamin criticizes Baroque allegory for its idealism. As Tiedemann has written: 'From the time of the Trauerspiel book, the program of Benjamin's philosophy is the anti-idealist construction of the intelligible world.'" Susan Buck-Morss, *Dialectics of seeing*, 1990, p. 175.

literaria y la convierte, como más adelante tendremos ocasión de analizar, en el camino de acceso al conocimiento y expresión de lo universal.

El rechazo al lenguaje tradicional de la metafísica de Occidente no le impedía a Benjamin tratar de aproximarse a la experiencia metafísica de la realidad objetiva, aunque para él lo visual debía ocupar el lugar de la lógica del pensamiento. De ahí que para Benjamin los conceptos deben ser construidos en imágenes, según la epistemología del montaje, que es el criterio articulador de las imágenes. Hasta tal punto es así que, pese a que la experiencia cognoscitiva de la Historia exige la intervención del pensamiento, Benjamin insistía en el método del montaje.[52] Algo que literariamente llevaría a efecto en su magna obra de los *Passagen*. Esta no es simplemente una toma de posición más o menos adventicia, sino que formaba parte de la estructura de pensamiento de Benjamin; estaba siempre en su mente.[53]

Después de haber renegado de lo abstracto para rescatar lo concreto, Benjamin se muestra sin embargo hostil hacia la experiencia entendida como instrumento del conocer. Benjamin considera que el conocimiento al que se puede llegar mediante la experiencia es pobre porque se orienta hacia lo material con la vista puesta en lo científico y eso deja fuera valores superiores que son inexperimentables.[54] Esta orientación, que ya desarrolló en el artículo *Der Anfang* (1913), la mantuvo invariable a lo largo de su obra. Sin entrar de momento en la cuestión sobre si hay algo más valioso que la experiencia, no podemos evitar la referencia, aunque volvamos después sobre ello, de cómo Gracián hará de la experiencia vital el criterio didáctico por excelencia. Tampoco Gracián pudo contrastar por razones históricas y vitales la importancia que iría adquiriendo en los años siguientes a su muerte la experiencia como instrumento y garantía de conocimiento científico.[55] Pero la experiencia graciana, como se verá, será la experiencia que

---

52 "And yet Benjamin insisted, in accordance with the method of literary montage: 'I have nothing to say, only to show'". Ibid. p. 222.

53 Cfr. D. Schottker, *Konstruktiver Fragmentarismus*, 1999, S. 33. „Darum verwehrt sein Denken seinem Ansatz nach sich selbst das ‚Gelingen' bruchloser Einstimmigkeit und macht das Fragmentarische zum Prinzip." Adorno, *Charakteristik Walter Benjamins*,1977, S. 251.

54 „[Die Erfahrung] wird ihm die Botschaft von der Gewöhnlichkeit des Lebens. Aber er begriff nie, dass es etwas Anderes gibt als Erfahrung, dass es Werte gibt – unerfahrbare-, denen wir dienen." *Erfahrung*, G. S. II-I 1977, S. 55.

55 Así Ticho Brahe, gran observador astronómico, muerto el año que nació Gracián. Kepler (1571–1630) – contemporáneo de Gracián (1601–1658) durante 29 años – y a quien Brahe transmitió la multitud de sus datos observacionales a fin de que les diera coherencia. Galileo, contemporáneo de Gracián hasta el año 1642, en que murió. Y así

proporciona el vivir y, en todo caso, más moral, en sentido amplio,[56] que científico. También la experiencia tiene en Benjamin una orientación moral en cuanto situada en el interior del sujeto, dando lugar a la conciencia que derivará en conciencia trascendental y en experiencia religiosa. En su artículo de 1917 *Über das Programm der kommenden Philosophie* (II-I, 157) no publicado por Benjamin, éste desarrolla su propia noción de experiencia a partir de la crítica a Kant porque considera la noción kantiana como insuficiente. Según Benjamin, Kant eludió el análisis de las experiencias no vinculadas al conocimiento científico y que según Benjamin, son superiores. Según éste, el sujeto que en Kant es cognoscente, debe dejar de estar vinculado a la conciencia epistemológica y, en todo caso, explorar la conciencia moral y estética. Kant no ha superado, no ha ido más allá de la noción del conocer como una relación entre sujetos y objetos. Posiblemente la naturaleza del objeto como cosa-en-sí haya sido superado ya por la filosofía neokantiana, pero, sigue Benjamin, todavía hay que eliminar la naturaleza del sujeto que se manifiesta en el sujeto cognoscente. Hay una vinculación en Kant, y en gran parte de la filosofía occidental, entre el conocimiento y la experiencia, por una parte, con la conciencia humana pero sin admitir otra conciencia que la epistemológica. La certeza del conocer a la que Kant dedicó gran parte de sus trabajos suscita la admiración de Benjamin quien valora esa tarea kantiana como colosal[57] pero a la que considera limitada por no ampliar el sujeto a sus dimensiones morales o estéticas. Con ello el 'yo' kantiano, según Benjamin, es mitología. Algo que Hume ya había reconocido al desmontar como núcleo idealista inexistente *per se* el yo esencial, o subyacente a las percepciones, de la experiencia

otros como W. Harvey (1578–1657), F. Bacon (1561–1626), E. Torricelli (1608–1647), Ch. Huygens (1629–1695), I. Newton (1643–1727). Algunos más centradamente contemporáneos de Gracián si bien no propiamente científicos: Fermat (1601–1665), M. Mersenne (1588–1648), R. Descartes (1596–1650), T. Hobbes (1588–1679), etc. Lo que nos muestra cómo Gracián vivió en un tiempo de gran ebullición científica empirista pero también teórico racionalista. Aunque lamentablemente la España en que vivió Gracián no sólo estaba alejada de la experiencia científica (salvo pocas y honrosas excepciones) sino que además, desde la posición contrarreformista de desconfianza hacia lo terrenal, ridiculizaba y se mofaba del conocimiento de los científicos.

56 Conviene recordar cómo a finales del XVII y en el XVIII el sentido de "lo moral" era equivalente a "lo filosófico" en contraste con lo empírico o científico.

57 "Dass Kant sein ungeheures Werk gerade unter der Konstellation der Aufklärung in Angriff nehmen konnte besagt, dass dieses an einer gleichsam auf den Nullpunkt, auf das Minimum von Bedeutung reduzierten Erfahrung vorgenommen wurde." *Über das Programm der kommenden Philosophie*, G. S. II-I, 1977, S. 159.

sensible.[58] Desde la perspectiva de Benjamin, la experiencia epistemológica kantiana es una experiencia superficial.[59] De inferior calidad (*Minderwertige*), como le dijo a Scholem.[60] De modo que la noción de experiencia no es relevante por sí misma para Benjamin, sino en tanto en cuanto se interioriza en una orientación estética o religiosa. El receptáculo de esa dimensión es la conciencia pero su valor no puede cifrarse en la corrección de los conocimientos. Hay otras formas de conciencia, y la tarea de la filosofía sería averiguar el criterio de la diferencia de valor entre las diversas formas de conciencia.[61] Benjamin propugna una nueva forma de experiencia que sería el lugar natural de la metafísica. Sería algo similar a lo que hizo Kant: reelaborar un nuevo concepto de experiencia que degradó la metafísica anterior, pero en el caso de Benjamin, en sentido inverso: la filosofía del futuro deberá ser un conocimiento no dependiente de la relación metafísica de sujeto-objeto: "*...die autonome ureigne Sphäre der Erkenntnis auszumitteln in der dieser Begriff auf keine Weise mehr die Beziehung zwischen zwei metaphysischen Entitäten bezeichnet*."[62] Benjamin trata de explicitar una forma de conocimiento interior, directa y autónoma como forma de filosofía del futuro que él denomina *conciencia trascendental*, la cual, además de posibilitar la experiencia mecánica o perceptible y la experiencia religiosa, hace posible también la experiencia de Dios. Benjamin aclara que no es que esa experiencia que él preconiza haga posible a Dios sino que hace posible su experiencia y su doctrina.[63] No cabe duda de que en la época (1917) en que Benjamin escribe este artículo está imbuido de un fuerte sentido religioso y teológico. Pero también es cierto que está tratando de reconducir el método epistemológico del criticismo kantiano hacia su personal perspectiva teológica. Es por ello que reprocha a Kant haber ignorado un concepto de identidad que hubiera permitido la superación de la

---

58 Cfr. Hume, *A Treatise of Human Nature*, Part I.

59 "Das Ganze ist ein durchaus mataphysisches Rudiment in der Erkenntnistheorie; ein Stück eben jener flacher flachen „Erfahrung" dieser Jahrhunderte welches sich in die Erkenntnistheorie einschlich." *Über das Programm der kommenden Philosophie*, G. S. II-I, 1977, S. 161.

60 Scholem, *Die Geschichte einer Freundschaft*, Suhrkamp 1975, S. 78.

61 "Das wahre Kriterium des Wertunterschiedes der Bewusstseinarten festzustellen wird eine eine der höchsten Aufgaben der kommenden Philosophie sein. Den Arten des empirischen Bewusstseins entsprechen ebensoviele der Erfahrung, welche mit Hinsicht auf ihre Beziehung aufs empirische Bewusstsein was die Wahrheit anghet lediglich den Wert der Phantasie oder Halluzination haben." W. Benjamin, *Über das Programm der kommenden Philosophie*, G. S. II-I, 1977, S. 162.

62 Ibid. S. 163.

63 Ibid.

dualidad sujeto-objeto. Para Benjamin la identidad es el concepto supremo de la lógica trascendental porque hace posible el saber religioso y el saber estético que son, para él, los conocimientos más valiosos. Ambos saberes se alcanzan de modo intuitivo porque no existe un objeto reconocible: ni Dios ni la belleza son propiamente objetos de conocimiento sino, como diría Kant, representaciones de la subjetividad en la que interviene la imaginación.[64] Kant podría llamarlas también 'ideas de la razón'. Pero Benjamin no parece querer ir tan lejos; no aspira a demostrar o estructurar un sistema explicativo. Sólo a mostrar, a poner de manifiesto, la necesidad de percibir sin mediaciones, como un sentimiento (Kant) o una intuición a los que él denomina 'objetos puros'. Esta forma de acercamiento a los objetos puros de la religión (Dios), del saber (la verdad) o de la estética (la belleza) toman para Benjamin la forma de intuiciones que se hacen perceptibles de modo directo, inmediato, claro y distinto.[65] Ese modelo de conocimiento al que Benjamin aspira nos lo trasmite Scholem recordando una conversación en el hotel Biel en la que Benjamin propuso su definición de intuición: "*Gegenstand der Anschauung ist die Notwendigkeit eines sich im Gefühl als rein ankündigende Inhaltes, wahrnehmbar zu werden. Das Vernehmen dieser Notwendigkeit heisst Ausschauen.*[66]

También en la epistemología de Benjamin se ha deslizado la melancolía de quien se siente precario y desamparado en el conocer y anhela un saber incondicionado. Tal vez esa sea la justificación de sus 'atajos' gnoseológicos. La verdad para Benjamin no es propiamente un objeto de saber, sino la propiedad natural de los 'objetos puros'. La verdad no está en la apariencia, no está en el fenómeno, sino en el interior, sin que pueda ser visto desde fuera. No tiene ventanas, dice.[67] El propio recurrir al concepto de verdad como un hecho incuestionablemente deseable nos muestra a un Benjamin muy condicionado por el pensamiento religioso o moral del judaísmo en el que la verdad debe prevalecer sobre la mentira.[68]

La experiencia es el envolvente habitual de la vida, pero la verdad está al margen de la experiencia. Es una especie de concepto nouménico al que Benjamin

---

64 „Aber von einer subjektiven Allgemeingültigkeit, d. i. der ästhetischen, die auf keinem Begriffe beruht, lässt sich nicht auf die logische schliessen; weil jene Art Urteile gar nicht auf das Objekt geht." I. Kant, *Kritik der Urteilskraft*, 1995, S. 129.

65 Ibid. § 59.

66 Scholem, *Walter Benjamin, die Geschichte einer Freundschaft*, 1975, S. 108.

67 "Was im fensterlosen Hause steht, ist das Wahre". *Das Passagen-Werk*, 1982, S. 1008.

68 Cfr. a este respecto como contrapunto: Nietzsche, *Über Wahrheit und Lüge im aussermoralischen Sinne.*

se aferra como substrato que se puede definir precisamente como ajeno a la apariencia. De modo que aunque se hayan producido o se produzcan errores, estos suponen una nueva ayuda en tanto que implícito reconocimiento de la verdad.[69] La fascinación del 'interior', como lugar de la verdad, tiene para Benjamin proyección en los diversos ámbitos de la cultura,[70] entre ellos la historia y el arte. La verdad del arte la sitúa en el proceso de creación cuando se cumple la tarea artística en cuanto tal, que sin duda es el proyecto artístico subyacente a la propia obra de arte.[71] Esta idea expuesta por Benjamin en los años 1914–1915, le aproximará, posteriormente, a la verdad como montaje. Pero la verdad sobre el arte será parcialmente desplazada dando paso al interés por la verdad en la historia cuando unos años más tarde, a partir de 1927, aborde el proyecto de los *Passagen* ya sin duda influenciado por el Materialismo Histórico. En los *Passagen* insta a abandonar todo sentido de la verdad que no sea histórico. Y si bien no se adhiere incondicionalmente al concepto materialista de verdad entendida como instrumento de conocimiento temporal, reconoce la temporalidad en la realidad de los objetos y del ser humano como cognoscente hasta el punto de negar la existencia, incluso como idea, a todo lo atemporal, a todo los supuestamente 'eterno'.[72]

Situada, pues, la verdad en la Historia, ésta sólo se conoce por debajo de las apariencias. La verdad de la Historia sería la superación de la imagen presente como si ésta fuera reproducción del pasado. Benjamin aboga, pues, por una interpretación nueva de la historia en la que los criterios (burgueses) del pasado no interfieran la verdad del *ahora*. Se trata de un concepto de verdad no sólo temporal, sino historizado desde una perspectiva dialéctica.[73] La historia, que ocupa un lugar central en el pensamiento de Benjamin, llegará a ser para él

69 "Für den Forscher aber ist der Irrtum nur eine neue Hilfe zur Wahrheit (Spinoza)." *Erfahrung*, G. S. II-I, 1977, S. 55.

70 *Das Passagen-Werk*, 1982, S. 661.

71 „Diese ‚Wahrheit', die gerade die ernstesten Künstler von ihren Schöpfungen so dringend behaupten, soll verstanden sein als Gegenständlichkeit ihres Schaffens, als die Erfüllung der jeweiligen künslerischen Aufgabe." – *Zwei Gedichte von Friedrich Hölderlin*, G. S. II-I, 1977, S. 103.

72 „Entschiedne Abkehr von Begriffe der "zeitlosen Wahrheit" ist am Platz. Doch Wahrheit ist nicht – wie der Marxismus es behauptet – nur eine zeitliche Funktion des Erkennens sondern an einen Zeitkern, welcher im Erkannten und Erkennenden zugleich steckt, gebunden. Das ist so wahr, dass das Ewige jedenfalls eher eine Rüsche am Kleid ist als eine Idee." *Das Passagen-Werk*, S. 578.

73 „Geschichtliche Wahrheitserkenntnis ist nur möglich als Aufhebung des Scheins." (…) „Der Schein der hier aufgehoben wird, ist der, das Frühere sei im Jetzt. In Wahrheit: das Jetzt das innerste Bild des Gewesnen". Ibid. SS. 1034–1035.

la realización de la filosofía.[74] En sus primeros escritos, sin embargo, Benjamin orienta la verdadera filosofía hacia un conocimiento correspondiente con una teología, una religión o el arte, la pregunta por cuya existencia desempeña una función filosófica.[75] En escritos posteriores, a la filosofía en cuanto conocimiento le reconoce una estructura dialéctica lo cual para Benjamin significa, por una parte que no hay que pedirle continuidad argumentativa al conocimiento, sino confrontación haciendo progresar el conocimiento, como él dice, "a saltos" (*sondern der Sprung*); por otra parte, y como consecuencia de lo anterior, las reflexiones filosóficas relacionan ideas, no se deducen de principios ni son desarrollos de estos; para Benjamin el modo de proceder de la filosofía es producir ideas que, en contraste con otras, dan lugar a conclusiones o a antítesis.[76]

Esta es una descripción del procedimiento dialéctico que él ha seguido en gran parte de su obra y especialmente en los *Passagen*. La parataxis, el estilo fragmentario, la propuesta de textos ensamblados a la espera de que sus relaciones sugieran ideas fecundas son manifestaciones de esa dialéctica de lo yuxtapuesto, de esa dialéctica negativa de Benjamin. Adorno criticará esa dialéctica benjaminiana porque está sustentada en imágenes estáticas de la sociedad, imágenes que no son productos sociales, sino meras representaciones.[77] Adorno reconoce la crítica que hace Benjamin a los conceptos, a las esencias, pero la dialéctica que debiera sustituirlos es una dialéctica en reposo porque, pese a las exigencias de originalidad y reflexión sobre los contrastes que hace el propio Benjamin, su filosofía es fundamentalmente comentario y crítica.[78] Para Benjamin, como

---

74 „Denn der Seinsbegriff der philosophischen Wissenschat ersättigt sich nicht am Phänomen, sondern erst an der Aufzehrung seine Geschichte." – *Ursprung des deutschen Trauerspiels*, G. S. I-1, 1974, S. 128.

75 G.S. II-1, S. 170.

76 "Mit andern Worten: Nicht der Fortgang von Erkenntnis zu Erkenntnis ist enscheidend, sondern der Sprung in jeder einzelnen Erkenntnis selbst." *Denkbilder*, G. S. IV-1, S. 425 "Vielleicht siehst Du es gern wenn ich an meinemTeil hervorhebe, dass aus Prinzipien nichts in diesen in diesen Deinen Überlegungen sich herschreibt, die wir philosophisch gerade darum nennen, weil sie nicht aus Grundsetzen und Begriffen deduziert, sondern aus dem Ineinanderwirken von Ideen geboren sind." *Miszellen*, G. S. IV-2, S. 792.

77 Cfr. Carta de Adorno a Benjamin el 2. 8. 1935. En esta larga carta Adorno se muestra crítico con muchos de los planteamientos de Benjamin. Los referentes a la dialéctica aparecen referidos en la página 19 de Benjamin. Los editores incluyen la carta al final de los *Passagen. Werk* SS. 1127–1136. „Immer deutlicher trat die Konzeption von der 'Dialektik im Stillstand in der Vordergrund" Adorno, *Charakteristik Walter Benjamins*, S. 244.

78 „Philosophie bestand ihm wesentlich aus Komentar und Kritik." Ibid.

dice Adorno, la filosofía se desarrolla más en la semántica del lenguaje que en los contenidos conceptuales.[79] Será a partir de las *Goethes Wahlverwandtschaften* cuando el pensamiento de Benjamin se oriente decididamente hacia el comentario.[80] Y, como dice Scholem,[81] el lenguaje debió ser la preocupación filosófica que Benjamin mantuvo durante toda su vida ya que (el lenguaje) es el intermediario de todo conocimiento y constitutivo de toda conciencia. Probablemente Benjamin no se desembarazó del platonismo occidental pese a la búsqueda de una nueva forma de relación entre teología y materialismo a la que dedicó gran parte de su obra. En *Passagen-Werk* Benjamin intentó hacer filosofía y producir conocimiento sin teoría. Son los objetos los que parecen hablar. Como se ha dicho "fue capaz de hacer pensar a partir de los boulevares y los magazines.[82]

Por lo anteriormente expuesto queda sobreentendido que Benjamin no tuvo un gran interés en una teoría del conocimiento o en una exposición sistemática capaz de fundamentar posteriores desarrollos filosóficos. Excepción a esto serían el "*Erkenntniskritische Vorrede*" de la primera parte del *Ursprung* (1925) y "*Über das Programm der kommenden Philosophie*" (1917). Pero sí que ha fundado un nuevo concepto de ciencia literaria sin para ello establecer un cuadro de conceptos o definiciones. Superó con su propia obra la separación entre literatura, crítica literaria y filosofía del arte. No debió ser una superación premeditada, pero en este caso, como en otros, el instinto creador de Benjamin, al decir de Steinhagen, reorientó las relaciones de las disciplinas.[83] Respecto al conocer, como hemos ido viendo, hay en Benjamin una profunda desconfianza hacia la razón, de que la que llegó a afirmar que su primera tarea no era educar, sino dominar.[84] La alegoría supondrá para Benjamin, como veremos, una alternativa, también epistemológica a la pura razón.

---

79 Esta prioridad de lo nominalista en el lenguaje parece tenerla en común Benjamin con Gracián para quien la movilidad y disponibilidad sintácticas inciden en los juegos, intensidades, y modificaciones semánticas.

80 Vilar, G., 1996, SS. 160–161.

81 *Walter Benjamin, die Geschichte einer Freundschaft*, 1975, S. 144.

82 Olivan Santaliesta, *La alegoría en „El origen del Drama Barroco Alemán"*, 2004, S. 6.

83 "...und seine eigenen Schriften, in denen er einen neuen Begriff von Literaturwissenschaft ineins theoretisch zu begründen und praktisch anzuwenden und damit die Trennung der Literaturwissenschaft von der Literaturkritik und von der Kunstphilosophie aufzuheben versuchte." H. Steinhagen., *Zu W. Benjamins Begriff der Allegorie*, 1979, S. 667.

84 *Die literarische Welt*, Mai 1929. G.S. IV-1, S. 463.

1.2 Sobre el concepto en B. Gracián

"Der Begriff fehlt der Kunst strengen Sinnes auch dort, wo die Begriffe verwendet und an der Fassade dem Verständnis sich adaptiert."
Th. W. Adorno, *Ästhetische Theorie*, 1973, S. 186.

1.2.1 El concepto como producto del entendimiento

En el caso de Baltasar Gracián el concepto ocupa una posición relevante en sus obras teóricas, en especial en sus dos versiones sobre la agudeza y el arte de ingenio. La gran cantidad de estudios existentes sobre el tema aconseja referirnos en primer lugar a algunos de los más relevantes de ellos para posteriormente acercarnos a los textos del propio Gracián.

Adolphe Coster fue uno de los primeros autores en reivindicar la figura de Gracián en el siglo pasado. Se manifiesta contra la tradición que pretende ver en Gracián sólo un superficial artesano de palabras. Coster defiende un Gracián más interesado en el fondo que en la forma, aunque deplora que se le haya considerado como un vulgarizador del conceptismo. Gracián ha sido, según Coster, el promotor del mal gusto en Italia y España,[85] sin serlo ni haberlo pretendido él mismo. Como es sabido, Coster atribuye a Gracián pertenencia a conceptistas y cultistas y para ello repasa los caracteres meramente estilísticos de ambas corrientes. Pero Coster se mueve en un plano superficial, meramente procedimental y formal. No es algo, sin embargo, que pueda extrañar teniendo en cuenta que hasta el momento en que Coster escribe (1913) el interés por Gracián era prácticamente inexistente. Algo parece ir cambiando en su tiempo y de lo que Coster se congratula.[86]

Dice *García López* que hay en Gracián un deseo de expresar lo universal y eludir lo relativo[87] pero con esta afirmación se atiene a consideraciones psicológicas difíciles de comprobar. Si atendemos a las obras, y no a las intenciones, lo que muestra Gracián son situaciones particulares y relaciones personales, eludiendo, precisamente, toda abstracción que pudiera desnaturalizar el relato de la vida humana y eso pese a que, tras los personajes de *El Criticón* se encuentran representaciones, cuyos significados los hacen ser alegorías, pero no "puras abstracciones" como afirma García López.[88] Frente a las páginas de *El Criticón*, cuyo estilo es alabado, García López pone en cuestión su preceptiva diciendo que si el propio

85 A. Coster, *Baltasar Gracián*, 1947 (1913), S. 251.
86 Ibid. 272.
87 J. García López, *Baltasar Gracián*, 1947, p. 57.
88 Ibid. p. 69.

Gracián la hubiera aplicado, nunca hubiera alcanzado el valor conseguido en su prosa.[89] En todo caso García López tiene muy claro que en Gracián hay una tendencia a la generalización abstracta y que la 'realidad viva' está supeditada a aquella. Algo en lo que se puede estar de acuerdo como veremos al tratar la alegoría graciana. Es posible que en Gracián lo particular siga a lo general pero en tanto que se trata de una pura creación literaria.[90] No existe literatura tan concreta que no tenga algún referente más o menos abstracto. Todo autor "se pone" ante unas ideas o valores antes de corporeizarlos en la narración. La cuestión está en que el escritor alegórico corporeiza de modo incompleto. Para García López lo específico y lo que dignifica la obra de Gracián sería, pues, lo abstracto. Pero lo hace siguiendo, como Coster, el plano superficial de dicotomizar forma y contenido no abriendo la posibilidad a interpretaciones más fecundas.

De especial interés es la obra de *H. Jansen*[91] por cuanto el autor realiza un recorrido por algunos de los conceptos fundamentales de Gracián, indicando los lugares en que se hallan, la relación entre ellos, su etimología, y significado en cada lugar. Janssen insiste en la presentación bimembre de que hace gala Gracián. La dialéctica graciana elude la síntesis y se queda encastillada en una dualidad confrontada y al mismo tiempo complementaria. Tal vez esta complementariedad sea una síntesis implícita al señalar ambos polos como situados necesariamente en el ser humano. Jansen distingue tres ámbitos conceptuales correspondientes con las orientaciones fundamentales del pensamiento de Gracián: a) Un plano normativo, como persona que se referiría a la teoría y a los valores. b) Otro táctico, orientado a la práctica, la moral, el comportamiento, incluyendo la búsqueda de la felicidad a través de la prudencia y la milicia. c) La reflexión retrospectiva y contemplativa: incluía las conclusiones finales sobre el mundo donde el hombre asume el desengaño.

Estas tres partes o planos conceptuales se corresponden con los tres tiempos que se sugieren en el aforismo 229 del *Oráculo manual* o en las tres partes de *El Criticón*: tiempo de aprender, de aplicación práctica de lo aprendido y tiempo de retrospectiva sobre las experiencias de la vida. Pero quedan fuera del análisis de Jansen el planteamiento estético y lingüístico de Gracián del que pudieran haberse establecido ámbitos diversos dentro del plano literario: el elemento metafórico y alegórico y las dimensiones sintáctica, semántica, retórica, etc. En la primera parte de la obra Jansen sitúa el concepto y el ingenio entre las *Vorzüge* de

---

89 Ibid. p. 63.
90 Ibid. p. 71.
91 *Die Grundbegriffe des Baltasar Gracián*, 1958.

la persona. Lo ingenioso formaría parte de lo juicioso en Gracián y, en contraste con el genio que sería lo estático, el ingenio sería lo dinámico en el juego de las fuerzas del espíritu. Pero Jansen los interpreta (genio e ingenio) en clave práctica, psicológica o moral.[92] Así sobre el ingenio establece Jansen contraposiciones a veces con el genio considerándolos dones naturales que deben ser educados,[93] pero que son distintos entre los diversos pueblos y seres humanos.[94] Aunque el ingenio, reconoce Jansen citando a Gracián,[95] sería una de las causas de la agudeza sobre la que volveremos más adelante. En síntesis: Jansen no trata directamente la noción de 'concepto' graciana, la da por supuesta – incluso desde el título de su obra – y entra a la consideración de diversos conceptos referidos fundamentalmente al contenido y que tienen entre sí un carácter dinámico: un concepto puede encontrarse ya en un ámbito, ya en otro[96] ya que el interés de la obra de Jansen es describir los conceptos fundamentales para interpretar las obras de Gracián,[97] pero pasa de largo sobre la propia noción de 'concepto' en Gracián.

Aunque el tema de fondo del artículo escrito en 1950 por *Ricardo del Arco*[98] son los escritores aragoneses que aparecen en la obra de Gracián, el académico cree entender, con *Valbuena Prat,* al que cita,[99] que para Gracián, como para Calderón, lo individual desaparece frente al orden generalizado y abstracto de los símbolos.

Correa-Calderón mantiene una posición intelectualista sobre el 'concepto' graciano del que afirma que "es un puro juego de la inteligencia, un producto del

---

92 „... im freien Spiel der geistigen Kräfte: ‚genio' ist das Statische im Menschen, ‚ingenio' das Dynamische: Ruhe und Bewegung, die beiden Pole des Lebens. Treten beide Komponenten in das richtige Verhältnis zu einander, so resultiert daraus die menschliche Grösse." Ibid. S. 29.

93 „Das Ingenium ist zwar, gleich dem 'genio', eine Gabe der Natur, aber die Kunst muss es ausbilden." Ibid. S. 32.

94 Ibid. S. 39.

95 *El Héroe*, Primor III.

96 „Die Grenzen bleiben in Fluss, und ein einzelner Begriff kann, je nach dem Zusammenhang, in dem er steht, bald zu dem einen, bald zu einem anderen Bereich gehören und somit ein Bereich Begriffe umfassen, die auch in einem anderen ihren Platz finden könnten." *Die Grundbegriffe des Baltasar Gracián*, 1958, S. 3.

97 "Das Ziel der vorliegenden Arbeit ist eine deskriptiv-semasiologische Bestandaufnahme der Grundbegriffe des Baltasar Gracián, verbunden mit dem Wunsch, von hier aus einiges zur Interpretation seines Werkes beizutragen." Ibid. S. 1.

98 R. del Arco, *Las ideas literarias de Baltasar Gracián y los escritores aragoneses*, 1950.

99 A. Valbuena Prat, *Historia de la literatura española*, 1937. II, p. 471.

intelecto puesto en tensión, estrujado hasta el máximo a fin de encontrar las más esforzadas asociaciones de ideas….”[100]

Correa considera que a Gracián no le interesa tanto la hermosura de las palabras cuanto el concepto que les subyace. No son conceptos extraídos de una deducción o de un encadenamiento lógico, sino de interferencia o yuxtaposición de unos conceptos con otros. Es evidente que no hay un sistema filosófico en Gracián, como el propio Correa-Calderón reconoce,[101] pero insiste en el carácter racional con que Gracián ve el mundo. No es el cristal de novelista a través del cual Gracián ve el mundo, sino que utiliza el cristal del raciocinio. Por eso los relatos de Gracián carecen, dice Correa-Calderón, de "naturaleza vivida" (*sic*) a no ser como símbolo asociado a una idea.[102]

En la misma línea se pronuncia *Santos Alonso*. Los objetos a los que Gracián suele referirse, dice, no suelen ser concretos o individuales sino universales, fruto de la reflexión. Los nombres son abstracciones. Incluso el tiempo en *El Criticón* es un tiempo válido para todos los tiempos posibles porque está "suspendido en la intemporalidad."[103]

Teresa Hernández vincula de modo explícito el concepto en Gracián al plano del contenido. Para ella el concepto tiene un significado fijo en todas las ocasiones en que aparece; sería sinónimo de pensamiento. Con ello la autora pretende también separarse de la interpretación de Croce, quien entendía el concepto sobre todo como figura retórica.[104] Pero el concepto no es cualquier pensamiento. Siguiendo a Gracián, T. Hernández entiende que concepto es aquel pensamiento elaborado con ingenio ponderado que manifiesta un claro artificio y sorprende con su agudeza. Porque el concepto procede del ingenio y éste también persigue la belleza, no sólo la verdad.[105]

J. Checa coincide en el carácter conceptual de los personajes ya definidos previamente. Las alegorías en que se muestran estos personajes son presentadas, en Gracián, sin contacto o relación con el mundo.

---

100 T. Hernández, *Baltasar Gracián. Su vida y su obra*, 1970, p. 160.

101 Ibid. p. 230.

102 Ibid. p. 187.

103 S. Alonso, *Tensión semántica (lenguaje y estilo) de Gracián*. 1981, p. 43.

104 Al hilo de su exposición, Hernández cita a Edgar Sarmiento como autor que ya refutó a Croce. (Sarmiento, *On two criticism of Gracian's 'Agudeza'*, Hispanic Review, 1935, III, p. 23–25). En T. Hernández, *La Teoría literaria del conceptismo en Baltasar Gracián*, 1985–1986, p. 11.

105 Ibid. p. 12.

Serían esquemas alegóricos fundamentados en la abstracción y caracteriológicamente estáticos.[106] Es el mundo intelectual de Gracián el que "invade" y domina en la figura alegórica. Checa considera que el elemento valorativo absorbe al descriptivo porque en Gracián las alegorías conceptuales dominan sobre las pictóricas. De este modo Gracián desmaterializa el relato mediante la introducción de conceptos abstractos de carácter moral. Lo empírico, piensa Checa, tiende a desdibujarse en favor de lo didáctico y moralizador.[107]

Pero Gracián presenta, en varios momentos de sus dos obras sobre la agudeza, una estrecha relación entre concepto e ingenio. Éste último, que provisionalmente podemos entender como la capacidad intelectual selectiva y productora de conceptos, se aleja de la producción de conceptos propia de los procesos abstractivos de la razón. El concepto en Gracián no es el resultado de una deducción lógica o natural del mundo, ni elemento de dicha deducción, sino fruto del ingenio. Esta imbricación de ingenio y concepto permitirá vislumbrar la naturaleza del concepto en Gracián no sólo como instrumento del conocer sino también como producto del intelecto-ingenio. A esta interpretación dedicamos el apartado siguiente.

1.2.2 El concepto, entre el entendimiento y la retórica

Si bien no hay consenso respecto a la interpretación que debe darse a la noción de concepto en Gracián, sí que lo hay sobre el hecho de que no es una noción puramente racional cognitiva, como pudiera pensarse si se atiende al origen lógico del término trasmitido por la tradición aristotélico-escolástica y sus estructuras epistemológicas interrelacionadas, como son el juicio y el razonamiento. Hay un sentido de 'concepto', que estaría en la línea de los comentarios que en la *Poética* de Aristóteles vinculan pensamiento con retórica y lenguaje, o aquellos que invocan la analogía como fundamento de la metáfora o como capacidad de manifestación lingüística. En la *Poética* de Aristóteles el concepto y el pensamiento se encuentran estrechamente vinculados a su capacidad de expresión mediante el lenguaje.[108] Pero dentro de una línea general interpretativa se ponen de manifiesto interesantes matices según los diversos comentaristas.

---

106 J. Checa, *Gracián y la imaginación arquitectónica: espacio y alegoría de la Edad Media al Barroco*. 1990, p. 100.

107 Ibid. p. 125–126.

108 Aristóteles, *Poética* 1450a, 1450b, 1456b, 1457b.

En el XVI, *Pellegrino*[109] entiende el concepto (*concetti*) como un pensamiento o un sentimiento que subyace a las locuciones o expresiones, pero que hacen que ambas (expresiones y conceptos) sean sinónimas. Los conceptos son producto del ingenio y éste es una cualidad natural que no es objeto de regulación técnica del mismo modo que los conceptos no son consecuencia de un arte del espíritu.[110] La definición de concepto que ofrece Pellegrino en su obra antes citada es un pensamiento de la inteligencia a semejanza de una cosa verdadera formada en la fantasía.[111] Nos hallamos más ante un 'concepto poético' que filosófico o lógico, porque entiende que los conceptos son parte de la poesía lírica, la cual se completaría y correspondería con la epopeya o la tragedia.[112]

E. Hidalgo-Serna polemiza con Croce y Curtius[113] en cuanto estos no diferencian entre concepto lógico-formal y el concepto desarrollado por Gracián en las dos *Agudezas* al que Hidalgo-Serna le atribuye una función claramente filosófica. El concepto graciano es un producto del ingenio y no tiene nada que ver con el concepto tradicional, ni se puede reducir al concepto lógico-formal. No se trata, pues, de un concepto racional a la manera clásica, pero no por ello, sigue diciendo Hidalgo-Serna, es ajeno al conocimiento. El ingenio graciano establece relaciones sobre conceptos ingeniosos, es decir, sobre percepciones y conexiones reales, concretas. El ingenio, que produce conceptos, lo hace a través de la conexión con las semejanzas de las cosas reales, no abstractas.[114] Con ello Hidalgo-Serna propone que en Gracián el concepto, que no es un concepto fruto de la abstracción o receptáculo de universales, es, sin embargo, epistemológicamente fértil como producto que es del ingenio. No es solamente un elemento externo y decorativo, exclusivamente literario como proponía, entre otros, Croce. Ni lo formal ni lo exclusivamente literario pueden ser el alma del concepto al que Hidalgo-Serna le reconoce una doble función ya que, al igual que el ingenio, puede ser cognitivo y

---

109 Escribe en 1598 *Del concetto poetico.*

110 Cfr. M. Blanco, *Les Réthoriques de la Pointe*, 1992, p. 221.

111 Pellegrino, Op. cit. p. 332. Citada por M. Blanco.

112 M. Blanco, *Les Réthoriques de la Pointe*, p. 221.

113 E. R. Curtius, *Europäische Literatur und lateinisches Mittelalter*. Berna, 1954. B. Croce, *Problemi di Estetica*. Cap. I: *Trattatisti italiani del concettismo e Baltasar Gracián*. Edizione Nationale, 2003.

114 „Auf den ingeniösen *concepto*, d.h. auf den Akt, reale Zusammenhänge, also keine logischen Übereinstimmungen wahrzunehmen und festzustellen, stützt sich der philosophische Charakter des Graciánschen *ingenio*." Hidalgo-Serna, *Das ingeniöse Denken bei Baltasar Gracián*. 1985, S. 62.

estético.[115] La virtualidad del ingenio se pone de manifiesto especialmente en el lenguaje de /con imágenes. De manera que tanto en su función de conocimiento como estética, el concepto 'ingenioso' se ve orientado a lo particular, hacia aquello que participa tanto de la generalidad de los significados como de la concreción de la imagen. Serán la metáfora y la alegoría, como veremos, algunas de estas síntesis fecundas generadas por el ingenio. Hidalgo-Serna propone con ello una de las más sugerentes interpretaciones del concepto: su doble adscripción: a lo particular, al depósito de observaciones que conmueve y mueve al hombre hacia comunicaciones y comportamientos concretos y, por otra parte, no renuncia a la esencia de lo particular tomando en consideración las circunstancias de todo tipo (lugar, tiempo, causalidad, etc.) de los objetos de conocimiento.[116] Tanto Critilo como Gracián proponen la aprehensión de normas y comportamientos particulares, probablemente fruto de la formación casuística del jesuita Gracián.

La dificultad de ofrecer una explicación epistemológicamente bien articulada lleva a Hidalgo- Serna a cuestionar el hecho de que todo saber sea reductible a definiciones; es decir a proponer otro modo filosófico de comprender las cosas que no sea el racional. Él mismo da una respuesta apelando a relaciones de semejanzas o desemejanzas singulares aprehendidas mediante la percepción ingeniosa de las correspondencias que permiten la comparación. Hidalgo-Serna ha retirado del 'concepto' su carácter epistemológico tradicional y tras convertirlo en palabra lo ha entregado a la capacidad de relación de las palabras, de los elementos del lenguaje, por sus recíprocas relaciones de semejanza, la capacidad cognoscitiva. El conocimiento se hace próximo y concreto porque ya no tiene lugar en el universo de las abstracciones, sino en las relaciones de lo particular a través de sus semejanzas y diferencias. Hidalgo-Serna reconoce que es en las figuras retóricas, en especial la metáfora y la alegoría, donde podrán encontrarse 'abrazadas' estas relaciones particulares.[117]

---

115 Ibid. S. 134.

116 „Ein solches Wissen ist kein inhaltsloser Speicher von Feststellungen; es ist dynamisch und regt den Menschen an, erregt ihn. Auch der ‚kritische' Begleiter bestätig die enge einheitliche Intedependenz von Sinnen, Gefühlen und den Dingen im ingeniösen Erkenntnisprozess. (…) Das ingeniöse Philosophieren zielt also auf das Wesenswas des Einzelnen, aber auch auf die Wesenheiten, Eigenschaften, Umstände vor Ort, Zeit etc., die zu den Erkenntnisobjekten gehören." Ibid. S. 147.

117 „In den ingeniösen *conceptos* wird das Bindeglied zwischen Subjekt und Prädikat nicht durch rationale Gleichwertigkeit oder *adaequatio* geschaffen, sondern durch die Verknüpfung von einzigartigen Ähnlichkeiten oder Unähnlichkeiten. (…) In der Metapher werden diese besonderen Beziehungen vereint." Ibid. S. 136.

M. Blanco indica cómo el concepto, al igual que agudeza e ingenio, tienen para Gracián un *status* teórico que debería entenderse como un pensamiento, a diferencia de la agudeza, que sería expresión lingüística del concepto y de naturaleza compleja. Así los conceptos designarían reflexiones ingeniosas y nuevas que deben ser aportadas por el poeta.[118] Blanco nos ofrece una parrilla conceptual que abarca a todas las actividades humanas, entre ellas la estética y la ideología, parrilla en la que entre concepto y agudeza se establece una proximidad que le lleva a identificarlos. Según esto, siendo el ingenio la fuerza inventiva de la inteligencia, el objeto del ingenio sería producir agudeza en un acto que sería el concepto.[119]

De hecho, los criterios de esta parrilla conceptual son al mismo tiempo los elementos evaluadores o canónicos de la literatura y la estética barrocas. Pero hay que tener en cuenta la volubilidad significativa de los términos en estos siglos, y también en dependencia de los países y aun de las escuelas literarias. Así, por ejemplo, el concepto en los tiempos de Gracián no tiene el mismo significado en Italia que en Francia.[120] En el caso de Italia el concepto, tal como lo postula T. Tasso unos años antes (1587) que Gracián, son situaciones o elementos miméticos. Pensamientos aislados que, asemejándose a una figura, producen significados entre el pensamiento y la imagen. Lo que podríamos reconocer como metáfora. M. Blanco indica cómo la utilización de determinadas nociones con significados no idénticos servía como forma de individualizarse y diferenciarse entre los propios autores.[121] Incluso en un mismo autor podrían darse especificaciones diferentes de términos con solo encontrarse en lugares u obras diferentes.[122] Lo que nos lleva a suscribir la opinión de M. Blanco cuando afirma

---

118 "Mais *conceptos* employé au pluriel, acquiert très tôt une Portée plus technique. Il désigne les réflexions ingénieuses et nouvelles que le poète doit broder sur le donné commun, récit mythologique, topos épique ou amoureux." M. Blanco, Op. Cit. p. 62.

119 "Le trait d'esprit, l'*agudeza*, et la pensée qu'il porte, le *concepto*, coïnciden dans la mesure où l'on admet que la pensé peut être localisée dans un discours. Les deux aspects sont rapportés à une source unique, l'*ingenio*, la force inventive de l'intelligence, force dont ils témoignent de manière directe et palpable. Le *concepto* devient ainsi le premier acte de l'*ingenio*, l'*agudeza*, son premier objet." M. Blanco, Ibid. p. 64.

120 Moreno Gallego, *La recepción hispana de J. L. Vives,* 2006, p. 627.

121 M. Blanco, Ibid., p. 608.

122 Sería, por ejemplo, el caso del propio Gracián cuando en su edición de 1642 (*Arte de ingenio. Tratado de Agudeza*) define el concepto en términos de "artificio y aun el superlativo de todos…que aspira también a la hermosura." Discurso II, 1998, p. 140. Mientras que en 1648 (*Agudeza y arte de Ingenio*) define el concepto como "acto del entendimiento que expresa la correspondencia entre los objetos." Discurso II, 2001, p. 55.

que hay en Gracián una gran repugnancia al sistema al que se siente incapaz de adaptarse. El ideal de Gracián, en este sentido, sería desbordar el sistema a causa de la cerrazón y pobreza de éste.[123] M. Blanco, en sus conclusiones, retoma las cuestiones terminológicas y entiende por concepto un pensamiento o término con el que se puede nombrar un objeto desde el punto de vista de su pertenencia a un género.[124] Con ello el concepto parece aproximarse más a funciones clasificatorias que creadoras. M. Blanco ha reservado esta última función a la agudeza como característica del ingenio.

1.2.3 El concepto como noción estética y estilística

Una perspectiva frecuente, y más reciente respecto del 'concepto' en Gracián, es la de quienes se inclinan a entenderlo como un elemento predominantemente retórico, estilístico o estético con distintos grados o matices.

G. M. Tagliabue, en consideraciones de carácter general sobre el Barroco apuesta por la interpretación estética del concepto. En el XVII, dice, ese era el sentido dominante en el conceptismo, y aporta el testimonio de Mateo Pellegrini. Tagliabue, al dar alguna explicación sobre la naturaleza del conceptismo, considera que hay una alteración del procedimiento retórico tradicional haciendo que la *inventio* sea sustituida por los medios de la *dispositio*. No se trata de que haya ausencia de contenido, sino que la atracción por lo retórico hace priorizar la *dispositio* sobre lo propiamente argumental o conceptual. Por eso Tagliabue rechaza que el Barroco sea un arte de mero ornato o simple adorno. Quien así lo considera, sigue diciendo, no ha comprendido la esencia del Barroco porque el Barroco es fundamentalmente conceptuoso (*concettoso*).[125] Son más bien las oscilaciones entre el deleitar y el instruir las que han llevado a los comentaristas a incidir sobre lo retórico o sobre lo dialéctico o a destacar el ingenio, el concepto

---

123 "La disposition du livre [*Agudeza*] rend palpable la répugnance de Gracián à l'esprit de système, ou son impuissance à s'y conformer, même si le fond scolastique de sa culture exige de lui qu'il garde les apparences de l'ordre systématique. On a le sentiment qu'il perçoit tout système comme un equivalent de clôture et donc de pauvreté. Même s'il en propose un, il tend à le déborder ou à le gauchier." M. Blanco, Op. Cit. pp. 250–251.

124 Ibid. p. 610.

125 "Non cogle l'essenza del barocco chi lo reduce al gusto dell'ornato; e propio perché il barocco è fundamentalmente conceptoso o concettista". Tagliabue, *Aristotelismo e Baroco*, 1954, p. 151.

o el entendimiento.[126] La de Tagliabue es, pues, una visión estética del concepto a la que no hay que renunciar. Más bien al contrario: es una puerta abierta al conocimiento a través de las formas concretas de la imaginación y el lenguaje, de las semejanzas de los particulares y la estilística.

H. Hatzfeld se muestra crítico con Gracián en cuanto éste sobredimensiona el valor de los conceptos frente a los "juegos del lenguaje". Sin embargo es uno de los primeros autores que resalta la importancia que tienen para Gracián los tropos, aunque éste comete el error de introducir la abstracción en ellos hasta equilibrar "sistemáticamente lo concreto con lo abstracto."[127] Hatzfeld considera que Gracián no consigue introducirse plenamente en lo intelectual; se queda en la retórica de las permutaciones verbales.[128] Pero Hatzfeld no llega a percibir el valor de la densidad intelectual de lo estilístico en Gracián porque está persuadido de que lo conceptual debe ser lo esencial; tiene una alta consideración de lo racional y cree que lo retórico lo contamina e incluso pretende sustituirlo. Con ello Hatzfeld se está adelantando, indirectamente, a la interpretación de la prosa graciana como simbiosis de concepto e imagen, como producto del ingenio, que otros autores irán modulando en los años siguientes.

Klaus Heger aborda la ausencia de sistema conceptual en Gracián en base a la carencia de límites significativos firmes y fijos en los términos gracianos.[129] Según Heger no se puede aprisionar a Gracián en un sistema conceptual. Las significaciones de palabras no están claramente determinadas porque a Gracián le sirven como núcleos de perspectivas funcionales y ello imposibilita la fijación de valor expresivo o significado completo de una palabra. En cierto modo, lo que quiere dar a entender Heger no es otra cosa que el hecho de que Gracián, como literato, no sintió la necesidad de utilizar los términos fundamentales, los conceptos, con precisión. La relación de los objetos se establece en el lenguaje, y cuando Gracián considera que el concepto es un acto del entendimiento que establece o expresa correspondencia entre los objetos,[130] lo que estaría dando a entender es que el concepto al poner en relación los objetos en el lenguaje estaba produciendo una realidad estética. Así para Heger en el orden de lo formal, el

---

126 "Questa ambivalenza (prodesse-delectare) è testimoniata dall'oscilare delle definizione degli eruditi, i quali insistevano ora sull'aspetto dialettico, ora su quello retorico, onde il carattere anfibio dello 'intendimento' o 'ingegno'. Ibid. p. 152.

127 H. Hatzfeld, *Estudios sobre el Barroco*, 1973, p. 404.

128 Ibid.

129 K. Heger, *Baltasar Gracián. Estilo y doctrina*. 1982, p. 97.

130 *Agudeza y arte de ingenio*, Discurso II, 2001, p. 55.

concepto expresa la realidad estilística en general.[131] Gracián ya lo había intuido cuando en su *Agudeza y arte de ingenio* estableció una relación entre los conceptos que eran la vida del estilo,[132] estableciendo un predicado común, aunque metafórico, entre los conceptos y las figuras retóricas.[133] Sólo que son diferentes unos de otros y cada uno sirve para una ocasión / figura distinta. Heger que recoge este ambiguo paralelismo, da un paso más y 'somete' a esos conceptos a una doble dependencia desde la perspectiva del lenguaje y la estética. En primer lugar no se trata de meras figuras retóricas sino de los presupuestos que las hacen posibles; previamente al plano lingüístico tiene lugar la consideración intelectual que encuentra su cauce de manifestación a través del lenguaje. En segundo lugar, otra dependencia de los conceptos respecto del lenguaje es, sigue Heger, la que tiene lugar a causa de que son formas mentales solamente viables lingüísticamente. Los conceptos que se hacen posibles por el lenguaje tienen naturaleza lingüística. Los conceptos son reales a partir de y gracias al lenguaje.[134] En los orígenes de la tradición griega encontramos en el λόγος tanto un fundamento conceptual como lingüístico de la incardinación de pensamiento y lenguaje al que también apela Heger. No es fácil representarse la posibilidad de pensar de Gracián sin el lenguaje del que hace gala. Sus conceptos son fruto de su capacidad expresiva, del estilo lingüístico. Y desde ese punto de vista se hacen inseparables realidad, verdad, y belleza porque sus fronteras se han desplazado hasta aproximarse en un único concepto. Porque los conceptos gracianos, o se producen con la forma que tienen, en su realidad estética, en su estilo, o no se producen. La obra de Gracián se orienta hacia sí misma, dice Heger, a través de su concepto de realidad estética.[135]

Pelegrin reconoce vinculados en una relación causal lo que él denomina 'los productores de espíritu', que están originados en el ingenio y dan lugar a la realización verbal de la agudeza, que sería el concepto.[136] Para Pelegrin el concepto que pretenda establecerse en lo literario como juez es recusado, porque el arte debe emanciparse de la hipótesis de la verdad. Este rechazo de la verdad está en la línea de reivindicación de la retórica frente a la dialéctica por parte de Gracián.

131 K. Heger, Ibid. p. 200.

132 Discurso LX, p. 229.

133 El paralelismo lo establece Gracián en torno al cielo que no todo es estrellado ni todo vacío, p. 230. El mismo paralelismo aparece en la versión de 1642, *Arte de ingenio. Tratado de la agudeza*, Discurso 48, p. 410.

134 Heger, Op. Cit., p. 202.

135 Ibid. p. 212.

136 Pelegrin, *Éthique et esthétique du Baroque*, 19851, p. 150.

En ambos casos la exposición o la argumentación tienen el mismo fin, que es la persuasión. Gracián conocía el resumen de la *Retórica* de Aristóteles escrito por Cipriano Suárez,[137] obligatorio en los colegios de la Compañía, donde la retórica tenía una función subsidiaria de la dialéctica, y por ello la intención de Gracián es devolver a la retórica la dignidad, recuperando el terreno perdido como instrumento de argumentación. Esa pretensión se concreta, según Pelegrin, en la *Agudeza* graciana.[138] El concepto se va a presentar al menos bajo dos vertientes, como forma estética productora de enunciados poéticos y también como forma persuasiva a través de enunciados apelativos. Y ambas vertientes se producen de modo transversal, sean complementarias o no. Es una conexión entre ambas orientaciones a través de códigos significativos distintos, pero simultáneamente válidos. Pelegrin está proponiendo una lectura abierta del concepto en Gracián en la que quepa sin violencia el *delectare* (*la délectation, le plaisir*), criterio estético esencial para Gracián, junto al criterio persuasivo. En la época de Gracián los tradicionales fines de la retórica propuestos por Aristóteles se habían diluido a favor de fines meramente estético-poéticos. Pero en Gracián, como en otros autores de trasfondo costumbrista y moral, no se abandona la dimensión didáctica que lleva consigo el elemento dialéctico-argumentativo.[139]

Adaptando la nomenclatura de Barthes, Pelegrin entiende que el concepto graciano es un texto 'escribible', es decir, susceptible de interpretaciones posibles, lo que Pelegrin denomina *alotopico,*[140] por cuanto las interpretaciones se separan, tienden incluso a ser incongruentes respecto del significado esperable o

---

137 *De Arte rhetorica libri tres,* 1569.

138 "Or, ce que fait Gracian dans cette ‚*Agudeza*' apparemment si frivole, c'est rien moins que de rendre à la figure de rhétorique, leer dignité perdue (…) en recontrant le terrain jades abandonné de l'argumentation". *Éthique et esthétique du Baroque,* 19851 p. 156.

139 "Los teóricos del conceptismo son al tiempo que constructores de la cultura barroca, no propiamente filósofos morales, pero sí preceptistas de moral cuyo pensamiento busca proyectarse sobre las costumbres y, más aún, técnicos psicológicos de moral para configurar conductas." Maravall, 1986, p. 134. "Non dimendichiamo questa coincidenza: che i teorici celebri del concettismo incontrati finora, non per caso erano tutti anche teorici del costume, autori di progetti di morale sociale: il Pellegrini, il Gracián, il Tesauro. Nota 126: M. Pellegri ni scrive trattati di morale sociale: *Il savio di corte,* 1624; *Della pratica comune a principi e aservitori loro,* 1634; *Politica mássima,* 1640. Gracián: *El Héroe,* 1637; *El discreto,* 1646; *Oráculo manual,* 1647. Tesauro scrive una *Filosofia morale,* 1670. Tutti sono ecclesiastici." Tagliabue, *Aristotelismo e Barocco,* p. 156.

140 Cfr. Roland Barthes, S/Z 1970 o *Introduction à l'analyse structurale des récits,* 1966.

estandarizado pero lo dinamizan, dice Pelegrin, verticalmente. Esto es así porque en Gracián se da tanto un sentido meramente poético como un sentido persuasivo, si bien este último mediatiza al resto. Rechaza, pues, Pelegrin que el concepto en Gracián sea *isotópico* porque supondría una lectura empobrecedora en cuanto unívoca que, por otra parte, no se deja ver en la obra de Gracián, autor ambiguo y equívoco por excelencia.[141]

Sin entrar en análisis semántico de los textos y su lectura, *G. Serés*, desde una perspectiva de las formas retóricas clásicas, apunta también la simbiosis del *ars inveniendi* y del *ars iudicandi* en el concepto. Una vez descartado su carácter abstracto excluyente, Serés, para quien el concepto graciano debe entenderse también como un artificio verbal, argumenta que es por su dependencia del ingenio por lo que el concepto puede asumir las imágenes y los particulares. En el concepto se dan, pues, tanto lo intelectivo como lo ingenioso, la verdad y la belleza. Ambas eran agudezas propias del concepto y ambas son necesarias.[142]

Aunque no entra pormenorizadamente en la cuestión, *Emilio Orozco* dedica varias páginas a la relación del concepto y la metáfora en la obra de Gracián.[143] Orozco considera que la denominación 'concepto' fue aplicada en la primera redacción de la *Agudeza* (*Arte de Ingenio. Tratado de la Agudeza*, 1642) a toda clase de metáforas y expresiones basadas en el ingenio. Con ello insiste en algo que se echa de ver en cualquier lectura atenta de las "*Agudezas*" (1642, 1648) de Gracián: que en el conceptismo y en el cultismo, 'concepto' y metáfora confunden sus límites,[144] lo que equivale a reconocer una función estilístico-retórica a los contenidos conceptuales del ingenio.

---

141 "Le "concep" est donc une "allotopie" (l'intrusion d'un "ailleurs") dans le discours, d'autant plus délectable que tirée de plus loin, dynamisée verticalemente en "isotopìes" (lieux, termes qui jouent en affinités) dont on cherche le réseau le plus deuse possible." (...) "Cet élargissement du domaine rhétorique par Gracian, de cette manière, devient una reconquête implicite de l'"argumentation", colonne vertébrale de la théorique ancienne, parole fonctionnelle dont le but, trop oublié, est "la persuasión"." Pelegrin, *Éthique et esthétique du Baroque*, 1985, 1, p. 159.

142 "El 'concepto' en Gracián (y genéricamente en el Barroco) no es meramente una operación lógica, sino que además es ingenioso, un artificio verbal. (...) El concepto está vinculado al entendimiento, pero al ser creación del ingenio (vale decir de la imaginación o del intelecto de lo particular) causa admiración y suspende el juicio aunque no supone abstracción intelectual." G. Serés, *El ingenio en Gracián. De la invención a la elocución*, 2003, p. 251.

143 E. Orozco, *Introducción al Barroco* I., 19881 pp. 62–68.

144 "Los recursos centrales del estilo del conceptismo y del cultismo, como son el concepto y la metáfora confunden sus límites." Orozco, Ibid. p. 62. "La denominación

En el contexto de un análisis sobre el conceptismo, G. *Poppenberg* introduce la cuestión de la naturaleza del concepto propia del Barroco[145] y también, por tanto, en Gracián. Todo hecho u objeto es susceptible de estudio desde perspectivas distintas en función del instrumento intelectual de observación. De este modo el concepto conceptista apunta, por una parte, a ser considerado como un *hecho epistemológico* en el que los criterios fundamentales de análisis son la verdad y la mentira. Pero también puede ser estudiado desde una *perspectiva estética* o poética. En el primer caso atendiendo a la tradición significativa del término 'concepto'. En el segundo a la vista de las poéticas barrocas y de los productos 'ingeniosos', que abarcaban o eran creados bajo la denominación de 'concepto'. Pero no puede ser ambas cosas simultáneamente: el concepto no puede ser parte de un juicio que se constituya en árbitro de la verdad o falsedad de un texto o de un enunciado literario, dado que la verdad o la falsedad no son predicables de un producto del ingenio, del mismo modo que una creación poética no puede ser entendida como un enunciado lógico u objetivo. En este sentido es coherente la afirmación de Poppenberg según la cual el 'concepto conceptista' no es ni una noción lógica ni una figura retórica; (…) no pertenece ni a una ni a otra esfera pero de una forma extraña pertenece a ambas.[146] Es un intento de captar algo ontológicamente inquietante puesto que es inimaginable e irrepresentable.[147] Si abordamos la cuestión desde una perspectiva epistemológica, como parece ser aquí la del Prof. Poppenberg, la respuesta a esta aparente contradicción nos la da Kant casi 150 años después de la primera '*Agudeza*' de Gracián. En la *Kritik der Urteilskraft* (*KdU*), ya en su comienzo Kant dictamina la inevitable separación de los juicios del conocimiento respecto de los juicios del gusto. Los primeros son juicios lógicos, mientras que los del gusto son juicios mediados por la imaginación y de naturaleza estética, lo que hace que sean juicios subjetivos. Estos últimos son los que serían aplicables a los conceptos conceptuosos en cuanto que son producto del ingenio, y se corresponden con agudezas que producen sentimiento de placer o de desagrado.[148] Precisamente los denominados por Kant

concepto y su derivado conceptuoso pudieron ser aplicados por Gracián en 1642 a toda suerte de metáforas atrevidas y a todo proceso expresivo basado en el ingenio, la fecunda oscuridad y la tensión estilística". G. Berrio, citado por Orozco, Ibid. p. 63.

145 G. Poppenberg, *Empleo de querubines. El arte de ingenio y algunos problemas del conocimiento*, 2003.

146 Ibid. p. 280.

147 Ibid.

148 "Um zu unterscheiden, ob etwas schön sei oder nicht, beziehen wir die Vorstellung nicht durch den Verstand auf das Objekt zum Erkenntniss, sondern durch die

juicios reflexionantes (*Reflektierende Urteile*) tratan de dar explicación y resolución a los problemas de relación ente la sensibilidad y el pensar. Estos juicios reflexionantes no son según Kant juicios de conocimiento objetivo (como sí lo eran los sintéticos a priori desarrollados en la *Kritik der reinen Vernunft* (1781) varios años antes de la *Kritik der Urteilskraft,* (1790)), sino que relacionan al sujeto con sus representaciones y el sentimiento que entonces se suscita en el sujeto dando lugar a los llamados por Kant juicios estéticos (*Ästhetische Urteilskraft*). Por eso si enfrentamos la naturaleza de los 'conceptos conceptistas' desde una perspectiva epistemológica, deberíamos concluir que tales conceptos no son conceptos cognoscitivos o determinantes (*Bestimmende Urteile*), sino producto del ingenio, imágenes agudas, representaciones retóricas que sólo indirectamente sugieren contenidos abstractos. Estaríamos en presencia de representaciones (*Vorstellungen*), metáforas, alegorías...tropos en general de los que no podemos determinar, ya que no son juicios determinantes, su valor de verdad, sino sólo su valor de agrado, armonía, correspondencia o, como dice Kant, son juicios sobre el gusto estético (*Geschmacksurteil*). También indirectamente reconoce Poppenberg la ausencia de 'buen sentido' al situar la confrontación de lo verdadero y de lo falso en el concepto[149] aunque, como ya se ha visto, entre los predicamentos del 'concepto de conceptismo' no se encuentra la decibilidad epistemológica. No hay verdad o falsedad en el 'concepto conceptista'; sólo satisfacción subjetiva por la representación pero no por su validez lógica.[150] En ese sentido, en el concepto no se da interrelación entre verdad y no-verdad, como sugiere Poppenberg, sino el sentimiento interno,[151] la armonía en el juego de las facultades. No puede haber

Einbildungskraft (vielleicht mit dem Verstande verbunden) auf das Subjekt und das Gefühl der Lust oder Unlust desselben. Das Geschmackurteil ist also kein Erkenntnisurteil, mithin nicht logisch, sondern ästhetisch, worunter man dasjenige versteht, dessen Bestimmungsgrund nicht anders als subjektiv sein kann. (...) Nur nicht die auf das Gefühl der Lust und Unlust, wodurch gar nichts im Objekte bezeichnet wird, sondern in der das Subjekt." – I. Kant, *Kritik der Urteilskraft*, 1995, S. 115.

149 "La oposición entre verdadero y falso carece de buen sentido para el concepto, puesto que éste se define precisamente por la interrelación entre verdad y no-verdad y para su formación es fundamental un entrelazamiento entre realidad y apariencia." Poppenberg, *Empleo de querubines. El arte de ingenio y algunos problemas del conocimiento*, p. 283.

150 "Aber von einer subjektiven Allgemeingültigkeit, d. i. der "ästhetischen, die auf keinem Begriffe beruht, lasst sicht nicht auf die logische schliessen; weil jene Art Urteile gar nicht auf das Objekt geht." Kant, *Kritik der Urteilskraft*, § 8, S. 129.

151 "Das Urteil heisst auch eben darum ästhetisch, weil der Bestimmungsgrund desselben kein Begrifff, sondern das Gefühl (des innern Sinnes) jener Einhelligkeit im Spiele der Gemütskräfte ist, *sofern sie* nur empfunden werden kann". Ibid. § 15, S. 145.

un concepto universal del gusto como podría darse si se tratara de un concepto en un juicio determinante (*adaequatio intellectus et rei*), pues la naturaleza de aquel es subjetiva y nos conduciría, como dice Poppenberg, en coincidencia con Kant, a contradicciones.[152]

Este análisis sobre la naturaleza del 'concepto conceptista' llevará a Poppenberg a asumir un significado distinto del mismo. Al menos desde el Barroco la retórica que quiere recuperar su función persuasiva, como vimos en la interpretación de Pelegrin, no va a fundar sus argumentos en la lógica verificacionista, sino – yendo más allá de la oposición exclusiva entre lo verdadero y lo falso – [153] en las representaciones (metafóricas, alegóricas, emblemas, símbolos, etc.) de la imaginación (o capacidad imaginativa).[154]

No se trataría de una 'iluminación profana' sino de un nuevo camino inaugurado en el Barroco donde el mostrar es más persuasivo que el demostrar y que llega hasta nuestros días como Modernidad. La concreción del concepto en imágenes nos llevará más adelante a las formas alegóricas con cuyo análisis podemos esclarecer, en alguna medida, sus virtualidades y funciones.

Por consiguiente, no parece haber nada en el concepto conceptista que autorice a entenderlo exclusivamente como instrumento epistemológico sino que parece presentarse más bien como producto del ingenio, el cual es creador de formas imaginativas (agudezas) también aptas para la persuasión.

1.3 Conocer y crear. Ambigüedad, antítesis y confrontación

La cuestión del concepto abre algunos interrogantes en torno a la naturaleza del conocimiento, de sus límites y de la determinación de las facultades humanas que se hacen posibles a través de las formas del lenguaje. Aun asumiendo el planteamiento kantiano de la *KdU* en el que el concepto y sentimientos atienden

---

152 "El concepto entonces consiste esencialmente en (…) articular un hecho con su oposición contraria conjugando momentos absolutamente opuestos dentro de un mismo concepto.". Poppenberg, *Empleo de querubines,* p. 284. „Ein Prinzip des Geschmacks, welches das allgemeine Kriterium des Schönen durch bestimmte Begriffe angäbe, zu suchen, ist einefruchtlose Bemühung, weil was gesucht wird, unmöglich und an sich selbst widersprechend ist." Kant, *Kritik der Urteilskraft*, § 17, S. 149.

153 Poppenberg, *Empleo de querubines,* p. 285.

154 „Es wird aber bloss ein Ideal der Einbildungskraft sein, eben darum, weil es nicht auf Begriffen, sondern auf der Darstellung beruht; das Vermögen der Darstellung aber ist die Einbildungskraft." – Kant, *KdU* § 17, S. 150.

a certezas de distinto orden, la reflexión y lo irracional son componentes del ser humano y de sus creaciones. Lo racional, como decía Aristóteles, es una de las principales causas de lo maravilloso, y el arte sin reflexión, dice Adorno, es una fantasía anacrónica (*Rückphantasie*) en una edad reflexiva.[155]

J. L. Vives, a mediados del siglo XVI (1538) coincide con la tradición epistemológica aristotélica y también con Kant al afirmar que lo universal sólo se da en la razón, no en la naturaleza ni en la imaginación.[156] Pero la meta de esa razón, que Vives denomina *contemplativa,* es la verdad.[157] Las obras que más influyeron en la retórica del XVII aparecieron con posterioridad a la muerte de Vives.[158] Pero ya antes, Vives entendía que en el alma hay dos partes: una que comprende, recuerda, sabe, usa de *la razón,* de juicio, de ingenio. Esta es la parte superior y es el alma propiamente dicha. La otra por su unión al cuerpo carece de razón y en ella tienen su asiento las pasiones y perturbaciones, es decir, *los sentimientos.*[159]

No es necesario insistir en que ésta es una cuestión muy tratada en gran parte de los escritos y opiniones de la tradición occidental, desde la Antigüedad clásica e incluso antes: la convivencia e interrelación entre lo empírico y lo racional en el proceso cognitivo del ser humano. Entendemos que la cuestión que nos ocupa es más restringida y queda circunscrita al valor epistemológico y a las relaciones lógicas de las facultades creativas y expresivas del discurso literario.

---

155 Aristóteles, *Poética* 1459b. Adorno, *Ästhetische Theorie*, 1973, S. 501.

156 "Universale nullum est in imaginatione, sicuti, tantummodo a ratione discurrente attingitur sub imagine confusissima ac renuissima, dum mens, quantum efficer potest, phantasiae se notis exuit." *De anima et vita*, 1964 (1782), III p. 344.

157 "Ratio speculativa cujus finis est veritas, et ratio practica cujus bonum." Ibid. p. 355.

158 En 1541 se publica en Alcalá de Henares la primera *Retórica* o tratado de predicación en castellano, la *Rhetorica* de Miguel de Salinas quien fue 'devoto' de Vives y Erasmo. En 1554 aparece el *De imitatione* de Sebastián Fox Morcillo e *Institutionum Rhetoricarum* de Fadrique Furió. En 1596 la *Philosophia Antigua Poetica* de Alfonso López Pinciano. (Citados por Berrio *Formación de la Teoría Literaria Moderna.* Vol. 2, pp. 205–207).

159 "In animo duae sunt partes: illa quae intellligit, meminit, sapit, *ratione*, judicio, ingenio utitur ac valet. Haec pars superior appellatur, et propio nomine, Mens, qua homines sumus, qua Deo similes, qua ceteris animantibus praestamus. Est altera ex conjunctione corporis bruta, fera, atrox, bestae quam hominis similior: in qua sunt motus illi, qui sive affectus, sive perturbationes nominatur, Graece πάθη, arrogantia, invidentia, malevolentia, ira, matus, moeror, cupiditas, stulta gaudia. Pars inferior nominatur atiam *animus*: qua nihil a belluis differimus, et quam longissime discedimus a Deo, extra morbum et perturbationem omnem positio." Vives, *Introductio ad sapientiam* I, 1964 (1782), CXVIII, CXIX, pp. 10–11.

Ya hemos visto cómo Kant en la *KdU* ha propuesto los juicios reflexionantes en cuanto son juicios subjetivos incardinados en el sentimiento. Por tanto, el concepto barroco, en el que podríamos incluir el graciano, es un concepto retórico cuya argumentación no tiene que ver con el conocer sino con la persuasión.[160] En cuanto no verificable, este concepto retórico puede desarrollar mayor iniciativa y fuerza creativa porque depende del ingenio, y Gracián sólo utiliza, o utiliza preferentemente, como capaces de agudeza los productos del ingenio, más retóricos y menos lógicos: *composita, testimonia, opposita, ad hominem...* Al mismo tiempo, en estos tropos se da una mayor libertad de actuación, de creación, porque son externos, son indeterminados, siempre pueden establecerse nuevas comparaciones, oposiciones o testimonios. Son por tanto, como se ha dicho, ilimitados y sin número. Pero esta opción por la libertad retórica está más vinculada a la dialéctica que a la lógica. Como buen autor barroco, Gracián confía sus argumentaciones más a la *dispositio* e *incluso* a la *elocutio* que a la *inventio*. Porque sus razonamientos consistían más en juegos dialécticos, tropos retóricos, que en auténticos posicionamientos deductivos. Es lo que Tagliabue denomina una 'lógica estética'.[161] Así pues, la dialéctica retórica pudiera entenderse en cierto modo como una lógica pero sólo en un sentido genérico o coloquial; porque en un sentido estricto o lato la lógica es la ciencia de la argumentación que tiene como objeto la deducción y mediante ésta el conocimiento de la verdad de las premisas. También se puede hablar de una lógica científica entendiendo por tal los procedimientos verificacionistas y experimentales que tratan de establecer valores objetivos o máximamente probables, si bien este tipo de verdad científica no es absoluto; está basado en la experiencia de los comportamientos naturales cuya regularidad se protocoliza en formulaciones provisionales. La lógica de la estética o de la poética carga sobre sí una racionalidad que no es mecánica, que es muy abierta y que no se siente coaccionada por *a prioris* o cánones preestablecidos. De hecho, como dice Blüher refiriéndose a *El Criticón*, la razón llega a convertirse en el único instrumento capaz de allanar el camino a los viandantes que transitan por los engaños de la vida. Es un racionalismo que Gracián inserta en

---

160 Maravall, entre otros, ha puesto de relieve las específicas circunstancias del XVII, entre ellas la importancia decisiva de la educación para socializar la cultura barroca de la que los jesuitas fueron la expresión más pura de la mentalidad barroca. Cfr. *La cultura del barroco*. 1986, p. 168.

161 "Il Gracian distingueva dialettica e retorica, pensiero e ornato, una doveva poi postulare una facoltà dell'intelleto in funzione di ornato una logica estetica." – Tagliabue, *Aristotelismo e Barocco*, p. 152.

la *praxis* con miras a una visión desengañada del mundo.[162] Por tanto no hay una única lógica para todos los discursos pese a lo que dice M. Blanco.[163] La lógica de la demostración y la del poema son diferentes. Son, permítaseme la imagen, redes distintas para distintas presas.

Avanzando un paso más en esta cuestión queremos resaltar dos características de la deducción lógica con el fin de deslindar las diferencias entre ambos tipos de lógica; se trata de la *consistencia* y la *decibilidad*. Y precisamente estas dos porque son las más claramente eludidas en la dialéctica estética o retórica. De ello dan testimonio la multitud de referencias a la obra de Gracián en las que se reconocen frecuentes contradicciones y ambigüedades. La presencia de contradicciones impide la *consistencia* de una deducción lógica. Ésta consiste precisamente en la ausencia de contradicción en el sistema y esto supone que no es posible concluir la verdad o la falsedad a partir del mismo conjunto de premisas. Hace falta un modelo interpretativo que determine los criterios de verdad y falsedad, pero una vez se ha establecido dicho modelo no es posible predicar simultáneamente la verdad y la falsedad, es decir, la contradicción del conjunto.

Por su parte la *decibilidad* hace referencia a la existencia de un algoritmo, es decir un conjunto de reglas definidas y finitas que hacen posible llevar a cabo un proceso mediante pasos que no genera dudas a quien realiza ese proceso. Como es natural la primera característica a evitar para que un sistema sea decidible – además de la contradicción – es la ambigüedad. Cuando no se puede probar ni la verdad ni la falsedad de un teorema nos hallamos ante un sistema indecidible. Pero, como se ha indicado reiteradamente, no se debe exigir a las creaciones poéticas, o estéticas en general, el rigor de la lógica porque su meta no es alcanzar ningún tipo de coherencia deductiva sino dirigirse al ser humano en cualquiera de sus dimensiones y desde cualquier perspectiva. Tomás de Aquino,

---

162 „Es ist in der Tat allein die menschliche Vernunft, die den Lebenswanderer im Criticón den Weg durch die Trugbilder der Weltwirklichkeit bahnt. (…) Vom späteren Optimismus der Aufklärung ist Grancians Rationalismus weit enfernt. Nicht die Schaffung einer positiven Lebenslehre ist ihr Zeit, sondern die Desillusion, der "desengaño" über die Welt." K. A. Blüher, *Seneca in Spanien,* 1969, SS. 425–426.

163 "La dialectique s'engage à considérer tous les tipes d'argument sans exception; ces arguments ont une existence préalable au revêtement rhétorique et à l'introduction dans le discours des tropes et des figures. (…) La superposition des deux registres indépendants amène à penser qu'il n'y a qu'un seul Logos gouvernant tout discours, et que la logique d'un poème n'est pas differente de celle d'une démonstration d'Euclide." M. Blanco, *Les Rhétoriques de la Point.* p. 293.

ya en el XIII, lo formuló con claridad: *las cosas poéticas no son percibidas por la razón humana a causa de la escasa verdad que encierran.*[164] No es que el Aquinate menospreciara la poética, sino que le otorgaba una función fundamental en el orden de la estética y la belleza (*pulchrum*). Pero en este contexto, incluso la contradicción o la ambigüedad pueden cumplir una función positiva en la aproximación a la realidad humana. En esto Gracián no constituyó una excepción como ponen de relieve sus propios usos del lenguaje y múltiples testimonios. No sólo Gracián sino la filosofía de su época estuvo muy inclinada a los contrastes, a las ideas contrapuestas y antagónicas, como dice Blecua.[165] De ello se queja también García López al afirmar que los conceptos de Gracián se oponen frecuentemente a lo que se dice en otro lugar, de modo que adquieren el carácter de flagrante contradicción.[166] El propio Gracián, lo mismo que Goya, consideraba el mundo como campo de contradicciones y monstruosidades, al decir de Camón Aznar.[167] Porque el tema del 'doble rostro' no sólo es frecuente en Gracián sino que él mismo lo recomienda insistentemente en *El Criticón* para oponerse a la sinrazón del mundo. García Gibert admite que Gracián hace un uso sistemático de la contraposición y la antítesis y justifica ese dualismo por su pertenencia al Barroco y por ser jesuita.[168] También reconoce que la dualidad y confrontación de conceptos en Gracián producen una bipolaridad pero sin dotar de contenidos positivos la alternativa a lo criticado. No se trataría de una negatividad dialéctica sino mecánica que, precisamente por ello, encontrará en las alegorías el instrumento adecuado para la neutralización de las contradicciones, como se verá posteriormente, entre la teoría y la praxis, entre el espíritu y la materia.[169] Yendo un paso más allá M. Blanco reconoce que, para los conceptistas, las contradicciones o deducciones a partir de opuestos eran una cumbre del arte. Sin duda porque parecían ir más allá de, o estar por encima de la lógica. No eran producto de la fantasía a la que se le podía atribuir cualquier cosa. Pero como dice M. Blanco aportando el testimonio de Quintiliano, ese tipo de silogismos carente de alguna

164 "Poetica non capiuntur a ratione humana propter defectum veritatis qui est in eis". Tomas de Aquino, I-II, 101, 2 ad 2.

165 "El contraste, el poner frente a frente dos ideas contrarias y antagónicas tiene su explicación en la filosofía de la época." J. M. Blecua, *El estilo de El Criticón de Gracián*. 1945, p. 25.

166 García López, *Baltasar Gracián*, 1947, p. 62.

167 Camón Aznar, *El monstruo en Gracián y en Goya*, 1958, p. 61.

168 García Gibert, *Baltasar Gracián y el ficcionalismo barroco*. 1990, pp. 31–32.

169 Ibid. 154, p. 434.

premisa o de conclusión no son propiamente lógicos, sino retóricos.[170] De hecho serían ya la evidencia de la preferencia para los conceptistas del ingenio sobre la razón: el dominio, el manejo excepcional del lenguaje que es lo que cuenta en el Barroco, y también para Gracián, ya que para éste, el arte ingenioso tiene más el valor de una técnica que el de un saber.

La antítesis es una forma similar a la contradicción pero en la que se resalta el carácter de la diferencia de posicionamiento mientras que en la contradicción se ponen de relieve la imposibilidad y anulación de las posiciones. Y también para Santos Alonso la antítesis que se encuentra por 'todo Gracián' es el fundamento de la agudeza, de lo conceptuoso e ingenioso en el decir. Al igual que Camón Aznar, también Santos Alonso ve la estructura antitética de Gracián como símbolo de un modo de ver el mundo: mediante oposiciones que se amplían al plano del lenguaje dando lugar a dos planos de antítesis: los que se producen en la realidad y las de su representación lingüístico retórica.[171]

Kassier ve en esta estructura binaria un equilibrio armonioso de la antítesis que Gracián traslada con frecuencia a los juegos del lenguaje en *El Criticón* produciendo, asimismo, una doble significación. Pero esta antítesis conceptual, esta dialéctica antitética o confrontación, al igual que las descripciones hiperpictóricas en *El Criticón*, producen un estímulo de la agudeza para la comprensión del texto.[172] Kassier nos indica como ejemplo de antítesis paradigmática la Crisi 4 de la 3ª parte (*El descifrador*) donde se muestra la contraposición

---

170 "Les conceptistes acordent toujours une haute valeur au rapprochement des contraries, à l'antithèse et à l'oxymore, et ces figures sont d'autant plus appréciées que le rapprochement est plus étroit. Le cas où l'on déduit quelque chose de son opposé est donc forcément, por cette esthétique, un sommet de l'art, puisque la coexistence discordante des contraires ne semble plus résulter de la fantaisie de l'ecrivain mais être imposée par la Logique en personne." M. Blanco, *Les Rhétoriques de la Point,* p. 295.

171 "Todo en Gracián es duplicidad: contraposición o tensión de contrarios, semejanzas o desemejanzas, etc. para lograr una mayor precisión significativa y mostrar el mundo y la vida como son. (…) La antítesis es fundamento de casi toda agudeza, de la hermosura del decir y hace más conceptuosa la desproporción." Santos Alonso Fernández, *Tensión semántica de Gracián,* 1981, pp. 101, 106, 107.

172 "There is a rigorous binary structure as each term of a duality is in turn componed of dual components. The result is an harmonious balance of antitheses." "The Criticón's singular impact is thus a product of the visually based "hyperpictorial" quality discussed above (Chapter II, section 6), and the virtually antithetical conceptual or verbal intensity that appeals constantly to the reader's with reaching the extreme of undoing the allegory's concretizations." Kassier, *The Truth disguised*, 114, p. 127.

del prudente Critilo y del 'humano' Andrenio.[173] Esta es la misma discordancia calculada que introduce Gracián para producir sorpresa, para impactar y, en definitiva, estimular el ingenio.[174] En el caso de Gracián las contradicciones y paradojas que conviene tomar en consideración son las que se producen en textos próximos, incluso en el mismo párrafo porque ahí es donde Gracián puede establecer las confrontaciones provocadoras del ingenio; las antítesis precisan de 'corta distancia' entre sus posiciones para producirse. Cuando los elementos de una contradicción están muy separados el efecto del impacto retórico se suaviza hasta el punto de desaparecer. Y desde el punto de vista de la confrontación lógica, aunque la distancia entre elementos también debilita su efecto, no es algo que preocupe demasiado a Gracián interesado más en lo ingenioso que en lo lógico y racional.[175] Por ello el profesor Poppenberg[176] encuentra una paradoja en Gracián al afirmar éste que la meta de *El Criticón* era la superación de la vida y, sin embargo, no haber escrito unas instrucciones para el suicidio. La afirmación de Gracián no hay que entenderla como una paradoja si tenemos en cuenta que esa meta a la que alude Gracián la ha modificado frecuentemente. Por ejemplo, cuando en la última Crisi de *El Criticón* afirma que "son eternos los héroes y los varones eminentes inmortales. Este es el único y eficaz remedio contra la muerte..."[177] haciendo alusión a la fama como meta a conseguir en la vida. Es decir: el suicidio no sería necesario si se alcanza la fama, meta última de la vida. En el Barroco, como ya se ha visto, se tiene a gala introducir antítesis y paradojas que en cambiando de página dejan de serlo. En otro pasaje del mismo artículo el Prof. Poppenberg[178] reflexiona sobre la aporía del ser

---

173 Ibid. p. 18.

174 "Son action contient toujours une bizarre discordance calculée pour provoquer l'étonnement, la curiosité, et fournir l'occasion d'une 'observation mystérieuse'." M. Blanco, *Les Rhétoriques de la Point,* p. 304.

175 En esa línea argumentativa coincidimos con W. Kraus para quien "las contradicciones se esfuman en cuanto se dirige una visión de conjunto al mundo", 1962, p. 217.

176 G. Poppenberg, *Ganz verteufelt human. Gracián als moralist.* 1991, Nota 1, SS. 171–172.

177 *El Criticón*, Edición de Romera Navarro, III, 1973, p. 370.

178 "...die Aporie des Konzepts der *arte* noch um einen Dreh fundamentaler ist, denn schliesslich ist der Mensch ja Teil der Schöpfung und insofern Teil der durch den *supremo Artífice* vollkommen ordinierten Natur, so dass die Unordnung und Unvollkommenheit der Ergänzungen zur Natur durch die menschliche *arte* Teil des göttlichen Schöpfungsplans sein müssen, dass also die Unvollkommenheit und Unordnung offenbar notwendig zur Ordnung und Vollkommenheit dazugehören, dass also die Uneindeutigkeit des Konzepts der *arte* auch für die des *supremo Artífice* gilt." Poppenberg, *Ganz verteufelt human.* 1991, S. 191.

humano como que es por una parte, creación divina, y por ello forma parte del orden del arte divino, y por otra, es una muestra de error e imperfección como se describe en el camino de la vida de *El Criticón*. La cuestión en síntesis sería: ¿cómo se puede entender que un Creador perfecto que debe producir obras de arte perfectas, haya creado una obra de arte imperfecta, por ejemplo por su inmoralidad, o por su limitación temporal o intelectual? Como toda paradoja se trata de un razonamiento contradictorio aparentemente irresoluble. Pero no tiene por qué serlo si cambiamos o modificamos el paradigma. La idea de que la imperfección y el desorden del hombre forman parte y son necesarios para el orden y perfección creados por Dios (entre los que se encuentra el ser humano) no es una tal aporía si se interpreta, por ejemplo, que el hombre no es creado como parte de la naturaleza. Dios crea la naturaleza con unas características y condiciones esenciales, y al ser humano – ser también natural en parte – lo crea con otras condiciones. No son, pues, naturaleza y hombre seres homologables, no son homogéneos ya que el hombre es creado libre y decide sobre sus acciones y su perfección consiste precisamente en el hecho de decidir, no en que sus decisiones sean las que supuestamente son el orden deseado por Dios. Porque, por otra parte, las acciones 'deseadas por Dios', las pertenecientes al orden moral supuestamente impuesto por Dios, no dejan de ser la hipótesis de un paradigma que puede ser antitético de otro paradigma igualmente aceptable en otras coordenadas históricas, religiosas o morales. El orden del Universo incluye la libertad del ser humano. El paradigma o modelo del ser humano es un paradigma distinto del de la naturaleza, aunque ambos pueden ser entendidos como creaciones divinas. No pretendemos decir que esta interpretación sea *la* correcta, sino que las paradojas se diluyen al cambiar los cánones y estos desde los orígenes de la historia del mundo han estado cambiando, porque no se trata de las inexorables leyes naturales o los axiomas de la razón sino, como decía Kant, de juicios reflexionantes subjetivos en connivencia con la imaginación (ingenio) y el gusto.

En todo caso nos encontramos frente a una paradoja muy en vigor en el siglo de Gracián y consecuencia de los enfrentamientos político-religiosos de la época: la cuestión de la predestinación frente al libre albedrío y la libertad del hombre. Tema éste muy de fondo en los debates y la dogmática de la época y muy tratado en la escena española del momento cuyo ejemplo paradigmático sería *El condenado por desconfiado* de Tirso de Molina. Parece, pues, haber consenso en la opinión de los comentaristas sobre la ambigüedad de Gracián. En algunos casos destacándola como valiosa cualidad creativa[179] y en otros, como limitadora de la comprensión literaria.[180]

1.4 El concepto según Gracián

La diversidad de interpretaciones analizadas en las últimas páginas, y pese a la proximidad teórica de muchas de ellas, pone de manifiesto la intrínseca dificultad de comprender inequívocamente la cuestión del concepto, como tantas otras, en Gracián. Por ello se hace imprescindible la aproximación hermenéutica al más firme terreno de los textos gracianos a fin de intentar minimizar las excesivas o extremas polarizaciones.

Como hemos visto, la noción de concepto en los escritos de Gracián es una de las más equívocas. Emilio Blanco en la Introducción a su edición de *Arte de Ingenio, Tratado de la Agudeza* ya reconoce que, frente al conocimiento científico, el 'concepto' de Gracián "*es una forma de pensamiento-expresión (e incluso acción) que supera la relación lógica y casi tiene más que ver con la intuición poética aunque sea una forma de intelección de la realidad.*"[181]

A la vista de las reflexiones de los apartados anteriores y de las que siguen suprimiríamos el "casi". El término 'concepto' nos ha llegado, en la tradición filosófica, como una forma abstracta englobante de individualidades homogéneas pero, como dice E. Blanco, para los autores del XVII, tanto españoles como italianos, la voz 'concepto' significaba algo concreto.[182]

---

179 Sería el caso de M. Blanco para quien la "l'ambiguïté de certains termes pour donner à la situation dont elles parten un aspect conforme aux intérêts de la cause défendue par le locuteur." *Les Rhétoriques de la Point* 1992, p. 285. De Hatzfeld: "El fuerte de Gracián es su conocimiento de la ambivalencia semántica de las palabras que siempre le suministra fórmulas inteligentes y dignas de lucirse en salones y tertulias." *Estudios sobre el barroco,* 1973, s. 392. De A. Egido: "En la práctica Gracián usó constantemente de la elipsis, la reticencia, la suspensión, la preterición y cuanto tiene que ver con la retórica del ocultamiento y la elusión (...) de forma que el silencio sirve de fuerza dinamizadora." *El mundo de Gracián,* 1988, S. 27.

180 Jansen: "Gracián im Wortgebrauch nicht immer konsequent verfährt." *Die Grundbegriffe des Baltasar Gracian.* 1958, 27. Pelegrin: "La relative indifférence de Gracián pour l'étiquette précise: harmonie, corrélation, proportion, parité, correspondance, accord, discord, antithése, opposition, dissonance, acuité ou concept, montre bien qu'il ne se situe pas au niveau de la simple nomeclature maniaque.", 1985, p. 166.

181 E. Blanco, Op. Cit. 1998, p. 42.

182 Ibid. p. 40.

En su primera versión de la *Agudeza* (1642), Gracián dedica sólo algunos párrafos en los dos primeros Discursos al esclarecimiento del concepto pero las ambigüedades y contradicciones que, como se ha visto, son frecuentes en Gracián impiden que nos podamos hacer cabal idea del 'concepto'. En el Discurso I dice Gracián que "*los conceptos son hijos más del esfuerzo de la mente que del artificio; concíbense acaso; salen a luz sin magisterio*."[183] Pero en el Discurso II afirma que el concepto "*consiste también en artificio y el superlativo de todos*."[184] El artificio (*artificium*)[185] es un tipo de producción que tiene lugar mediante aprendizaje, mediante la capacidad, *virtus* o τέχνη producida por la maestría que otorga el hábito de la práctica sea del artesano, del artista o del artífice (*ars facere*) en general. Cuando la maestría alcanza niveles de perfección se trata de la ἀρετή. Algo próximo a lo que Gracián indica como "*el superlativo de todos*." La filosofía clásica griega (siglos V y IV a. C.) otorgaba a *areté* un sentido de perfección moral alejado ya del sentido más amplio y general que tuvo en los siglos anteriores, donde se podía atribuir a cualquier característica humana o también propiedad natural. Por eso, al intentar explicar el concepto, Gracián dice que "*sale a luz sin magisterio*", es decir sin necesidad de ser enseñado. Lo que es lo mismo, que el concepto "*se concibe acaso*", o sea por casualidad, impensadamente, intuitivamente. Al decir en el Discurso II que el concepto también es artificio, se produce ya una primera contradicción o ambigüedad sobre la naturaleza del concepto: éste o es algo elaborado o bien es algo intuitivo. Ya en el primer Discurso hallamos una identificación entre concepto y agudeza al tiempo que los sitúa en el entendimiento: "*Entre los actos de la mente reina el Concepto, triunfa la Agudeza. Entendimiento sin Concepto es Sol sin rayos.*"[186] Atendiendo al recurso aclaratorio de un significado por repetición, lo que se denomina paralelismo, de gran tradición en las literaturas sagradas, se puede afirmar que "*reina el concepto*" equivale a "*triunfa la agudeza*". Parece también que los conceptos están o son producto del entendimiento pero no de cualquier manera: el concepto es para el entendimiento como la hermosura y la consonancia (armonía) para ojos y oídos respectivamente.[187] De nuevo la agudeza parece ser el componente engrandecedor del concepto, por no decir que son lo mismo. Pero el entendimiento es creador de artificio, es en ello la primera potencia, y al tiempo es la primera potencia de lo

---

183 *Arte de Ingenio, Tratado de la Agudeza*. 1998, p. 135.
184 Ibid. p. 140.
185 En todo caso, el artificio supone algo elaborado, algo que no es natural.
186 Ibid. p. 137.
187 Ibid. p. 138.

extremado del primor.[188] Dicho de otro modo: en el entendimiento radica lo artificioso y lo agudo. Y de ambos parece participar el concepto. A esa manifestación del entendimiento que produce 'hermosura' y que no se contenta con la sola verdad, como en el juicio deductivo, la denomina Gracián *ingenio*. El entendimiento produce conceptos que cuando son agudos son producto del ingenio (como una dimensión del entendimiento). Naturalmente todo el desarrollo anterior puede tener sentido si lo que se pretende es dar alguna coherencia a las explicaciones de Gracián en los Discursos I y II, pero nos tememos que, como han concluido muchos comentaristas de Gracián, algunos de los cuales hemos repasado anteriormente, hay poco interés incluso en el propio Gracián en establecer relaciones concluyentes entre sus definiciones. De hecho, haciendo un repaso en su primera *Agudeza* (1642) a las ocasiones en que utiliza el término 'concepto' se pueden establecer significados similares, aunque no idénticos, en todos los casos. Para ello nos hemos servido del sentido del término en el contexto y las breves indicaciones de Gracián, cuando han tenido lugar. En síntesis, los significados que otorga Gracián al concepto serían: en los primeros capítulos, el término 'concepto' muestra equivalencia con noción, pensamiento, formas, sutileza o dicho. En los Discursos, a partir del 15 y hasta el 41, Gracián explica el concepto como una forma de agudeza. Así, por ejemplo, en el Discurso 33 nos dice del "*concepto* por acomodación", que esta "*agudeza* requiere tan grande erudición como sutileza". En el Discurso 32 los "*conceptos* por alusión": "la alusión tiene por fundamento lo que otras *agudezas* por realce". Y así en varios Discursos. El término 'concepto' deja de aparecer a partir del Discurso 42 en el que comienza la descripción de la "Agudeza Compuesta", lo que hace pensar que Gracián tiene el concepto como una forma de Agudeza Simple. En dos lugares más de *Arte de Ingenio, Tratado de la Agudeza* (1642) hallamos referencias explícitas al concepto. El primero de ellos en su dedicatoria "*Al letor*" donde indica Gracián que esta obra la dedica al Ingenio, no al juicio como en otras ocasiones. Y puntualiza a continuación que los conceptos son expresados por la agudeza mediante tropos y figuras retóricas. Pero esos conceptos deben evitar o limitar las sutilezas y los adornos del pensamiento.[189] He aquí, pues, que los conceptos se manifiestan a través de los tropos y figuras que propone la agudeza, aunque evitando el exceso de sutilezas. En el Discurso 48, en relación con el estilo, más que explicar o definir, Gracián utiliza comparaciones, símiles o metáforas. Algo a lo que ya nos tiene acostumbrados. El estilo perfecto, dice, se compone, de una parte lo material, las palabras, a las

188 Ibid. p. 140.
189 Ibid. p. 133.

que compara con las hojas, y de otra parte lo formal, que son los pensamientos, los frutos.[190] De los conceptos dice Gracián que son el alma del estilo. Sin duda, porque a semejanza del alma humana animan la materia que serían las palabras y también porque como el alma, se supone su existencia sin llegar a manifestarse directamente.[191] Algo más añade Gracián sobre los conceptos: al igual que las figuras retóricas, son diferentes unos de otros y cada uno sirve para una ocasión o figura distinta. Como distinto es un poema de una narración histórica. Pero ni con esta afirmación, ni con la comparación que añade de la combinación de estrellas y vacío,[192] aporta ninguna claridad a la naturaleza del concepto. Se hace difícil establecer seguridad alguna sobre la naturaleza del concepto graciano con las referencias que nos ofrece.[193] No hay voluntad de rigor en Gracián. Por ello no debemos ir más allá del propio autor so pena de producir sólo conjeturas. Lázaro Carreter esboza una explicación bienintencionada pero inevitablemente ambigua al decir que el concepto es producto del ingenio, de la agudeza, de la sutileza

190 Ibid. p. 409.

191 Ibid. p. 410.

192 Ibid.

193 De forma resumida incluimos los significados de 'concepto' en *Arte de Ingenio, Tratado de la Agudeza* según se puede desprender del uso que hace Gracián en los diferentes contextos. No hay ninguna pretensión de exhaustividad en esta relación sino propuesta de confirmación de las hipótesis significativas del concepto graciano. Así el concepto con significado de *pensamiento, afirmación* o *proposición* parece darse en los Discursos 5, 29, 37, 40. Con significado de *sutileza* en los Discursos 6, 15, 30. Con significado de *noción* o *forma* en los Discursos 3, 6, 8, 13, 15. Con significado de *imagen* o *creación* en los Discursos 8, 12. Con significado de *agudeza* en los Discursos 6, 17, 18, 19, 24, 32, 33, 34, 38, 39, 41. Las repeticiones de Discursos se producen porque en un mismo Discurso aparece el término 'concepto' en varias ocasiones. El predominio de la equivalencia de significado entre *concepto* y *agudeza* nos aconseja reproducir al menos varias frases de Gracián en las que se aprecia con claridad ese paralelismo. En el Discurso XVII, *De los Conceptos por Encarecimiento*: "...porque sin ese fundamento no sería *Agudeza* sino un hipérbole retórico sin vida de *concepto*." Y también: "Las demás *Agudezas* dicen lo que es, ésta [en referencia al título, *Conceptos* por Encarecimiento] lo que pudiera ser." (221). En el Discurso XXII, *De los Conceptos Sentenciosos*: "Esta Agudeza sentenciosa es la máxima operación de la racionalidad." (254). En el Discurso XLI, *Sobre otras muchas diferencias de Conceptos*: "Repito siempre que la Agudeza tiene por materia las figuras retóricas: dales la forma del Concepto y echa sobre este fundamento el realze de la sutileza." (361). Gracián escribe casi siempre 'concepto' con mayúscula excepto en 5 ó 6 casos en que lo hace con minúsculas sin que del análisis semántico pueda desprenderse motivo aparente alguno.

y consiste en la propuesta del contacto entre varios objetos distantes que no tienen por qué ser sólo lingüísticos sino también comportamientos, dichos, figuras, etc.[194] En el Discurso III de *Agudeza y Arte de Ingenio* (1648) dice Gracián que el concepto es una forma de la agudeza de *artificio* que consiste en la sutileza del *pensar*. Ambas posiciones, artificio y pensar, entrarían en contradicción: si el concepto es fruto del artificio, dice Gracián, que es una agudeza que busca la belleza;[195] si es fruto del pensar, es una agudeza que busca la verdad.[196] Dice Gracián que el objeto de estudio de la *Agudeza y arte de Ingenio* es la primera forma de agudeza, la que busca la belleza,[197] no la que busca la verdad, y por lo tanto no tienen una única determinación, sino que en cuestiones de hermosura, composición y estilo son posibles todas las relaciones, haciendo inviable toda predeterminación de las mismas. Como decíamos, el concepto graciano es fundamentalmente retórico. Se trata del concepto de agudeza de artificio del que no es posible definición ni clasificación alguna. La Agudeza de Perspicacia, aunque en alguna ocasión la introduce circunstancialmente, la deja Gracián fuera de su consideración porque se ocupa de descubrir las verdades recónditas y dificultosas.[198] Es decir, agudeza de comprensión, de entendimiento, de pensamiento. Mientras que la de artificio es creadora de belleza, sutil, deleitable y, como dice Gracián, no tiene casa fija.

En la segunda redacción de la *Agudeza* (1648) Gracián introduce una serie de variaciones que, como veremos en el apartado dedicado a las diferencias de las "dos Agudezas", no alteran en lo fundamental los contenidos, por más que en lo formal se perciba de inmediato la mayor extensión de la 2ª, así como una mayor claridad expositiva por la amplitud de las explicaciones y la inclusión de múltiples ejemplos de lo que se expone. Nos detendremos de momento brevemente en aquello que se añada o modifique sobre el concepto en la 2ª redacción respecto a la primera.

Ya en el Discurso II encontramos una reflexión, que si bien aparece en la edición de 1642, su dificultad expresiva provoca más confusión que claridad. La traemos aquí como ejemplo paradigmático de lo que con frecuencia nos encontramos en la comparación entre las "dos *Agudezas*."

---

194 Lázaro Carreter, *El genio literario de El Criticón*, 1986, p. 68.

195 La "hermosura sutil", dice Gracián, *Agudeza y arte de Ingenio,* 1648, p. 58.

196 "Tiende a dar alcance a las dificultosas verdades", dice Gracián, Ibid.

197 "La de artificio. Y esta es el asunto de nuestra arte." Ibid.

198 "Y la de artificio, que es el objecto desta arte." *Arte de ingenio, Tratado de la Agudeza*, Discurso III, p. 142. "La de artificio. Y esta es el asunto de nuestra arte" *Agudeza y arte de ingenio*, Discurso III, p. 58.

"Pero esta conformidad o sympatía entre concepto y la potencia en alguna otra perfección se funda, causa radical de conformarse la Agudeza y diformarse su contraria, y esse es el verdadero constitutivo que rastreamos" (*Arte de Ingenio, Tratado de la Agudeza*, 1642, Discurso II, 139).

"Pero esta conformidad o simpatía entre los conceptos y el ingenio, en alguna perfección se funda, en algún sutilísimo artificio, que es la causa radical de que se conforme la agudeza, y desdiga tanto del entendimiento su contraria; y ese es el verdadero constitutivo del concepto, que vamos rastreando." (*Agudeza y arte de Ingenio*, 1648, Discurso II, 53).

A diferencia de la primera versión, observamos en la de 1648 que, al menos, la sintaxis está estructurada de modo que da lugar a un texto *a priori* comprensible. Se dice que "aparece el ingenio como conformidad con el concepto y se explica que la razón de ello debe hallarse en algún procedimiento que también conforma la agudeza, rechazando el entendimiento lo contrario de la agudeza; ese es el constitutivo del concepto que buscamos". No es que este fragmento sea de claridad meridiana pero al menos permite organizar los contenidos mínimamente: los conceptos y el ingenio están en relación armónica; la causa de esa simpatía se desconoce, pero esa causa también hace que la agudeza se relacione con los anteriores (concepto e ingenio) y ese es el concepto que buscamos. Como se ve, Gracián no nos facilita demasiada información.

También el Discurso II de 1648 deja una yuxtaposición entre concepto y agudeza que nos lleva a identificarlos entre sí y con el artificio.[199] Como si el propio Gracián advirtiera que no nos ha dado todavía ninguna explicación clara sobre la naturaleza del concepto, en este mismo Discurso II (1648) nos propone una definición: "*Se puede definir el concepto: es un acto del entendimiento que exprime la correspondencia que se halla entre objetos*."[200] No obstante en las dos versiones de *Agudeza* nos había dicho Gracián al comienzo del Discurso II que la agudeza, a la que ha identificado no hace mucho con el concepto, "*es una entidad de aquellas que son más conocidas a bulto (grosso modo,* diríamos*), y menos a precisión; déjase percibir; no definir*". La definición del concepto que nos ha brindado sobre la "correspondencia de objetos" hecha por el entendimiento es, pues, no sólo genérica o vacía, por cuanto ya la etimología de 'concepto' se encuentra en *concipere*, unir dos o más unidades para formar otra distinta, sino también ambigua, puesto que en esa definición cabrían todo tipo de correspondencias entre objetos sean lógicos, ontológicos, morales, estéticos, etc. etc.

199 "De aquí se saca con evidencia que el concepto, que la agudeza, consiste también en artificio." Gracián, *Agudeza y Arte de Ingenio*, 1648, p. 54.

200 Ibid.

En el Discurso III de 1648, al ampliar la explicación sobre las formas de Agudeza de artificio – cosa que no hace en la 1ª *Agudeza* de 1642 – dice Gracián que la agudeza de concepto consiste más en la sutileza del pensar que en las palabras.[201] Con ello parece que Gracián aproxima el concepto a la función tradicionalmente atribuida de unir mentalmente, bajo una sola noción, aquellos objetos o caracteres comunes y que son abstractamente representados por esa noción. El concepto siempre se ha vinculado al pensar: ideas, nociones, representaciones, opiniones, etc. También aquí parece que Gracián reconoce, para la Agudeza de Artificio,[202] un elemento mental que, como veremos, está más referido al ingenio que a la razón.

Ya en el Tratado Segundo y en los Discursos LX y LXI (1648) correspondientes con el XLVIII y XLIX de 1642, Gracián relaciona los conceptos con el estilo haciendo de los primeros un componente de perfección del segundo. Así, por ejemplo, dice que "los conceptos son vida del estilo, espíritu del decir…"[203] y repite aquella comparación que relaciona las voces con las hojas y los conceptos con el fruto.[204] Porque, lo que hace perfecto al estilo, además de lo material de las palabras, es lo formal de los pensamientos.[205]

Finalmente en el Discurso LXI Gracián diferencia dos estilos fundamentals: el asiático y el lacónico. De ambos dice que han de tener alma conceptuosa."[206]

1.5 Síntesis

En el último siglo *el concepto*, en tanto que forma del saber, ha ido transformando su estructura, desde una síntesis abstracta de caracteres individuales comunes e idénticos, hasta un saber que relaciona signos y términos, que no consiste en demostraciones, sino en interpretaciones.

El pensamiento debe partir de lo concreto, aunque ese no sea su objetivo, ya que a las construcciones mentales universales se les escapan las realidades perceptibles, las representaciones individuales de la mente, los hechos concretos, los comportamientos humanos y las obras de arte.

---

201 Ibid. p. 58.

202 Gracián ha distinguido en el Discurso II no sólo Agudeza de Concepto, sino también Agudeza Verbal y Agudeza de Acción. Las tres constituyen la Agudeza de Artificio.

203 Ibid., p. 229.

204 Ibid.

205 Ibid. p. 228.

206 Ibid. p. 236.

Gracián.

Gracián no constituyó una excepción a estos usos

La dialéctica de lo particular se hace explícita en el lenguaje. Es el modo de acercarse al pensamiento eludiendo riesgos abstraccionistas. Sus conceptos son fruto de su capacidad expresiva, del estilo lingüístico. Porque los conceptos gracianos están inextricablemente unidos a su forma de expresión.

El lenguaje actúa como liberador de la opresión del concepto. Es el lenguaje el que impone su criterio: en Gracián, la forma, el lenguaje, por su originalidad, impera sobre los contenidos, tomados estos, en gran parte, de la tradición. Gracián quiere decir algo pero le importa más cómo decirlo. De ahí su prefiguración de modernidad.

No se debe exigir a las creaciones poéticas o estéticas, en general, el rigor de la lógica porque su meta no es alcanzar ningún tipo de coherencia deductiva, sino dirigirse al ser humano en cualquiera de sus dimensiones y desde cualquier perspectiva.

En este contexto, incluso la contradicción o la ambigüedad pueden cumplir una función positiva en la aproximación a la realidad humana. El 'concepto conceptista' se presenta más bien como producto del ingenio el cual es creador con agudeza y proveedor de formas imaginativas aptas para la representación y la persuasión. Desde el Barroco la retórica, que quiere recuperar su función persuasiva, va a fundar sus argumentos en las representaciones (metafóricas, alegóricas, emblemas, símbolos, etc.) de la imaginación. En Gracián se da tanto un sentido meramente *poético* como un sentido *persuasivo* si bien este último mediatiza al resto.

En Gracián hay una gran repugnancia al sistema al que se siente incapaz de adaptarse. En este sentido su ideal sería eludir el sistema por considerarlo cerrado y pobre. Por ello encontramos en Gracián una prefiguración de la libertad y la apertura modernas.

El *concepto* en Gracián no es el resultado de una deducción lógica o natural del mundo, ni elemento de dicha deducción orientada a la comprensión del mundo sino que es fruto del ingenio creador y se fundamenta en juicios de valor de carácter subjetivo.

Gracián utiliza preferentemente, como capaces de agudeza, los productos del ingenio, más retóricos y menos lógicos: *composita, testimonia, opposita, ad hominem*... Como buen autor barroco, Gracián confía sus argumentaciones más a la *dispositio* e *incluso* a la *elocutio* que a la *inventio*. Porque sus razonamientos consistían más en juegos dialécticos, tropos retóricos que en auténticos posicionamientos deductivos.

Las contradicciones y paradojas que conviene tomar en consideración en Gracián son las que se producen en textos próximos, incluso en el mismo párrafo, porque ahí es donde Gracián puede establecer las confrontaciones provocadoras del ingenio.

En las alegorías encontrará el instrumento adecuado para la neutralización de las contradicciones.

Benjamin.

En Benjamin no hay voluntad de sistema, sino clarificación interpretativa por exigencia teórica ocasional. Superó con su propia obra la separación entre literatura, crítica literaria y filosofía del arte.

Para Benjamin los conceptos deben ser construidos en imágenes, según la *epistemología del montaje*, que es el criterio articulador de las imágenes.

La verdad está al margen de la experiencia. Es una especie de concepto nouménico al que Benjamin se aferra como substrato que se puede definir precisamente como ajeno a la apariencia.

La fascinación del interior como lugar de la verdad tiene para Benjamin proyección en los diversos ámbitos de la cultura entre ellos la historia y el arte.

Para Benjamin, la filosofía se desarrolla más en la *semántica del lenguaje* que en los contenidos conceptuales ya que (el lenguaje) es el intermediario de todo conocimiento y constitutivo de toda conciencia.

La alegoría supondrá para Benjamin, una alternativa, también epistemológica, a la pura razón.

2. Sobre agudeza e ingenio

2.1 Ingenio, el gran creador

Es el ingenio la principal, como eficiente;
todas sin él no bastan, y él basta sin todas.
Gracián, *Agudeza y arte de ingenio.* Discurso LXIII.

Dice García Berrio (1977, 230), refiriéndose al arte, que *verba, res*, deleite, etc. aparecen tan íntimamente conectados que toda separación en apartados corre el riesgo de resultar falseadora. Lo mismo se puede decir de ingenio, agudeza e imagen. Estudiarlos por separado tiene sólo una intención metodológica porque, de hecho, los tres elementos son simultáneos.[207]

El ingenio es un término polisémico cuyo significado hay que precisar en función de la época y el autor. Ejemplo de ello lo tenemos en el sentido que adquiere en dos contemporáneos como Gracián y Descartes (1596–1650). En las "*Regulae ad directionem ingenii*", escrito por Descartes probablemente alrededor de 1628 y publicado en 1701, "*ingenii*" es traducido siempre al francés por 'espíritu'. En esa obra de lo que se trata es de orientar los estudios para que el espíritu llegue a juicios verdaderos y sólidos. Por tanto, sea intuición o deducción el término latino "*ingenii*" que describe Descartes en esta obra inacabada, hace referencia al espíritu como capacidad de llegar a la verdad. Gracián, por su parte, entiende el ingenio al modo literario como era propio de un país en el que el conocer se orientaba a lo retórico o estético, no a lo lógico o científico. El Barroco del Racionalismo y la Ciencia considera el ingenio como 'espíritu', mientras que el Barroco de la Contrarreforma seguía pensando que el ingenio tenía un objetivo casi exclusivamente literario. Ambos sentidos tienen elementos de ambigüedad, pero en el caso de Descartes el ingenio evoluciona y su significado se va precisando como *espíritu* o *razón* en las obras siguientes, *Discours de la méthode* (1637) o *Les méditations métaphysiques* (1641), como instrumento de

---

207 La Real Academia Española ofrece 6 acepciones de la noción "ingenio" siendo la 1ª y 3ª las que más nos interesan y, relativamente, la 5ª.
1. Facultad del hombre para discurrir o *inventar* (*D. Quijote*) con *prontitud* y facilidad.
2. Individuo dotado de esta facultad. *Es muy ingenioso contando historietas.*
3. Intuición, entendimiento, facultades poéticas y *creadoras. El Fénix de los Ingenios*
4. Industria, *maña* y artificio de alguien para conseguir lo que desea.
5. Chispa, talento para ver y mostrar *rápidamente* el aspecto gracioso de las cosas.
6. Máquina o artificio mecánico

conocimiento. En el caso de Gracián el ingenio seguirá siendo un instrumento creador (causa eficiente) de belleza o de representación de belleza. Como se ha dicho, Gracián llegó con retraso histórico a debates poéticos y estilísticos que ya no estaban teniendo lugar en su época. Este era un tiempo en que se estaban fijando los significados de los grandes conceptos de la epistemología y de la ciencia, mientras que, para autores como Gracián, el arte, el ornato y las representaciones literarias eran el horizonte del ingenio. Cassirer considera que en Descartes el ingenio es equivalente a 'espíritu', aunque éste "aún es en sí mismo disonante y ambiguo". Pero en el caso de Descartes esta supuesta ambigüedad no afecta a la función que el autor le otorga: buscar la verdad en las ciencias[208]. Gracián no puede eludir un modo de tradición del que se sentía deudor, porque en su época lo que se entendía como originalidad no iba más allá de leves variaciones respecto a lo transmitido de una generación a la siguiente. La noción de 'ingenio' en Gracián adolece de cierta ambigüedad, pero dentro de la invariabilidad de su función productora.

Dos autores que forman parte de la tradición y cuyas obras sin duda eran conocidas por Gracián fueron Juan Luis Vives y J. Huarte de San Juan.[209] Los dos, junto con Gracián, aunque éste algo tardío, formarían el trípode de los grandes retóricos del Renacimiento- Barroco español. Una de las características, entre otras de la retórica renacentista consiste en que la *inventio*[210] disminuye su importancia en favor de la *elocutio* y del ingenio. La retórica pierde, como ya vimos, su carácter de demostración o persuasión y se orienta al estilo y a la exposición. Vives dedica frecuentes comentarios al ingenio especialmente en *Introduccio ad Sapientiam* (1524), en *De ratione dicendi* (1532) y en *De anima et vita* (1538) donde le dedica un capítulo (VI). Tiende Vives a acompañar el ingenio a la agudeza como cualidad, ésta última, adecuada el primero. Algo que mantendrá y ampliará Gracián cien años más tarde. Al reflexionar sobre los mayores bienes, Vives incluye como tales *las virtudes, un entendimiento sano y la agudeza del*

208 "Pour bien conduir sa raison et chercher la verité dans les ciencies". *Discours de la méthode*. Descartes escribió esta obra como introducción a *La Dioptrique*, ya en francés, y por ello se observa que utiliza ambos términos, espíritu o ingenio, indistintamente.

209 Gracián, por una parte elogia a Vives y reconoce haber leído su *De conscribiendis epistolis* (1536) al citarlo en *El Criticón* II, 12: "*El trono del mundo*" y por otra, la gran cantidad de ediciones de Examen de Ingenios de Huarte de San Juan avalaría la presencia de algún ejemplar de su obra en la biblioteca del amigo de Gracián, Vicencio Juan de Lastanosa.

210 Dentro de los momentos retóricos junto a *dispositio, elocutio, memoria* y *actio.*

ingenio.[211] Más explícito se muestra al indicar que el ingenio humano se llama agudo "porque sus palabras calan en la intimidad del asunto."[212] Piensa Vives que el ingenio se complace en la comprensión de quien lo oye dada la oscuridad de su dicción, por su sutileza, por su agudeza.[213] En otros pasajes, Vives aproxima el ingenio a la capacidad intelectual que puede pulirse y afinarse para proveernos de grandes conocimientos. Porque junto con la memoria y el estudio, el ingenio produce la cultura y se afirma y se sutiliza con la práctica.[214] En el capítulo de *De anima et vita* que dedica al ingenio, Vives aporta más precisión sobre su noción de ingenio.[215] Algunas de sus propuestas están muy próximas a las de Gracián. Otras se mantienen en dependencia de la tradición dominante de los humores hipocráticos; teoría que se mantuvo vigente hasta el siglo XIX. Respecto a estas últimas, Vives vincula la causa del ingenio a la bilis negra y atribuye sus frecuentes cambios a las modificaciones humorales. Estos serían, dice, los "ingenios inconstantes". Y el ingenio agudo y sano se produce por la combinación equilibrada de calor y humedad.[216] No hay nada en esta línea de relación del ingenio y los humores que pudiera resultar de interés para nuestra investigación, excepción hecha del interés histórico. Respecto al *ergon* del ingenio, dice Vives que toda invención, así como todo discurso o conversación es fruto de la prudencia y ésta, a su vez, del ingenio.[217] Éste es algo natural en el ser humano. El ingenio, sigue diciendo, no es producto del artificio, aunque su perfeccionamiento sí lo sea, y en esto coincide con Gracián. Para éste el ingenio es una facultad, una disposición intelectual "capaz de encerrar el Misterio de la Trinidad".[218] No se distancia

211 "Magnum bonum credito horum contraria, virtutem, et quae huic sunt finitima, peritiam, acumen ingenii, sanitatem mentis." *Introductio ad Sapientiam* Cap. II, LXXIV, p. 7.

212 "Acuta est, quum ejus vel verba, vel sensa, intima rei penetrant de qua agitur, similitudine quadam imani ingenii, quod ea de causa acutum dicitur." *De ratione dicendi*, II, VI. p. 147.

213 "Sub oscura autem, et acuta, et subtilis oratio, ingenium patefacit." Ibid II, XVI. p. 175.

214 *Introductio ad Sapientia*, Caps. CXXVIII, CXLV, CXLVII.

215 J. L. Vives, *De anima et vita*, II, Cap. VI.

216 Ibid.

217 "Initio illud praefandum est, inventionem omnem non solum epistolae, verum cujuscumque alterius generis, sermonis, orationisve, ut etiamin his uae loquimur, haud panitus artis esse, sed prudentiae: quae paritur ex ingenio, memoria, judicio, atque usu rerum," J. L. Vives, *De conscribendis epistolis*, 1964, Cap. I. p. 265.

218 *Agudeza y Arte de Ingenio*, Disc. 31, Vol. II, p. 40.

mucho de lo que reconoce Vives: el ingenio es la fuerza del entendimiento.[219] Hay, pues, coincidencia en considerar el ingenio como un modo "brillante" (agudo) del intelecto. Más aún, no se encuentra en la literatura ninguna asociación del ingenio con la torpeza o con la estulticia. Al ingenio le acompaña siempre una connotación positiva de perspicacia, intuición, discernimiento y brillante creatividad. Progresivamente el ingenio fue un término reservado a creaciones de tipo mecánico y literario y se fue alejando su consideración como elemento lógico, racional y científico: términos como mente, espíritu, entendimiento o razón vinieron a sustituirlo en el panorama epistemológico europeo[220] porque las nuevas preocupaciones percibían la insuficiencia del limitado ámbito literario del ingenio para el conocimiento. A éste se le veía como una fuerza de la mente que podía ser limitada y explicada mediante cualidades que procedían de los humores, como cuarenta años después de Vives seguirá reconociendo Huarte en su magna obra.[221]

En la tradición epistemológica occidental se han distinguido, ya desde Platón, dos orientaciones: el modelo intuitivo y el deductivo. El primero fue defendido por Platón en base a su inmediatez, a la falta de intermediarios que, por ello mismo, se consideraba más perfecto. Platón explicó este conocimiento a través de la Teoría de las Ideas. Estas ya se encontraban en el alma del hombre. Platón no quiere dejar resquicios de validez epistemológica a la experiencia sensible porque lo sensible o material nunca ha tenido para él valor de realidad. La materia es una realidad inferior (πιστις) a causa de su mutabilidad. Por el contrario, el descubrimiento en el interior del alma de las ideas o conceptos abstractos supremos (νόησις), se hace por un acto de "visión" intelectual o intuición. En realidad, según Platón, se trata de un recuerdo (*anámnesis*) de algo que ya está en el alma y que lo vivió en una vida anterior (μετεμψύχωσις) con las ideas inteligibles y que, por consiguiente, se alcanza, como ocurre con los recuerdos, a la manera de una representación del pasado que no se tiene como consecuencia

219 "Universam mentis nostrae vim, de qua sumus hactenus loquuti, *Ingenium* nominari placuit, quod se instrumentorum ministerio exerit et patefacit." *De anima et vita*, II, VI. 1964, p. 364.

220 Cuando se trata del conocimiento que busca la verdad, incorporando también la experiencia en el caso de las ciencias, el término ingenio se va relegando, como hemos visto, en favor de 'espíritu' o 'razón'.

221 J. Huarte de San Juan, *Examen de ingenios para la ciencia*. Cap. VIII, versión de 1594: Donde se prueba que de solas tres calidades, calor, humidad y sequedad salen todas las diferencias de ingenios que hay en el hombre. (Cap. V, versión de 1575.).

de una demostración sino como un "golpe de vista", una imagen visual.[222] Para Platón, pues, conocer es recordar. El recuerdo es una forma de visión interior y en este caso las ideas son lo visto, lo percibido, lo intuido.[223] Se pueden distinguir, como ya se ha insinuado al hilo de la explicación anterior, dos tipos de intuición. Una exterior que coincide con la percepción sensible, y otra intuición intelectual o interior que es a la que Platón se refiere. La intuición intelectual se describe con los mismos caracteres de la intuición sensible, sensación o percepción. Entre ellos a) La inmediatez, ya que la percepción o intuición exterior se produce sin intermediación de terceros elementos. Esta inmediatez produce colateralmente el efecto de aparente improvisación y sorpresa (*Plötzlichkeit*) a la que se referirá posteriormente W. Benjamin. b) Completud: del mismo modo que en la sensación exterior, el objeto no se ve fragmentado, sino, en su constitución global, de una sola vez. c) Inefabilidad, ya que, al igual que la sensación, no es comunicable en sí misma sino sólo aproximativamente y a través de la limitación del lenguaje. d) Individual: las intuiciones son propiedad de la persona que las tiene; al igual que las percepciones, no son compartidas como no lo son los efectos de los sentidos externos. Estas características coinciden con las que Platón atribuye a la intuición / recuerdo de las ideas. Para Platón las ideas son conceptos abstractos, universales que son la autentica realidad porque son perfectos, dado que todas las demás realidades participan, son copia, de ellas y que deben ser vistos por cada uno.[224] Éste es el mundo inteligible del que Platón dice que "es imitado por la facultad de la vista".[225] Éste sería el modelo epistemológico del ingenio: el de la intuición intelectual. Este modelo se ha mantenido a lo largo de la historia de Occidente, a veces en oposición al modelo deductivo desarrollado por Aristóteles, y a veces en connivencia con él. En la teoría platónica hay diversas posiciones difícilmente explicables. No es el momento de entrar en ellas pero sí que conviene precisar que la "visión" de las esencias universales que desarrolla Platón ya no es tal cuando se trata de ingenio. a) El ingenio que sí es una facultad cuya acción es inmediata, completa e individual no está orientada hacia los universales sino hacia

222 Platón desarrolla sus teorías de la reminiscencia en el *Menón* y gran parte de la Teoría del Conocimiento en *República* V, VI, VII.

223 La propia etimología de "idea" es elocuente al respecto. εἶδον procede de la transformación de una de las formas del aoristo εἶδον del polirrizo ὁράω, que significa "ver". La idea es, pues, algo visto, algo contemplado en el interior, algo intuido.

224 *República*, VII, XII 632.

225 Ibid. 628.

lo concreto.[226] Y b) tampoco son intuiciones de conocimiento sino de creación. El ingenio en el Barroco es creativo, pero como instrumento de conocimiento ha sido sustituido por la experiencia y la intuición sensible de la incipiente ciencia, o por la intuición racionalista del cartesianismo que, a la postre, tampoco llegó a fundamentar ningún conocimiento sólido: sólo la intuición, la evidencia de que somos seres pensantes. Así pues los conceptos abstractos no son objetivo del ingenio.[227] En éste se produce un modo de inteligencia intuitivo al que se adapta bien el *modus operandi* de la agudeza. El propio Gracián reconoce, aunque atribuyéndoselo a Séneca,[228] que juicio (abstracción) e ingenio son dos formas intelectuales contrapuestas. La naturaleza, dice, parece que arrebató al juicio todo lo que otorgó al ingenio, lo cual, sigue diciendo, comporta también un cierto grado de demencia en los grandes ingenios.[229] En la forma de consideración del ingenio hay, por parte de los autores del Renacimiento y Barroco una implícita vinculación con el individuo, su personalidad y sus capacidades. Todo ingenio es atribuible a un sujeto que ejercita la intuición. Esta es una penetración intelectual que se orienta hacia lo concreto, pero que puede variar de un individuo a otro y que en términos modernos estaría en dependencia sobre todo de la constitución mental del sujeto y de su posterior desarrollo por el aprendizaje o por el ejercicio. Pero, como sostiene Gadamer, el ingenio es el productor de invenciones / creaciones e inspiraciones, frente a un método objetivo. Posiblemente el ejemplo más pertinente es el del artista, el cual encierra en su ser una referencia de naturaleza

---

226 La dificultad de aceptación de la teoría platónica sobre el conocimiento de las ideas estriba en que el modelo de la intuición sensible al que copia la intuición intelectual tiene como objeto lo particular y concreto, no lo universal. De ahí que una intuición de lo abstracto se convierte en una "iluminación", inspiración o visión. Las intuiciones o sensaciones lo son de lo particular y es de su acumulación y selección de donde puede surgir el conocimiento del mundo (la experiencia). Aquí, al estudiar el ingenio, no se pretende justificar ninguna teoría del conocimiento sino su proyección creativa y fecundidad literaria.

227 "Les différents emplois de ces lexèmes [ingenio, agudeza y concepto] en Espagne, à partir du début du XVIIe siécle, montren qu'ils connotaient non pas une pensée impersonelle et intemporelle et donc destinée à circuler universellement mais des pensées étroitement associées à des circonstances particulières, à des signifiants spécifiques, et donc à une individualité. (…) L'ingenio est cette partie de l'intelligence que no combine pas abstraitement les concepts, mais qui s'applique immédiatement à une matière…" M. Blanco, *Les Rhétoriques de la Pointe*. 1992, p. 608.

228 Séneca en *De tranquilitate animi* I, 15. Citado por Correa Calderón.

229 Gracián, *Agudeza y arte de ingenio,* Discurso LXIII, Vol. II, p. 254.

espiritual que, al ser individual, no puede ser compartida ni imitada.[230] Las intuiciones del ingenio del creador sólo son propias de él. El modelo más conocido y profusamente aportado por la tradición se remonta a la alegoría platónica de la caverna y su teoría de la visión o de las ideas. A partir de allí los modelos de la luz, de la visión para explicar el conocimiento se han multiplicado a lo largo de la Historia. Desde Plotino y Agustín hasta Erasmo, Vives, Descartes y Gracián. Pero rasgo común a esta metáfora epistemológica es que el conocer es algo personal, intransferible. Ese sería el modelo de conocimiento y de creación del ingenio.[231] Como ya expuso Cicerón, el ingenio es una potencia primitiva caracterizada por ser el origen del *ars inveniendi* frente al *ars judicandi* asentada en la *ratio*. Pero que, como hemos visto, el Renacimiento, y sobre todo el Barroco, apoyarán ese ingenio más en la *elocutio* que en la *inventio*.

Otro precedente inmediato de la noción graciana de ingenio es J. Huarte de San Juan quien ya sitúa a los ingenios en el título de su obra, aunque al ingenio dedica específicamente el capítulo I de la edición de 1594. En él, además de atribuir la ascendencia del nombre "ingenio" a "ingeniero", confirma la actividad / virtualidad del ingenio como una visión, como una intuición intelectual.[232] Al igual que en Vives, para Huarte el ingenio es una disposición natural que está vinculada al temperamento y consiguientemente a los humores del cuerpo. Huarte diferencia dos clases de ingenio[233] que se corresponden con dos géneros de docilidad: una docilidad a los sabios y otra al propio intelecto. Aunque el ingenio obediente y seguidor del que sabe, del maestro, es considerado como "bueno"

---

230 "... überall also, wo inventio vorliegt, wo etwas der Eingebung und nicht der methodischen Berechnung verdankt wird, kommt es auf das Ingenium, auf Genie an. (...) Nur beim Künstler ist es so, dass seine 'Erfindung', das Werk, seinem eigenen Sein nach auf den Geist bezogen bleibt, den Geist, der schafft, wie den, der beurteilt und geniesst. Nur diese Erfindungen lassen sich nicht nachmachen." Gadamer, *Wahrheit und Method,* 1975, S. 50.

231 "Así que la ceguedad o ignorancia se debe curar para que veas por dónde has de ir". Erasmo, *Enquiridion*, Prólogo, 1971, p. 195. "Nihil est menti similus quam oculus corporis; eruditio es menti, quod lux oculo; et mens eruditionis ope speculatur, ac cogitat, et oculus ope lucis intuetur; ac quemadmodum splendidissima lux praestringit oculos." J. L. Vives, *De anima et vita*, II, VIII, p. 377. Agustín: *De Spiritu et anima*, 13. *De civitate Dei*, XX, XIV. In *Johannis Evangelium*, Tract. 35, VIII.

232 J. Huarte de San Juan, *Examen de ingenios para la ciencia*. I, p. 41.

233 Ambos sustentados en textos de Aristóteles y aparecidos – como todo ese capítulo I dedicado al ingenio – en 1594, pero no en la primera versión de 1575. Se advierte en ese capítulo I una elogiosa consideración de los autores clásicos y de la Iglesia Católica.

en boca de Aristóteles, se deja traslucir la insinuación eclesiástica animando al seguimiento de "los que saben" (que naturalmente en lo tocante a la teología son los pastores católicos de la Iglesia). El segundo género de ingenio al que Huarte, siguiendo a Aristóteles, considera 'óptimo' es el que entiende las cosas por sí mismo y se muestra reacio a la aceptación de la autoridad.[234] Pese a esto parece que Huarte no tiene más remedio que aseverar que "todos cuantos aprenden letras y las han aprendido hasta hoy tuvieron necesidad de maestro y preceptor que los enseñase". Sólo Adán, dicen los teólogos, nació enseñado.[235] Ciertamente tiene difícil engranaje la descripción del ingenio para las ciencias, que parece ser lo que Huarte pretende, con la necesidad de observar el principio de autoridad. Aunque en algunos momentos Huarte se desquita diciendo que el filósofo natural que no tiene ingenio acepta como verdadera una proposición sólo porque la dijo Aristóteles y no en función de la cosa de la que se trata. Por ello hay que considerar otros desarrollos de Huarte más valiosos, como los referidos a los órganos del cerebro[236] o a las funciones del entendimiento.[237] Asimismo habrá que considerar las reflexiones sobre la imaginación y su implicación en el conocimiento, de la que trataremos en breve. Huarte entiende el ingenio, pues, como fecundidad de la inteligencia y capacidad de engendrar conceptos, tropos, al mismo tiempo que como la perspicacia en comprenderlos. Para Huarte, como también para Gracián, la "agudeza en arte es teóricamente brillante."[238]

2.1.1 El lugar del ingenio

La mayor parte de los autores reconocen en el ingenio un origen natural. Las diferencias de criterio sobrevienen en la cuestión de si debe ser educado por el arte y si es diferente según los pueblos y los seres humanos. Jansen mantiene este punto de vista al que se sumaría el propio Gracián.[239] Tampoco tiene dudas al respecto M. Blanco quien se apoya también en la etimología (*in-gigno*) para

---

234 "Bonum ingenium est illum quod benedicendi obedit. Optimum ingenium est illud quod omnia per se intelligit". *Examen de ingenios para la ciencia.* pp. 40, 41.

235 Ibid. pp. 41–42.

236 "Entendimiento, imaginación y memoria", VIII, p. 99.

237 "Inferir, distinguir, elegir" VIII, p. 107.

238 Gracián, *Agudeza y Arte de Ingenio*, Dedicatoria, p. 45.

239 „Das zeigen die Worte, die der Descifrador (s.d.) an Critilo und Andrenio richtet: „paréceme…que vivís ambos muy opuestos en genio: lo que al uno le agrada, al otro le descontenta" (C. III/IV, 120) "So hat jeder Mensch seinen bensonderen Genius; diesen zu erkennen und zu berücksichtigen ist eine der grossen Künste des Weltmanns (wovon in Teil II zu handeln sein wird): „Comprensión de los genios con

atribuir a "ingenio" un significado más constante como cualidades naturales de una cosa, el talento, su capacidad, etc.[240] En el Renacimiento el ingenio es entendido como formando parte de la *phisis*, como un "fondo sustancial" que va unido a la melancolía y la locura, por ejemplo, en D. Quijote.[241] Pero el ingenio renacentista se desintegrará al producirse la confusión barroca de destino (*natura*) y oficio.[242] En el XVI, como constata García Berrio, el término "ingenio" tomaba la significación horaciana que derivó semánticamente ya en el Barroco en su sentido conceptuoso natural. Así para F. Patrizi[243] el ingenio tendría dos sentidos: como una aptitud / rapidez de la mente para encontrar y como una cierta inclinación que lleva a algunos hombres a orientarse por una cosa más que por otra.[244] En sus reflexiones léxicas C. Codoñer desarrolla el concepto de ingenio aportado por Cicerón en *De leg.* 1, 45, que se identifica con inteligencia natural y afirma que el concepto de *ingenium* de Gracián está próximo al de Cicerón en tanto que fuerza natural del entendimiento. Algo semejante constata Covarrubias.[245]

---

quien trata, para conocer los intentos." Gracián, *Oráculo Manual*, 273." Jansen, *Die Grundbegriffe des Baltasar Gracian*, 1958, S. 39.

240 "C'est un mot de la famille du *genus, gignere, generare*, etc. En accord avec cette racine, il désigne les qualités naturelles d'une chose. (…) Appliqué à un homme, *ingenium* peut dénoter son tempérament, son caractère (Cicéron: Off, 1, 114: *suum quisque noscat ingenium*, que chacun apprenne à connaître son caractère. Térence: Ad. 71: *ad ingenium redit*: il revient à son naturel. En troisiéme lieu, il signifie plus particulièrement les dons natureles d'un homme, sa capacité, son talent. En dérivan à pertit de cette troisième acception, le mot en vient, déjà en latin, à signifier tout le contraire de la nature. (…) En espagnol (*ingenio*) ainsi qu'en italien (*ingegno*), la troisième acception est la seule à avoir été retenue. L'*ingenio* sera soit une forme d'intelligence capable de produire des "artifices", soit, dans certains cas particuliers, le produit, l'"artifice" qui en résulte". M. Blanco, *Les Rhétoriques de la Pointe*, 1992, p. 25.

241 F. Maldonado de Guevara, *Del ingenium de Cervamtes al de Gracián*, p. 149.

242 Ibid. p. 152.

243 G. Berrio, *Formación de la Teoría Literaria Moderna*, 1977, p. 240.

244 "Ingegno propiamente si dice, una attitudine, & una prontezza della nostra mente, all'imprare & al ritrovare… In un'altro modo ancora, si prende l'ingegno, peruna certa afettione & inclinatione, che tal'hora si trova in akcun'huomo, che lo fa ad una cosa piu che ad un'altra inchiato…" Patrizi, *Discorso Della Diversità de'Furori Poetici*, Venecia, 1553, Citado por García Berrio: *Formación de la Teoría Literaria moderna*, 1977, p. 241.

245 C. Codoñer, *Ingenio y Agudeza. Reflexiones léxicas*, 2001, pp. 213–214.

El ingenio. Juicio o retórica. En la epistemología del ingenio barroco, como ya hemos bosquejado, se dan dos posiciones contrapuestas y otras intermedias con diversos matices. E. Hidalgo-Serna propugna para el ingenio graciano una función decididamente cognoscitiva. Si bien no está exenta de ambigüedad, su posición pivota sobre tres ejes o ideas centrales.

a) En primer lugar considera que la lógica del ingenio es distinta de la del silogismo porque – dice – parte de lo individual y concreto y es un modo de filosofar distinto del método racional.[246] Desde las primeras páginas de su obra, Hidalgo-Serna muestra su predilección por el ingenio al que sitúa como núcleo central de la obra de Gracián: del entendimiento, la razón y del juicio, la agudeza perspicacia, etc. Esta posición privilegiada en la que sitúa al ingenio lleva a Hidalgo-Serna a defender una filosofía de lo concreto, de lo particular y la verdad surgiría de la constatación de las semejanzas y relaciones existentes entre los objetos. Según Hidalgo-Serna la conciencia de las conexiones reales es lo que confiere dimensión filosófica al ingenio. Sería una alternativa a la "aprehensión universal de la razón.[247] Sin embargo esas conexiones reales sobre los objetos particulares se mantienen en la ambigüedad. Porque si se trata de conexiones exclusivamente percibidas, hay que decir que en la percepción o sensación no hay conocimiento en sentido estricto o científico/racional del término. Si se trata de relaciones de semejanza entre imágenes, nos hallamos ante las leyes de asociación ya formuladas por los empiristas británicos (Locke, Hume, Berkeley), quienes desmontaron el carácter lógico de esas asociaciones (semejanza, proximidad temporal, causalidad). Su conclusión fue que las asociaciones de imágenes o ideas tienen que ver con el hábito o costumbre de ver unidas las imágenes que se asocian. Es por tanto una cuestión de experiencia (*Erfahrung*) que finaliza siendo un sentimiento de necesidad, pero sólo un sentimiento. Y los sentimientos, *per se*, no son conocimiento. Sólo nos quedaría la asociación de semejanzas "libre" impulsada por la iniciativa y creatividad del sujeto y por tanto subjetiva, como ya vimos en el capítulo anterior al exponer el criterio kantiano. No obstante insiste Hidalgo-Serna en que el interés del método ingenioso radica en las "*relaciones de existencia entre los objetos que debe constituir el contenido exclusivo de los conceptos*."[248]

---

246 „So begreift er auch nicht, dass es eine Art des Philosophierens gibt, die vom Einzelnen und Konkreten ausgeht und vollkommen anders ist als die rationale Methode." Hidalgo.-Serna, *Das ingeniöse Denken bei Baltasar Gracián*, 1985, S. 56.

247 "Die ingeniöse Erkenntnis umfasst das 'Relative', das Besondere und das, was sich dem universalen Begreifen der Vernunft entzieht." Ibid. S. 94.

248 Ibid. S. 167.

No se entiende bien a qué se refiere Hidalgo-Serna con "relaciones de existencia de los objetos". ¿De qué tipo de relación estamos hablando? Porque si los objetos no tienen nada en común, sus relaciones son mínimas (sólo ontológicas) o inexistentes. Si tienen algo en común sólo esos aspectos pueden ser relacionados, no todo el objeto. Pero en este caso ya se ha realizado un proceso de abstracción: unificar bajo un sólo concepto esos aspectos comunes a los objetos. No se ve el elemento propiamente cognoscitivo del ingenio a no ser que de lo que se trate sea de "satisfacer las necesidades humanas", para lo cual el ingenio sólo podrá lograrlo constatando las conexiones entre los objetos, como insiste Hidalgo-Serna.[249] Naturalmente las necesidades humanas se separan, son algo distinto de la lógica del concepto. Hidalgo-Serna reflexiona sobre la lógica del ingenio, reconoce que la fuerza de esta facultad es la agudeza y que actúa de una manera libre y sutil.[250] El ingenio es una facultad del entendimiento humano y que depende en su naturaleza de la personalidad, propiedades y determinaciones mentales de cada ser humano: el ingenio es diferente en función de los distintos seres humanos. Pero si el conocer tiene que ser algo más que opinión (que es personal por naturaleza), si debe tener más solidez que la intuición individual o la agudeza, no se puede otorgar al ingenio una responsabilidad epistemológica objetiva. Del mismo modo que "ver" no es conocer.

b) Por otra parte Hidalgo-Serna afirma que el ingenio en Gracián no es una facultad exclusivamente literaria, como han postulado muchos autores.[251] Es evidente que ni siquiera en Gracián es el ingenio una facultad exclusivamente literaria. Como tal ingenio actúa en todos los ámbitos sobre los que el ser humano aplica su mente. Puede aparecer ante situaciones que exijan respuestas rápidas, ante la necesidad de eludir peligros, ante la búsqueda de combinaciones retóricas impactantes o no, ante el deseo de provocar hilaridad en una concurrencia, en la solución de un problema de adivinación, en la resolución de un conflicto, etc. etc. Por tanto el ingenio no es una facultad orientada exclusivamente a lo literario.

249 „Das *Ingenium* wird die menschlichen Bedürfnisse nur befriedigen können, indem es die Zusammenhänge herstellt. So ist die Natur Beispiel und Ursprung des menschliche *Ingeniums* zugleich." Ibid. S. 93.

250 "Die Kraft diese Fähigkeit, ihre *agudeza* wirk frei, subtil und schnell. Auf erfinderische Art duchdringt das *Ingenium* die Dinge und nimmt ihre realen Unterschiede oder Ähnlichkeiten wahr und all das, was sich den abstrakten Gesetzen der Vernunft entzieht." Ibid. S. 63.

251 Hidalgo-Serna cita en este sentido, en las páginas 32 a 52, a M. Pelayo, Croce, Coster, Heger y otros. Sin embargo estaríamos más de acuerdo con estos autores en lo referente al predominante carácter literario del ingenio graciano quecon Hidalgo-Serna.

Pero tampoco es propiamente conocimiento, como defiende Hidalgo-Serna, porque el conocimiento de lo particular no es conocimiento.[252] Ya vimos cómo este autor afirmaba que la lógica del ingenio es distinta de la lógica del silogismo para así poder apoyar la tesis de una retórica filosófica en Gracián.[253] El significado del término "lógica" en la frase anterior de Hidalgo-Serna no es la misma en los dos casos: la lógica del ingenio no es una lógica, sino una intuición. Esta es la lógica que propone los axiomas, las premisas. Es la "lógica de los silogismos", como la denomina Hidalgo-Serna; es la lógica del teorema. Sólo ésta es, *sensu stricto*, lógica. No parece muy coherente la tesis de Hidalgo-Serna, o al menos se muestra ambigua ya que en otro pasaje de su obra afirma – y aquí creemos que acertadamente – que "*el ingenio penetra en las cosas de forma inventiva.*"[254] Probablemente al valorar tanto al ingenio en la obra de Gracián, Hidalgo-Serna se ve inclinado a atribuirle asimismo un núcleo gnoseológico, que no se percibe, ni lo necesita el brillante ingenio graciano.

c) Otra cuestión que pudiera ser debatible es la confrontación que Hidalgo-Serna establece en un momento de su obra en relación con la eficacia del ingenio frente a la razón.[255] En todo caso sí que sería admisible esta posición si la consideramos desde el punto de vista de la creatividad: la retórica o la poética. Reconoce Hidalgo-Serna que "el hombre ingenioso es creador, artista y arquitecto de su mundo y de su historia;"[256] con lo que se puede estar de acuerdo si le quitamos un punto de grandilocuencia, ya que sería coincidente con el *ars inveniendi* ciceroniano y con otras interpretaciones próximas. Entre ellas las de algunos autores a los que Hidalgo-Serna considera equivocados, como sería el caso de González Casanova quien defiende para el ingenio una función eminentemente retórica.[257] Por otra parte, poco conocimiento podría aportar Gracián en su obra cuando

252 "Ziel des ingeniösen Philosophierens ist dagegen die Erkenntnis des Einzelnen und die bildhafte Aussage der Ähnlichkeiten." Ibid. S. 9.

253 Algo que reitera Hidalgo-Serna en sus críticas a González Casanova cuando dice que "er [González Casanova] nimmt nicht zur Kenntnis, dass die 'Graciánische Rhetorik' eine philosophische ist und dass die Logik des Syllogismus voneinander abweichen." Ibid. S. 56.

254 „Auf erfinderische Art duchdringt das *Ingenium* die Dinge." Ibid. S. 63.

255 "Gerade dort, wo die Vernunft sich als ohnmächtig erweist, wird das Ingenium seine Wirkung entfalten. Ibid. S. 121.

256 "Er ist ein Schöpfer, Künstler und Architekt seiner Welt und seiner Geschichte." Ibid. S. 104.

257 González Casanova, *Verdad y Agudeza en Gracián*, *Cuadernos Americanos* LXX, 1953.

una gran parte de la misma halla sus fundamentos en la tradición clásica, cristiana y literaria.

La cuestión estriba en que el ingenio es una facultad creadora, intuitiva, y que, siendo Gracián escritor, su genio se aplicaba a la literatura cuando escribía. Y sin duda podía haberlo aplicado a otros quehaceres, si sus aficiones y aptitudes le hubieran llevado a ello. Por lo que, aproximándose a Gracián, Hidalgo-Serna entiende que la función del ingenio es lograr tanto la verdad como la belleza para representarlas en imágenes.[258] Aunque con su frase en el Discurso II de *Agudeza y Arte de Ingenio* (coincidente literalmente con la frase de *Arte de ingenio. Tratado de Agudeza*, lo que hace pensar en la convicción y justeza de lo dicho), da a entender Gracián que el ingenio no se contenta con la verdad, sino que aspira a la hermosura.[259] Es decir: la hermosura está por encima de la verdad y el ingenio, y éste debe tender a la hermosura: la estética trasciende y supera a la lógica.

En un artículo escrito casi veinte años más tarde de su libro sobre el pensamiento ingenioso de Gracián,[260] Hidalgo-Serna alude a la filosofía del lenguaje de Vives como fundamento para interpretar el pensamiento de Gracián. Para ello nos dice que "Gracián de acuerdo con Vives está convencido de que únicamente el saber inventivo, el lenguaje retórico y las acciones ingeniosas pueden salvaguardar al hombre de la corrupción de las ciencias,[261] del pensamiento abstracto y de los lenguajes artificiales. Sin embargo Vives en *De ratione dicendi* y ya desde el prefacio se manifiesta contra los preceptistas de tropos que olvidan el fondo y el cuerpo del discurso.[262] Al comienzo del libro III, capítulo VII de la misma obra, dice Vives que las ficciones de los poetas son hijas de la rudeza e ingenuidad del

258 „Die Hauptfunktion des Ingeniums es nicht ist, Wahrheit und Schönheit ästhetisch, zum Vorschein zu bringen", sondern beide durch eine scharfsinnige Feststellung konkreter Beziehungen zwischen den Dingen in Bildern sichtbar zu machen." Hidalgo.-Serna, *Das ingeniöse Denken bei Baltasar Gracián*, S. 56.

259 *Arte de Ingenio. Tratado de Agudeza*, 1642, Discurso II, p. 140. *Agudeza y arte de ingenio* 1648, Discurso II, p. 54.

260 Hidalgo-Serna, *El humanismo retórico y político de Cervantes y Gracián*, 2002.

261 En tiempos de Gracián aún no había ciencias relevantes en su desarrollo. Dificilmente podían corromper o estar corrompidas.

262 "Sed nostri isti, in quos disputamus, eo sunt falsi, quod arbitrantur universam dicendi artem ea parte concludi, quae est de verbis, velut de *schematibus, de tropis, de periodis, et concentu dictionis*, quae nin tam ad dicendi corpus ipsum, et quasi substantiam faciunt, quam ad dicendi decorem atque ornamenta."*De ratione dicendi, Praefatio. Opera Omnia*, T. II. p. 92. Reedición 1964.

vulgo.[263] Y finalmente, que el ingenio pone en claro la oración aunque sea oscura, aguda y sutil.[264] Podríamos multiplicar los textos en los que Vives no está por la defensa incondicional de los tropos ni la superficialidad del ingenio. Por otra parte la afirmación de Hidalgo-Serna de que en la época de Gracián, "a partir de Descartes la filosofía europea no podría admitir las limitaciones y la miopía de la razón"[265] resulta equívoca teniendo en cuenta que fue precisamente Descartes el que, inaugurando la filosofía moderna, confiere a la razón el fundamento de toda esta filosofía en la que siguieron Pascal, Spinoza, Malebranche, Leibniz, Wolf, Kant, por referirnos a los racionalistas más relevantes. Finalmente Hidalgo-Serna admite que "filosofar ingeniosamente es filosofar retóricamente."[266]

En una línea próxima a la de Hidalgo-Serna se pronuncia E. Cantarino para la que el ingenio es principalmente una facultad de conocimiento que busca las relaciones, semejanzas y correspondencias singulares existentes entre las cosas.[267] Al igual que Hidalgo-Serna parece que olvida los límites del modelo cognitivo que en la época de Gracián no tenían que ver con el método hipotético deductivo sino con la casuística. Las experiencias acumuladas permitían llegar a conclusiones, pero no había un protocolo metodológico que autorice a hablar propiamente de conocimiento en sentido estricto. Las propuestas de acceso al saber a partir del ingenio no son, pues, racional-deductivas ni científicas sino intuitivas o imaginativas. Cierto es que, en el proceso del conocer, la intuición juega un papel fundamental como invención (ingeniería), pero en el XVII, y en el entorno cultural de Gracián, el ingenio se orientaba más al comentario que a la invención.[268]

En todo caso la *inventio* era de naturaleza literaria y retórica. Así lo entiende un cualificado grupo de comentaristas de Gracián que mantienen interpretaciones semejantes, aunque con algunas diferencias de matiz. Para M. Batllori el ingenio, junto con las figuras y la invención son los "portillos de escape" que permiten la evolución desde la retórica aristotélica a la barroca,[269] y el impulsor

---

263 "Poetarum fabulae ortae sunt ex ruditate et credulitate vulgi." Ibid. T. III. p. 217.

264 "Sub obscura autem, et acuta, et subtilis oratio, ingenium patefacit." Ibid. T. II. S. 175.

265 Hidalgo-Serna, *El humanismo retórico…* 2002, p. 1049.

266 Ibid. p. 1051.

267 E. Cantarino, *Cifras y contracifras del mundo*, 2004, p. 189.

268 "L'invention ne saurait donc se manifester dans la relation des événements, mais soulement dans le commentaire qui, se plaçant dans une position élevée d'où il domine leur série, les assemble en constellations et les subordonne à l'ordre de la maxime." M. Blanco, *Les Rhétoriques de la Pointe*, 1992, p. 302.

269 M. Batllori, *Gracián y la retórica barroca en España*, 1954, p. 29.

es el ingenio, por cuanto en éste no hay limitaciones estructurales, admite máxima libertad con el único fin de ser comprendidos y, aun a veces, con dificultades.[270] Como ya se ha apuntado, la *Retórica* de Aristóteles se refiere a la metodología sobre el razonamiento con vista a convencer. Por tanto el objetivo de esta Retórica está en la argumentación con miras a la filosofía práctica, a la actuación moral del hombre. Progresivamente la meta del convencimiento práctico, moral o político va siendo sustituida hasta llegar en el tardorenacimiento y en el Barroco a un interés casi exclusivo por la belleza y el agrado. El formalismo argumentativo pierde fuerza en favor del ornato. En este principio de la revalorización de la apariencia se puede hallar un precedente de los formalismos estéticos modernos, aunque estos no renunciarán a la función crítica en los contenidos.

La posición de M. Blanco es coincidente con la de Batllori y coherente con la función atribuida al ingenio en el XVII: suponía una habilidad para impresionar con nuevas metáforas, capacidad para introducir paradojas,[271] en definitiva el ingenio barroco que al final del XVI aún era estimado como motor de progreso, al final del XVII ya no tiene más interés que el de una sutileza estética sin función alguna en la ciencia que está surgiendo.

En esos finales del XVII, aproximadamente en 1670, *Pascal*, en el prefacio de sus *Pensées* hace una distinción entre *espíritus de geometría* y *espíritus de agudeza*. De esta obra ya ha desaparecido el término "ingenio", que es sustituido por "*esprit*" y la agudeza por "*finesse*", así como "*fins*" en lugar de "agudos". Se advierte ya terminológicamente el giro que tiene lugar con la aparición de la ciencia, en este caso de la geometría, como proyección y variante del racionalismo inaugurado por Descartes de quien Pascal se sentía discípulo. Además, sus vinculaciones con el Jansenismo, le llevaban a 'ignorar' incluso la terminología jesuítica del momento. Pero en los contenidos, Pascal se muestra conciliador y moderno. Recrimina a los espíritus agudos que no sean matemáticos o lógicos

270 Sería, por ejemplo, el caso de Luís de Góngora en especial a partir de 1610 en sus *Soledades* y *Polifemo y Galatea* (1613). Fue este poeta y dramaturgo muy admirado por Gracián como se desprende de las muchas citas con que le favorece en su obra.

271 "En suivant le détour par la variété des styles, on comprend mieux que l'on puisse passer de l'*ingegno* du XVIe siècle, dont la signification dominate est celle de talent, de capacité intellectuelle, à l'*ingegno* du XVIIe qui évoque avant tout la capacité de faire de bons mots, d'epater ses auditeurs par la nouveauté des métaphores et l'audace des paradoxes." M. Blanco, *Les Rhétoriques de la Pointe*, 1992, p. 103.

porque no se orientan hacia los principios de la geometría.[272] Es decir, a aquellos que en lugar de ir a los principios fundamentales que pudieran ser el punto de partida de una construcción deductiva se enredan en 'cosas de agudeza' (*choses de finesse*). No cabe mucha duda de que esos que se pierden en agudezas no son otros que los que utilizan el ingenio para menudencias, tropos, metáforas y artificios: los juegos de palabras que llenaban el Barroco literario. Pascal es un buen ejemplo de cómo el desprestigio del ingenio no supone un "caer en brazos" de la racionalidad abstracta. Reconoce la necesidad de combinar las dos orientaciones intelectuales, la de los geómetras (racionalistas) y la de los "agudos" porque los primeros, si sólo son geómetras, precisan que se les explique todo por definiciones y principios, y los agudos, cuando sólo son agudos no tienen paciencia para bajar hasta los primeros principios de las cosas especulativas y de imaginación.[273] Pascal está reconociendo la dualidad de capacidades que también se encuentran en el ser humano[274] como consecuencia del dualismo cartesiano al que se suma. Pero Pascal ya ha sustituido el ingenio por la imaginación como contrapuesta a la razón y, pese a su adscripción racionalista, proclama la superioridad de la imaginación por cuanto ésta no es fácilmente sobrepasada por la razón.[275] En síntesis, para cuando Pascal va escribiendo sus *Pensées*, la imaginación ya ha ocupado el lugar del ingenio aunque éste, para el francés, aún mantiene superioridad sobre la razón.

---

272 "Ce qui fait donc que de certains esprits fins ne sont pas géomètre, c'est qu'ils ne peuven du tout se tourner vers les principes de géométrie; mais ce qui fait que des géomètres ne sont pas fins, c'est qu'ils ne voient pas ce qui es devant eux, et qu'étant accoutumés aux principes aux principes nets et grossiers de géométrie, et à ne rai raisonner qu'après avoir bien vu et manié leurs principes ne se laissent pas ainsi manier." Pascal, *Pensées*, 1962, p. 24.

273 "Les géomètres qui ne sont que géomètres ont donc l'esprit droit, mais pourvu qu'on leur explique bien toutes choses par définitions et principes; autrement ils sont faux et insupportables. (…) Et les fins qui ne sont que fins ne peuvent avoir la patience de descendre jusque dans les premiers principies des choses spéculatives et d'imagination." Ibid. p. 25.

274 "Et ce qui achève notre impuissance à connaître, est qu'elles sont simples et que nous sommes composés de deux natures opposées et de divers genre, d'âme et de corps." Ibid. p. 56.

275 "L'homme a eu bien raison d'allier ces deux puissances, quoique dans cette paix l'imagination ait bien amplement l'avantage; car dans la guerre elle l'a bien plus entier: jamais la raison ne surmonte entièrement l'imagination, alors que l'imagination démonte souvent tout à fait la raison de son siège." Ibid. p. 68.

2.1.2 El ingenio mediador

No cabe duda de que el ingenio tiene más posibilidades para lo ficticio porque es el mediador entre el juicio y el gusto retórico.[276] Esta es la interpretación de algunos autores que consideran al ingenio como complemento del juicio,[277] pero no porque siga de cerca los procedimientos lógicos del juicio sino, más bien al contrario, porque se autopropone como alternativa que promueve las formas de verosimilitud, o de artificio o de paradoja. *Verosimilitud.* La cuestión de la verosimilitud actúa como disfraz de la verdad en cuanto pretende hacer que algo sea creíble, independientemente de su valor de verdad. Aquí se juega con dos planos de la verdad: la correspondencia con los hechos y la de quien no oculta la falsedad y por ello, en ese sentido, aparece como veraz. En este juego de las apariencias sólo el ingenio es capaz de mostrarse creativo. Gracián es consciente de que su relato mayor, *El Criticón,* tomado en su literalidad, no es creíble. Los diversos planos del relato, geográfico, temporal y existencial carecen de la verosimilitud propia de cada uno. Pero no trata de disimular los caracteres inverosímiles. Se limita a potenciar los elementos de reflexión moral, de fundamentación ética, de experiencia vital que hacen, en definitiva, de *El Criticón* un relato inverosímil y verdadero. Sólo el ingenio puede articular una combinación de ser y apariencias en la que ambas mantengan sus posiciones sin contradicción.

Artificio. Con el artificio nos hallamos en presencia de lo que en una de sus acepciones se entiende como engaño o fingimiento. Éste tiene que ver más con la intencionalidad que con la correspondencia con la verdad de los hechos porque lo que pretende es mostrarse con falsedad para ser más aceptable, menos desabrida. Para Gracián el mostrar la verdad con disfraz o artificio de engaño es una garantía de su aceptación. Hay que prevenirse de los engaños del mundo ocultando también la realidad, no permitiendo que se muestre la verdad desnuda. Y esa ocultación es el ardid que pone en marcha el artificio. Lo expresa con gran claridad Gracián en el Discurso LV de la *Agudeza* cuando, viéndose la verdad despreciada y perseguida, pide ayuda a la Agudeza quien le recomienda vestirse al uso del mismo Engaño y disfrazarse con sus mismos arreos. "Abrió

---

276 Teresa Hernández, *La Teoría literaria del conceptismo en Baltasar Gracián*, 1985–1986, p. 14.

277 "Vorzüge des wahren Menschen: "Los dos ejes del lucimientos de prendas…" Die Sinnesart uns das Geistesvermögen: Urteilskraft und Scharfsinn – „el uno sin el otro, felicidad a medias; no basta lo entendido, deséase lo genial" -, mit dem Verstand allein ist's nicht getan, die Eingebung, das Schöpferische, gehört mit dazu (*Oráculo Manual*)." Jansen, *Die Grundbegriffe*. S. 29.

los ojos la verdad, dio desde entonces en andar con artificio."[278] De un modo más amplio y literario aparece la cuestión del artificio con frecuencia en *El Criticón*,[279] pero también en el *Oráculo manual*; por ejemplo, "auméntase la simulación al ver alcanzado su artificio" y pretende engañar con la misma verdad.[280] De ahí que cuando afirma García Gibert que el artificio tiene una dimensión epistemológica, se está refiriendo por una parte a la alegoría, a la que nos referiremos posteriormente, y al artificio ya que éste, a través del disfraz o disimulo, lleva a inquirir poniendo en acción a las agudezas sobre el sentido o relación entre la realidad y la apariencia, entre la verdad y el artificio. *Paradoja*. Una tercera situación de confrontación a la que se adhiere el pensamiento ingenioso, y sin duda la más extrema, es la expresión literaria paradójica. En esta hay siempre una rebelión, subliminal o no, contra la aceptación de los límites deterministas y cerrados de lo verdadero y de lo falso. Y simultáneamente se produce una alteración del orden lógico en las exposiciones narrativas que lleva a la generalización paratáctica de los relatos. La fuerza del ingenio estriba precisamente en su capacidad para sortear los rigurosos encadenamientos en favor de una disposición de agrupamiento o de recorrido más libre. Si la paradoja consiste en el rompimiento de los límites entre posiciones contradictorias, parece natural que ese rompimiento suscite en primer lugar sorpresa, que es uno de los efectos que busca el relato ingenioso, como ha comentado el Prof. Poppenberg al compartir la reflexión benjaminiana sobre el ingenio.[281] La paradoja en la poética del Barroco busca la sorpresa como elemento impactante provocador de atención o reflexión. La sorpresa aparece, pues, aquí como instrumento al servicio de la narración auténtica porque, como dice Benjamin, lo meramente contemplativo no nos realiza como humanos.

La sorpresa que acompaña a la paradoja es también consecuencia del ejercicio de la libertad compositiva del ingenio que el propio Gracián no sólo estima, y que encuentra, como es propio, en fábulas, apólogos y parábolas, sino que también alaba en Séneca por haber escogido la forma abierta de la exposición epistolar para

---

278 Gracián, *Agudeza y Arte de Ingenio,* LV, Vol. II, pp. 191–192.

279 En especial en la primera parte. Por ejemplo, Crisis 7: *La fuente de los engaños.*

280 Gracián, *Oráculo Manual y arte de prudencia,* § 13, p. 107–108.

281 "Si el pensamiento ingenioso se considera como una técnica de la sorpresa la locución paradójica... en la medida en que fuera determinado sistemáticamente ya no podría efectuar aquello para lo que se moviliza." G. Poppenberg, *Empleo de querubines,* 2003, p. 283.

no poner trabas al ingenio al no tener que someterse a la preceptiva retórica.[282] Porque el escritor 'ingenioso' ejercita su libertad en todos los órdenes: en la sintaxis del relato, en el que promueve alteraciones de orden y concentraciones de fragmentos y recursos morfosintácticos,[283] alteraciones semánticas como dan prueba de ello la multitud de juegos de significado de que Gracián hace gala continuamente en sus libros[284] e incluso la libertad de utilización de recursos fónicos (aliteraciones, paranomasias, etc.), a los que Gracián era también aficionado, así como a juegos retóricos de todo tipo de su propia invención. La poética del ingenio, como se ve, elude la constatación de verdades objetivas. Cualquier materia puede ser objeto del ingenio a condición de que sea expresable, porque, como dice B. Periñan,[285] esta expresabilidad supone certeza si no desde el punto de vista del conocer sí al menos desde el punto de vista de lo bello. Por ello, como se ha visto, una de las metas del ingenio es producir belleza.[286] En principio y ya desde Ciceron el ingenio se había vinculado al *ars inveniendi*,[287] pero esta *inventio* (*res*), que siempre precedía a la *elocutio*, en el Barroco tiende a estar supeditada a ésta (*verba*) por la aspiración del ingenio también a la belleza. El ingenio es agente en el ámbito de los criterios metafóricos de la expresión literaria. Es en el *ornatus* donde el bello discurso muestra la dimensión artística del ingenio.[288] Como dice

---

282 J. A. Maravall, *Estudios de Historia del pensamiento español*, 1984, p. 207.
"Auch hier sind es wieder nicht die systematischern Ethiker, die Gracián empfiehlt, sondern Autoren, die eine unsystematische offene Form, Dialog, Brief, Fabel, Allegorien, Sentenzen usw. gewählt haben." (...) "Gracián an einer Stelle seiner Agudeza (1648) wo Seneca deshalb gelobt wird, weil er die offene Darstellungsform des Briefes gewählt habe, um seinem Ingenium keine Fesseln anzulegen und seine Aussage nicht durch formal-rhetorische Rücksichten zu entstellen". K. A. Blüher, *Seneca in Spanien*, 1969, SS. 396, 397.

283 Entre ellas la distribución paratáctica de los párrafos, las variaciones temáticas (p. e. en las primeras obras de Gracián) y los recursos morfosintácticos tales como anáfora, anadiplosis, epanadiplosis, polisíndeton, quiasmo, etc.

284 Es el ejercicio frecuente de antítesis, epítetos, litotes, metáfora, metonimia, oximoron, prosopopeyas y otros muy usados por Gracián.

285 B. Periñan, *Lenguaje agudo entre Gracián y Freud*, 1977, p. 90.

286 "Il Pellegrini distingueva bensí la rettorica dalla dialettica, una poi la riferiva ad una forma di ragione "che un certo modo pratica, mira e cerca di trovare e di fabbricare il bello e l'efficace, la quale separatamente ritiene il titolo di ingegno." G. M. Tagliabue, *Retorica e Barocco*, 1954, p. 152.

287 Cicero, *Tusculanae*, I, XVI, 38.

288 Como es sabido los 3 primeros elementos que forman el discurso son *inventio, dispositio* y *elocutio*. Las cualidades de esta última son la *puritas* o corrección gramatical; la *perspicuitas*, que atañe al grado de comprensibilidad, y el *ornatus* o grado de

García Berrio,[289] y hemos podido constatar en las reflexiones dedicadas a Vives y Huarte de San Juan, estos, junto a teorizadores como Grifoli (1550) y Lusini (1554), fueron los primeros defensores del ingenio. La misma prioridad del ingenio sobre el arte se encuentra en Miguel de Salinas[290] que se va atemperando con la revalorización del arte ya en la *Rhetorica eclesiástica* de Fray Luis de Granada (1575). Pero en Huarte de San Juan queda ya revalorizado y situado en preferencia, siendo el arte una simple variable del ingenio.[291] El lenguaje metafórico es a lo que se refieren los tratadistas cuando reconocen el carácter intelectual de los productos del ingenio. El ingenio conceptuoso barroco es intelectual en el sentido de que se orienta fundamentalmente a lo artístico. Por ello la innovación de contenidos, como en el caso de Gracián, es prácticamente inexistente. Se limita, según Maravall, a "caprichos poéticos y artísticos".[292]

2.1.3 Benjamin. Improvisación y sorpresa

En el siglo XX la cuestión del ingenio tiene un carácter muy diferente de las connotaciones profundas y omnipresentes que tuvo desde la Antigüedad y en especial en el Renacimiento y Barroco. Las funciones y valores que representaba el ingenio habían sido sustituidas por otras nociones con otros requerimientos y exigencias sin duda más especializados. Tal vez por ello W. Benjamin no dedica al ingenio demasiado espacio en su obra y lo hace fundamentalmente en dos artículos de los años 1929 y 1930.[293] Benjamin da un rodeo sobre las cuestiones que en el Renacimiento y Barroco más habían marcado las reflexiones sobre el ingenio. Así, no aborda la epistemología del ingenio ni le otorga una posición permanente en el contexto de las facultades intelectuales humanas. Para Benjamin lo propio del ingenio, hasta el punto de que puede identificarse con ello, es la *instantaneidad*, lo inesperado. Benjamin recupera el elemento más inmarcesible del ingenio con independencia de la época o noción que se tenga de él. El ingenio puede actuar en todos los contextos y ámbitos no sólo en los literarios. Pero no puede desprenderse, si quiere mantener su carácter dinámico y creativo,

---

embellecimiento del discurso mediante figuras literarias, tropos y su *compositio* o combinación. Es en estas últimas, en el *ornatus*, donde el ingenio puede desarrollar su capacidad artística.

289 García Berrio, *Formación de la Teoría Literaria moderna* I, 1977, pp. 309, 343.

290 M. de Salinas, *Retórica en lengua castellana*, Alcalá de Henares, MDXL1.

291 García Berrio, Ibid. p. 354.

292 Maravall, *La cultura del Barroco*, 1986, p. 292.

293 *Wat hier jelach wird, det lache ick*, publicado en *Frankfurter Zeitung*, Mai 1929. *Bekränzler Eingang* publicado en *Die literarische Welt*, Januar, 1930.

de la *improvisación*. Ésta responde a la exigencia de lo natural, espontáneo, no planificado y vital. Lo previsto y lo esperado transmiten seguridad pero se alejan de la creatividad que es la única capaz de sustraerse a la rutina y la convención. En el plano lingüístico, que es al que Benjamin se refiere preferentemente, el ingenio es capaz de revitalizar lo más monótono, lo más rudimentario precisamente por el carácter no premeditado del ingenio.[294] Para Benjamin lo impredecible del ingenio es comparable con la gestualidad, la cual nos presenta la más auténtica naturalidad posible. No es cuestión de entrar, aquí y ahora, en los posibles fundamentos reflejos de los gestos que se mantienen también invariables una vez se han adquirido. Es cierto, como dice Benjamin, que son intraducibles, aunque no está tan claro que sean ininterpretables, como también afirma.[295]

En su artículo de 1930, que es la reseña de una exposición, Benjamin, además de hacer la apología de dicha exposición por su carácter educativo y su conocimiento práctico, reconoce el valor del principio del montaje como alternativa a la incapacidad humana para apropiarse de la realidad. Al menos, de una obra podemos constatar su origen y desarrollo a través del montaje al tiempo que la desmitificamos y constatamos la proximidad existencial de la obra de arte y el artista. El aura se desvanece o debilita en presencia del montaje. Por ello al final de este artículo Benjamin recupera el elogio del montaje.[296] La necesidad de la *sorpresa* que es propia del ingenio es un reconocimiento por Benjamin de la superioridad de lo vivo frente a lo muerto. Es como el pulso que nos confirma la presencia de un ser viviente frente a lo previsible de lo inmóvil, de lo inerte. Lo nuevo, sigue diciendo Benjamin, es la constatación de algo que tiene alma. La sorpresa es, pues, la evidencia de algo que el relato no puede explicar pero que hace sortear el embrutecimiento de lo monótono e invariable.[297]

---

294 „Denn immer ist der Sprachwitz Improvisation und Zeit und Umstände seines Entstehens geben auch dem scheinbar Grössten noch das unvergleichliche Aroma, ohne sie aber beginnt er bald schal und verweslich zu riechen.“ Benjamin G. S. IV, I, S. 540.

295 „Dieses Gebiet der Geste ist ein Grenzbezirk auch darum, weil das Unbestimmte, Mystifizierende, das jedem Dialekte hin und wieder eignet, hier leicht die Oberhand bekommt und dann am Ende den Ausdruck nicht nur unübersetzbar, sondern undeutbar macht.“ Ibid.

296 “Montage ist ja kein kunstgewerbliches Stilprinzip. Sie entstand, als es gegen Ende des Krieges der Avantgarde deutlich wurde: die Wirklichkeit hat nun aufgehört, sich bewältigen zu lassen.” Ibid. S. 560. La intención de Benjamin, según confiesa Adorno, era renunciar a toda interpretación manifiesta dejando aparecer el significado mediante el montaje chocante de la materia. *Passagen Werk*, I, 13, Nota 5 de los editores.

297 „Es muss ein Neues einen Trick der Evidenz mit sich führen, der mit Worten grundsätzlich nicht erzielt wird.“ Ibid. S. 560.

Unos años más tarde, en 1939, comentando a Baudelaire, Benjamin otorga a *lo imprevisto* la condición de la belleza. Algo es moderno, bello moderno, en cuanto se reconoce como antiguo por quien se sentía contemporáneo de su surgimiento. La imprevisibilidad de la obra de arte en relación con el futuro es necesaria para el realce de su belleza. Lo perfectamente previsible decae como obra bella. Aquí Benjamin da un paso más: lo imprevisto en la obra no sólo es síntoma de vitalidad sino también condición de belleza.[298]

No es fácil hallar paralelismos o coincidencias entre el ingenio benjaminiano y el de Gracián. Hay, es cierto, un parentesco algo lejano en cuanto para ambos el objetivo reside en superar el plano del entendimiento, en ir más allá de la lógica, que es previsible, y adentrarse en lo inesperado, en lo dinámico del espíritu.[299] Que el ingenio aspira a la hermosura ya lo vimos en el Discurso II de *Agudeza y Arte de Ingenio* de Gracián, del mismo modo que lo imprevisible, lo nuevo, era condición para lo bello en Baudelaire y Benjamin. Pero también el ingenio graciano es una fuerza sorpresiva que Gracián denomina "sutilezas prontas", "breves relámpagos del ingenio" y que él refiere en concreto a los apodos, aunque con ello nos ha hecho ver la naturaleza intuitiva, penetrante, iluminadora, aguda del ingenio.[300] El espíritu barroco que trata de escapar de las poéticas, trata de orientarse inventando o creando nuevos modelos válidos sólo para cada ocasión. También en esto hallamos paralelismo con la insurgencia de la Modernidad frente a los cánones asentados del pasado. De ahí el culto de Benjamin a lo sorpresivo como a lo epatante o asombroso del Barroco. A estos mismos caracteres parece referirse Scholem cuando en carta a Benjamin en 1935 reclama la inspiración para escribir algo valioso y original, para lo cual, si ello fuera posible, "hay que partir de la nada" esperando recibir la iluminación del relámpago imprevisto, del ingenio.[301]

---

298 „Sa théorie de l'art a tout entière pour axe la 'beaut´moderne' et le critère de la modernité lui semble être ceci,qu'elle le révèle celui qui est témoin de sa naissance. C'est là la quintessence de l'imprévu qui vaut pour Baudelaire comme une qualité inaliénable du beau." W, Benjamin, *Paris, Capitale du XIX*[éme] *siècle*. *Passagen-Werk*, I, S. 72.

299 "Im freien Spiel der geistigen Kräfte: "genio" ist das Statische im Menschen, "ingenio" das Dynamische: Ruhe und Bewegung, die beide Pole des Lebens. Treten beide Komponenten in das richtige Verhältnis zu einander, so resultiert daraus die menschliche Grösse („origen de toda grandeza", H. III, 13)." H. Jansen, *Die Grundbegriffe des B. Gracián*, 1958, S. 29.

300 Gracián, *Agudeza y Arte de Ingenio* (1648), Discurso XLVIII, Vol. II, p. 146.

301 "Ich möchte ein besonders gutes Buch schreiben, und stelle fest, dass ich dabei auf Inspiration angewiesen bin, die darin zu bestehen scheint, das erarbeitete

Decía U. Eco que la poética del ingenio tiende a provocar la invención y a estimular a la imaginación.[302] En este sentido, el propio Gracián reconoce los equívocos polisémicos como ingeniosos,[303] en las ingeniosas transposiciones que consisten en transformar un objeto en lo contrario de lo que parece,[304] en los *panegiri* donde se encuentra el horizonte del ingenio y donde despliega los rayos de su sutileza;[305] finalmente en la extraordinaria perspicacia del discurso que consiste en sacar una consecuencia extravagante y recóndita.[306] Todos ellos – por no referirme más que a algunos – son el alimento del ingenio porque "toda dificultad solícita es discurso y es agradable pasto del ingenio."[307] No es que el ingenio se crezca en las dificultades, sino que las necesita para existir. El ingenio no se moviliza ante triviales o evidentes asociaciones sino que promueve las más oscuras y sutiles. En eso consiste según Gombrich la esencia del ingenio, en descubrir y producir significados donde nadie pretendió que los hubiera.[308]

Gracián, ya desde el final de la dedicatoria *"Al letor"* lanza un desafío a los ingenios más elevados, si los hubiere, al decirle al libro que "suplicarás que haya alguien que te entienda".[309] Dificultad de comprensión que asegura el ejercicio y actividad del ingenio. Pero al tiempo que se solicita la valentía y vivacidad del ingenio nos avisa de que "no hay reglas ciertas e infalibles para llegar a consecuencias inteligentes sobre los contenidos recónditos a los que se aluden, ni sobre el resto de contenidos de la *Agudeza y Arte de Ingenio*.[310] Ya reconocía Cicerón que una de las cualidades de *ingenium* era *acutus*. Incluso en cierto pasaje *ingenium* es sustituido por *acutum* sin que sufra la comprensión del texto.[311]

Material im Schreibtisch zu vergessen." Scholem a Benjamin, 18.12.1935. *Briefwechsel* 1933–1940, S. 193.

302 U. Eco, "Le poetiche della meraviglia, dell'ingegno, della metáfora, tendono in fondo, al di là de la loro apparenza bizantina, a stabilire questo compito inventivo dell'uomo nuevo, che vede nell'operaa d'arte non un oggetto fondato su rapporti palesi da godere come bello, ma um nistero da investigare, un compito da perseguire, uno stimolo alla vivacità dell'immaginazione." *Opera Aperta,* 1976, p. 39.

303 Gracián, *Agudeza y Arte de Ingenio*, Discurso XXXIII, Vol. 2, p. 53.

304 Ibid. Discurso XVII, Vol. I, p. 179.

305 Ibid. Discurso LIII, Vol. II, p. 182.

306 Ibid. Discurso XXXVIII, Vol. II, p. 93.

307 Ibid. Discurso XXXIX, Vol. II, p. 97.

308 "It is the essence of wit to exploit such accidents and to discover meanings where none were intended." E. H. Gombrich, *Symbolic Images*, 1975, p. 3.

309 Gracián, *Agudeza y Arte de Ingenio*, Al letor, Vol. I, 46.

310 Ibid. Discurso XXXVIII, Vol. II, p. 94.

311 Cicero, *De Orat.* 2, p. 147. Citado por Carmen Codoñer, 2001, p. 214.

Entramos, pues, en el desarrollo de la "agudeza" que es la otra forma de designar el ingenio como nos dice Gracián: "Dedico este trabajo al ingenio, la agudeza en arte."[312]

2.2 La agudeza o la fuerza del ingenio

Acuta est, quum eius vel verba, vel sensa, intima rei penetrant de qua agitur, similitudine quadam humani ingenii, quod ea de causa *acutum* dicitur.
J. L. Vives, *De ratione dicendi.*[313]

En el caso de la agudeza nos topamos también con la dificultad – por otra parte habitual en Gracián – de determinar con claridad su naturaleza. Parece haber consenso respecto a la ausencia de definición y coherencia clasificatoria en la agudeza de Gracián. Éste propone ejemplos de clasificación pero no una clasificación propiamente dicha.[314] Gracián enumera, pero no clasifica. Tampoco da – y esto es más llamativo, porque el propio Gracián lo corrobora, – una definición de 'agudeza'.[315] Gracián trata de aproximar con ejemplos la naturaleza de la agudeza a fin de que sea comprendida intuitivamente y, en todo caso, sirvan de modelos a imitar.[316] Esta es una de las claves a tener presente para comprender la agudeza: se trata de una aproximación intuitiva producto del ingenio. No es que no se pueda intentar una definición connotativa de la agudeza, aunque a lo largo de la Historia no se ha prodigado. Incluso cuando las teorías sobre la agudeza puedan diferir, se constata una similitud de funciones en ella.

Qué sea la agudeza es una cuestión a la que los clásicos no han dado respuesta concluyente. Para Aristóteles y Séneca[317] la agudeza formaría parte de un procedimiento gnoseológico. Por su parte Quintiliano y Cicerón[318] ven en la agudeza algo próximo a lo ingenioso, próximo al contraste de lo chistoso. Tampoco la Edad Media hizo aportaciones originales al estudio de la agudeza y, en todo caso, parecen vinculadas a cuestiones del conocimiento. Los renacentistas italianos

---

312 Gracián, *Agudeza y Arte de Ingenio,* Al letor, Vol. I, p. 45.

313 II, Cap. VI *Acumen et subtilitas.*

314 „Eine allgemeingültige Definition von „agudeza" gibt Gracian nicht; man kann sie nur aus den verschieden Stellen, an denen jeweils von einzelnen Arten der „agudeza" (Produkte) die Rede ist, erschliessen und durch die (sinn) verwandten Begriffe aus verschiedenen Perspektiven beleuchten (s. u.)." H. Jansen, *Die Grundbegriffe des B. Gracián,* 1958, S. 44.

315 *Agudeza y Arte de Ingenio,* Discurso II, Vol. I, p. 51.

316 A. Pérez Lasheras, 2001, p. 75.

317 *Retorica* III; *Epistolae ad Lucilium* V, pp. 48–49.

318 *Institutio Oratoria*; *De oratore,* caps. LIV–LXXI.

hacen referencia a los clásicos cuando citan a sus predecesores en la teoría de la agudeza. Gracián no será una excepción y ello se pone de manifiesto en la oscilación terminológica y semántica de que hace gala el aragonés. La crítica está de acuerdo en que, en especial en la cuestión de la agudeza, Gracián se sustrae a toda homogeneidad clasificatoria.[319] La mezcla de criterios abarca un arco en el que se incluyen armonía, artificio, concepto, ficción, sutileza, conceptuoso, etc. como elementos diferenciadores de las formas de la agudeza en Gracián.

Siguiendo detalladamente el desarrollo de su obra, parece que Gracián no está interesado en el ejercicio taxonómico sobre la agudeza, pero cuando le dedica algunos discursos,[320] por una parte no pretende exhaustividad, ya que en algún momento deja la puerta abierta a otras "agudezas" en función de circunstancias diversas que no concreta.[321] Por otra parte, puesto que los criterios de clasificación son heterogéneos, parece estar más interesado en mostrar las formas de agudeza que él reconoce, en las que se encuentra más a gusto o que desea ejemplarizar. Pero, finalmente, es seguro que Gracián se ve incapaz de reproducir las clases de agudeza posible dado que no coinciden con las figuras retóricas ni están limitadas a éstas. La producción de agudezas es probablemente el motivo encubierto de un creador como Gracián. La catalogación es algo propio de un teórico. Gracián era un creador moralista. La segunda de sus *Agudezas* (1648) en la que se multiplican los ejemplos, los poemas y los escritos literarios seguramente responde a ese secreto deseo de producir agudezas más que de clasificarlas. Hay que recordar que Gracián era consciente de esa incoherencia entre el teórico y su práctica literaria. Pero por ello mismo sus dos tratados sobre la agudeza conviene tomarlos con reservas, en cuanto a un Gracián como referente meramente teórico. Otra cosa es que toda agudeza tienda a apropiarse de las formas retóricas o argumentativas tales como sentencias, paradojas, hipérboles, etc. Por tanto no

319 Así, García López considera que la de Gracián es una clasificación caprichosa. 1947, p. 63. B. Croce dice que la obra de Gracián contiene unas divisiones arbitrarias y confusas. 1899, p. 249. G. de Torre que se trata de un libro poco menos que laberíntico, 1965, p. 63. Algo similar indica M. Blanco en las conclusiones de su *Les Rhétoriques de la Point.* 1992. Y García Gibert, de quien hemos tomado alguna de estas referencias, confirma que la taxonomía que ofrece Gracián es insostenible y no responde a ninguna metodología analítica de que tenga experiencia el lector moderno, 1990, p. 335.

320 Por ejemplo en *Arte de Ingenio. Tratado de Agudeza*, (1642) Discursos II, III, XLII, XLVI. o en *Agudeza y Arte de Ingenio*, (1648) Discurso III.

321 "Las agudezas sentenciosas (…) son propias de la ocasión, circunstancias especiales, de raras contingencias". *Agudeza y Arte de Ingenio*, Discurso XXIX.

se puede negar una relación entre la agudeza y la retórica si bien se trata de una relación ocasional o accidental. Menéndez y Pelayo ya consideraba la retórica como una agudeza de naturaleza conceptista.[322] Batllori precisa algo más ese carácter conceptista de la agudeza graciana situándolo en el plano del estilo en el sentido más amplio del término: estilo de pensar, de escribir, en verso, en prosa, en cualquier idioma, en forma didáctica, etc. Porque según Batllori la agudeza es fruto del ingenio que debe abarcarlo todo,[323] y por tanto está en dependencia de éste. De ahí que la *Agudeza y Arte de Ingenio* para Batllori no sea propiamente una retórica, sino un libro de estética literaria barroca.[324]

Los cánones de una retórica, incluso en el Barroco, debían conservar unos criterios clasificatorios regulados y de acuerdo a las convenciones de la época. Pero según Pelegrin las *Agudezas* de Gracián no son propiamente una retórica en cuanto que no se aprecian en ellas clasificaciones de figuras retóricas y en cuanto que la mínima clasificación que Gracián ofrece está orientada al modo de proceder eficaz, a un funcionamiento eficiente de los elementos catalogados que puedan ilustrar el comportamiento del ingenio.[325] A esta falta de adecuación de la agudeza en Gracián con los usos de la época le subyace, sin duda, el verdadero interés graciano: mostrar cómo por debajo de cualquier retórica al uso existe un espíritu irrepresentable en modo de tropos y figuras; un espíritu que es lo que determina la apariencia de las formas literarias y no al revés. Gracián seguramente está proponiendo la recuperación de lo esencial de la perspicacia y la penetración que reside en el espíritu, que no es clasificable y que no es completamente descriptible. Como dice Pelegrín la agudeza de Gracián es una arquitectónica de formas literarias,[326] pero en la que lo fundamental, que se encuentra en el

---

322 M. y Pelayo, *Historia de la Ideas Estéticas*, t. II, Madrid 1884, X.

323 "L'Agudeza és una teoria de l'estil barroc en el seu significat més complet: estil de pensar i estil d'escriure; tant en prosa com vers, en llatí o en castellà, en forma oratòria o didàctica. Tot això ès el que té menys importancia per a Gracián. L'acuïtat d'enginy ho ha d'abraçar tot." M. Batllori, *Baltasar Gracián y el Barroco*, 1996, p. 345.

324 M. Batllori, *Gracián y la retórica barroca en España*, 1954, p. 31.

325 "L'ouvrage de Gracian n'est certes pas une rhétorique dans la mesure où il diffère totalment de celles qui fleurissaient de son temps pour deux raisons au moins. 1) D'une part, l'Agudeza n'est pas une novelle organisation on une sous-ensemble des figures de rhétorique traditionnelles, classées personnellement. 2) Les classe ments de Gracián (…) groupent au contraire des tropes, des figures selon le critère de leur 'fonctionnement' en vue d'une parole 'fonctionnelle', 'efficiente', qui illustre le mécanisme de l'esprit." B. Pelegrin, *Éthique et Esthetique du Barroque*, 1985, p. 166.

326 "L'Agudeza est donc une 'architectonique' au sens d'art de construire considéré théoriquement et abstraitement." Ibid. p. 65.

transcurso y la dialéctica del ingenio, subyace a esas formas literarias. La agudeza, dice, es "*une rhétorique du mouvement Baroque, aussi, en cela.*"[327] Es por ello que los desarrollos de Gracián en las *Agudezas* no pueden satisfacer las condiciones de las retóricas al uso. Como máximo Gracián nombra alguna de esas figuras, pero transmite la sensación de quien no está interesado en ellas, de quien trata de poner ante los ojos el impulso, la fuerza que las hace posibles. No es sólo que la agudeza o acumen se encuentre en la *res*, en el contenido, en la *inventio*, sino que sus manifestaciones en el terreno de la *elocutio* son subsidiarias y subalternas de aquella. Porque las funciones de la agudeza para Gracián pueden llegar a ser innumerables, aunque, se pueden sintetizar, como dice Tatarkiewicz, en 4: establecer relaciones sutiles entre cosas y conceptos, su evaluación, su raciocinio y la introducción de ideas sutiles en conceptos, invenciones y acciones.[328] Hay una clara relación y dependencia de la agudeza respecto al ingenio. En todo caso se minusvalora la agudeza cuando se le atribuye, como en el caso de Coster o Farinelli, la causa del mal gusto o de la perversión literaria de España en el XVII.[329] Ahora bien, en esa relación en la que el ingenio es productor no debe haber encorsetamiento para la agudeza. Es imposible someter a reglas la agudeza; no se puede "amaestrar". De ahí, como se ha visto, la laxitud con la que aborda Gracián las caracterizaciones retóricas y cómo en ese margen de libertad del ingenio se ha querido ver un precedente de la libertad de la imaginación moderna. Toda la confusión semántica y funcional entre la teoría de la agudeza y la teoría del ingenio, inexistente en los orígenes, tiene lugar en el XVI y XVII en Italia y en España dando lugar a interpretaciones confusas, diversas y no generalizables. Así, Jansen, aunque sitúa en principio la agudeza en el ingenio, se convierte, dice, al campo de lo conceptual de la aguda sutileza.[330] La agudeza actúa en la formación de conceptos porque estos son representaciones. Las agudezas son intuiciones

327 Ibid. p. 166.

328 "Agudeza has innumerable different functions, which, however, can be reduced to four; the first ist te subtle uncovering and conceptualization of the retationships between things and between notions; the second is their subtle evaluation; the third is subtle reasoning; and the four is the devising of subtle ideas, conceptions and innovations in speech and action.", W. Tatarkiewicz, *History of Aesthetics*, 1974, p. 387.

329 A. Farinelli, *Ensayos y discursos de crítica literaria hispano-europea*, 2ª parte. Roma, 1925, p. 450. Citado por R. del Arco, *La erudición aragonesa en el siglo XVII en torno a Lastanosa*, 1950, p. 36. A. Coster, *Baltasar Gracián*, 1947, p. 251.

330 "... um dann von hier aus auf die zum 'ingenio' gehörende 'agudeza' und auf das Begriffsfeld des gestreichen Sharfsinns (concepto, sentencia, crisi, sutileza) überzugehen." H. Jansen, *Die Grundbegriffe des B. Gracián*, 1958, S. 28.

que producen conceptos que no tienen que ver con los conceptos universales y abstractos de la tradición filosófica académica. La agudeza actúa sobre los conceptos y también en el ámbito verbal y de las acciones, y sobre los espacios retóricos tradicionales, *inventio, dispositio*, y *elocutio*.[331] Por tanto la agudeza puede asumir todo tipo de formas sin que la cultura sea un componente imprescindible de aquella. Como dice Mercedes Blanco la seducción de la agudeza puede darse también en hombres sin cultura ya que se fundamenta en sutilezas y paradojas.[332] Más explícito se muestra al respecto Tatarkiewicz, ya que lo más atractivo de las agudezas son precisamente las disonancias y la larga relación de situaciones que le acompañan, y que enumera, haciendo de Gracián un maestro de la sutileza.[333]

2.2.1 Intuición

Resulta, pues, coherente, como han indicado comentaristas de Gracián, que si interpretamos la agudeza como intuición, se aplique a conceptos particulares y sea instrumento de lo inesperado y sorpresivo.[334] También se suele considerar a la agudeza en una posición híbrida y problemática en cuanto que provoca más una pregunta que un conocimiento. Sin embargo cuando se formula la pregunta aguda ya se tiene presente la respuesta. La agudeza no es conocimiento desde el punto de vista del creador, que ya ha recorrido el itinerario de pregunta-respuesta y también el orden inverso. Sí que puede considerarse conocimiento desde la perspectiva del receptor, del lector, quien se las tiene que ver con una pregunta y precisa el recurso de la intuición para hallar el elemento común que relaciona elementos inconexos. En ese sentido la agudeza sí que es conocimiento y admitiría

331 Teresa Hernández, *La Teoría literaria del conceptismo en Baltasar Gracián*, 1985–1986, p. 42.

332 M. Blanco, *Les Rhétoriques de la Pointe*, 1992, p. 605.

333 "*Agudeza* discloses the harmonies of the world. But what it finds even more attractive are disharmonies. The most desirable themes possible for an artist or thinker are precisely disharmonies, disproportions, dissonances, paradoxes, inconsistencies, immeasurables, *disparidad*, difficulties, contradictions, mysteries, enigmas, hyperbole (exageración), fictions, equivocations, unclarities, etc. All these are ideal subjects for agudeza and the very essence of mannerist aesthetics. It was along these lines, then, taht Gracián developped the aesthetics of subtlety thist hasd arisen in the 16th century." Tatarkiewicz, *History of Aesthetics*, 1974, p. 387.

334 "L'*agudeza* est une qualité par laquelle l'intelligence saisit le particulier, suit sans retard le cours du temps, l'évolution des choses et des situations, s'adapte souplement à la survenue incessante de l'imprévu." M. Blanco, *Les Rhétoriques de la Pointe*, 1992, p. 608.

esa posición híbrida (creador- receptor) a la que se refiere Poppenberg[335] Siendo el 'concepto' representación mental en sentido genérico, la agudeza es el modo del ingenio que produce un conocimiento intuitivo. El fondo de la cuestión sobre el conocimiento o la falta de él reside en el valor de conocimiento que se otorga a la intuición. Ésta, ya descrita anteriormente, estaba en la esencia del método cartesiano. La nueva certeza con que se aspiraba a fundamentar la filosofía occidental era situada por Descartes en la claridad y distinción de las ideas. Y esta certeza incuestionable, que finaliza con la certeza del *cogito,* es una intuición, una percepción aguda.[336] Por tanto si la forma de la agudeza es la intuición su relevancia epistemológica depende de ésta. La intuición intelectual no es un método objetivo de conocimiento. Puede ser el punto de arranque de una demostración lógica, pero por sí misma la intuición se limita a captar o tener experiencias intelectuales. No hay argumento posible para la intuición, aunque puede inducir a la búsqueda de argumentos. Como dice K. Popper, las experiencias intuitivas no pueden servir para establecer la verdad de una idea por muy fuerte que sea el sentimiento de que esa evidencia es verdadera por sí misma.[337] De modo que la agudeza, en tanto que no puede ser puesta a prueba intersubjetivamente, algo que por otra parte no pretende, no es instrumento de conocimiento científico o filosófico. Porque en la agudeza barroca predomina el aspecto lúdico sobre el epistemológico. La agudeza se muestra como una dificultad a vencer de cuya

---

335 G. Poppenberg, *Empleo de Querubines. El arte de ingenio y algunos problemas del conocimiento* 2003, p. 281.

336 Jansen enumera una serie de conceptos esenciales de agudeza cuya naturaleza recoge a través de algunas palabras: "Die konkrete Bedeutung der einzelnen Wörter veranschaulicht sehr schön das Wesen der Agudeza: das feine, Spitze, Scharfe, Scneidende; das Eindringen und Durchdringen, das Hindurchsehen und Durchschauen, ferner das Flinke, Andeuteunde und Zweideutige und somit bei aller Schärfe und Kürze des Ausdrucks doch zuweilen Dunkle, Verschleierte." H. Jansen, *Die Grundbegriffe des B. Gracián*, 1958, S. 42.

337 "My opinion is that we can readly admit that we posses something which may be described as ,intellectual intuition'. (...) But I would insist, on the other hand, that these experiences, important as they may be for our scientific endeavours, *can never serve to establish the truh of any idea or theory*, however strongly somebody may feel, *intuitively, that it must be true, or that it is 'self-evident'*. Such intuitions cannot even serve as an argument. (...) Intuitio undoubtedly plays a great part in the life of a scientist, just as it does in the life of a poet. It leads him to his discoveries. But it may also lead him to his failures. And it always remains his private affair, as it were. Science does not ask how he has got his ideas, it is only interesed in arguments *that can be tested by everybody*." K. Popper, *The Open Society and its enemies*. 1973, pp. 15–16.

solución surge precisamente el placer. Pero ello implica, pese a las apariencias, mayor complejidad que la propia de un silogismo, puesto que en la agudeza los efectos logrados se alcanzan mediante la diversidad de planos significativos. La polisemia, o, lo que en este supuesto es lo mismo, la ambigüedad, hace posible el efecto buscado con la agudeza. Con ello la agudeza entra en contradicción con el nuevo espíritu racionalista y científico de la época produciéndose el mayor distanciamiento entre la razón poética de los literatos y la razón científica. Posiblemente porque la agudeza en ese momento era ya un anacronismo.

2.2.2 Formas de la agudeza o la agudeza según Gracián

Recuerda Mercedes Blanco que las clasificaciones de Gracián sobre la agudeza no deben tomarse al pie de la letra sino como observaciones sobre aspectos de la agudeza que se sitúan en niveles diferentes.[338] También Emilio Blanco reconoce que "lo más probable es que en la mente de Gracián la agudeza es algo inclasificable debido a su variedad."[339] Pero es Gracián mismo quien nos previene pese a que él no sigue su propio consejo de que la agudeza "se deja percibir aunque no definir y que en un asunto tan remoto cualquier descripción es estimable."[340] Que la agudeza sea una cuestión remota es reconocer la lejanía, la distancia a la que nos hallamos de comprender su naturaleza. Por eso la agudeza es una entidad a la que nos podemos aproximar atendiendo a sus rasgos generales ("a bulto") pero de la que toda precisión se hace problemática.[341] Gracián reproduce los argumentos anteriores de modo literalmente idéntico en ambas agudezas (1642/48). En todos ellos trata de desanimar al lector de encontrar en su libro definición alguna de lo que sea la agudeza, o tal vez, de justificar su propia incapacidad, o quizás Gracián quiere evitar entrar en un juego de definiciones que pudiera volverse contra él dadas las ilimitadas posibilidades de la agudeza. Porque para Gracián la agudeza no debe renunciar a la libertad de creación. Una agudeza restringida a los ámbitos y límites de la preceptiva literaria acabaría con la propia agudeza. Una agudeza coaccionada, coartada por cualquier tipo de directriz poética dejaría de ser agudeza. Esa parece ser al menos la opción de Gracián que

338 "Ce qui se présente en surface comme une énumération d'"espèces" doit être vu comme une série discontinue, imperfaitement organisée, d'observations sur des aspects de l'*agudeza* qui se situen à des niveaux différents dans l'articulation du discours." M. Blanco, *Les Rhétoriques de la Pointe*, 1992, p. 284.

339 E. Blanco, Introduccción a *Arte de Ingenio. Tratado de Agudeza*, 1998, p. 54.

340 *Arte de Ingenio. Tratado de Agudeza*, Discurso II, p. 138. *Agudeza y Arte de Ingenio*, Discurso II, p. 51.

341 Ibid.

le otorga un evidente rasgo de modernidad; la agudeza debe pertenecer sin cortapisas al ser humano. Es la libertad de establecer relaciones sin la que es previsible y por tanto carente de acumen, perspicacia y sorpresa. La impredecibilidad de la agudeza es uno de sus rasgos esenciales, y su reconocimiento por Gracián hace que éste atribuya al ser humano el núcleo de la agudeza y su producción. Claramente lo expone al principio del Discurso III al decir que "la uniformidad limita la variedad." Gracián reconoce que está rastreando lo que sea ese artificio sutil que da forma a la agudeza.[342] Pero sin plantearse una definición, porque la propia agudeza, como tal, es una intuición. No es definible. A lo más que llega Gracián en el libro es a proponer multitud de clasificaciones y un Discurso sobre las cuatro causas de la Agudeza[343] en las que tal vez esté pretendiendo, a semejanza de Aristóteles, ofrecernos conocimiento científico de la agudeza a través de "sus causas". Diferencia Gracián la agudeza en el percibir, a la que más adelante denomina "de perspicacia", de la agudeza de artificio que es el objeto del que se va a ocupar el libro sobre la Agudeza[344] según confiesa Gracián. Producir agudeza es artificio y éste es mucho más elevado que el simple reconocimiento del concepto agudo, por más que sea un ejercicio de perspicacia. Dice Gracián que percibir la agudeza acredita de águila; pero producirla acreditará (él dice "empeñará") como ángel, ya que es la actividad a la que se dedican habitualmente (empleo) los querubines, uno de los superiores órdenes angélicos y que por ello elevan al hombre a la jerarquía de los seres celestiales que vagan por el exterior (los coros angélicos).[345] De modo que tampoco nosotros pretenderemos definir la agudeza y nos limitaremos al consejo graciano según el cual "en tan remoto asunto estímase cualquier descripción."

El protagonismo que Gracián concede al uso de la alegoría se observa ya desde el Discurso I cuando afirma que el alma se alimenta de agudeza ("pasto del alma") que es ambrosía (1642) o sutileza (1648) para el espíritu.[346] Sin duda se trata de una exageración, de una desproporción: el espíritu se alimenta de

342 *Arte de Ingenio. Tratado de Agudeza*, Discurso II, p. 139. *Agudeza y Arte de Ingenio*, Discurso II, p. 53.

343 *Arte de Ingenio. Tratado de Agudeza*, Discurso L, p. 424 ss. *Agudeza y Arte de Ingenio*, Discurso LXIII, p. 253.

344 *Arte de Ingenio. Tratado de Agudeza*, Discurso III, p. 142. *Agudeza y Arte de Ingenio*, Discurso III, p. 58.

345 *Arte de Ingenio. Tratado de Agudeza*, Discurso II, p. 138. *Agudeza y Arte de Ingenio*, Discurso II, p. 51.

346 *Arte de Ingenio. Tratado de Agudeza*, Discurso I, p. 136. *Agudeza y Arte de Ingenio*, Discurso I, p. 49.

muchas cosas además de la agudeza, aunque la penetración, la figura, la perspicacia, la agudeza son sin duda propios del alma. Ésta se nutre de la creación. Crear, producir, es el modo en el que el espíritu se alimenta. También en la percepción y comprensión, aunque en menor medida. Con ello Gracián se está aproximando al sentido hegeliano de la objetivación del espíritu. Éste se objetiva en sus creaciones o manifestaciones. El espíritu, según Gracián, se alimenta a través de los artificios de la agudeza. Nos hallamos en presencia de un *espíritu estético*, es decir, aquel en el que predomina, como dice Gracián, lo deleitable y la hermosura.[347] Éste es el que Gracián quiere resaltar. No es que el espíritu no tenga una dimensión puramente epistemológica, ya que Gracián reconoce que la agudeza de perspicacia es la que atiende a las verdades dificultosas y por ello resulta más útil,[348] pero como creador, como productor de artificio, los únicos productos que le interesan son los de la creación estética. Acaso porque así como la penetración del espíritu (la agudeza de percepción) tiene su "residencia" en las artes y las ciencias, la agudeza de artificio, como "estrella errante", no tiene casa fija.[349] Por consiguiente, tanto por el propio interés estético-literario de Gracián, que era escritor y no científico, como por la orfandad de normas (Gracián dice "hábitos") en que parecía encontrarse la creación literaria, Gracián opta por adentrarse en la producción y análisis de la agudeza de artificio: en la agudeza de creación conceptual, verbal y de acción.[350]

Pero los planos no estaban suficientemente diferenciados en la época de Gracián. El XVII español, jesuítico todavía, está en dependencia de Aristóteles y el Escolasticismo, y por ello en Gracián, los Universales, que se unificaban en la Divinidad y que a su vez procedían de herencia platónica, de las Ideas, no se mostraban delimitados con claridad: la verdad y la belleza podían ser lo mismo o bien ocupar posiciones próximas o coincidentes. Sin duda por ello en un momento determinado Gracián considera los tropos como 'vestimenta' adecuada para la verdad. La agudeza tendrá entonces la misión de mostrar (podríamos decir "por debajo"), de representar la verdad mediante relatos alegóricos, parábolas, etc.[351] En el Discurso 46 (1642), desde su comienzo, Gracián reflexiona sobre la

347 *Arte de Ingenio. Tratado de Agudeza*, Discurso III, p. 16.

348 Ibid.

349 Ibid.

350 Ibid., p. 143.

351 "Una misma verdad puede vestirse de muchas maneras ya por ingeniosa metamorfosis, ya por la grave épica, gracioso apólogo, entretenido diálogo y todas las demás especies de la agudeza de ficción." Gracián, *Arte de Ingenio. Tratado de Agudeza*, Discurso XLVI, p. 397.

verdad aparentemente confrontada con la ficción. La verdad, dice Gracián desarrollando una alegoría de Mateo Alemán en su *Guzmán de Alfarache*, es esposa del entendimiento, pero la mentira desplazó al gusto y terminó por asentarse en el entendimiento. Viéndose la verdad despreciada recurrió a la agudeza. El desengaño es un manjar amargo porque la verdad desnuda es difícil de asumir. Por eso la agudeza aconseja a la verdad que se disfrace al uso de la mentira y el engaño. Desde entonces la verdad anda con artificio y usa estratagemas, invenciones, rodeos, deslumbramientos, etc. y viene en acabar, por ingenioso circunloquio, en su intención primitiva. Por eso dice Gracián que la agudeza de ficción es el disfraz de la verdad,[352] porque de este modo se puede insinuar mejor. A esta contraposición entre la verdad y sus disfraces le subyacen otras confrontaciones no menos relevantes como en el caso del debate entre el parecer y el ser, que en Gracián se resuelve tomando partido por el *ser*: la verdad no se altera aunque "los ropajes" la velen. Más aún, son los disfraces, la apariencia de falsedad, de superficialidad o la contradicción aparente las que pueden, paradójicamente, resaltar la posición del contenido de verdad como inmarcesible. De esta dialéctica, también las apariencias insinuadoras de la verdad salen reforzadas; son reconocidas como el instrumento imprescindible que orienta por el camino del descubrimiento de la verdad: la épica, los apólogos, diálogos, metamorfosis, etc. son la alternativa que aproxima a la verdad. Son formas de la agudeza. Otra cuestión que surge en este contraste entre apariencia y verdad es la de la naturaleza de la verdad en cuanto que se preserva mejor cuanto más indirectos son sus vislumbres.[353] Esa verdad graciana no es otra cosa que un conocimiento estético más que racional. La verdad lógica no se puede vestir con agudezas. Esto sólo es posible en el fondo moral de la creación estética. La agudeza se desmarca, pues, de la inteligencia deductiva. Exige imprevisibilidad, objetivo intranscendente o literario. En síntesis es la agudeza un instrumento de la verdad en tanto ésta sea considerada substrato estético-moral de la creación literaria. Precisamente el hecho de que la agudeza puede servir como disfraz de la verdad permite discernir que se trata de una verdad más estética que científica o lógica. Así lo atestiguan las cuatro causas de la agudeza que en el último Discurso de la *Agudeza y Arte de Ingenio* tienen más que ver con producción literaria o artística que con las causas del ser que Aristóteles expuso para explicar el conocimiento científico y el movimiento

---

352 Cfr. *Arte de Ingenio. Tratado de Agudeza*, Discurso 46, pp. 395–397. En términos similares se pronuncia Gracián en el Discurso LV de la *Agudeza y Arte de Ingenio*, pp. 191–195.

353 De ese mostrarse indirectamente es buen ejemplo la alegoría, sobre la que volveremos posteriormente.

de los cuerpos. En Gracián las cuatro causas de la agudeza son realmente una: el ingenio, al que sitúa explícitamente como causa eficiente pero que inspira a la inventiva (tropos o causa material) al modelo (causa ejemplar) y el arte (causa formal). Pero no es propio del ingenio explicar las causas del mundo o del ser. En todo caso, se puede afirmar que ingenio y agudeza se mimetizan, tienden a confundirse entre sí[354] sin que por ello se explicite la naturaleza de la agudeza. Esta es una cualidad intelectual que puede presentar toda clase de formas, por más que Gracián nos presente, en sus dos *Agudezas* (1642 / 1648), frecuentes clasificaciones, más para justificarse que con verdadera convicción de completud.[355]

Al mismo tiempo que produce una gran variedad taxonómica, Gracián muestra una clara voluntad de oscilación terminológica. La agudeza según eso debe entenderse más como actividad y potencialidad, como cualidad adventicia de acciones y pensamientos. No es una acción, sino una *virtus* o cualidad de esa acción. Se puede, pues, entender en términos de energía, no de *ergon*. La agudeza no es un estado, sino una "forma de producirse" el producto del ingenio. Para Gracián la agudeza es la norma suprema del pensar, porque él es un literato que no toma en consideración otras normas u orientaciones de pensamiento enfocadas, por ejemplo, a la ciencia o a la lógica. Más de 350 años después de las formulaciones gracianas sobre la agudeza, ésta ha derivado hacia un sentido de habilidad en campos superficiales o poco transcendentes. La importancia de la agudeza en el Barroco literario ha desaparecido dejando su lugar a la intuición y a la penetración intelectual.

La relación entre ingenio y agudeza que a algunos autores les ha llevado a identificarlos (Aguirre, Lázaro Carreter, Las Heras, etc.), tanto en el siglo XVII como hoy, puede llevarnos a afirmar con M. Blanco que siendo el ingenio la capacidad mental de producir agudezas y siendo agudeza e ingenio sinónimas en sus adjetivaciones ("agudo", "ingenioso"), la agudeza es la característica de los productos del ingenio: eficacia de la forma, precisión, sobriedad, concisión, penetración, profundidad, etc.[356]

---

354 "Lorsqu'il qualifie une personne, *agudeza* sera un des noms de l'intelligence, au même titre qu'*ingenio*, et aura souvent tendance à se confondre avec *ingenio* lui-même." Mercedes Blanco, *Les Rhétoriques de la Pointe*, 1992, p. 37.

355 Así en los Discursos 3, 42, 46 y otros.

356 "La surface réduite d'une lame, ou l'étroitesse de la pointe où elle appuie, indiqueront la concision, la sobriété des moyens, la précision du point où porte l'effort de ces moyens. Le dynamisme de la pointe, son caractère perçant, pénétrant, rendront compte de la profondeur d'une pensée qui pénètre dans une matière difficile ou résistante." Mercedes Blanco, *Les Rhétoriques de la Pointe*, 1992, p. 36.

2.3 Síntesis

El Ingenio.

El modelo epistemológico del ingenio es el de la *intuición intelectual.* Ya que el ingenio es una facultad cuya acción es inmediata, completa e individual, no está orientada hacia los universales sino hacia lo concreto. El ingenio en el Barroco es creativo, pero como instrumento de conocimiento ha sido sustituido por la experiencia y la intuición sensible de la incipiente ciencia o por la intuición racionalista del cartesianismo. El modelo cognitivo en la época de Gracián no tenía que ver con el método hipotético deductivo sino con la casuística.

El ingenio barroco que al final del XVI aún era estimado como motor de progreso, al final del XVII ya no tiene más interés que el de una sutileza estética sin función alguna en la ciencia que está surgiendo.

Cuando Pascal va escribiendo sus *Pensées*, la imaginación ya ha ocupado el lugar del ingenio aunque éste, para el francés, todavía mantiene superioridad sobre la razón.

Gracián es consciente de que su relato mayor, *El Criticón*, tomado en su literalidad no es creíble. Los diversos planos del relato, geográfico, temporal y existencial carecen de la verosimilitud propia de cada uno. Para Gracián el mostrar la verdad con disfraz o artificio de engaño es una garantía de su aceptación.

La sorpresa que acompaña a la paradoja es también consecuencia del ejercicio de la libertad compositiva del ingenio, que el propio Gracián estima.

La *poética del ingenio*, como se ve, elude la constatación de verdades objetivas. El ingenio conceptuoso barroco es intelectual en el sentido de que se orienta fundamentalmente a lo artístico. Cualquier materia puede ser objeto del ingenio a condición de que sea *expresable*. Por ello la innovación de contenidos, como en el caso de Gracián, es prácticamente inexistente. Se limita, a "caprichos poéticos y artísticos".

Para Benjamin lo propio del ingenio, hasta el punto de que puede identificarse con ello, es la *instantaneidad*, lo inesperado. No puede desprenderse de la improvisación, si quiere mantener su carácter dinámico y creativo.

Lo previsto y lo esperado transmiten seguridad pero se alejan de la creatividad, que es la única capaz de sustraerse a la rutina y la convención.

Benjamin reconoce el valor del principio del montaje como alternativa a la incapacidad humana para apropiarse de la realidad. Al menos, de la obra podemos constatar su origen y desarrollo a través del montaje al tiempo que la desmitificamos y constatamos la *proximidad existencial* de la obra de arte y el artista.

Unos años más tarde, en 1939, comentando a Baudelaire, Benjamin otorga a *lo imprevisto* la condición de la belleza. Lo perfectamente previsible decae como obra bella.

Hay en ambos, Gracián y Benjamin, un parentesco algo lejano en cuanto para ambos el objetivo reside en superar el plano del entendimiento, en ir más allá de la lógica, que es previsible, y adentrarse en lo inesperado, en lo dinámico del espíritu.

La Agudeza.

La agudeza es la característica de los productos del ingenio: eficacia de la forma, precisión, sobriedad, concisión, penetración, profundidad, etc.

El ingenio graciano es una fuerza sorpresiva que Gracián denomina "sutilezas prontas". No es que el ingenio se crezca en las dificultades, sino que las necesita para existir. El ingenio promueve la agudeza: esta es una aproximación intuitiva producto del ingenio.

Gracián se ve incapaz de reproducir las clases de agudeza posible dado que no coinciden con las figuras retóricas ni están limitadas a éstas. La mezcla de criterios abarca un arco en el que se incluyen armonía, artificio, concepto, ficción, sutileza, conceptuoso, etc. como elementos diferenciadores de las formas de la agudeza en Gracián.

La catalogación es algo propio de un teórico. Gracián era un creador moralista.

El verdadero interés graciano reside en mostrar cómo por debajo de cualquier retórica al uso existe un espíritu que es lo que determina la apariencia de las formas literarias y no al revés. Las funciones de la agudeza, para Gracián, se pueden sintetizar, en cuatro: establecer *relaciones* sutiles entre cosas y conceptos, su *evaluación*, su *raciocinio* y la *introducción de ideas* sutiles en conceptos, invenciones y acciones.

La agudeza no es conocimiento desde el punto de vista del creador. Sí que puede considerarse conocimiento desde la perspectiva del receptor, del lector, quien se las tiene que ver con la interpretación y necesita la intuición para hallar el elemento común que relaciona elementos inconexos.

La forma de la agudeza es la *intuición*; su relevancia epistemológica depende de ésta. La agudeza, no es instrumento de conocimiento científico o filosófico. Porque en la agudeza barroca predomina el aspecto lúdico sobre el epistemológico.

Para Gracián, la agudeza no debe renunciar a la libertad de creación. Una agudeza coaccionada, coartada por cualquier tipo de directriz poética dejaría de ser agudeza. Ese parece ser al menos la opción de Gracián que le otorga un evidente rasgo de modernidad. Ingenio y agudeza se mimetizan, tienden a confundirse entre sí. La agudeza debe entenderse más como cualidad adventicia de acciones y pensamientos. No es una acción, sino una *virtus* o cualidad de esa acción. Se puede, pues, entender más en términos de energía que de *ergon*.

2.4 *Excursus*. Diferencias formales entre las dos "*Agudezas*"

En el año 1642 Gracián pública un libro de temática poética y retórica siguiendo el modelo de los que iban apareciendo en Italia desde unos años antes. Su título era *Arte de Ingenio. Tratado de la Agudeza* (AITA). Seis años más tarde (1648) publica otro libro con los mismos contenidos pero sustancialmente ampliados. Su título era *Agudeza y Arte de Ingenio* (AAI). Siendo la segunda de ellas más extensa, no añade contenidos excesivamente distintos. En la comparación de ambas obras parecen destacar varias características diferenciadoras. Así, por ejemplo, la inclusión en la segunda de gran cantidad de ejemplos literarios como corroboración de las reflexiones expuestas en cada Discurso. Al mismo tiempo, Gracián realiza una remodelación temática en los títulos de algunos de ellos. En la segunda versión de la *Agudeza y Arte de Ingenio* (AAI) se percibe un gran interés por insertar ejemplos de la teoría que va exponiendo hasta el punto de repetir con frecuencia las citas y referencias a autores, opiniones, etc. Sin duda ha influido en ello el deseo de demostrar su originalidad o de librarse de la sospecha de plagio que seguía a Gracián desde la publicación de la obra de Peregrini.[357] Pero está tan cargada con tantos aditamentos superfluos, al decir de Correa Calderón, que resulta una obra excesivamente frondosa.[358] Estas 'frondosidades' se complementarían con frecuentes juegos de palabras y sutilezas nominales de que Gracián hace gala en la obra.[359] También parece incluir una mejora del estilo y frecuentes citas de sus amistades y recientes lecturas; y, según dice Navarro González, la segunda redacción de la *Agudeza* la hizo Gracián para incluir las traducciones de Marcial que el canónigo Manuel Sacristán - amigo de Lastanosa - había hecho.[360] Coincidimos con Navarro González cuando dice que uno de los objetivos de Gracián al hacer una segunda redacción fue la de hacer más claros y comprensibles los

357 Matteo Peregrini, *Delle acutezze, che altrimenti spiriti, vivezze e concetti volgarmente si apellano*, Genova, 1639. No obstante, mientras para Peregrini el lenguaje ingenioso no sobrepasa la literatura e incluso no es para él la mejor literatura, para Gracián es una expresión sutil de inteligencia.

358 Correa Calderón, Introducción a *Agudeza y Arte de Ingenio*, 2001, 19.

359 Véase por ejemplo en el Discurso XXXI: "Porque la mitad del nombre *Ancora* es *cor*, que significa el corazón y las primeras dicen *Ana* que es la que causaba el cuidado.

360 Alberto Navarro González, *Las dos redacciones de la Agudeza y Arte de Ingenio*, 1948, p. 204.

contenidos[361] aunque para ello haya debido sacrificar la brevedad y elegancia de la primera versión.

Al repasar las correspondencias o modificaciones de los títulos de los Discursos entre las dos *Agudezas*[362] encontramos que:

- En el Discurso VI de AITA (1942), el título "De los *Conceptos* de Misterio" es modificado en AAI (1648) por "De la *Agudeza* por ponderación misteriosa".[363]
- En el Discurso VIII, "De los *Conceptos* de semejanza", da origen a dos Discursos en AAI: el IX, "De la *Agudeza* por Semejanza" y el X, "De las semejanzas *conceptuosas*".
- El Discurso VII, "De la Agudeza de *Reparo*" y el IX, "De las semejanzas que se fundan en *Misterio* o Reparo" se unifican en el XI, "De las semejanzas por Ponderación *Misteriosa,* Dificultad y *Reparo*".
- El Discurso XIII, "De los *Apodos*", pasa al XLVIII como "De la Agudeza en *Apodos*".
- En el Discurso XIV, "De los *Conceptos* de Paridad", se hace una modificación difuminando el concepto a favor de la Agudeza, "De la *Agudeza* por Paridad conceptuosa".
- En el Discurso XV, "De la *Agudeza* de Disparidad", se produce una variación respecto a lo acostumbrado hasta aquí, pues el XVI de la segunda versión de la Agudeza (1648) – que sería el correspondiente con el XV de la primera versión (1642) – se titula: "De los *Conceptos* por Disparidad". Es decir, por

361 Ibid. 210. También pueden servir de ejemplo los párrafos reproducidos anteriormente tomados los mismos contenidos de las dos Agudezas: "Pero esta conformidad o sympatía entre concepto y la potencia en alguna otra perfección se funda, causa radical de conformarse la Agudeza y diformarse su contraria, y esse es el verdadero constitutivo que rastreamos" (*Arte de Ingenio, Tratado de la Agudeza,* 1642, Discurso II, p. 139).
"Pero esta conformidad o simpatía entre los conceptos y el ingenio, en alguna perfección se funda, en algún sutilísimo artificio, que es la causa radical de que se conforme la agudeza, y desdiga tanto del entendimiento su contraria; y ese es el verdadero constitutivo del concepto, que vamos rastreando." (*Agudeza y arte de Ingenio*, 1648, Discurso II, p. 53).

362 En cada párrafo el Discurso que se indica en primer lugar corresponde a la edición de 1642 y la/s en segundo lugar a la de 1648.

363 En los epígrafes que siguen indicamos con letra cursiva los términos en los que más claramente se percibe la modificación e identificación de los títulos de los Discursos.

una vez, se substituye 'agudeza' en la versión de 1642 por 'conceptos'en la versión de 1648.

- En el Discurso XVI, "De las Transmutaciones" se sustituye este término en el XVII de la segunda versión por "Transposiciones": "De las ingeniosas Transposiciones".
- Nuevamente el Discurso XVII, "De los *Conceptos* por Encarecimiento", el término 'concepto' es sustituido, en la segunda versión, por dos Discursos: el XX y el XXI, "De los Encarecimientos *conceptuosos*" y "De los encarecimientos condicionales, fingidos y ayudados", en los que el término 'concepto' se sustituye por 'conceptuoso'.
- Los Discursos XIX, XX, XXI sobre las Crisis Maliciosas, Irrisorias y Juiciosas respectivamente, encuentran acomodo en los Discursos XXVI, XXVII, XXVIII, en los que en el primero se sustituye el título por "De la Agudeza Crítica y Maliciosa".
- El Discurso XX, "De los *Conceptos* Sentenciosos" ocupa en la edición de 1648 el Discurso XXIX, "De la *Agudeza* Sentenciosa".
- El Discurso XXIV, "De los *Conceptos* que se sacan del nombre", pasa a ser en la segunda versión de la Agudeza el XXXI, "De la *Agudeza* nominal".
- El Discurso XXV, "De los *Conceptos* por Paranomasia" se transforma en el XXXII, "De la *Agudeza* por Paranomasia, retruécano y jugar del vocablo".
- El XXVI, "De los equívocos", se cambia en el XXXIII en "De los ingeniosos equívocos".
- En el XXVII y el XXVIII se mantiene el término 'agudeza' en la edición de 1648 (Discursos XLV y XLVI) sin variaciones en el título.
- El Discurso XXIX, "De los *Conceptos* de retorsión", se sustituye por "De las prontas *Retorsiones*" en el XVIII.
- El Discurso XXXII, "De los *Conceptos* por Alusión" pasa al XLIX como "De la *Agudeza* por Alusión".
- El Discurso XXXVIII, "De los *Conceptos* por Contradicción de Proposiciones" encuentra acomodo en el XLII, "De la *Agudeza* por Contradicción y repugnancia en los efectos y sentimientos del ánimo".
- El Discurso XLI coincide con el L: en ambos se alude a "De otras muchas diferencias de Conceptos". Estos denominados 'conceptos' por Gracián son más bien figuras retóricas.
- A partir del Discurso XLII la versión de 1642 trata de la agudeza compuesta; son 9 Discursos, que en la segunda versión son 13 (Del LI al LXIII). Hay coincidencia en los títulos, excepto en los Discursos de más que hay en la edición de 1648. Estos discursos o bien amplían el tema de la Agudeza Fingida

(LVII) o bien introducen cuestiones sobre la erudición (LVIII, LIX), o incluyen un discurso sobre el hablar bien (LXII). Son nuevos los Discursos LII, LVIII, LVIX que Gracián dedica a la erudición y al arte del bien hablar.

Por otra parte, y refiriéndonos exclusivamente a los Discursos de Agudeza Compuesta, el número de páginas de la segunda edición duplica prácticamente el de la edición de 1642. Algo que se produce en términos similares en la relación del resto de Discursos de las dos ediciones aunque la doctrina de fondo no se ve modificada por este hecho.

Otro elemento a considerar es la modificación de los títulos de varios discursos sustituyendo el término 'concepto' por el de 'agudeza'. Esta sustitución se produce, como hemos visto en 9 Discursos. En otros Discursos el término 'concepto' es sustituido por 'conceptuoso'. También la modificación del título de la obra en la segunda versión le lleva a poner en primer lugar el término 'agudeza' frente a "Arte de Ingenio" de la primera versión. De hecho en la edición de 1642, 23 de los 50 Discursos llevan en el título el término "concepto". En el de 1648 sólo en 5. Teniendo en cuenta que la mayor parte de los títulos de los Discursos son coincidentes, las modificaciones a favor de la noción de "Agudeza" indican que, en los seis años que median entre las dos versiones, Gracián trata de perfilar o de ajustar léxicamente sus exposiciones. Gracián en el tránsito de una versión a la otra, al decir de Correa Calderón,[364] ha madurado y relega la forma bella e ingeniosa de la primera a la más madura, ponderada y de mayor claridad expresiva de la segunda versión. No obstante, la arbitrariedad del uso terminológico graciano no facilita la determinación significativa de los términos.

En todo caso, se hacen palmarias dos conclusiones. En primer lugar que para Gracián concepto y agudeza coinciden, puesto que los sustituye en muchas ocasiones. En segundo lugar, como consecuencia de lo anterior, que las connotaciones de agudeza se ajustan mejor que las de concepto al sentido que Gracián quiere dar a entender. La noción de 'agudeza' se muestra más específicamente barroca que la más tradicional de 'concepto'. El uso del término 'concepto', como hemos tenido ocasión de analizar, es más ambiguo y equívoco.

Un análisis comparativo de las dos ediciones, estudio que excedería el objetivo de este trabajo, nos llevaría a conclusiones similares a las de M. Blanco respecto al desinterés de Gracián por fijar y utilizar unívocamente el significado de los términos.

---

364 Introducción a *Agudeza y Arte de Ingenio*, 2001, p. 15.

Siquiera sea brevemente y a manera de ejemplo, nos detendremos en el Discurso VI de ambas versiones donde, ya desde el título, se percibe la intención sinonímica en Gracián.

La edición de 1642 dedica 7 páginas al Discurso VI mientras que la de 1648 son 11. En la Primera, al referirse al "Reparo" lo hace como *concepto* (p. 167) mientras que en la segunda, en el párrafo correspondiente, afirma que "son otras especies más artificiosas en este género de *agudeza*" (p. 91). En ambas versiones se mantiene la denominación de "agudeza" a la hora de explicar en qué consiste su artificio.

En relación con el significado de 'concepto', Gracián lo utiliza al referirse al dístico de Virgilio comparando el gran poder de Cesar con el de Júpiter. Este pareado[365] podría haber recibido también la denominación de agudeza ya que, como sigue diciendo Gracián, "le mereció a su autor no uno sino muchos laureles."[366] Estos, los laureles, son la más adecuada recompensa para la agudeza, como producto del ingenio, que no del sentido del concepto, a que nos tiene acostumbrado el entendimiento. De ahí que para Gracián 'concepto' y 'agudeza' vayan siendo intercambiables. Aunque, como hace notar Correa Calderón,[367] es significativo el título de la primera edición: *Arte de Ingenio, Tratado de la Agudeza, en que se explican todos los modos y diferencias de Conceptos.*

En la última frase del Discurso Gracián denomina 'concepto' a "*Et inclinato capite tradidit spiritum*" (Jn. 19,30) y un concepto, dice, digno de coronar esta especie de sutileza refiriéndose al título del Discurso: "De los Conceptos de Misterio". Una vez más concepto y agudeza se intercambian en la exposición de Gracián.

También en el Discurso V de la versión de 1648 utiliza el término 'concepto' pero en esta ocasión para aludir a un romance de Fray Hortensio Félix Paravicino.[368] De este Romance afirma Gracián que "está bien sazonado por el estilo y por el concepto." O lo que es lo mismo, por la forma y por el contenido. Un sentido de concepto, como contenido, al que Gracián se adhiere en diversos lugares de su obra.

Por tanto hay que tener presente que pese a las definiciones de términos que Gracián suele ofrecer, en el plano del uso literario no resulta demasiado preciso. Más bien deja al lector la interpretación de términos fundamentales en su Poética.

---

365 Nocte pluit tota; redeunt spectacula mane, Divisum Imperium cum Iobe Caesar habet." 1642, 169.

366 Ibid.

367 En la Introducción a *Agudeza y Arte de Ingenio*, p. 16.

368 Ella los sus verdes ojos, / Maguer quiso abrir, non basta, / Porque nin color a Alfonso, / le quede ya de esperanza." p. 95.

Sobre el sentido de "las *Agudezas*" se dan opiniones encontradas. Para Correa Calderón no es propiamente una Poética, sino un tratado en el que Gracián se esfuerza por mostrar sus gustos poéticos y oratorios eclécticos[369] Para Navarro González, por el contrario, la *Agudeza y Arte de Ingenio* puede entenderse como preceptiva sobre el arte de ingenio. Para él la segunda "*Agudeza*" tiene interés no porque haya nuevos contenidos sino porque aporta información sobre el procedimiento de composición.[370] L. H. Chambers,[371] ha mostrado cómo la segunda *Agudeza* llega a 1350 ejemplos, el doble que en la primera, lo que muestra la coherencia de Gracián consigo mismo porque los más altos valores de su estética son la variedad y la dificultad. Mercedes Blanco, por su parte, tampoco cree que las "*Agudezas*" sean propiamente una preceptiva porque sus divisiones son incompletas, confusas e incoherentes y porque no parece aceptable formular reglas para formalizar argumentos construidos a partir de la elocución, de las palabras y de figuras[372]

Síntesis

- o La segunda "Agudeza" es más extensa pero no añade contenidos verdaderamente distintos.
- o Multiplica los ejemplos de sus exposiciones teóricas.
- o Sustituye la forma bella e ingeniosa de la primera versión por la más madura, ponderada y de mayor claridad expresiva de la segunda versión.
- o Hay una remodelación temática en los títulos.
- o Modificaciones a favor de la noción de 'agudeza' hasta el punto de que ésta sustituye al término 'concepto' en los títulos de 9 Discursos.
- o Aunque para Gracián 'concepto' y 'agudeza' coinciden en su significado, las connotaciones de agudeza se ajustan mejor al sentido que Gracián quiere expresar.

Motivos de estas características diferenciadoras:

1. Demostrar su originalidad o librarse de la sospecha de plagio desde la publicación de la obra de Peregrini 3 años antes de su "Agudeza" de 1642.
2. Mejora del estilo y con ello ampliar el número de potenciales lectores.
3. Ajustar léxicamente sus exposiciones.

---

369 Correa Calderón, Introducción a *Agudeza y Arte de Ingenio*, p. 26.
370 Correa Calderón, Introducción a *Agudeza y Arte de Ingenio*, p. 26.
371 Citado por M. Blanco, O. C. p. 252.
372 Ibid. pp. 251, 294.

4. Incluir las traducciones de Marcial que el canónigo Manuel Sacristán, amigo de Lastanosa, había hecho.

¿Son las "*Agudezas*" una Poética?

1. Pueden entenderse como preceptiva sobre el arte de ingenio (*Correa Calderón*).
2. Sería un tratado en el que Gracián se esfuerza por mostrar sus gustos poéticos y oratorios eclécticos. (*Navarro González*).
3. Las "*Agudezas*" no son propiamente una preceptiva, porque sus divisiones son incompletas, confusas e incoherentes y porque no parece aceptable formular reglas a partir de la elocución, de palabras y de figuras. (*Mercedes Blanco*).
4. Pese a las definiciones de términos que Gracián suele ofrecer, en el plano del uso literario no resulta demasiado preciso.
5. Se trata, en todo caso, de una Poética *sui generis*, es decir, barroca.

3. Arqueología de la Representación. Los cimientos

3.1 Parecer y ser

> Das Sein ist Schein. Das Sein des Scheins besteht allein in dem Aufgehobensein des Seins, in seiner Nichtigkeit; diese Nichtigkeit hat es im Wesen, und außer seiner Nichtigkeit, außer dem Wesen ist er nicht. Der Schein ist das Negative, das ein Sein hat, aber in einem Anderen, in seiner Negation; so ist der Schein das Phänomen des Skeptizismus.
>
> G. W. F. Hegel, *Wissenschaft der Logic.*[373]

A toda reflexión y a todo discurso filosófico le subyace, como un presupuesto implícito, la dualidad, transmitida desde los albores de la historia, de *lo aparente* y *lo real* que, a su vez, ha impregnado la literatura también desde sus orígenes. Las razones que en cada época han justificado este dualismo son de orden diverso. Desde la necesidad de explicar las transformaciones del mundo, hasta la interpretación de las manifestaciones naturales del mito, pasando por las representaciones dramáticas, religiosas o meramente lúdicas hasta el mantenimiento crítico de la dualidad, como paso previo a la disolución de tal dualidad. La época moderna tiende ya a otorgar el rango de realidad a la apariencia. Ésta sería la única realidad accesible y a la que debemos atenernos.

En el plano de lo literario, sin embargo, lo fictivo, lo ficticio o imaginativo concurren como dimensión *sine qua non* de la literatura. En ésta la representación es la única realidad a considerar por más que seamos conscientes de su condición de apariencia.

La literatura es representación, es apariencia consciente y voluntaria en la que se harán presentes los planos narrativos y las voces del relato. El ser de la literatura, como el del arte, es aparecer. Situar la auténtica naturaleza de las cosas en una dimensión distinta a lo percibido equivale a privilegiar propuestas metafísicas difícilmente compatibles con la exigencia de materialidad propia del arte. De tal modo que lo que no "parece" queda fuera de la zona de lo que tiene valor para el arte. Porque parecer y ser, si se quiere permanecer en esta dualidad, no son contradictorios sino complementarios.[374] Pero desde una perspectiva monista se

373 I, II, IB, *Der Schein.*

374 W. Kraus, *La doctrina de la vida según Baltasar Gracián*, 1962, p. 204.

puede afirmar que todo es apariencia e imagen.[375] Gracián, dualista, fiel al sentido de la época, se posiciona retirando autenticidad al mundo, afirmando que éste es una farsa, que todo tiene lugar en imagen y representación, reconociendo que en un mundo de apariencias "las cosas no pasan por lo que son, sino por lo que parecen" ya que "lo que no se ve es como si no fuese."[376]

Esta duplicidad graciana: reconocer que el mundo es apariencia y por otra parte, mostrarse crítico con esta situación llevará al desenvolvimiento de las cuestiones, frecuentemente paradójicas, del engaño, del desengaño, la mentira, la verdad, la verosimilitud y el desciframiento, proyectándose finalmente sobre el estudio de *la imagen* como elemento capital de la epistemología poética. Cuando, posteriormente, Gracián nos describa el engaño como consecuencia de la naturaleza del objeto percibido, más que de un efecto óptico, se habrá sumado a la fértil tendencia barroca de contraponer apariencia y realidad.

El concepto que se tenga y el uso que se haga de la alegoría estarán condicionados por la posición que ocupe la imagen como recurso retórico de aproximación dialéctica a la representación del mundo y, al mismo tiempo, como alternativa especular engañosa del mundo que será preciso descifrar.

En algunos momentos de su obra, Gracián nos ha recordado que para lograr la verdad ha habido que utilizar los instrumentos de la mentira.[377] La verdad, por sí misma, no precisa de la agudeza. Sin embargo la verdad se acoge a ésta, llegando a "andar con artificio, usando invenciones y estratagemas y desmintiendo afectos (...) porque una misma verdad puede vestirse de muchas maneras."[378] En el tratamiento de la apariencia se pone de manifiesto el carácter paradójico de las argumentaciones gracianas: el mundo es mera apariencia, es hipocresía y falsedad. Pero esa apariencia puede retomarse hasta convertirse en arte e incluso en "el arte fundamental para Gracián."[379]

3.1.1 Planos de la apariencia

Se podría decir que aun manteniendo una raíz significativa común, la apariencia puede predicarse en ámbitos distintos y consiguientemente con significado diverso. Así, en el plano *moral,* la apariencia, adquiere el sentido del engaño con un

---

375 J. García López, *Baltasar Gracián,* 1947, p. 30.

376 Gracián, *Oráculo manual,* & 30. Ver también § 99.

377 Cfr. *Arte de Ingenio. Tratado de Agudeza,* Discurso XLVI. *Agudeza y Arte de Ingenio,* Discurso LV.

378 Ibid.

379 Mª Teresa Cacho, *Ver como vivir. El ojo en la obra de Gracián,* 1986, p. 130.

valor claramente negativo y como contrapuesto a verdad moral. Porque no hay que olvidar que, en Gracián, verdad se opone a engaño, no a falsedad. En tanto en cuanto *forma,* la apariencia tiene un significado estético al que Gracián se muestra ajeno, a no ser que acompañe al contenido. En un sentido epistemológico, la apariencia es el *fainomenon* tras el que se ocultan las verdaderas realidades aunque para nuestro autor no siempre apariencias y realidades, parecer y ser, se corresponden ni, como hemos visto, deben corresponderse siempre cuando se trata de salvar la verdad.

La escritura de Gracián es, pues, eminentemente dual según el modelo de duplicidad representado por el espejo. Como dice Pelegrin, es el juego de dos planos en confrontación, el del ser y el de la apariencia pero que se reencontrarán en la alegoría.[380] Cuando Gracián recomienda a la verdad que se sirva de artificios y apariencias para sobreponerse a la mentira, está propugnando un *valor instrumental* de la apariencia: debe articularse en función de los fines a conseguir. Pero el sentido general de la apariencia, para Gracián, es peyorativo en cuanto representa el carácter pasajero, ilusorio y ficticio del mundo. Este mundo barroco ha sido descrito como un "mundo al revés", como uno de los lugares comunes que no sólo representa un elemento retórico-descriptivo del mundo, sino que como señala E. R. Curtius[381] supone una acerba crítica contra su funcionamiento. Esta es la crítica que promueve Gracián contra el orden del mundo que se establece según criterios de apariencia. Lo que se trasluce del orden de la sociedad es la inversión de valores que, sin embargo no afecta – no debe afectar – a la naturaleza profunda, esencial y real (el ser) del orden social.[382] Por eso el carácter apariencial del mundo es reprobable, para Gracián, en cuanto trata de subvertir el orden natural del mundo que subyace a las apariencias. En el tratamiento graciano de la apariencia se pone de manifiesto, pues, una dualidad de enfoques. Por una parte, como manifestación del mundo, como su ser propio que se nos muestra invertido, en parentesco con la hipocresía y alardeando de una virtud

---

380 „...en confrontation de deux éléments, exacte expression de sa philosophie dualiste centrée sur le conflit entre lêtre et la paraître, ont pour fatalité la rencontre avec l'allegorie: le jeu sur deux plans de compréhension, la bifocalisation du sens." Pelegrin, *Étique et esthétique du Baroque*, 1985, p. 66.

381 E. R. Curtius, *Literatura europea y Edad Media latina*, México, 1955, p. 143.

382 Ejemplos alegórico-paradigmáticos del mundo al revés los encontramos en *El Criticón*, I, VI: *Estado del siglo*: "No hallaréis cosa con cosa. Y a un mundo que no tiene pies ni cabeza, de merced se le da el descabezado (...) Asomaban ya por un cabo de la plaza ciertos personajes que caminaban, de tan graves, con la cabeza hacia abajo por el suelo, poniéndose del todo los pies para arriba muy empinados..."

que es fingida. Sobre esta "aparencialidad" no cabe dirimir si aporta felicidad o no,[383] pero cabe decir con Gracián que es la fuente del engaño;[384] que ese "hacer parecer" resulta ser el *modus operandi* de cuantos pueblan la tierra frente al que hay que oponer el desciframiento para sortear el engaño. Aunque, como ya se ha dicho, el engaño no es malo moralmente, sino condición de la existencia en el mundo. Es, en este sentido, una apariencia que afecta a la dimensión receptiva del ser humano, en cuanto observador del constante transcurrir de personajes y situaciones engañosas.

Por otra parte, la apariencia que, como acabamos de ver, es equiparable a la hipocresía, puede asumir – y Gracián es buen representante de ello – el elemento dinámico de representación que surge de la conciencia. Se sobrepone al engaño del mundo a través de las creaciones del ingenio. La apariencia, en este sentido, equivale a la ficción, a la producción de imágenes que por semejanza con el mundo que se quiere explicar produce conocimiento de ese mundo ya que esa es la función de la metáfora y de la alegoría: la construcción de la apariencia conocida que aproxima a la realidad poco conocida. Ésta es la grandeza de la apariencia, como dice Jansen. La grandeza de la apariencia que Gracián reconoce.[385]

3.1.2 La apariencia como engaño

La visualidad sustituye en Gracián, concretamente en *El Criticón*, a una profundidad psicológica que no se da en el Barroco español. Por ello el relato de Andrenio y Critilo es una narración para los ojos, en la que la naturaleza interior de los personajes es sustituida por descripciones de su forma y aspecto exterior. Ello hace que al considerar el engaño como componente fundamental del mundo, tal

383 – "Dime, por tu vida larga si no buena: con esta virtud fingida, ¿podremos conseguir nosotros la felicidad verdadera?
– ¡Oh pobre de mí, – respondió el Ermitaño – en eso hay mucho que decir: quédese para otra sitiada [O sea para otra ocasión en que no pueda eludir la respuesta] Gracián, *El Criticón*, II, VII.

384 "… y al fin, más difíciles y menos cuesta el ser tenido por docto que por valiente y por bueno que el serlo.
– ¿De qué sirven – preguntó Andrenio – tantas estatuas como aquí teneis?
– ¡Oh – dijo el Ermitaño – son ídolos de la imaginación, fantasmas de la apariencia; todas están vacías y hacemos creer que están llenas de substancia y solidez. (…) Porque los más en el mundo no conocen ni examinan lo que cada uno es sino lo que parece". Ibid.

385 Jansen, *Die Grundbegriffe des Baltasar Gracian*, 1958, S. 133.

como señala Gracián de manera insistente, estemos hablando de un engaño en las apariencias de los personajes y de las situaciones de la narración. Sólo de lo perceptible se puede hablar con propiedad como aparente, y en el Barroco esa perceptibilidad es fundamentalmente visual. Es cierto que en Gracián hay un perspectivismo escéptico respecto al mundo, de raíz religiosa no confesada al que subyace, como dice Baquero Goyanes, "un más o menos acusado propósito ascético que tiende a prevenir al hombre contra los engaños, mudanzas y fragilidad del vivir temporal."[386] Porque este ascetismo subyacente tiene que ver con la consideración del engaño más como perversión que como error. En la obra fundamental de Gracián transpira por doquier, casi como *leitmotiv*, la descripción y crítica del engaño en sus múltiples manifestaciones. Muchos capítulos de *El Criticón* tienen al engaño como tema central[387] y aparece en mayor o menor medida en casi todas las Crisis.

Cabe preguntarse por la naturaleza del engaño en relación con la voluntad. O dicho de otro modo: si la causa del engaño es la propia naturaleza de las cosas, el ser del mundo, o es producto de una voluntad ajena, la cual ha introducido el engaño, o simplemente se trata de la espontánea corrupción de un mundo cuya degradación forma parte de su naturaleza. Gracián utiliza el recurso a la alegoría para eludir una respuesta que sin duda sería prematura en los comienzos de *El Criticón*.[388] Pese a la exhaustiva relación de actuaciones que Gracián enumera en la misma Crisi como causadas por la mentira y el engaño, no especifica el referente causal de estos. De la Fuente del Engaño, la "gran sed", como también la denomina Gracián, sólo llega a decir que es "una perennidad de engaños, un manantial de mentiras en el mundo."[389] Finalmente reconoce Gracián que ninguno supo responder a la pregunta sobre cómo se llamaba esa fuente. A lo que respondió: "No tiene nombre, que en no ser conocida consiste su eficacia."[390] Parece, pues, que si bien el mundo en sí no es engañoso, hay en él entidades – que en esta

---

386 Baquero Goyanes, *Perspectivismo y sátira en El Criticón,* 1958, p. 133.

387 Ejemplo de ello entre otros serían la Crisi I, XII, *Los cantos de Falsirena.* II, VII, *El hiermo de Hipocrinda*; III, V, *El palacio sin puertas.* Pero sin duda la Crisi I, VII (*La Fuente de los Engaños*) entra directa y pormenorizadamente en la cuestión del engaño.

388 Así como „autora de toda maldad, fuente de todo vicio, madre del pecado...progenitora al fin del engaño, aquel poderoso rey que abarca todo el mundo entre engañadores y engañados, unos de ignorancia y otros de malicia. La mentira, pues, con el engaño embisten la incauta candidez del hombre..." Crisi I, VII.

389 Ibid.

390 Ibid.

primera parte Gracián alegoriza – que causan los males del mundo. De dónde proceden o cómo han aparecido tampoco lo especifica. Gracián suele ser concreto y muy descriptivo con las consecuencias y efectos que producen la mentira, el engaño u otros principios negativos. Sin embargo a estos, de momento, los alegoriza para mantenerse en criterios de abstracción más propios del comienzo del libro. Tal vez para no verse arrastrado ya por el torbellino del relativismo interpretativo o de la contingencia temporal; tal vez para mantener el nivel poético del relato y su amplitud significativa; tal vez por mantenerse en la corriente alegórica dominante en el Barroco o tal vez por eludir concreciones comprometedoras para su situación o por discreción; tal vez por todo ello al mismo tiempo. En este punto a Gracián le interesa más destacar el efecto que produce el engaño en el hombre que las causas concretas que lo producen. No obstante, los remedios que se apuntan para eludir o descifrar el engaño son más precisos y accesibles para el humano. A ellos dedica alguna Crisi en *El Criticón*.[391] Hacia el final de *El Criticón*, aunque ya lo ha dado a entender en otros pasajes del libro, Gracián explicita de modo inequívoco y concreto la causa de los engaños del mundo. En la peregrinación de la vida humana, dice Gracián, que la más portentosa de las mostruosidades es el estar el engaño en la entrada del mundo y el desengaño a la salida. Por eso el mundo está al revés de como Dios lo ordenó. Y a la pregunta de quién los ha cambiado de ese modo, un Descifrador le responde a Critilo que los mismos hombres que no han dejado nada en su sitio.[392] Ésta es, pues, en definitiva la fuente del engaño: los propios hombres que ponen el mundo al revés y por tanto hay que volverlo del derecho enfrentándoles a un espejo. Pero el engaño en estos términos lleva a un inevitable relativismo porque al residir en la apariencia, ésta puede ser alterada y cambiada en función de la 'posición' adoptada. Es sabido que Gracián no profesó teología sino, fundamentalmente, moral y casuística.[393] Y desde el ámbito de la moral se podría hablar de relativismo, pero más aún de *perspectivismo*, puesto que todo puede ser enfocado con perspectiva engañosa. Esa es la esencial servidumbre de la apariencia: que en todo momento puede

391 Es el caso de la Crisi I, VIII, donde Artemia, representante del conocimiento, el arte, los talentos o la ciencia puede infundir saber incluso a los más incapaces y eludir con ello el engaño.

392 Crisi 5, 3ª parte.

393 Así lo confirma M. Batllori en su estudio *La vida alternante de B. Gracián en la Compañía de Jesús*: "El padre Baltasar no leyó nunca teología escolástica sino sólo moral expositiva, ahora en Lérida y más tarde en Zaragoza. Ello corresponde a su mentalidad que no es la de un metafísico puro." En *Archivum Historicum Societatis Jesu*, Vol. XVIII, 1949. Citado por Baquero Goyanes, o. c. 1958, p. 53.

ser alterada como víctima del engaño, ya que según la orientación graciana sobre el mundo es más importante parecer que ser. Cualquier antídoto o defensa contra el engaño se hace difícil cuando la apariencia de los seres del mundo es mudable. Por esta razón, y porque es lo primero con que se encuentran los ojos, la mutabilidad y la apariencia son la fuente de todo engaño y tiene difícil reparación mientras los juicios de valor estén sustentados, como mantiene Gracián, y era frecuente en el Barroco, sobre el aspecto perceptible de las cosas.[394] En este sentido, dice K. A. Blüher, que el engaño domina temática y alegóricamente *El Criticón*[395] ya que, según Gracián, el engaño "desequilibra la relación del hombre con la realidad[396] y ese desequilibrio es omnipresente. Abarca todos los órdenes como se vio al analizar la Fuente de los Engaños," (Crisi I, VII) en la que la ubicuidad del líquido en las diversas partes del cuerpo humano desencadena errores visuales, debilidades en las lenguas, fingimientos, acorchamiento del corazón, etc. puesto que, como hace decir a Critilo, "el que una vez bebe, después todo se lo traga y todo lo trueca."[397]

Todos estos "engaños" son subsidiarios de la limitación fundamental del hombre en el mundo: su *incapacidad cognitiva*. El Criticón es, en gran medida, un monumento al escepticismo que Gracián desarrolla al modo casuístico que le era familiar por sus años de docencia jesuítica. Gracián multiplica las situaciones y los encuentros de todo orden con figuras que evidencian las limitaciones humanas en infinitud de ámbitos, porque también le es negada la posibilidad de conocer. Se podría afirmar que 'conocer' la apariencia es un contrasentido, ya que sobre la apariencia no nos es dado alcanzar conocimiento alguno fiable. La desconfianza en la capacidad del hombre para situarse "sabiamente" en el mundo es la causa de las reiteraciones gracianas en *El Criticón*. Este escepticismo que Gracián comparte con Quevedo lleva consigo un hondo pesimismo epistemológico de manera que no sólo la realidad exterior está dominada por el ilusionismo o la

394 Cfr. a este respecto las reflexiones sobre el engaño de G. Poppenberg en *Ganz verteufelt human. Gracián als moralist,* 1991, especialmente pp. 188–189.

395 "Gegenüber dem *Criticón*, dessen metaphorisch-allegorische Welt sich aus dem fundamentalen Trugcharakter alles Irdischen ergibt, bleibt die Scheinhaftigkeit des Lebens in den früheren Schriften noch vornehmlich auf den Bereich der *zwischenmenschlichen Beziehungen* beschränkt," K. A. Blüher, *Seneca in Spanien*, 1969, S. 404.

396 "Denn der ‚engaño' ist für Gracian zu einer allesumfassenden Macht der Täuschung geworden, die in ungleich radikalerer Weise als in der Stoa das Verhältnis des Menschen zur Wirklichkeit stört." Ibid, S. 430.

397 *El Criticón*, I, VII.

apariencia sino que incluso el saber del hombre es mera apariencia.[398] No obstante, para algunos comentaristas Gracián mantuvo siempre una tensión para tratar de evitar el escepticismo que, sin embargo, se percibe por todos los entresijos de *El Criticón*.[399] Se trata de un escepticismo de naturaleza pragmática y moral más que propiamente filosófico. Por no ser filosófico, no planteó dudas sobre su consistencia aunque se trataba – como en *El Criticón* de Gracián – de una certidumbre de naturaleza moral. Dicho de otro modo: el escepticismo barroco hispano no plantea dudas metódicas sino que se presenta como desengaño y se sustenta sobre la desconfianza sobre la capacidad gnoseológica del ser humano. Recíprocamente, como se verá más adelante, el desengaño al que insistentemente apela Gracián es un producto doméstico o filosóficamente pobre, puesto que no se analiza sino que se da por hecho y se centra en la "maldad del mundo."[400] La sabiduría aconseja desconfiar puesto que el engaño no se descubre por el hecho de buscarlo; simplemente "aparece". Pero el darnos cuenta del engaño ya ha acabado con él. Hay, pues, una reflexión paradójica en Gracián que pone al engaño como omnipresente si queremos conocerlo, y sobre todo si queremos conocerlo por nosotros mismos. Al engaño no lo podemos conocer, porque conocerlo equivale a su disolución.[401] Y si disuelto tampoco lo conocemos, todo le parece poco a Gracián para prevenir sobre el engaño. Éste lo llena todo y todo lo ocupa.

Pero curiosamente, Gracián no se detiene a considerar los motivos que llevan al hombre a la mentira o disimulo o al mundo al engaño. El suelo último causal se suele detener en la afirmación genérica de las abstracciones morales alegóricas. El ser humano se muestra en *El Criticón* como un sujeto pasivo de esas alegorías morales como la mentira, el engaño, el vicio, etc. Pero de todas ellas, la mentira, y vale decir tanto como el engaño, son la causa más poderosa en la perversión del

---

398 „Schein und Gaukespiel beherrschen nicht nur die sinnliche, äussere Wirklichkeit; auch das Wissen des Menschen ist für Gracian letztlich nur ‚apariencia.'" K. A. Blüher, *Seneca in Spanien*, 1969, S. 404.

399 "Gracián se sitúa en la línea antiesencialista de un Montaigne o, en España, de un Saavedra Fajardo (…) Gracián luchando contra sus propias inclinaciones al escepticismo se niega a sucumbir a ellas." *Jorge Checa*, 1990, p. 117.

400 "El desengaño es una creación filosóficamente impura o por mejor decir, superficial.", García Gibert, *Baltasar Gracián y el ficcionalismo barroco*, 1990, p. 400.

401 De modo explícito dice Gracián, como narrador omnisciente en *El Criticón*:
– Yendo desta suerte le topó a él [Andrenio] la sabiduría, que no él a ella y como sabidora de todo le dijo:
– Perdido, ¿qué buscas otro que a sí mismo? ¿No ves tú que el engaño no le halla quien le busca y que en descubriéndole ya no es él? Ve a casa alguno de aquellos que se engañan a sí mismos, que allí no puede faltar." *El Criticón*, I, XI.

hombre.[402] En algunos pasajes parece que Gracián se decanta por un ser humano rousseauniano, cándido e incauto, o sea, creado bueno por el Sumo Hacedor dejando caer toda la responsabilidad de la maldad humana en las fuerzas del mal, la mentira y el engaño.[403]

Gracián denota un *dualismo maniqueísta* en su obra fundamental que trata de atenuarlo a través del dominante protagonismo del engaño. El bien y el mal, la verdad y la mentira, la virtud y el vicio, la sabiduría y la ignorancia, etc. etc. están radicados en el mundo. Pero es el engaño al cambiar su orden, al alterar su posición, quien introduce la desgracia en el destino del ser humano porque le impulsa a equívocos continuos.

El engaño que anida en la apariencia de las cosas es algo que Gracián ha mantenido ya desde la redacción de su *Oráculo manual* cuando en su parágrafo 146 establece la conexión entre engaño, ignorancia, superficialidad y apariencia, por una parte, y desengaño, sabiduría, interioridad y ser, por otra. Y aunque en el *Oráculo manual* se da una evidente motivación didáctica – como en toda la obra graciana – ya se advierten los polos entre los que el hombre debe aprender a sobrevivir según Gracián.[404] En Gracián hay una constante respecto a la apariencia y el contenido. La verdad y el bien se suelen presentar, contrariamente a lo que debieran mostrar por su naturaleza, con apariencias desagradables en lo físico y con pobres vestidos, tristes y luctuosos.[405] Para Gracián, pues, las apariencias son engañosas, pero el mundo acoge el mal creyendo que es el bien, y viceversa. Y así, una vez más, en *El Criticón* II, X, "*El palacio de Virtelia*" (las virtudes) es de pobre y triste exterior, pero su interior es hermoso.

---

402 Ella [la mentira] es la autora de toda maldad, fuente de todo vicio, madre del pecado, arpía que todo lo inficiona." *El Criticón,* I, VII.

403 "La mentira, pues, con el engaño, embisten la incauta candidez del hombre cuando mozo y cuando niño valiéndose de sus invenciones, ardides, estratagemas, acechanzas, trazas, ficciones, embusques, enredos, embelecos, dolos, marañas, ilusiones, trampas, fraudes, falacias…". Ibid.

404 "Mirar por dentro. Hállanse de ordinario ser muy otras las cosas de lo que parecían; y la ignorancia que no pasó de la certeza se convierte en desengaño cuando se penetra al interior (…) Es el engaño muy superficial y topan luego con él los que lo son. El acierto vive retirado a su interior para ser más estimado de sus de sus sabios y discretos". Gracián, *Oráculo manual,* & 146.

405 Cfr. Discurso LV de *Agudeza y Arte de Ingenio,* tomando la alegoría sobre Verdad y Mentira del *Guzmán de Alfarache* y la alegoría de *El Criticón* I, XI, donde se habla de los mellizos de Fortuna, el bien y el mal.

3.1.3 Desengaño

El desengaño, que como se ha visto, es una forma afilosófica de escepticismo, ocupa en Gracián la posición antitética del engaño en un sentido epistemológico. No tiene que ver con una teoría de los afectos. Su significado reside en una forma de reconocimiento espiritual próxima a lucidez, acierto, verdad, sinceridad. Estos serían los antónimos de engaño en el sentido de des-engañarse, o sea de superar el engaño, de advertir ese engaño y por tanto ya no estar engañado sino siendo consciente de él.[406] El desengaño es pues, una forma de conciencia, de reconocimiento de la falsedad de las representaciones.[407] Y es precisamente con ese reconocimiento (*Erkenntnis*) de que el mundo está al revés (*Verkehrte*) cómo comienza el desengaño.[408] Desengañarse, realmente, consiste en percibir que las apariencias de los seres del mundo no son lo que aparentan.

El Barroco es un período artístico y literario en el que los planteamientos tienden a una estructura dualista en cualquier ámbito de la cultura. L. Spitzer nos recuerda además que los polos de ese dualismo, aunque por una parte se contraponen,[409] por otra, están reclamándose recíprocamente también como complementarios.[410] Engaño y desengaño constituyen el haz y el envés de la vida humana, según Gracián. Toda su novela transcurre tejiendo y destejiendo

---

406 En español dos son los sentidos fundamentales de "desengaño": uno vinculado a *desilusión*, de carácter psicológico y que tendría como sinónimos decepción, desencanto, fracaso, y que serían los efectos psíquicos tras un hecho inesperado o desgraciado. Tiene una connotación negativa en cuanto hace referencia sobre todo a un sentimiento penoso. El segundo significado de "desengaño" tiene que ver con el hecho de advertir un engaño; sería el sentido completamente opuesto a "engaño" en tanto que ignorancia, desconocimiento; equivaldría a *desvelamiento* y tendría una connotación positiva ya que supone el descubrimiento de un engaño. Éste último sería el significado del desengaño graciano. Cfr. *Diccionario de la RAE* y *Diccionario de sinónimos* dirigido por José Manuel Blecua, Vox, 1999.

407 "Die Desillusion ist zu einem selbständigen Akt der Wirklichkeitsbewältigung geworden, deren Ziel offenbar allein in Gesehene umkehrt. (*Criticón* I, VIII) Die ‚richtigstellende' Einschätzung der Dinge zerstört den Trug der falschen Vorstellungen, den Wahn." K. A. Blüher, *Seneca in Spanien*, 1969, S. 430, 431.

408 Ibid.

409 "Todo este universo se compone de contrarios y se concierta de desconciertos. Uno contra otro." Gracián, *El Criticón*, I, III.

410 "El dualismo siempre está allí presente: el tema barroco por excelencia es el desengaño, el sueño opuesto a la vida, la máscara opuesta a la verdad, la grandeza temporal opuesta a la caducidad." Leo Spitzer, "El Barroco español" en *Estilo y estructura en la literatura española*, 1980, p. 318.

momentos de ambos polos. En esa tensión inevitable, Gracián opta por insistir, ya en la 3ª parte de *El Criticón*, (como es natural, en la última parte de la vida) sobre el desengaño y sus formas de acceso. Es en esa 3ª parte donde desarrolla más extensamente, en especial en algunas Crisis, la dialéctica del engaño.[411]

En el esquema de las Crisis que Blüher[412] nos presenta hay tres momentos: en el primero Andrenio y Critilo tienen una representación imaginaria (*falsche Vorstellung*) propuesta por un tercer personaje normalmente alegórico que les orienta hacia una realidad vital (*Lebensrealität*). En segundo lugar los viandantes examinan de cerca (*aus der Nähe*) ese supuesto *bonum*. Finalmente, y tras ese análisis los viajeros, desengañados (*ent-täuscht*) se apartan otra vez de ese falso *bonum*. En el camino de la vida todo lo que hallamos nos lleva al engaño. Como causa de ello – sigue Blüher – se encuentra una valoración equivocada sobre la representación de algún objeto de la realidad humana que es corregida, posteriormente, por un juicio. Como la causa del engaño reside en una deficiente visión del observador se impone la necesidad de otra forma de mirar, de otra mirada. Mirar al revés. Ante la observación de que los bienes son aparentes, el deseo por poseerlos desaparece.[413] Se ha producido el desengaño y por ello éste es, según Gracián, el maestro de la vida, el punto de partida de la reconstrucción de la verdadera apariencia de las cosas. Con el desengaño tiene lugar el tránsito desde la representación hasta su destrucción como apariencia. La verdad se desvelará tras la disolución de esta apariencia. Una dialéctica negativa que se desarrolla en primer lugar negando las imágenes engañosas para, en segundo término, mirar con otros ojos la verdadera naturaleza de lo subyacente, del ser que en cuanto tal está negándole, a su vez, apariencia a éste. Por eso el desengaño es, como dice Poppenberg, la negación en un plano superior de unas apariencias que desde la perspectiva del ser son ya una negación.[414] En este sentido la

---

411 *El Criticón*, III, III, El acertador; III, IV, El descifrador; III, V, El zahorí; III, VI, El sesudo. En especial en III, V, El palacio sin puertas, donde expone cómo los males del mundo sobrevienen porque los humanos han alterado el orden: el desengaño debía ir al principio de la vida y no al final. También en I, VIII, Las maravillas de Artemia, Gracián describe el conocimiento como factor de desengaño.

412 K. A. Blüher, *Seneca in Spanien*, 1969, S. 429.

413 "Die menschliche Vernunft überprüft diese Fehlbewertung und korrigiert ihr Urteil, indem sie den angeblichen Wert als Unwert, das angebliche ‚bonum' als Scheingut entlarvt. (…) Sobald die erstrebten Güter als Scheingüter erkannt sind, wird das Begehren gegenstandlos." Ibid, S. 430.

414 „…denn die Umkehrung der Verkehrung veredelt diese keineswegs in einer dialektischen Negation der Negation auf einer höheren Ebene zu einem dauerhaften *desengaño*." G. Poppenberg, *Ganz verteufelt human. Gracian al moralist.* 1991, S. 195.

dialéctica engaño – desengaño es una constante en *El Criticón* y se puede considerar como una estructura insustituible de la obra porque tras esta antinomia se sitúa la de verdad – mentira, y en especial, la de ser – apariencia. No conviene perder de vista que en la tesitura de tener que condenar al ser del mundo, que supondría hacerlo también con el Creador, Gracián opta por la atribución de la falsedad a las apariencias. Pero este esencialismo decisionista, que es consecuencia del ya referido dualismo barroco y de la simultánea multisecular tradición católica renovada por Trento, introduce la exigencia de trasvasar justificaciones de un mundo a otro, del mundo del ser al de las apariencias en una suerte de oscilaciones, de vacilaciones (*Schwanken*), de fluctuaciones, como dice Poppenberg, entre verdad y mentira, entre realidad y ficción, etc.[415] Porque si el mundo es apariencia y la apariencia es engañosa parece cerrase la posibilidad de un conocimiento directo. Gracián es consciente de que la finalidad última de su narración reside en proponer una salida, un remedio, al estado de cosas de espejismo con el que tiene que enfrentarse el ser humano. No sería comprensible, ni siquiera aceptable, por el propio Gracián que su relato comenzara y finalizara con el engaño. Ni siquiera cuando Gracián nos reserve una decepción final, cuando el engaño llegue a afectar también a Felisinda. Su ausencia sugiere un reconocimiento en Gracián del absurdo de la existencia. Por más que estuviera muy influido por el pesimismo estoico de Séneca o Sexto Empírico, Gracián era, por encima de todo, un maestro de moral. Es por ello que si la meta de *El Criticón* era mostrar las dificultades y adversidades que sufre el hombre en el mundo y prevenirle de ellas, el desengaño es, como dice Blüher, la idea central en *El Criticón*.[416] La superación del engaño a que nos someten las apariencias debe llevarse a cabo mediante el saber. Dado que el engaño es un modo de ignorancia, sólo el conocimiento puede librarnos de ésta. Sin embargo el saber a que nos encamina Gracián se separa de los supuestos métodos epistemológicos de la época[417] y nos propone un método

415 „ … er schwankt ja beständig zwischen Trug und Wahrheit. Dass dieses Schwanken die Fundamentalstruktur des ganzen Buches is." Ibid.

416 "'Desengaño'- Begriff selbst eingehen, der im Zentrum der folgenden *crisis VI–IX* steht und darüberhinaus dem Criticón überhaupt als zentrale lebensphilosophische Anschauung zugrundeliegt, gilt es daran zu erinnern, dass ja schon der Titel des Werks selbst, ebenso wie die Kapitelbenennung *crisi* und der Name Critilo auf die Bedeutung des kritischen Urteilens ausdrücklich hinweisen." K. A. Blüher, *Seneca in Spanien*, 1969, S. 429.

417 Cuando F. Bacon publicó el *Novum Organum* en 1620 Gracián tenía 19 años. Es improbable que leyera esta obra dados los temas y círculos que frecuentaba. El *Novum Organum* representa uno de los primeros momentos de la instauración del

de introspección u observación interna como si de una fenomenología de las esencias se tratara. Y aunque la metodología graciana parece ser algo más elemental, no obstante, una cuestión de naturaleza existencial, no epistemológica, planea sobre el tema: ¿es legítimo denunciar el engaño, como hace, Gracián? ¿No sería más humano y compasivo mantener el engaño, en lugar de mostrar la verdad, y eliminar la ilusión de vivir?

3.1.4 Mirar al revés. Mirar por dentro

El saber a que Gracián se refiere para evitar los engaños de lo aparente del mundo es el que nos proporciona su desciframiento.[418] Para Gracián el desengaño es un *mirar al revés* que equivale a desplazar el valor en la antinomia ser – parecer hacia su antagonista. Puesto que la apariencia es engañosa hay que mirar al ser, a la esencia, al interior. De ahí que otra formulación graciana sea "mirar por dentro". En ambos casos la mirada es la protagonista. Es decir, el ojo, el órgano involuntario de engaño y desengaño, ya que su objeto no es "simplemente el universo, sino el ámbito de la acción humana y social, un universo moral."[419] Mirar al revés

---

método científico basado en la observación empírica. En su aspecto crítico el *Novum Organum* reconoce las diversas supersticiones habidas hasta el momento y que en gran medida encontraban su soporte en la Lógica de Aristóteles. De los 4 *idola* que Bacon denuncia, tribus, caverna, foro y teatro, la segunda de ellas podría afectar al procedimiento (individual y subjetivo) de Gracián. Lo que nos hace suponer su desconocimiento o su desconsideración. Las críticas que pudieran hacerse al "saber" que Gracián propugna como disolución del engaño encontrarían más soporte sin duda en los *idola* del conocimiento que Max Scheler sitúa en la incuestionabilidad de la capacidad humana de percepción interior.

"En los métodos de conocimiento psicológico histórico popular se presupone un conocimiento psicológico basado en la observación de sí mismo y que en esos métodos se introduce la posible fuente de engaño totalmente nueva de la comprensión de la vida anímica ajena, por ejemplo de la descripción verbal mediante la que la persona investigada nos describe sus vivencias (…) sin embargo la fenomenología tiene tan poco que ver con la observación de sí mismo como con la observación ajena. En ella se intuye, no se "observa." Los ídolos del conocimiento de sí mismo, Max Scheler, *Engaño y percepción interna*, Cap. II. p. 37. Ver también p. 31. Ediciones Cristiandad, 2003, p. 124. (*Die Idole der Sebsterkenntnis*, Bouvier Verlag).

418 J. A. Maravall, *Estudios sobre la historia del pensamiento español*, 1984, p. 379.

419 „Welt kommt überhaupt nur unter dem Aspekt menschlichen Handelns, seiner Motive und Ziele, in den Blick. Das „Auge der Seele" ist unfreiwilliges Organ der Ent-täuschung. Sein Objekt ist nicht das Universum schlechthin, sondern der Raum menschlich-gesellschaftlichen Handelns, ein moraliches Universum." D. Janik, *Das Auge der Seele*, 1987, SS. 376–377.

es mirar por dentro. *El Criticón* se sustenta en gran medida sobre esta metáfora. Como cuando al entrar en el mundo" (I, 5) Andrenio y Critilo se topan con que todo está al revés.[420] Incluso el engaño y el desengaño se encuentran al revés de como debieran.[421] La imagen más destacada de ese "mirar al revés" la ofrece Gracián en varios pasajes: el espejo permite mirar al revés para ver las cosas del mundo al derecho, y ese instrumento entregado a Andrenio y Critilo por el hombre prudente les permite ver/conocer la verdadera realidad.[422] La figura del saber necesario para sobrevivir en el mundo es representada por Artemia que asumirá tanto la experiencia como el entendimiento.[423] El mejor modelo que Gracián ofrece en *El Criticón* sobre la mirada interior lo hallamos en el Zahorí o Veedor (III, V). Como hijo de la verdad provoca el desengaño sacando a la luz lo oculto tras las apariencias. El mirar por dentro es la expresión de una mirada penetrante en el interior[424] que se logra por el ejercicio y la práctica, así como manteniéndose en contacto con aquellos que ya las tienen (III, V).

Sin duda que con esa dirección de la mirada hacia lo que no se percibe a simple vista con el fin de hallar la verdad, Gracián se posiciona fuera de cualquier análisis que no sea de raíz senequista o ignaciana. La desconfianza hacia lo exterior sitúa a Gracián en un momento todavía precientífico o de racionalismo moral que estará en el substrato de su método de aprendizaje de la vida. Así en el *Oráculo manual* se repite también la exigencia de esa mirada fruto de la prudencia y que, según Gracián, tan escasamente se constata entre los hombres.[425]

Lo que pudiera haber sido un análisis introspectivo de naturaleza psicológica o una fenomenología de la moral, en la pluma de Gracián fue una propedéutica

---

420 "…que no sólo anda el mundo al revés en orden al lugar, sino al tiempo." *El Criticón*, I, 6.

421 "Ahora me confirmo en que todo el mundo anda al revés y todo cuanto hay en él es a la trocada. El desengaño, para bien ir había de estar en la misma entrada del mundo, en el umbral de la vida para que al mismo punto que el hombre metiera el pie en ella se le pusiera al lado y le guiara." Ibid. III, V,

422 „– Pareceme que veo mucho más que antes. De que se holgó harto el compañero porque en el ser y conocer consistía su total remedio (…)
– No ha de ser de ese modo, dijo el viejo, sino al contrario, volviendo las espaldas que las cosas del mundo todas se han d e mirar al revés para verlas al derecho. Sacó en esto el espejo del seno y desenvolviéndose de un cendal púsosele delante, encarándole muy bien a las ventanas contrarias de Palacio." *El Criticón*, I, VIII.

423 Ibid.

424 K. A. Blüher, *Seneca in Spanien*, 1969, p. 405.

425 "Son raros los que miran por dentro." *Oráculo manual*, & 99. "Pero siempre el desengaño fue pasto de la prudencia, delicias de la entereza." Ibid. § 100.

unidireccional epistemológica y de costumbres para transitar por el mundo durante las etapas de la vida humana. En ello se puede hallar la causa de la superficialidad graciana. En Gracián no hay profundidad porque no hay ontología. Todo se orienta al devenir. De hecho no se percibe en Gracián mundo interior ni sensibilidad. Posiblemente el mundo interior de Gracián procede de la religión pero ésta es evitada concientemente en su obra. Tampoco aparece por lugar alguno de su obra un alma inmortal orientada a la trascendencia. Todo se fía a la búsqueda de la felicidad (Felisinda) y a la fama. Ciertamente Gracián no fue original en la temática. Otros autores de la época, como Quevedo (1580–1645, *El mundo por de dentro*, 1627) o Luis Vélez de Guevara (1579–1644, *El diablo cojuelo*, 1641) han incidido en la crítica a la hipocresía de las apariencias y su contraste con el mundo interior.

3.1.5 Descifrar

En esa búsqueda de la verdad tras las representaciones reconoce Gracián que es inexcusable el saber y el reflexionar, aunque habrá que hacer uso también de la intuición[426] puesto que todo en el mundo precisa ser descifrado.[427] En el proceso hacia la liberación del engaño o desengaño Gracián ha marcado el objetivo como un mirar hacia dentro que se concreta -también lo ha indicado Gracián – como un descifrar o interpretar la cifra con que se mantiene oculta la realidad.[428] Para ello, y dado que se trata de actitudes y comportamientos humanos, la clave de ese desciframiento es múltiple y deberá incluir ingenio, interpretación y experiencia entre otras.

Jansen destaca un doble aspecto en la finalidad de la actuación sobre el mundo. Por una parte, descifrar tiene un sentido activo en cuanto se manifiesta en el exterior del mundo y se confía en las ventajas exteriores de la voluntad ajena.

---

426 "Aquí es el mayor encanto; no hay poder adivinar cosa de cierto. Así que es menester valerse del arte de discurrir y aun adivinar." *El Criticón*, III, V.

427 "Ya os dije que todo cuanto hay en el mundo pasa en cifra: el bueno, el malo, el ignorante y el sabio." Ibid. III, IV.

428 "Cifra" es equivalente a clave o código. Descifrar, por tanto equivale a descodificar. "Cifra" procede del árabe (*sifr*), significaba "cero" y posteriormente cualquier número. Pero como señala el diccionario de de la RAE, una cifra es u na "escritura en que se usan signos, guarismos, conociendo la clave". Por tanto la clave o código es el elemento que permite interpretar o descifrar una cifra. Código procede de *codex*, códices: libros de reglas. *Caudex*: tronco de árbol: los libros más antiguos se escribían en tablas de madera cubierta de cera. Otra acepción sería: algo que se encuentra "en cifra" es algo oscuro y misterioso (RAE). O sea difícil de conocer o reconocer.

Es la ilusión. Pero otra orientación es la que tiene una actitud pasiva y confía, mediante el conocimiento de la naturaleza humana en la liberación interior. Ésta es la desilusión o desengaño. La 1ª, la ilusión, sería táctica. La 2ª, que es más bien contemplativa,[429] es la que Gracián propugna como el desciframiento que lleva al desengaño. El conocimiento parte, pues, como instrumento omnipresente, del desciframiento. Este conocer es representado alegóricamente en *El Criticón* por el "ver" que, naturalmente, se dirige a las imágenes que el mundo va mostrando. Ver es como leer y el libro son las imágenes que se van sucediendo en el transcurso de la vida. Leer es siempre una acción interpretativa, ya que un libro es un depósito de contenidos que se descifran cuando se está en posesión de las claves o significados del idioma en que está escrito. Es por ello que la alegoría del libro es una de las más utilizadas a lo largo de la Historia para hacer referencia al lugar donde se encuentran y se han de buscar las claves / llaves del conocimiento.[430] Gracián no utiliza las abstracciones escolásticas a manera de "cifras" para aproximarse al mundo. No quiere separarse demasiado de lo que se puede ver de los movimientos humanos por el mundo y de sus acciones y que a través de sus imágenes dejan traslucir sus modos y formas morales. Por eso descifrar, para Gracián, consiste en extraer la realidad que se esconde tras las imágenes.[431] Su libro, efectivamente, es

429 "Der Zweck dieser Übung kann ein zwiefacher sein: aktiv für denjenigen, der noch mitten im Getriebe der Welt steht und sich aus dem Durchschauen des fremden Willens äussere Vorteile erhofft (der also noch in der „Illusion" befangen ist) – , passiv für jenen anderen, der diese Phase schon durchlaufen hat und sich aus der Erkenntnis menschlichen Wesens nur den inneren Vorteil der Befreiung vom Wahn (also die Desillusion, den „Desengaño"), erhofft. Das erstere wäre die taktische, letzteres die kontemplative Seite dieser Kunst." H. Jansen, *Die Grundbegriffe des Baltasar Gracián*, 1958 S. 136.

430 Reproducir las ocasiones en que se ha utilizado en la literatura el libro como alegoría del conocimiento sería tarea inacabable. Algunas serían del propio Gracián de quien reproducimos una en la que nos previene frente a la dificultad de leer el mundo por su cerrazón y la de la interioridad humana.
"Poco importa ver mucho con los ojos si con el entendimiento nada, ni vale el ver sin el notar. Discurrió bien quien dijoque el mejor libro del mundo era el mismo mundo, cerrado cuanto más abierto (…) la dificultad la hallo yo en leer y entender lo que está de la tejas abajo, porque como todo ande en cifra y los humanos corazones estén tan sellados inexcrutables, aseguroos que el mejor lector se pierde." *El Criticón*, III, IV, *El mundo descifrado*.

431 „'Entziffern heisst dann das Durchdringen der Bildhülle am Leitfaden ihrer möglichen metaphorischen Verweisungen, der Vorstoss auf den Kondensationskern der Konfigurationen, ohne dabei den scholastischen Realismus der abstrakten Begriffe zu Hilfe zu nehmen. Was hinter den Bildern steckt, ist vielmehr das Wirkliche selbst

un gigantesco retablo de imágenes de la vida humana. Y esta es, precisamente al decir de A. Egido, la clave de *El Criticón* de Gracián: la capacidad para descifrar las imágenes, tal como muestra el Descifrador, consistirá en desentrañar en esa sopa de letras el baile moral de los símbolos y el verdadero sentido de los tipos y de las palabras.[432] Porque a lo largo del relato se echa de ver cómo el libro está lleno de signos engañosos que precisan de una contracifra, como se dice en III, IV. Por ello la lectura es menos una adquisición de conocimientos que una agudeza, una capacidad de descifrar.[433] No ofrece Gracián mucha orientación sobre la naturaleza de las claves. Acaso la reiterada metáfora del espejo que permite mirar las imágenes invertidas sea el marco de representación adecuado al desciframiento.[434] Pero aun así, el espejo, que ha estado vinculado desde el platonismo a la creación artística y a la locura, resulta una imagen excesivamente limitada para la multitud de circunstancias diversas en la vida. Hay que suponer siempre la experiencia y el ingenio porque ante las infinitas situaciones no hay casuística posible. Sólo, como ha dicho Gracián "hay que valerse del arte de discurrir" que en su caso, como completa M. Blanco, no es otro que "el arte de ingenio".[435] Es cierto, como se ha dicho,[436] que para Gracián la primera experiencia radical es la vida, pero la experiencia filosófica originaria la aporta Andrenio el cual, ya desde el origen en la caverna, se pregunta por sí mismo y posteriormente por cuanto encuentra. Con ello, con el continuo preguntar, Andrenio personifica la actitud esencial del ser humano. Para Maravall esta inquietud de Andrenio hace

---

in seiner allen Realismus erfordernden Gestalt: der des Menschen." H. Blumenberg, *Die Lesbarkeit der Welt* 1983, S. 113.

432 A. Egido, *El arte de la memoria y El Criticón,* 1986, pp. 63–64. La misma idea la desarrolla en *La rosa del silencio*, Estudios sobre Gracián, 1996, p. 172.

433 François Géal, *Figures de la bibliothèque dans l'imaginaire espagnol du Siècle d'Or*, 1999, p. 467.

434 "Hay una intencionalidad implícita en el mirar que no se da en el ver, que no está exenta de riesgos: la deformación de la realidad orientada poéticamente a la estilización de la realidad. Por la intervención de la conciencia artística se produce la figuración estética de la realidad." Luis Rosales, *La fascinación y la voluntad de morir en la poesía española,* 1936. En Obra Completa, 19972, p. 464.

435 "Il est nécessaire, avant de prendre une décision, de connaître la vérité toujours cachée, ce qui requiert una tactique spéciale. (…) celui qui sait déchiffrer est avant tout un manipulateur de signes, un maître du langage. Le déchiffrement fait pleinement partie de la sphère de l'arte de ingenio." M. Blanco, *Les Rhétoriques de la Pointe*, 1992, p. 595.

436 J. A. Maravall, *Estudios de Historia del pensamiento español,* 1984, p. 355.

de Gracián un autor muy próximo al racionalismo.[437] Pero en este punto nosotros creemos que Andrenio es además la personificación del humano *escrutador de significados*. Es la representación del tránsito, siempre en tensión, en busca de las claves de la existencia. Andrenio es el objeto del Descifrador, del Zahorí, del Sabio y de tantos intérpretes a los que Andrenio siempre, indefectiblemente pregunta, buscando respuestas e interpretaciones. Porque el desciframiento del mundo humano, en expresión de Blumenberg, es interpretación.[438] Con la salvedad de que lo que se encuentra en la peregrinación son imágenes. La dificultad del desciframiento de imágenes lo aproxima a la hermenéutica del *enigma* en cuanto estimula al ingenio a resolver los sentidos ocultos que encierra y en cuanto que, al igual que en la literatura emblemática, Gracián utiliza a Andrenio para concitar la atención de los lectores sobre las situaciones y acontecimientos visuales que se afrontan en el libro-vida. Y del mismo modo que la emblemática llegó a ser un difícil juego de analogías y ambigüedades, también la interpretación, y por supuesto la descodificación, debe renunciar a un procedimiento lineal o predeterminado de comprensión. Se ha comparado incluso con un "tortuoso laberinto".[439]

En el proceso de desciframiento de las imágenes, Kassier señala *dos etapas* que se producen como consecuencia de que las imágenes han sido codificadas previamente para producir precisamente ese gradual desciframiento. En el primer momento tiene lugar una reacción crítica hacia la superficialidad de la apariencia y posteriormente hay una penetración hacia la interior substancia de la verdad.[440] Gracián quiere proclamar a lo largo de toda su obra el doble plano de la realidad: una realidad aparente y otra profunda o verdadera. Se sirve de un modelo literario también dual para establecer una correspondencia representativa con la dualidad de la realidad. Son las imágenes o alegorías las que presentan una aparente ambigüedad y debe ser el ingenio o perspicacia del observador/lector quien consiga la correcta descodificación de la verdad subyacente. Gracián insiste siempre en la necesidad de hallar la cifra del mundo y ello nos lo transmite mostrándonos el desciframiento de las imágenes alegóricas del

---

437 Ibid. p. 353.

438 „Einige unserer Zeitgenossen, hätten sie nur dem Gracián mit Rat schon zur Seite stehen könne, hätten ihn gewiss gedrängt, seine Entzifferung der Welt doch als deren ‚Hermeneutik' zu betiteln." H. Blumenberg, *Die Lesbarkeit der Welt* 1983, SS. 112.

439 "L'hermeneutique ni se réduit plus à une induction rectiligne, ni même a un chiasme simple, elle nous engage dans les méandres tortueux d'une labyrinthe." V. Jankélevitch, *Apparence et manière*, 1958, p. 128.

440 Th. L. Kassier, *The Truth Disguised*, 1976, p. 104.

relato cuya ambigüedad, y en ocasiones su rechazo directo como apariencia, viene seguido de su interpretación. De modo que la propia estructura alegórica, en la que la apariencia no permite vincularse con su significado, reproduce la estructura del mundo en el que predomina el engaño ("*nada es lo que parece*"). La alegoría se convierte de este modo en la forma lógica de *El Criticón* y en la representación lógica de un mundo cifrado. En esas imágenes alegóricas, como tendremos ocasión de considerar, se encuentra, según Kassier, el fundamento de la obra graciana.[441] O dicho brevemente, el desciframiento de las imágenes alegóricas en *El Criticón* son la proyección literaria del desciframiento de las apariencias del mundo.

En esta descodificación, el elemento intelectual parece dominar sobre la supuesta motivación moral de Gracián. Tanto es así que la finalidad del desengaño parece agotarse en sí misma. Como si se tratara de una socrática moral intelectual, el hecho de descubrir la verdadera realidad por debajo de las apariencias se nos presenta como la meta final tras la cual cualquier otra meta queda difuminada. Porque en definitiva, la cuestión y la pregunta por el *telos* del desciframiento en *El Criticón* se sustenta en el *a priori* de que conocer la verdad ya es en sí mismo un fin y un bien. Todas las lecturas del mundo a que concurren Andrenio y Critilo, aunque estén penetradas de escepticismo o de ingenuidad,[442] se confirman como una inevitable obligación que se les impone al recorrer el mundo. Pero habría que introducir la cuestión, eludida por Gracián, aunque sospechada y "dejada caer" por él en alguna ocasión, sobre el valor moral del desengaño. El análisis a fondo de esta cuestión sobrepasaría y desviaría notablemente el objeto de este trabajo. Sin embargo no podemos obviar unas breves consideraciones al respecto. Si bien para Gracián el desciframiento es una exigencia para ser capaz de orientarse en la vida, este imperativo no es de naturaleza moral sino intelectual: desvelar la mentira no es una obligación moral en sí misma sino el requisito para conducirse en el mundo con éxito en orden a la felicidad. Para Gracián el desengaño debe supeditarse al bienestar de modo que cuando éste corra peligro a causa de adversos desengaños, será preferible, según él, adaptarse o acomodarse

441 "Gracián has seen, brillianthy and inevitably, that allegory ist not just a pleasing form with which to decorate his work, but that as the logical representation of a World "en cifra", it must become the Work's very basis." Kassier, Ibid. p. 142.

442 „Darin ligt die eigentümliche Bedeutung der Entzifferungsmetaphorik des Werkes. Der Text der Welt will angestrengt, im Gegenspiel von Skepsis und Unbefangenheit zwischen Vater und Sohn, bis zum Ende gelesen sein. Das Pensum der Welt lässt sich nicht durch fromme Entschlüsse überschlagen." H. Blumenberg, *Die Lesbarkeit der Welt* 1983, S. 109.

a lo que hay; si es necesario, dejar correr los desconciertos y asumir un perspectivismo relativista, incluso el olvido de que tras las apariencias suele ocultarse la falsedad.[443] El engaño está rodeado de previsibles "familiares" vinculados a la facultad cognoscitiva o a degradaciones psíquicas.[444] Pero el mal moral no tiene cabida entre el engaño. En todo caso es su consecuencia. Gracián se inclina hacia la seguridad de un orden lógico binario: la verdad y la falsedad; su distribución en el mundo, así como su habitación en el interior del ser humano, son el núcleo de las posiciones críticas (*Crisi*) de Gracián. La verdad y la mentira se proyectan – según nuestro autor – desde las imágenes del camino de la vida. Como quiera que es la falsedad, más que la verdad, quien se ha adueñado de las imágenes del mundo, Gracián diseñará un gigantesco retablo en el que las propias imágenes protagonizarán la representación del universo de lo humano en modo alegórico. Las imágenes están en el centro de la recepción / producción graciana como paradigma de cifra.

---

443 Algunas muestras de ello las encontramos en el *Oráculo manual*:
"Cristiano sabio, cortesano filósofo. *Mas no parecerlo, menos afectado* (…) Pero siempre el desengaño fue pasto de la prudencia, delicias de la entereza." § 100.
Hasta el saber ha de ser al uso, y donde no se usa *es preciso saber hacer del ignorante* (…) Acomódese el cuerdo a lo presente, aunque le parezca mejor lo pasado, así en los arreos del alma como del cuerpo (…) viva el Discreto como puede si no como querría. *Tenga por mejor lo que le concedió la suerte que lo que le ha negado*." § 120.
"… Es el mayor saber a veces *no saber o afectar no saber*." § 133.
"… Muchas veces empeoran los males con los remedios (…) No hay mejor remedio de los desconciertos que *dejarlos correr, que así caen de sí propios*." § 138.
" … En todo hay convenientes e inconvenientes: la destreza está en saber topar con la comodidad. Hace muy diferentes visos una misma cosa si se mira a diferentes luces: *mírese por la de la felicidad*." § 224.
"… Consiste a veces el remedio del mal en olvidarlo y olvidarse el remedio. Conviene, pues, hacerla a tan cómodas costumbres porque basta a dar felicidad o infierno." § 262.

444 "…este es finalmente, el tan famoso, el tan soñado, el tan común engaño. (…) Esta es su madre, la que manda y gobierna, esta es la mentira (…)
– Aquella es la ignorancia, su abuela, la otra su esposa, la malicia; la necedad su hermano; aquellos otros sus hijos e hijas, los males, las desdichas, el pesar, la vergüenza, el arrepentimiento, la perdición, la confusión y el desprecio (…).
– Quién te sacó del engaño, ¿dónde te ha de llevar sino al saber?
– Que no hay señorío sin saber… *El Criticón*, I, VIII, *Las maravillas de Artemia.*

3.2 Analogía y semejanza

"Toda filosofía es, pues, en el fondo, filología. Y la filología, con su grande y fecunda ley de las formaciones analógicas, da su parte al azar, a lo irracional, a lo absolutamente inconmensurable."
Miguel de Unamuno, *Del sentimiento trágico de la vida*.[445]

Aristóteles comienza el capítulo 4° de la *Poética* preguntándose por las causas de la imitación (*mímesis*). Su respuesta es doble: por la natural tendencia a la imitación del ser humano desde la niñez, siendo la primera forma de aprendizaje, y a que el hecho de contemplar imitaciones produce placer, bien sea por la comparación con la realidad o por la ejecución. El Barroco fue una época en que la analogía tenía un marcado sentido gnoseológico. Especialmente en España se mantenía una visión en la moral, en el arte, en la literatura y del mundo como proyección *analógica* de origen teológico. En la política de Dios y el gobierno del mundo hay un teocentrismo hispano que con frecuencia es llevado a sus últimos extremos aunque se busquen pasos intermedios o atajos como en el caso del Tacitismo. En las artes, la temática religiosa y teológica dominante busca la reproducción *analógica* del mundo celeste. La importancia de la *semejanza* como criterio creador se remonta a los albores de las civilizaciones y de las culturas.[446] Por eso la analogía que era inseparable del discurso religioso, era la única manera de franquear la distancia entre lo finito y lo infinito, lo natural y lo sobrenatural.[447]

En un contexto restringido a lo literario y a lo epistemológico la semejanza o analogía ocupa una posición determinante como criterio de relación, o mejor, de aproximación entre hechos expresivos que, como dijo Croce, son incomparables entre sí. Conviene tener presente que el establecimiento de semejanzas entre objetos apunta también inevitablemente a la perspectiva del observador. No sólo se puede hablar de relaciones de causalidad, proximidad y semejanza, como ya reconoció Hume en el siglo XVIII, sino que hay una parte de la relación que escapa siempre a lo analógico, que elude la comparación directa y que queda, por así decir, a merced de la percepción del sujeto. La semejanza, a diferencia de la identidad, en la que tiene lugar una proyección biunívoca completa,

---

445 Espasa Calpe, Austral, 1997, pp. 305–306.

446 "Y dijo Dios: hagamos al ser humano a nuestra imagen como semejanza nuestra..." *Biblia de Jerusalén*, Génesis 1, 26. "Para componer fábulas, lo mismo que en el caso de las parábolas sólo se necesita, en efecto, que uno sea capaz de ver la semejanza, lo cual resulta fácil partiendo de la filosofía". Aristóteles, *Retórica*, 1394 a 1.

447 J. García Gibert, 2002, p. 72.

es interminable e incompleta y es precisamente en esa parte de indeterminación donde reside su mayor virtualidad creativa y originalidad. La semejanza supone, pues, el reconocimiento de una superposición basada en la experiencia pasada, lo que inevitablemente la sitúa en la órbita del sujeto "que reconoce".[448]

Ciertamente cualquier cosa puede tener relaciones de analogía o semejanza con todo lo demás hasta el punto de que el significado de un signo puede ser en realidad signo de un significado adicional[449] como sería el caso del lenguaje en tanto que sistema de signos. Siendo muy relevante el estudio de la analogía y sus formas y funciones en lo perceptible, el interés de nuestro análisis, sin embargo, se orienta a las semejanzas de naturaleza lingüística y símbólica, que es un ámbito en que las imágenes y su significado tienen lugar, y por tanto no únicamente sensorial.

La analogía es un procedimiento muy general y de muy amplia aplicación. Hay que situar su origen en la propia naturaleza de la mente humana una de cuyas propiedades consiste en la comparación y entre ellas está el juicio, en tanto que atribución de conceptos a un sujeto como función destacada del entendimiento. En éste la relación de sujeto y predicado propende a la identidad en el intento de no dejar elementos "sueltos" o desgajados de la relación y que pudieran invalidar la seguridad o rigor del conocimiento; aunque naturalmente, el juicio lógico no agota las formas posibles de comparación. La especificidad de la mente humana estriba en ser activa, en relacionar, en promover comparaciones entre sujeto y predicado frente a las mentes de los animales, en las que la característica fundamental es su pasividad: ésta es receptiva y por ello no establece relaciones comparativas de naturaleza racional. El sujeto y el predicado del esquema del juicio son ya en sí mismos constructos abstractos. La validez de los juicios se establece sobre el principio de que al menos un término debe ser universal y en él será incluido el término particular si lo hubiere. Pero en las relaciones entre lo figurativo (las imágenes, sean éstas perceptivas o imaginadas) y su connotación interviene el juego de las semejanzas o desemejanzas en función de la experiencia adquirida. Una imagen es una entidad visible, no un concepto y por tanto no hay un significado unívoco sino diversidad de perspectivas que no siendo ninguna la "canónica" o verdadera hace posible poder adherir cualquiera de ellas a distintos significados.

El "lugar" de la semejanza se encuentra, pues, en la comparación significativa de lo no sensible. Cuando se perciben concomitancias entre una imagen y un

448 E. H. Gombrich, *Arte, Percepción y Realidad*. 1983, p. 22.
449 U. Eco, *Interpretación y sobreinterpretación*, 1995, p. 50.

significado que no es el propio de dicha imagen es porque, pese a que cada una está puesta para sí misma, la semejanza de su contenido las vincula entre sí.[450]

3.2.1 Ambigüedad

El criterio de analogía asume su cuota de ambigüedad que si bien por una parte le impide formular juicios con vistas a una argumentación silogística o deductiva, por otra parte hace posible, sin embargo, una gran amplitud interpretativa como consecuencia de la multiplicidad de perspectivas que caen sobre la imagen. Esta amplitud interpretativa puede ser vista incluso como una capacidad poética latente enfrentada al rigor y estrechez de los significados propios de los juicios y definiciones. Como dice G. Steiner, éstas encierran intuiciones fallidas. Pero se puede ir más allá porque en la ambigüedad, así como en la polisemia, en la capacidad de alterar la secuencia lógica y de mentir se pueden encontrar no enfermedades del lenguaje sino, más bien, como sigue diciendo Steiner, las raíces de su genio; de su ductilidad, diríamos nosotros.[451] Sería un error favorecer la confrontación del conocimiento deductivo y racional con el conocimiento y aproximación a la manifestación artística en cualquiera de sus géneros. En esta última, la palabra se sustenta en posiciones previas sobre las que descansa su significado. La naturaleza del arte no se entiende sin una diseminación semántica de la obra. Pero los significados no mediados por otro signo referencial dejan la significación "abierta" a la capacidad asociativa del ingenio del receptor. La ambigüedad es por tanto la condición inevitable y necesaria de la apertura de la obra de arte que está mediada por la recepción comprensiva. Es decir, es la condición necesaria para la posibilidad de establecimiento de semejanzas. La resolución de la ambigüedad no está sujeta a un criterio único ni uniforme. De hecho, en tanto que se trata de un marco de relaciones del que está excluida la contradicción, se va resolviendo, aunque nunca definitivamente, con el recurso al contexto, a la experiencia o a las convenciones del uso. La ambigüedad lleva un *tantum* dubitativo y de inseguridad al que hay que aprender a adherirse como componente de toda ulterior opción de similitud dado que "la vaguedad, la ambigüedad, la

---

450 "Im Gleichnis dagegen sind beide Seiten, Bild und Bedeutung – wenn zwar mit geringerer oder grösserer Ausführlichkeit bald des Bildes, bald der Bedeutung – vollständig geschieden, jede für sich hingestellt und dann erst in dieser Trennung aufeinander der Ähnlichkeiten ihres Inhalts wegen bezogen.", Hegel, *Ästhetik* I, S. 397.

451 "Ambigüity, polisemy, opaqueness, the violation of grammatical and logical sequences, reciprocal incomprehensions, the capacity to lie – these are not pathologies of language but the roots of its genius. Without them the individual and the species would have withered." G. Steiner, *After Babel*, 1975, p. 235.

fugacidad de la referencia son rasgos de las formas verbales [artísticas] no de los objetos referidos."[452] O lo que es lo mismo: la imagen, la palabra, no son en sí mismos ambiguos sino que lo son las redes semánticas que les acompañan y sus relaciones. La presencia de la ambigüedad sitúa en el mismo plano a las obras de arte y a los enigmas, como dijo Adorno,[453] en cuanto que su indeterminación les hace eludir los conceptos y por su carácter paradójico hace posible la apertura de significados.

3.2.2 Semejanza

La apertura significativa será la que Gracián reconocerá en el origen de la inmensidad conceptuosa sin límites y que también hará recaer en la semejanza.[454] Sin embargo la semejanza a la que Gracián se refiere tiene un menor alcance que la que tiene por objeto la explicación de los procesos del conocer y de las más amplias relaciones significativas en lo lingüístico, en lo estético y en una hermenéutica general de más altos vuelos. Gracián se mueve en el plano de las figuras retóricas, aunque es cierto que introduce elementos lindantes con lo epistemológico (conceptos, paradojas, equívocos, ficción, etc.) y lo psicológico (agudeza, ingenio, etc.), y a su vez, con frecuencia, ambos planos interrelacionados. Las reflexiones de Gracián sobre la semejanza, o de "la paridad", hay que insertarlas en una inquietud fundamental latente en su obra a la que dedica directamente cuatro discursos en cada una de las dos versiones de *Agudeza*: en la primera parte y a partir de los Discursos XLII y LI, en los que comienza el desarrollo de la *Agudeza Compuesta,* en varios capítulos reitera la función esencial de la semejanza como fundamento de la agudeza, la alegoría, la alusión, etc.[455] Para Gracián la semejanza es el instrumento retórico fundamental del inmenso número de

452 "Vageness ambiguity, fugacity of reference, are traits of verbal forms and do not extend to the objects referred to." W. O. Quine, *Word and Object,* 1985, p. 193.

453 *Ästhetische Theorie,* 1973, p. 188.

454 Gracián, *Arte de Ingenio. Tratado de Agudeza,* VIII, p. 180.

455 En la comparación de las dos *Agudezas* (1642 / 1648), como se ha dicho más arriba, la segunda de ellas es más completa, más desarrollada en su exposición y con ejemplos poéticos que en la primera versión son mínimos. En este sentido *Arte de Ingenio. Tratado de Agudeza* (1642), pese a ser más reducida y a una expresión más abigarrada, es más fácil de seguir en su argumentación por su esquematismo. Desde el punto de vista estructural la primera *Agudeza* dedica los discursos VIII, IX, X y XI a tratar sobre los conceptos de semejanza y las diversas formas de semejanza basadas en Misterio o Reparo, en Proporción o Disonancia o en Sentencia. En conjunto 13 páginas.

sutilezas, conceptos y agudezas que se dan en las composiciones literarias (Discursos IX, X, XI). En el Discurso XII introduce Gracián una virtualidad de la semejanza que consiste en influir en el convencimiento mediante la ponderación de las circunstancias. Es lo que él denomina una *moralidad provechosa* que aumenta la moralidad si se añade sentencia a la semejanza. Es ésta del Discurso XII la primera ocasión en que Gracián reconoce la influencia de las figuras retóricas por semejanza (casi todas lo son) en la persuasión. Cuando a partir del Discurso LI[456] va a reflexionar sobre la *Agudeza Compuesta* la semejanza se hace más precisa puesto que en la composición hay muchas formas de semejanza entre sus elementos. De hecho Gracián ya identifica, en el Discurso LIII, la metáfora con la semejanza, otorgando a esta última gran importancia en la confección de los discursos.[457]

Gracián parece distinguir entre una semejanza simple y otras semejanzas por diversos primores o trabazones. A la primera, a la que en el Discurso IX denomina *semejanza pura* es un producto de la inventiva y el ingenio y su valor reside en lo acertado de los elementos que se comparan aunque no incluyan otras trabazones o realces.[458] En realidad no hay propiamente comparación sintáctica en la denominada semejanza o metáfora pura. Cuando se da una relación de semejanza entre sujeto y predicado de modo natural y espontáneo, y no precisa otros modos de unión, se trata de una *semejanza mixta*.[459] La metáfora se manifiesta, pues, como el producto más acabado de la semejanza ya que compara

---

La 2ª *Agudeza* dedica los Discursos IX, X, XI, y XII a las mismas materias si bien cambia el término "*Conceptos sobre semejanza*" por "*Agudezas por semejanza*" y el X lo titula "*Semejanzas conceptuosas*". Es decir, en la 2ª *Agudeza* divide en dos Discursos el IX y X, el VIII de la 1ª *Agudeza* (*Sobre los conceptos sobre semejanza*") manteniéndose el XI y XII de la 2ª *Agudeza* con la misma temática y titulación de Discursos que el IX, X y XI de la 1ª *Agudeza*. En conjunto ocupan 30 páginas. En lo sucesivo nos referiremos a la *Agudeza y Arte de Ingenio* de 1648 por ser más extensa y sobre todo porque siendo la posterior representará mejor sin duda el verdadero pensamiento de Gracián.

456 Correspondiente con el *Discurso XLII* de la 2ª *Agudeza.*

457 "La semejanza o metáfora ya por lo gustoso de su artificio, ya por lo fácil de la acomodación, por lo sublime a veces del término a quien se transfiere o asemeja el sujeto, suele ser la ordinaria oficina de los discurso." *Agudeza y Arte de Ingenio*, LIII, Vol. II, p. 179.

458 "En la misma semejanza pura se hallan sus primores del ingenio que realizan grandemente." Ibid. VIII, p. 117.

459 "Cuando el discurso es por acomodación y semejanza no es menester más trabazón que las de las mismas partes del término acomodadas al sujeto." Ibid. LIV, p. 184.

un elemento real con otro ficticio. O simplemente un término, el metafórico está puesto en lugar del metaforizado (*metáfora pura*). Cuando en los últimos capítulos de la *Agudeza*, Gracián desarrolla los modos de la *Agudeza Compuesta* y entre ellos la alegoría, ésta es percibida como un despliegue de la semejanza. Ésta, dice, es el fundamento de las invenciones de ficción, es decir de las representaciones imaginativas y con ello la semejanza lleva de lo ficticio a lo real o verdadero. O lo que es lo mismo, la semejanza hace posible la transposición y el contenido significativo de la metáfora.[460]

Al referirse a las formas de *Agudeza Compuesta Fingida* o *por Ficción en particular*, Gracián va desgranando algunas de ellas como las epopeyas, las heroicas, amorosas, metamorfosis, y también aquí es la semejanza de lo natural con lo moral su artificio fundamental.[461] Lo mismo dirá respecto de la alegoría[462] y las parábolas: su artificio se funda por semejanza.[463]

Como es propio en Gracián elude definiciones connotativas y suele decantarse por imágenes o metáforas descriptivas. Ya se vio más arriba que la primera ocasión en que Gracián nos presenta la semejanza es el Discurso IX de la Agudeza (1648) (VIII de 1642). Debemos suponer que es ahí donde quedarían expuestos los principios, orígenes, definiciones y caracterizaciones de la semejanza. Pero Gracián no da facilidades aunque en la 2ª Agudeza sus explicaciones son notoriamente más pormenorizadas, en especial en los Discursos VIII al IX y el XII.

Lo primero que destaca en la caracterización de las semejanzas es la multitud de conceptos a que puede dar lugar. Reitera términos como *inmensidad conceptuosa*, *agudeza sin límites*, *innumerables diferencias*. No parece que haya principio más influyente en la formación de agudezas o conceptos que la semejanza.[464] En las semejanzas se confronta al sujeto, no sólo con los caracteres que pudieran serle propios o connaturales, sino que el sujeto puede ser confrontado o cotejado[465] con términos, con predicados que pudieren serle extraños o impropios

460 "La semejanza es el fundamento de toda la invención fingida y la translación de lo mentido a lo verdadero es el alma de esta agudeza." Ibid. LV, p. 197.

461 Ibid. LVI, p. 200.

462 Ibid. p. 201.

463 Ibid. LVII, p. 215.

464 En la 1ª *Agudeza* Gracián titula *De los conceptos sobre semejanza* (Discurso VIII) y en la 2ª *Agudeza, De la Agudeza por semejanza.*

465 Gracián utiliza el término "carear", que entre los varios significados que le atribuye el Diccionario de la RAE se encuentran los de cotejar, confrontar algo con otra cosa (*comparare, conferre*). Este carearse el sujeto es un modo de formar contenidos según el modelo aristotélico del juicio lógico (S es P).

en cuyo caso estamos refiriéndonos a imágenes o representaciones que tratan de representar el ser del sujeto o alguno de sus caracteres o contingencias cuya relación con el sujeto puede ser muy amplia hasta el punto de que el sujeto pueda compararse (carearse) con algo ficticio.[466]

Al aludir a la *semejanza pura* Gracián la incluye como concepto y sutileza de la inventiva. No es una mera "flor retórica", sino agudeza, ya que se trata de una comparación, aunque elemental, completa. Es decir aparecen explícitos los dos miembros de la comparación. De modo que esa *semejanza pura* a la que se refiere Gracián, él mismo la ejemplifica con unas estrofas de Pérez de Montalbán donde se dice:

> "Pues así mi corazón
> fue concha que con el tiempo,
> iba criando una perla ..."[467]

Los términos "corazón" y "concha" mantienen la estructura *A es B* o *S es P*. Por tanto se trata de una comparación simple pero a la que Gracián denomina *semejanza pura*. Sería equivalente a una *metáfora mixta* por estar presentes los dos términos de la comparación.

Pero la semejanza pura también se produce como ingenio el cual admite diversos primores, realces y variaciones: con una semejanza se pueden producir dos contrarias, se puede añadir a una semejanza otra mayor, u oponer dos; pueden acumularse. El ingenio suele inclinarse al exceso. Los términos de la semejanza no siempre son verdaderos, sino que se fingen para ponderar las deformidades o conformidades.[468]

Argumentos semejantes se encuentran en el Discurso IV aunque en ese caso referidos al sujeto. La semejanza prácticamente no aparece en este Discurso. El sujeto es el centro sobre el que se discurre y pondera – dice Gracián –, ya sea en forma de concepto o de ingenio. Y los adjuntos que le pudieran acompañar como causas, efectos, atributos, etc., "los va careando uno a uno con el sujeto." También aquí el careo con el sujeto nos lleva a la representación de un sujeto y

---

466 "En este modo de conceptuar caréase el sujeto, no ya con sus adyacentes propios sino con término extraño, como imagen, que le exprime su ser o le representa sus propiedades, efectos, causas, contingencias y demás adjuntos, no todos, sino algunos o los más principales." *Agudeza y Arte de Ingenio*, IX, p. 114.

467 Discurso IX, p. 116.

468 "Las anteriores determinaciones (Discurso IX) sobre la semejanza como concepto, como ingenio sólo nos permiten conjeturas, el carácter bimembre de la semejanza y la multitud de variaciones posibles. Pero no encontramos en Gracián definición o explicación sobre la naturaleza de la semejanza.

sus múltiples predicados; aunque – sigue Gracián – también pueden carear los términos o predicados entre sí. En el descubrimiento de conformidades o conveniencias referidas al sujeto principal o unos sujetos con otros, reside la sutileza. Pero una vez más – y esto es una clave graciana – "el ejemplo deberá probar lo anterior y declararlo."[469]

Continúa en este Discurso IV Gracián poniendo al sujeto como protagonista del concepto, donde en el Discurso IX sitúa a la semejanza[470] y va desgranando las variedades y especies de conceptos relativos al sujeto.

Retornando al Discurso IX Gracián esboza la que se ha dado en llamar la *metáfora pura* en cuanto, dice, no siempre es menester poner formada la semejanza, ni expresamente aplicarla, que bastantemente se percibe.[471] Es decir una semejanza que se muestra no como comparación sino como metáfora, que lo es sólo mediante la propuesta de un término. Como ejemplo Gracián pone unos versos de Góngora:

> "Cada vez que la miraba,
> Salía un sol por su frente,
> De tantos rayos vestido
> Cuantos cabellos contiene."

donde "sol" establece una semejanza sin nombrar el segundo término de la comparación. Para Gracián no todas las semejanzas tienen el mismo valor. Algunas sólo tienen valor retórico: las semejanzas de nombres, fonéticas, y, en general, las figuras o tropos del lenguaje. Las semejanzas auténticas deben suponer también un artificio conceptuoso, lo que nosotros designaríamos como *contenido semántico*.[472]

Dice Gracián que otro fundamento de la semejanza es la correlación del nombre, es decir, el ejercicio de la paranomasia (casado-cansado), pero en realidad no es un fundamento, sino una modalidad, y no de las más importantes a tenor de la presencia de concepto que Gracián exige a las verdaderas semejanzas (*vide supra*).[473]

---

469 El ejemplo lo pruebe y lo declare." *Agudeza y arte de ingenio*, *Discurso IV*, p. 64.

470 "Esta primera especie de concepto consiste en una cierta armonía y agradable correspondencia que dicen entre sí los términos o con el sujeto." Ibid. p. 65.

471 Ibid., *Discurso* IX, p. 122.

472 "Estas, dicen, son objeto desta arte, incluyen a más del artifico retórico el conceptuoso sin el cual no serían más que tropos o figuras sin alma de sutileza." Ibid. Vol. I, X, p. 124.

473 "Estas, dicen, son objeto desta arte, incluyen a más del artifico retórico el conceptuoso sin el cual no serían más que tropos o figuras sin alma de sutileza." Ibid. Vol. I, X, p. 124.

En Gracián la noción de semejanza añade a la ambigüedad un sentido más pictórico que lógico. Siendo el ingenio el que promueve la relación es él también el que busca el término de la comparación con el sujeto. Porque si se puede afirmar que la analogía es el principio sobre el que se sustenta todo conocimiento, también hay que poner de relieve que la analogía puede ofrecer diversas caras o manifestaciones según el contexto de referencia de dicha analogía o semejanza. Ésta como supuesto implícito de toda posibilidad de comparación admite varios sentidos que con frecuencia se superponen entre sí.

3.2.3 Formas de semejanza

La *semejanza pictórica,* o copia entre imágenes, tiene que ver con la asociación que se produce cuando la presencia de una imagen conduce a la representación de otra imagen. Es una modalidad de semejanza en la que "las cosas espirituales se pintan en figura de cosas materiales y visibles."[474] Se trata de la semejanza entre representaciones de realidades externas a la mente humana aunque puestas en relación por el ingenio. Son creaciones miméticas, imitaciones basadas en analogías. Son semejanzas creadas, no preestablecidas. Una forma, por tanto, de *mimesis*. En el caso concreto de las *parábolas*, por ejemplo, el mismo Gracián nos dice que, además de fundar su "artificio por semejanza, son como una pintura narrada."[475] Es la semejanza propia de los elementos de la poética que aspira a promover representaciones abstractas a partir de otras concretas perceptibles o imaginadas.

Semejanza como paridad dinámica que amplía o intensifica el significado. Ante una metáfora pura, su esquematismo promueve un mayor número de posibilidades significativas. Es una semejanza asimétrica que Gracián utiliza con frecuencia en *El Criticón* dado su interés por provocar mayor tensión semántica en el lector.[476] La asimetría proviene de que una imagen remite a pluralidad de significados posibles.

Semejanza en sentido epistemológico en cuanto el espíritu elude la identidad por la pobreza e ingenuidad de ésta. El espíritu conoce por comparación de objetos en los que descubrir semejanzas o, como dice Jakobson, desemejanzas.[477]

---

474 Ibid. II, pp. 56, 201.

475 Ibid. pp. 57, 215.

476 Santos Alonso dice que el número de metáforas puras en *El Criticón* sobrepasa las 250. *Tensión dramática (lenguaje y estilo) de Gracián*, 1981, p. 143.

477 "Le jeu et la force de l'esprit consistent doncs (...) à refuser la superposition exacte entre les deux que serait l'identité. L'identité ne será que de fiction: la métaphore. (...) Le mécanisme de l'esprit est donc la camparaison de deux objets, de deux 'termes' (les 'deux extrêmes du concept') ou, á l'inverse, c'est la 'confrontatin' (careo) de deux

La semejanza es el resultado de una intuición cuyo modelo sería la visión. No hay demostración lógica posible sobre analogías. Se podría decir que "se tiene conciencia" de la similitud tras el movimiento de la mirada hacia los objetos a comparar. Y el resultado es el resultado de una intuición. Lo que Gracián denominaría el "producto del ingenio".[478]

La semejanza como mimesis es de orden cognoscitivo y también práctico. En tanto en cuanto la praxis no es conceptualizable adapta su funcionamiento por un impulso de supervivencia que es mimético respecto al entorno cultural o histórico.[479] A través de la *mimesis* el individuo se posiciona con seguridad por la afinidad que otorga el conocimiento. Este conocer, que no es conceptual, es un rasgo del arte y de la praxis humana, ya que, como dice Adorno, la conducta imitativa tiende hacia lo que es el objetivo del conocimiento aunque éste bloquee su camino hacia ello en virtud de sus propias categorías.[480] La *mimesis*, en el sentido que comentamos, resulta ser algo inevitable para la supervivencia de la conciencia, pero le acompaña la contrapartida de que se convierte en mentira cuando esta *mimesis* se tiene por algo positivo.[481] Ciertamente autores como Adorno interpretaban la *mimesis* en el contexto de la obra de arte. De ahí que el contraste u oposición entre lo literal o perceptible, por una parte, y lo figurado o representado, por otra, debe mantener un espacio de indeterminación so pena

---

objets que tout montre comme identiques au sens commun ingénu que l'on vient troubler. Notc 2: R. Jakobson parle aussi de la "comparaison par ressemblance" et de la "comparaisson par dissemblance". Pelegrin, *Étique et esthétique du Baroque*, 1985, p. 149.

478 "La definiton de l'intuitus mentis, fondée sur analogie avec la vision, elle-même comprise comme pensée d'un indivisible visuel (les détails que voient les artisans) (...) Par suite, l'analyse de l'intuitus mentis est aussi à refaire:in n'y a pas d'indivisible de pensée, de nature simple. (...) Celui-ci n'est accesible que si l'on commence par una analyse du *Sehen* – Comme le *Sehen*, le *Denken* est non pas identité, mais non différence, non pas distinction, mais clarté de premier vue.". M. Merleau- Ponty, *Le visible et l'invisible*, 1964, p. 327.

479 "Ich aber bin entstellt vor Änlichkeit mit allem, was hier um mich ist." W. Benjamin, *Berliner Kindheit um Neunzehnhundert*, 1972, p. 261.

480 „Denn worauf das mimetische Verhalten auspricht, ist das Telos der Erkenntnis, das sie durch ihre eigenen Kategorien zugleich blockiert." Adorno, *Ästhetische Theorie*, 1973, p. 87.

481 "Gelangt in der These, nur Ähnliches sei dazu fähig, das untilgbare Moment von Mimesis in aller Erkenntnis und aller menschlichen Praxis zum Bewusstsein, so wird solches Bewustsein zur Unwahrheit, wenn die Affinität, in ihrer Untilbarkeit zugleich unendlich weit weg, positiv sich selbst setzt." Adorno, *Negative Dialektik* p. 153.

de que la analogía se transforme, o sea vista, como identidad. En el arte lo figurativo estricto no se ve como avanzado. Era propio de otra época y no dejaba margen a la libertad creadora. El arte avanzado debe contar con un mínimo de autonomía sólo posible en el plano de las analogías. En cierto modo es lo que también Gracián proponía al situar semejanzas y paridades como fundamento de la "inmensidad conceptuosa" de alegorías, metáforas, metamorfosis, apodos, etc. etc., que "consisten también en la semejanza con que las virtudes y los vicios se introducen en metáfora de personas."[482] Es decir la semejanza también está orientada a la praxis.

3.2.4 La semejanza no sensorial de W. Benjamin

El concepto más simplificador de la semejanza se orienta a la comparación de las imágenes. En febrero de 1933 W. Benjamin escribe un artículo "sobre lo semejante" que en el verano siguiente reelabora renunciando a reescribir algunos aspectos mágicos del primer artículo. La segunda versión parece más racional y con menos referencia a lo mítico o mágico.[483] A partir de las reflexiones de Benjamin en este trabajo, la facultad mimética como facultad imitadora o reproductora de lo semejante pretende ser la facultad capaz de explicar las asociaciones de significados, las conexiones de imágenes o formas para poder hallar tras estas conexiones la dependencia de los significados actuales respecto de otros significados de las palabras en el pasado. Benjamin parece pretender una arqueología del lenguaje a través del desplazamiento de lo fonético (sonidos) y lo gráfico (escritura) hacia nuevos (o antiguos) contenidos significativos. De ahí que lo mimético pudiera ser la clave para recuperar desde el lenguaje actual las semejanzas (y diferencias) lingüísticas y semánticas con un pasado del que nuestro lenguaje es la huella. En este trabajo Benjamin comienza ya admitiendo que el lenguaje es el canon de explicación de semejanza no sensorial. Benjamin da a entender que en el signo (la palabra) hay, a partir de su forma, una relación directa con su significado.[484] El significado de la palabra puede ser extraído de la propia apariencia, forma o imagen de la palabra. Las conexiones no sensibles se establecerían, según Benjamin, entre la forma/imagen de las palabras y su significado. Lo que Benjamin quiere dar a entender es que las formas de las palabras escritas (*Schriftbilder*) llevan en sí una semejanza con su significado. Benjamin admite que en la relación de la forma de la palabra y su significado se da la mediación de aspectos semióticos del

---

482 Gracián, *Agudeza y Arte de Ingenio, Discurso* LVI, p. 201.

483 *Lehre von Ähnlichkeit*, Februar 1933. *Über das mimetische Vermögen*, Sommer 1933.

484 *Über das mimetische Vermögen* G. S. II, S. 210.

lenguaje.[485] Lo que supone aceptación de un referente conceptual en el establecimiento del significado sin renunciar a una interpretación del significado que podríamos denominar "alegorística".

Benjamin apela en el primer trabajo a un mimetismo exigido por la necesidad de adaptarse a la existencia y por ello se trata de un mimetismo del comportamiento. Benjamin quiere poner de manifiesto que los humanos reproducimos nuestra naturaleza social sin que podamos resistirnos, ya que formaría parte del impulso de supervivencia. Se percibe un interés profundo, podríamos decir *ontológico*, por descifrar el sentido de algo oculto en el ser humano al que Benjamin cree poder acceder a través de la explicación mimética. Tanto la identidad como la semejanza son criterios de relación entre los seres pero cuya determinación o definición escapan a criterios de racionalidad. Hay que optar por explicaciones denotativas que hacen comprensible la relación sin poder justificarla en términos lógicos. De ahí que, desde la supervivencia, el comportamiento mimético tenga para Benjamin un significado *filogenético*.[486] Naturalmente esto no es algo que pueda ser probado pero la constancia y persistencia de los comportamientos humanos han llevado a Benjamin a considerar la orientación mimética de los actos como algo natural. Sin embargo, a falta de leyes naturales explicativas, Benjamin introduce dos elementos que sirven tanto de justificación como de ocultamiento.

Por una parte las semejanzas se determinan, según Benjamin, *de modo inconsciente* en su mayor parte. El predominio de lo no voluntario tal vez como exculpación de la imitación, introduce el indeterminismo ético que se ve confirmado por el otro elemento de indeterminación: *la variabilidad mimética a lo largo del tiempo* que lleva a modificar los campos de actuación de las propias fuerzas miméticas. Estos dos aspectos, el inconsciente y la variabilidad histórica, le servirán a Benjamin para soslayar o poner en cuestión el carácter convencional del lenguaje. En realidad el interés de Benjamin al escribir este breve ensayo se encuentra en tratar de explicar el hecho lingüístico como una imitación onomatopéyica en la que signos y significados caminan unidos por la semejanza. El fundamento opaco del lenguaje se hace nítido, según Benjamin, observando esta asociación de imagen y sonido o de imagen y letras a la que denominó *semejanza no sensorial*. Benjamin aspira a fundamentar diversas conexiones que se producen por la proximidad o parecido formal de sus partes. La esencia de la semejanza no

485 Ibid. S. 213.

486 "Die Frage aber, auf die es ankommt, ist nun die: was diese Schulung des mimetischen Verhaltens ihm eigentlich für einem Nutzen bringt? Die Antwort setzt die deutliche Besinnung auf die phylogenetische Bedeutung des mimetischen Verhaltens voraus." W. Benjamin, *Lehre vom Ähnlichen*, G. S. II / I, S. 205.

sensorial está en la relación de la imagen de las palabras o las letras con su significado. Las conexiones a que se refiere Benjamin son entre la intención y lo dicho o escrito realmente, pero también entre lo dicho y lo escrito.[487] Benjamin abre aquí el juego del conflicto entre lo que *se quiere decir* y lo que finalmente *se alcanza a decir*. Entre ambos no hay identidad; sólo semejanza. Cuando trasladamos a lo sensible (letras o sonidos) nuestras representaciones intencionales, observamos cómo sólo se alcanza a expresar una parte de lo pretendido. De modo que la semejanza es aquí también el criterio explicativo de la relación entre lo perceptible y lo no sensorial del lenguaje. Estaríamos, pues, con Benjamin, muy cerca de metáforas y alegorías; pero en todo caso el lenguaje sería un compendio – Benjamin le llama *archivo* – de semejanzas no sensoriales. Es decir, cuando queremos comunicar las imágenes mentales, lo escrito para representarlas es el testimonio de la falta de identidad y al mismo tiempo, sin embargo, de la presencia del criterio de semejanza entre la imagen y lo escrito.

Por un camino diferente, más interiorizado y abarcando una dimensión más nuclear del ser humano llega Benjamin a la conclusión de que la imperfección de las relaciones entre significado y significante llevará a la necesidad de la interpretación. Algo muy propio y reconocible en la metáfora. Benjamin da un rodeo por el interior del espíritu humano para llegar al reconocimiento de la dificultad de coincidencia entre *pensar* y *expresar*. Esa dificultad es la que subyace como una causa de la existencia de tropos y en especial de la metáfora.

Pero Benjamin va a entender también la interpretación en un sentido mágico que aspira con ello sin duda a ser más profundo. Por debajo de las palabras debe haber, dice, un significado no convencional aparecido en los orígenes de la formación del lenguaje y que es necesario leer a la manera como se "leen" los seres reales, no meramente como signos representacionales, sino como objetos. A la manera como se dice que el astrólogo lee el futuro en las estrellas. Este es el sentido mágico que abarca también el sentido profano. Con ello el lenguaje ha ocupado el lugar de intermediación entre las cosas haciendo que éstas no entren en relación unas con otras de modo directo.[488] En la raíz del planteamiento benjaminiano se encuentra, pues, la sustitución de criterio de significado, entre palabras (signos) y cosas, por el de semejanza entre ellas, siendo de este modo las palabras y el lenguaje quienes mejor podrían explicar, por su semejanza no sensorial con las cosas, su significado.

---

487 "Die wichtigste von diesen Verspannungen dürfte jedoch die letzte, die zwischen dem Geschriebnen und Gesprochnen sein. Denn eben die hier waltende Ähnlichkeit ist die vergleichsweise unsinnlichste. Sie ist auch die am spätesten erreichte." Ibid. S. 208.

488 Ibid. p. 209.

También alude Benjamin a la capacidad de esta semejanza para desvelar la relación con quien les da nombre,[489] con lo que se echa de ver, una vez más, la naturaleza mágica de esta teoría, para cuyos valedores – siquiera sea como teoría de lo originario – el nombre no es nunca un simple signo convencional sino parte de la cosa. Algo que Cassirer ya explicaba en referencia al pensamiento mítico y que podemos, asimismo, encontrar en los orígenes escritos de nuestra civilización.[490]

Benjamin, por su parte, asume, ya en un trabajo de 1916, que el hombre es un ser lingüístico porque da nombre a las cosas.[491] Con lo cual Benjamin va más allá de las semejanzas haciendo que la relación con el lenguaje desborde lo lingüístico y se instale en lo ontológico, de modo que el hombre sería el depositario del "lenguaje puro",[492] ya que en el nombre aparece la ley esencial del lenguaje y éste, el lenguaje, es el ser espiritual de las cosas,[493] el cual se produce precisamente en el hecho de la comunicabilidad. Ésta, la comunicabilidad, es, pues, para Benjamin, el sucedáneo de la espiritualidad. El paralelismo entre la espiritualidad y lo lingüístico conduce, como el propio Benjamin reconoce, a la idea de revelación[494] y, de hecho, en las últimas páginas de su trabajo Benjamin orienta el análisis de la esencia del lenguaje desde la perspectiva de los primeros capítulos del génesis, lo que le aproxima a Cassirer cuando sitúa al nombre en la proximidad del mito sobre las cosas (*vide supra*). Benjamin declara, no obstante, que su intención no

---

489 Ibid. p. 208.

490 "Der Name ist, mythisch genommen, niemals ein bloss konventionelles Zeichen für ein Ding, sondern ein realer Teil desselben – und ein Teil der nach dem mythisch magischen Grundsatz des „pars pro toto" das Ganze nicht nur Vertritt, sondern wirklich"ist". Wer sich des Namens bemächtig, der erringt damit die Gewalt über den Gegenstand selbst." Cassirer, *Wesen und Wirkung des Symbolbegriffs*, 1983, S. 2.

491 "Das sprachliche Wesen des Menschen ist also, dass er die Dinge bennent." W. Benjamin, *Über die Sprache überhaupt über die Sprache des Menschen*, G. W. II, I, S. 143.

492 "Weil das geistige Wesen des Menschen aber die Spreche selbst ist, darum kann er sich nicht durch sie sondern nur in ihr mitteilen. Der Inbegriff dieser intensiven Tötalität der Spreche als des geistigen Wesens des Menschen ist der Name. Der Mensch ist der Nennende, daran erkennen wir, dass aus ihm die reine Sprache spricht." Ibid. S. 144.

493 „Sprache ist dann das geistige Wesen der Dinge. Es wird das geistige Wesen also von vornherein als mitteilbar gesetzt, oder vielmehr gerade in die Mitteilbarkeit gesetz." Ibid. S. 145.

494 „Die Gleichsetzung des geistigen mit dem sprachlichen Wesen ist aber in sprachtheoretischer Hinsich von so grosser metaphysischer Tragweite, weil sie auf denjenigen Begriff hinführt, der sich immer wieder wie von selbst im Zentrum der Sprachphilosophie erhoben hat und ihre innigste Verbindung mit der Religionsphilosophie ausgemacht hat. Das ist der Begriff der Offenbarung." Ibid. S. 146.

es profundizar en cuestiones de revelación sino extraer del texto aproximaciones al lenguaje como realidad última, inexplicable o mística. La evolución de las condiciones sociales y con ellas las investigaciones lingüísticas ha relegado el carácter mítico del lenguaje que, como reconoce Benjamin, sería el uso supremo de la facultad mimética en cuanto las cosas ya no entrarían en relación directa unas con otras, sino a través del lenguaje.[495]

En el segundo artículo sobre la cuestión (*Über das mimetische Vermögen*), en el que sólo hay unos meses de diferencia respecto al primero, Benjamin mantiene los temas fundamentales aunque destacando la importancia del lenguaje, al que continúa considerando como un elemento mimético que sigue produciendo significación por su semejanza con el signo sin mediación significativa. Benjamin parece tener también en este segundo artículo un sentido *quasi* emblemático del lenguaje ya que mantiene que la palabra escrita – no sólo la palabra hablada – a través de la relación con su imagen, "ilumina" la naturaleza de la semejanza no sensorial. Benjamin hace mención en este artículo del aspecto semiótico del lenguaje que poco a poco, dice, fue liquidando las fuerzas de la magia.[496] Benjamin tiene, al menos en esta época (1933), un concepto mimético del lenguaje por el que la semejanza de la imagen de la palabra escrita se vincula con su significado. En estos dos artículos Benjamin elude un análisis lingüístico y opta por explicaciones antropológicas en las que la semejanza a su vez se halla entre lo sensible y lo no sensorial. Y ¿no es esta relación de analogía la que constituye la metáfora? Y ¿no identifica Gracián a ésta con la semejanza tanto en el Discurso XLIV (p. 385) de la 1ª *Agudeza* como en el LIII, (II, p. 179) de la 2ª?

G. Scholem indicó que estos ensayos sobre la semejanza vinculados a la filosofía del lenguaje tenían para Benjamin gran importancia.[497] Y así se lo había escrito Benjamin a Scholem en octubre de 1935.[498] Pero ya a partir de 1932 Benjamin

495 "Dergestalt wäre die Sprache die höchste Verwendung des mimetischen Vermögens: ein Medium, in das ohne Rest die frühern Merkfähigkeiten für das Ähnliche so eingegangen seien, dass nun sie das Medium darstellt, in dem sich die Dinge nicht mehr direkt." Ibid. S. 209.

496 "Dergestalt wäre die Sprache die höchste Stufe des mimetischen Verhaltens und das vollkommenste Archiv der unsinnlichen Ähnlichkeit: ein Medium, in welches ohne Rest die früheren Kräfte mimetischer Hervorbringung und Auffassung hineingewandert sind, bis sie so weit gelangeten, die der Magie zu liquidieren." Ibid. S. 213.

497 G. Scholem, *W. Benjamin, die Geschichte einer Freundschaft*, S. 257.

498 Vielfache Illustration in der Art wie der Soharautor die Lautbildungen und mehr wohl noch die Schriftzeichen als Depositen von Weltzusammenhängen auffasst." Benjamin a Scholem, París 24. 10. 1935, *Briefwechsel* 1933–1940 *Benjamin- Scholem*, 1980.

había comenzado a escribir un relato centrado en sus "recuerdos de infancia en Berlín hacia mil novecientos." No lo publicó en vida y su primera edición corrió a cargo de Adorno en 1950.

Desde el presente se orienta inevitablemente la mirada hacia el pasado o hacia el futuro. El presente como tal sólo existe "orientado". Por principio esta orientación es hacia el futuro, hacia la vida por vivir. Benjamin hace literatura que, en cambio, suele mirar hacia el pasado, y en esta *Berliner Kindheit* regresa para reinterpretar los acontecimientos y recuerdos de la infancia desde la perspectiva de nuevas experiencias y de la sabiduría adquirida desde entonces. En uno de sus recuerdos – *Die Mummerehlen* – Benjamin reflexiona sobre la semejanza en el contexto del reconocimiento e imitación de lo similar en el lenguaje. En el aprendizaje del lenguaje, como en todo aprendizaje subyace una presión por la imitación que, según Benjamin, es de naturaleza moral. La semejanza se produce como una obligación inherente a un cierto impulso de supervivencia que en realidad es un caso más de la ética de *mimesis* dominante. En sentido meramente psicológico esta semejanza se puede interpretar como la necesidad de autoafirmación y adquirir la seguridad que otorga la similitud con el entorno: la protección de los iguales. Pero en un marco más amplio la semejanza se ofrece como un comportamiento obligatorio. Esta obligatoriedad Benjamin la considera más críticamente que las semejanzas de sus artículos de 1933. Hay una dependencia por "lo a imitar" en comparación con lo no imitativo. Es un hecho que el ser humano sufre coacción mimética en su entorno cultural o histórico. Aunque en el comportamiento de lo semejante se da un margen de libertad que no se da en la identidad de comportamiento. Benjamin mantiene las palabras como instrumento de mediación entre sujeto y los objetos, si bien con frecuencia alude a las palabras como objetos, como si sólo hubiera palabras.[499] El aspecto mimético que Benjamin analiza en este breve capítulo de *Berliner Kindheit* tiene una consideración negativa, tanto porque el individuo se siente desfigurado al mimetizarse con el entorno, como porque el sujeto, del mismo modo que el autor, se diluye en su obra, se mimetiza con ella, desaparece en ella.

Como se ve, esta ética de lo similar está ya alejada de la semejanza que le llevaba a Gracián a identificarla con la metáfora. Lo retórico o epistemológico dominante en el español es aquí, en Benjamin, una ética de la imitación, lo que en otro ámbito equivale a la moralidad del ejemplo.

---

499 "Den aber übten Worte auf mich aus. Nicht solche, die mich Mustern der Gesittung, sondern Wohnungen, Möbeln, Kleidern ähnlich machten." W. Benjamin, *Berliner Kindheit*, G. S. IV, I, S. 261.

La analogía, la semejanza y su correlato, la imitación, representan un principio esencial de la naturaleza. Por ello también de la naturaleza humana. Todo en el universo está regido por leyes que producen comportamientos similares en los individuos. Por consiguiente, la semejanza abarca un dominio universal. La identidad ha substituido en los último siglos a la analogía y ha hecho posible el progreso de las ciencias. La semejanza se ha mantenido ocupando espacios humanos dejando un amplio horizonte de indefinición y permitiendo zonas de autonomía, libertad y creatividad. La semejanza es la causa del reconocimiento, del aprendizaje, de la comparación y a su vez de la identificación y diferenciación. Por ello está en el fundamento de la dialéctica, instrumento privilegiado de la mente, la acción y la creatividad humanas. En este ámbito de la creación literaria, los tropos y las figuras retóricas pueden considerarse como un epicentro de ese mundo de similitudes y diferencias con las que es posible representar lo en sí mismo irrepresentable. En términos dialécticos estamos aludiendo ciertamente a síntesis como emblemas y metáforas, pero también a las imágenes, las cuales sintetizan objetos materiales y "soportes" racionales. La semejanza, como se ve, se encuentra en todos aquellos espacios donde es posible la actividad mental del ser humano. La semejanza, pese a todo, es bifronte. Se muestra como atadura y como resquicio; como atracción y como promesa de libertad. Sólo en la metáfora se puede encontrar la síntesis entre imagen y significado. Es, pues, bastante más que una relación retórica. Una fenomenología de la semejanza sería necesaria, si bien, como decía Gracián en referencia a la agudeza, "déjase percibir, no definir."[500] Y también "la semejanza es origen de una inmensidad conceptuosa"[501] que hace difícil su fijación clasificatoria. Porque la semejanza con sus variaciones (comparación, diferencias, analogías, etc.) es el instrumento más determinante de los análisis humanísticos. Prosiguiendo en la construcción de la metáfora hay que atender a las semejanzas pero en tanto producto de la ficción o la fantasía. Aquellas que Benjamin denominaba *semejanzas no sensoriales* y que pueden situarse entre las semejanzas/parábolas (*Gleichnis*) y la metáfora. Estas son las imágenes que son metáforas "detalladas" por lo que son muy semejantes con/a la comparación.[502]

---

500 Discurso II, p. 51.

501 Discurso IX, p. 114.

502 "Zwischen Metapher auf der einen und Gleichnis auf der anderen Seite kann man das "Bild" setzen. Denn es hat mit der Metapher so genaue Verwandschaft, dass es eigentlich nur eine „ausführliche" Metapher ist - Welche dadurch nun auch wieder mit der Vergleichung grosse ähnlichkeit erhält." Hegel, *Ästhetik*, Band I, 1955, S. 395.

3.3 Síntesis

El ser de la literatura, como el del arte, es *aparecer*. De tal modo que lo que no "aparece" queda fuera de la zona de lo que tiene valor para el arte. Porque parecer y ser, si se quiere permanecer en esta dualidad, no son contradictorios sino complementarios.

Gracián propugna un valor instrumental de la apariencia: debe articularse en función de los fines a conseguir. La visualidad sustituye en Gracián a una profundidad psicológica que no se da en el Barroco español. Por ello *El Criticón* es una narración para los ojos, en la que la naturaleza interior de los personajes es sustituida por descripciones de su forma y aspecto exterior.

Puesto que la apariencia es engañosa hay que mirar al ser, a la esencia, al interior. De ahí que otra formulación graciana sea "mirar por dentro". En ambos casos la mirada es la protagonista. Mirar al revés es mirar por dentro.

A Gracián le interesa más destacar el efecto que produce el engaño en el hombre que las causas concretas que lo producen. Gracián explicita la causa de los engaños del mundo en los propios hombres que ponen el mundo al revés y por tanto hay que volverlo del derecho enfrentándoles a un espejo.

El escepticismo barroco hispano no plantea dudas metódicas sino que se presenta como desengaño y se sustenta sobre la desconfianza sobre la capacidad gnoseológica del ser humano. El engaño no se descubre por el hecho de buscarlo; simplemente "aparece". La superación del engaño a que nos someten las apariencias debe llevarse a cabo mediante *el saber*. El desengaño es una forma de reconocimiento de la falsedad de las representaciones. Una dialéctica negativa que se desarrolla en primer lugar negando las imágenes engañosas para, en segundo término, mirar con otros ojos la verdadera naturaleza de lo subyacente. Desvelar la mentira no es una obligación moral en sí misma, sino el requisito para conducirse en el mundo con éxito en orden a la felicidad. Lo que pudiera haber sido un análisis introspectivo de naturaleza psicológica o una fenomenología de la moral, en la pluma de Gracián fue una propedéutica unidireccional epistemológica y de costumbres para transitar por el mundo durante las etapas de la vida humana. En ello se puede hallar la causa de la superficialidad graciana. En Gracián no hay profundidad porque no hay ontología. Todo se orienta al devenir. De hecho no se percibe en Gracián mundo interior ni sensibilidad. Posiblemente el mundo interior de Gracián procede de la religión, pero ésta es evitada conscientemente en su obra. Tampoco aparece por lugar alguno de su obra un alma inmortal orientada a la trascendencia. Todo se fía a la búsqueda de la felicidad (*Felisinda*) *y a la fama*. La experiencia filosófica originaria la aporta Andrenio, el cual ya desde el origen en la caverna se pregunta por sí mismo y posteriormente por cuanto encuentra. El desciframiento de las imágenes alegóricas en *El Criticón* es la proyección literaria del desciframiento de las apariencias del mundo. La cuestión y la pregunta por el *telos* del desciframiento, en *El Criticón*, se sustenta en el *a priori* de que conocer la verdad ya es en sí mismo un fin y un bien.

Analogía y semejanza. En el establecimiento de semejanzas entre objetos hay una parte de la relación que elude la comparación directa y que queda, por así decir, a merced de la percepción del sujeto. La analogía tiene su origen en la propia naturaleza de la mente humana una de cuyas capacidades consiste en la comparación, y entre ellas está el *juicio* en tanto que atribución de conceptos a un sujeto como función destacada del entendimiento. La naturaleza del arte no se entiende sin una diseminación semántica de la obra. Pero los significados no mediados por otro signo referencial dejan la significación "abierta" a la capacidad asociativa del ingenio del receptor. La ambigüedad es la condición necesaria para la posibilidad de establecimiento de semejanzas y la apertura de significados.

Gracián se mueve en el plano de las figuras retóricas aunque introduce elementos de semejanza lindantes con lo epistemológico (conceptos, paradojas, equívocos, ficción, etc.) y lo psicológico (agudeza, ingenio, etc.). Para Gracián la semejanza es el instrumento retórico fundamental del inmenso número de sutilezas, conceptos y agudezas que se dan en las composiciones literarias.

La *metáfora* se manifiesta como el producto más acabado de la semejanza ya que compara un elemento real con otro ficticio. O lo que es lo mismo, *la semejanza* hace posible la transposición y el contenido significativo de la metáfora. En Gracián la semejanza es el resultado de una intuición cuyo modelo sería la visión alternativa. No hay demostración lógica posible sobre analogías. Y el resultado es el fruto de una intuición. Lo que para Gracián sería el "producto del ingenio".

Benjamin. La *facultad mimética* como facultad imitadora pretende ser la facultad capaz de explicar las asociaciones de significados actuales respecto de otros significados de las palabras en el pasado. Benjamin parece pretender una arqueología del lenguaje a través del desplazamiento de lo fonético (sonidos) y lo gráfico (escritura) hacia nuevos (o antiguos) contenidos significativos. Benjamin a esta asociación de imagen y sonido o de imagen y letras la denominó *semejanza no sensorial.* El lenguaje es el canon de explicación de semejanza no sensorial. Lo que Benjamin quiere dar a entender es que las formas de las palabras escritas (*Schriftbilder*) llevan en sí una semejanza con su significado. Benjamin elude un análisis lingüístico y opta por explicaciones antropológicas en las que la semejanza a su vez se halla entre lo sensible y lo no sensorial. En el aprendizaje del lenguaje, como en todo aprendizaje, subyace una presión por la imitación que, según Benjamin, se ofrece como un comportamiento obligatorio. Aunque en el comportamiento de lo semejante se da un margen de libertad que no se da en la identidad de comportamiento. La semejanza abarca un dominio universal. La identidad ha substituido en los último siglos a la analogía y ha hecho posible el progreso de las ciencias. La semejanza se ha mantenido ocupando espacios humanos dejando un amplio horizonte de indefinición y permitiendo zonas de *autonomía, libertad y creatividad*. La semejanza es la causa del reconocimiento, del aprendizaje, de la comparación y a su vez de la identificación y diferenciación. Por ello está en el fundamento de la *dialéctica*, instrumento privilegiado de la mente, la acción y la creatividad humanas. La semejanza, pese a todo, es *bifronte*. Se muestra como atadura y como resquicio; como atracción y como promesa de libertad. Una fenomenología de la semejanza sería necesaria; si bien, como decía Gracián en referencia a la agudeza, "déjase percibir, no definir". La semejanza, con sus variaciones (comparación, diferencias, analogías, etc.), es el instrumento más determinante de los análisis humanísticos.

4. Arquitectura de la imagen

Ficción e imagen: hacia la racionalidad concreta

> φαντασίας... nos sane visiones appellemus,
> per quas imagines rerum absentium
> ita repraesentantur animo, ut eas cernere oculis
> ac praesentes habere videamur.
> Quintiliano, *Inst. orat.* VI 2, 29.

4.1 Ficción

4.1.1 Gracián

Como se ha indicado, no hay en Gracián coherencia y uniformidad en el uso y significado de los términos. Tampoco parece que, fruto de la época, dicho rigor le preocupe demasiado. Incluso se adivina un cierto gusto por alterar los significados en cuanto cambia su contexto. Gracián no participaba como sus coetáneos Descartes, F. Bacon, Pascal o Spinoza de la *avaritia ordinis* fuera éste geométrico o no. Para Gracián, en tanto que escritor barroco, la sorpresa, el juego de palabras impactante y la posibilidad de arrastrar al lector hacia un universo de imágenes y relaciones de ficción era prioritario.

Toda literatura incorpora una exigencia ficcional cuya intensidad o extensión marca el género literario al que pertenece. En Gracián encontramos al narrador y al preceptista que en ambos planos hace uso de la ficción. En su poética *Agudeza y Arte de Ingenio*[503] Gracián dedica cuatro Discursos específicamente a la ficción, los cuales han sido comentados al tratar la cuestión de la semejanza.[504]

Conviene precisar que la noción de ficción *per se* es ambigua en cuanto que los límites entre lo real y lo ficticio son imprecisos. Tanto más en el caso de Gracián cuyo sentido de la ficción es muy amplio. En Gracián casi todo está inmerso en lo ficcional. En primer lugar porque se proyecta en gran medida y casi

---

503 Discurso XXXV, *De los conceptos por ficción.*
Discurso LV, *De la Agudeza compuesta fingida en común.*
Discurso LVI, *De la Agudeza compuesta fingida en especial.*
Discurso LVII, *De otras especies de Agudeza fingida.*
Aunque en la versión de 1642 son sólo tres (XXXVI, XLVI, CXVII). No aparece el último.

504 *Vide supra.*

exclusivamente a través del ingenio y en segundo lugar porque la obra graciana es pura construcción mental; no prestó atención al mundo exterior y toda su perspectiva se circunscribe a un esquema dual, frecuentemente muy ramificado de expresiones y conceptos.[505] Gracian no deforma la realidad exterior; simplemente la ignora y la sustituye por arquetipos que le llevan a "dejar en los huesos la realidad viva."[506]

Se ha dicho que la ficción es auxiliar del conocimiento o que incluso ya es en sí conocimiento en cuanto representa una estructura del pensamiento.[507] No cabe duda de que el Barroco es una época de predominio ficcionalista. Este predominio se puede considerar como la respuesta alternativa al conocimiento científico y racional que en países como España no encontraban recepción. De ahí que lo fictivo ocupara su lugar, pero en un ámbito de problemas e intereses más centrados en lo literario, lo moral y lo teológico. En ese sentido afirmar que lo ficcional coopera en la comprensión de los problemas de esa índole, que el ingenio a través de la ficción introduce elementos que dan transparencia al conjunto, aunque sea de modo complementario o que sea simétrica a la sentencia,[508] otorga a la ficción evidentemente un carácter epistemológico, si bien en torno a cuestiones literarias, poéticas o morales. Por eso si hay que admitir lo ficcional como un modo de conocer, habrá que hacerlo de un modo restrictivo y analógico.[509]

De los Discursos en los que Gracián hace referencia a la ficción,[510] es en el XXXV, *De los conceptos por ficción*, en el que se muestra más explícito en relación con su naturaleza. En este Discurso trata Gracián de las ficciones breves, para un sólo concepto, epigrama u ocasión. Por ello el artificio es menor. Como primer

---

505 Cfr.F. Yndurain, *Gracián, un estilo*. 1958, p. 169.

506 J. García López, *Baltasar Gracián*, 1947, p. 70.

507 J. García Gibert, *Baltasar Gracián y el ficcionalismo barroco*, 1990, pp. 6, 7, 79.

508 "De même le trait d'esprit par ficción introduit dans les lacunes du récit un chaînon supplémentaire, de sorte que s'y lise de manière transparente le sens global, la "moralité" de l'histoire" (…) La "ficcion" remplit dans le systéme de l'écriture conceptiste un rôle complémentaire et symétrique par rapport an groupe de figures axé sur la sentence.", M. Blanco, *Les Rhétoriques de la Point*, 1992, p. 299.

509 Hans Vaihinger, en su *Philosophie des Als ob* en 1911 ya consideraba las ficciones como auxiliares del conocimiento. La utilidad justificaba la utilización de lo ficcional. Hay elementos en la construcción de un sistema científico, por ejemplo las hipótesis, que son de naturaleza intuitiva. y que condicionan el resto del proceso deductivo. Los expedientes contrafácticos de los protocolos científicos también son representaciones de ficción. Y así en otros supuestos.

510 Ver nota 504.

ejemplo de todo ello Gracián transcribe un soneto de Leonardo de Argensola que finaliza:

> "Celestial, celestial ninfa apareció y me dijo:
> Ciego ¿es la tierra el centro de las almas?"

Las ficciones, sigue Gracián, consisten en una invención fabulosa, bien de algún suceso o bien de algún dicho ajeno. La finalidad de la ficción consiste en *potenciar el sentimiento* y *aumentar la ponderación*.[511] No parece, pues, que Gracián trate de introducir las ficciones para incrementar el conocimiento sino el sentimiento, y de ellas dice que son invenciones. Entre ficción e invención no hay diferencias semánticas notables. A no ser el matiz creativo o activo de invención frente al más estático de ficción. Por lo que más que de una definición se trata de una tautología: una ficción es una invención.[512] Estas ficciones, sigue Gracián, sirven para exagerar algún asunto.[513] La elegancia y vivacidad de estas ficciones prueban la presencia del ingenio.[514] La ficción se usa también para explicar alguna dificultad o para la semejanza que expresa un sentimiento.[515] Dice Gracián que la ficción sobre lo posible tiene fundamento y hay correspondencia entre esta circunstancia fingida y la verdadera.[516] Había que procurar, sigue Gracián, que "ya que se finge, que se haga con agudeza."[517] Pero en todo caso, aun sin considerar las diversas formas de ficción en función de lo ficcionado, la ficción sola,

---

511 Discurso XXXV, p. 69.

512 *Invención* procede de *inventio, -onis*, acción de encontrar, descubrimiento; que a su vez procede de *invenio, inveni, inventum*: encontrar, hallar, conseguir, descubrir. Por su parte, *Ficción* procede de *fingo, finxi, fictum*: formar, dar forma, modelar, componer, disfrazar, representarse, imaginar. Parece que el término "ficción" aparece por 1ª vez en el diccionario de Antonio de Nebrija en 1495.

513 Discurso XXXV, p. 70.

514 Ibid. p. 72.

515 Ibid. p. 75.

516 A estas ficciones sobre lo probable hace referencia el Prof. Poppenberg cuando afirma que „Solche aus dem Ingenium stammende Invention ist nicht Lüge, sondern Fiktion: "Fingir o imaginar es su oficio, y no mentir" (I, vi, 103). Stoff der dichterischen Tätigkeit sind alle Dinge „verdaderas" o fingidas". Die Fiktionen können wiederum wahrscheinlich sein, also zum Wirklichkeit ein Verhältnis der Ähnlichkeit haben oder fabelhaft." *Psyche und Allegorie*, 2003, s. 288–289. La misma idea sostiene Miguel Avilés cuando dice que "el autor de sueños fingidos… acepta incluso que se tome como fabuloso su relato con tal de que se considere lo que en él hay de razonable una vez despojado de lo fabuloso." M. Avilés, *Sueños ficticios y lucha ideológica en el Siglo de Oro*, 1981, p. 37.

517 Discurso XXXV, p. 76.

el mero hecho de la ficción es suficiente para sobresalir en la invención, "para sutileza", dice Gracián.[518]

4.1.2 Caracterización de la ficción

Por tanto en este Discurso XXXV encontramos una caracterización de la ficción según Gracián en la que:

a) Toma en consideración al creador, al que se pide invención de hechos o dichos, como al receptor al que se trata de provocar sentimientos. Hay alusión al ingenio como facultad creadora de ficciones e incluso las ocasiones en que debe usarse. Por tanto hay una referencia casi definitoria a la ficción y a su uso.

b) Sin embargo Gracián no pretende un tratamiento más amplio del hecho ficcional. Se limita a los conceptos, lo que vale tanto como decir a los "tropos de ficción". No hallamos en su exposición referencia literaria a un género narrativo aunque sea en forma primitiva. La ficción encuentra su marco más propio en la narración cuyos elementos fundamentales, narrador, personajes, tiempo y espacio, aun reconociendo que son componentes redescubiertos en tiempos recientes,[519] no aparecen ni son sugeridos en los Discursos de Gracián.

c) El *leit-motiv* de las categorías gracianas y su percepción básica están vinculadas a la modulación expresiva propia del Barroco. La ficción supone una invención fabulosa, elegante, vivaz, ingeniosa, ponderada, aguda, etc. Con ello se espera que el lector se sumerja intensamente en la valoración de los contenidos. Nos hallamos ante el efecto teatral de la literatura barroca que hay que entender como algo que también interactúa fuera de lo estrictamente literario. Esta teatralización que afecta a todas las artes hace que "las personas en su vivir y en su relación con las cosas y el mundo se produjesen con la sola intención de ser contemplado."[520] También era esta una técnica aplicada por los predicadores en el Barroco cuando la palabra debía ir acompañada de manifestaciones visuales y auditivas a semejanza del teatro. No hay que olvidar que a Gracián se le puede considerar, profesionalmente, también un predicador. Como dice Emilio Orozco la intención era actuar sobre la imaginación haciendo pincel de su lengua… pintando lo que dice con colores de vocablos varios.[521] Por tanto los elementos

518 Ibid. p. 77.

519 El estructuralismo es la corriente lingüística en el S. XX que más ha potenciado el estudio de los componentes de la novela.

520 E. Orozco, *El teatro y la teatralidad del Barroco*, 1969, p. 240.

521 Ibid. p. 143.

que según Gracián deben acompañar las invenciones fabulosas o ficciones son deudores del recargamiento apariencial propio del Barroco.

Los Discursos LV, LVI, y LVII de la *Agudeza y Arte de Ingenio* no añaden gran cosa a lo aquí expuesto en relación con la ficción. De hecho las referencias son más hacia las formas de agudeza compuesta que a su carácter de ficción. En el Discurso LV hay que destacar la insistencia de Gracián en que la semejanza es el fundamento de toda "invención fingida".[522]

La expresión "invención fingida" reitera en otro orden la del Discurso XXXV comentado anteriormente. Pero aquí la repetición es un pleonasmo que no añade nada al carácter de lo ficticio o fingido. Como se trata de agudezas compuestas, Gracián debe insistir en el carácter unitario de "un cuerpo, un todo armonioso fingido"[523] que sería propio de toda clase de ficciones compuestas. En este *Discurso* de la 2ª *Agudeza* (1648) Gracián enumera hasta once agudezas compuestas incluyendo novelas, comedias y otros. Mientras que en la primera *Agudeza* (1642) la relación de ficciones compuestas era muy limitada: sólo tres: épicas, alegorías y diálogos, aunque el "etc." que incluye al final de esta breve relación permite suponer otras más.

En el Discurso LVI explica Gracián en términos similares a como lo hizo en el anterior, las metamorfosis, alegorías y apólogos. En el Discurso LVII, que como tal Discurso no existe en la primera versión de la *Agudeza*, dice Gracián ya desde el principio que la fecundidad de la inventiva es prodigiosa porque siempre encuentra el modo de ficción capaz de expresar el pensamiento.[524] Hay unas "invenciones figuradas" como jeroglíficos, emblemas y empresas que se fundamentan, dice Gracián, en la semejanza del sujeto figurado con el término que sustituye y se pinta; o sea, el figurante. Es decir, que una representación fruto de la invención (figurante) es puesta en lugar de un contenido que se quiere representar (el sujeto figurado). La semejanza en que se fundan estas invenciones hace posible, como también dice Gracián, la representación y la sustitución.[525]

Como se ha visto en el capítulo anterior al tratar la cuestión de la semejanza, las reflexiones de Gracián tratan de aproximar al lector las formas y procesos en que se "traen" las imágenes para "realzar el ingenio y la agudeza en arte".[526] Pero en el caso de los conceptos o agudezas fingidas, el carácter inventivo o creativo

522 Discurso LV, p. 197.
523 Ibid. p. 198.
524 Ibid. p. 210.
525 Ibid. p. 212.
526 *Agudeza y Arte de Ingenio*, Dedicatoria. *Al letor*, p. 45.

"finge" representaciones, imágenes, o pinturas narradas, como dice nuestro autor en el Discurso LVII.[527]

Sin duda que ese fingimiento lleva a Gracián a plantear la relación con la verdad o, en otros términos, el papel que juega la ficción en la restauración o eficacia de la verdad. La desarrolla Gracián fundamentalmente en el Discurso LV donde se trata de la agudeza compuesta fingida en general. Desde el comienzo del Discurso Gracián trata de justificar las construcciones de ficción y para ello lo va a hacer, dice, en nombre y defensa de la verdad. Hay aquí una contradicción – que Gracián se esforzará en hacer ver que sólo es aparente – entre la verdad, como él dice, esposa del entendimiento,[528] y por tanto perfectamente observable y meridianamente clara, y por otra parte, el recurso a la ficción que no deja de ser un relato inventado y por tanto, en principio, alejado de la verdad.

4.1.3 Ficción y Verdad

a) La ficción como tal no garantiza ni la verdad ni la falsedad de los contenidos. La ficción y sus diversas manifestaciones (apólogos, fábulas, alegorías, etc.) son un *ropaje* que en sí mismo atañe a la forma de representación. Por ello insiste Gracián en que como medio de ganarle la partida a la mentira, la verdad se acogió a la agudeza, es decir a la ficción. Con ello se logran al menos dos efectos: mostrarse la verdad con mayor claridad y por ello ser más fácilmente comprendida, y presentarse de modo menos amargo y más 'dorado' que cuando se presenta la verdad desnuda. De este modo las agudezas intervienen en el prestigio, revalorización y mejora estética de la Verdad.[529]

b) Por otra parte la presencia de la verdad ha producido temor y rechazo entre los intelectuales,[530] y precisa ser encauzada y presentada mediante máscaras e invenciones que la hagan más amable. Las ficciones hacen posible esa presentación. Este rechazo está acompañado de desprecio y, frecuentemente, persecución de la Verdad. Ésta engendra odio, es víctima de la ingratitud, y de la maledicencia.[531]

527 p. 215.

528 Discurso LV, p. 191.

529 Ibid. pp. 191–192. Escribimos 'Verdad' con mayúscula cuando se hace referencia a la personificación en forma alegórica introducida por el propio Gracián en *EL Criticón*. Con minúscula, como nombre común.

530 "La luz que derechamente hiere atormenta los ojos de un águila, de un lince, cuanto más los que flaquean." Discurso LV, p. 192.

531 – "¿Nunca oíste nombrar aquella buena madre de un mal hijo? Pues yo soy, y él es Odio; yo la que siendo tan buena, *todos me quieren mal*: cuando niños, me babean, y como no les entro de los dientes adentro, me escupen cuando grandes. (…)

Por ello la Verdad se acoge a la agudeza, a la ficción, para hallar remedio a sus problemas.[532]

c) Pero en esas propuestas de imágenes ficticias como forma de presentar la verdad, alienta la personalidad del profesor de "lecciones de casos de conciencia" en Lérida (1631–1633), del maestro de casuística que, ante la aridez de los principios universales de la moral, de las verdades éticas opta por prescribir una presentación individualizada, concreta, en la que cada situación pueda ser considerada en su contexto y de esa consideración brote la verdad pero ya insertada en el relato alegórico o en la parábola. La ficción, al presentar de modo individualizado el desenvolvimiento de la verdad la hace más asumible, más adaptada a la sindéresis del ser humano.

Claro que la verdad que se muestra en situaciones concretas (casos) puede presentarse de modo diverso en tanto en cuanto los casos no sean coincidentes. Ello conduce inevitablemente al relativismo de la verdad que ya fue anunciado en su tiempo por jansenistas (Pascal) y adversarios del jesuitismo tridentino dominante. En cuanto el saber humano (la verdad) está condicionado a la *ocasión* (Ocasionalismo) del relato ficticio, se produce el relajamiento de la verdad como saber universal. La casuística estaba instituida[533] para perfeccionar el tratamiento penitencial que había que dar a cada situación o comportamiento en relación con la valoración moral emanada de los mandatos de la Iglesia Católica. Gracián

- ¿Vos en los palacios? ¡Ni de mil leguas! ¿De qué pensais que sirve tanta afilada cuchilla?" *El Criticón,* II, II.

532 Gracián, *Agudeza y Arte de Ingenio,* Discurso LV, p. 191.

533 Parece ser que la casuística surge como alternativa a la imposibilidad de aplicación universal del rigorismo político y moral. Las excepciones a la norma propician el análisis de las situaciones o casos. La dificultad de llevar a la práctica los principios de la "Política de Dios" y de las doctrinas tridentinas aconsejó atemperar el dogmatismo formulando en lo político una Razón de Estado de la virtud (Tacitismo) que pudiera al mismo tiempo oponerse a la Razón de Estado del "impío" Maquiavelo. En lo moral y en conexión con el probabilismo, el casuismo tuvo su origen y aplicación especialmente en relación con el Sacramento de la Penitencia para tratar los casos de conciencia y evitar las contradicciones que pudieran darse al llevar los principios generales a la práctica. La introducción en la doctrina jesuítica de la *intención* como elemento central de la moralidad llevó las valoraciones morales de las acciones a una máxima complejidad que derivó en el establecimiento de *casos canónicos* o modelos a los que debía comparase el resto de situaciones. El intento de clasificar con todo detalle las situaciones posibles generó tal número de variables morales que la casuística acabó siendo una materia a estudiar en los centros de formación jesuíticos hasta que la orden fue disuelta por Clemente XIV en 1773.

parece, pues, estar influido por esta deformación profesional 'casuística' al aconsejar encerrar la verdad en los relatos ficticios de alegorías o parábolas, porque "una mesma verdad puede vestirse de muchos modos."[534]

d) *El probabilismo,* surgido también de las directrices de Trento, influyó sin duda en el jesuita Gracián, profesor de casuística. El probabilismo propugnaba asumir por parte del confesor el criterio de mayor probabilidad de verosimilitud en los casos en que hubiera dudas sobre la naturaleza de las culpas, su gravedad, voluntariedad o intencionalidad. De modo que en los casos dudosos tendían a fallarse a favor del penitente. Caro Baroja atribuye al probabilismo y casuismo de Gracián las grandes diferencias que mantuvo con sus superiores, porque para estos Gracián no sólo rompía la disciplina de la Compañía como autor sino que también lo hacía para publicar obras "poco graves y que desdicen mucho de nuestra profesión."[535] Lo interesante y significativo es ver cómo del probabilismo, con su base voluntarista, patente también en Gracián, puede surgir un sistema moral que satisfaga a filósofos nada cristianos como Schopenhauer y otros pesimistas.[536] Del mismo modo que el probabilismo, que asume la mayor verosimilitud en torno a la culpabilidad, pero manteniendo dudas y recurriendo a la interpretación del contexto de actuación del arrepentido en confesión, las agudezas de ficción, que deben "envolver" la Verdad, precisan inexcusablemente la interpretación. Y siendo la ficción verosímil, como dice M. Blanco, aunque nos presente un relato o narración falso, esa ficción está más próxima a la verdad filosófica que la Historia: "*Le vraisembable mensonger de la fable, du mithos, fait signe vers une vérité universelle.*"[537] En otros términos, la presentación de la verdad a través de invenciones fingidas, si bien es más comprensible, remite a un *quantum* de indeterminación o probabilidad en su interpretación. Ahí estaría el alma de esta invención fingida: en que lo que se presenta como aparente, lo que parece probable, lo que, en definitiva es la forma del relato, debe ser "traducido", interpretado o, como dice Gracián, "trasladado" a lo verdadero, a su significado interno.[538]

534 Discurso LV, p. 192.

535 Mucho más fuerte fue el conflicto cuando apareció la última parte de *El Criticón* poco antes de morir Gracián. J. Caro Baroja, *Las formas complejas de la vida religiosa, (Siglos XVI y XVII)*, 1985, p. 613. Batllori no puede dejar de reconocer que la mayoría de sus pensamientos producía efecto poco religioso, en un mundo filosófico-político "profano." M. Batllori, *Estudio preliminar a Obras Completas de Gracián,* I, p. 56.

536 J. Caro Baroja, Ibid. p. 613.

537 M. Blanco, Op. cit. p. 309.

538 "... y la traslación de lo mentido a lo verdadero es el alma desta agudeza." *Agudeza y Arte de Ingenio, Discurso LV*, p. 197. En la 1ª versión de la *Agudeza*, aunque algo más

Como ya se vio, la Verdad es salvada por el Engaño que en clave de ficción es el contenido que se oculta y a un tiempo se trasluce en parábolas, apólogos y alegorías. La verdad se oculta tras lo ficcional. Tanto más en épocas como el Barroco en que tratando de recrear lo real se alcanza un nuevo verismo, una nueva condición de la verdad que consiste en cambiar. La verdad es entendida como una verdad representada, que en su verosimilitud encierra su universalidad.[539]

e) Mercedes Blanco desarrolla una explicación sobre la ficción que se muestra complementaria del engaño-desengaño como instrumento de liberación intelectual. La ficción busca conscientemente engañar para provocar la lucidez, para "desengañarnos" (*détromper*). Pero lo hace de modo sutil, irónico, en un juego en el que se insinúa la verdad a través de los géneros de ficción de la poética pero que no puede ir más allá de la insinuación. La verdad debe mantenerse en la penumbra y para ello la ficción se alegoriza (*allégorise*) necesariamente. La propuesta de M. Blanco se centra en reconocer y descubrir una fuerza crítica en la ficción como un espíritu agresivo que se rebela contra el carácter oculto de la verdad.[540] Las *Agudezas de Ficción* son, pues, construcciones necesarias que, como en enigma, ocultan la Verdad y que se manifiestan como crítica sólo por su presencia. Por eso es natural y comprensible que Gracián no podía escribir otro libro que no fuera una sátira alegórica como *El Criticón*.

f) La *inevitabilidad de la ficción* para la preservación y manifestación de la verdad se puede enmarcar coherentemente en el contexto del Barroco. Pero en Gracián encontramos además uno de los representantes más destacados del finalismo moral, según el cual son los fines los que deben determinar la bondad de las acciones, siendo los medios justificables en función de aquellos. Cuando la experiencia, maestra de la vida, muestra la dificultad de mostrar la verdad directamente[541] y la necesidad de hacerlo a través de la ficción y por tanto de engaños o representaciones "mentirosas", sin duda estaba presente en Gracián la preeminencia de los fines sobre los medios: el fin sería salvar la Verdad, preservarla, por

---

oscuro, se pronuncia Gracián: "...y la traslación es el alma de la Agudeza Compuesta Fingida." Discurso XLVI, p. 397.

539 Cfr. J. A. Maravall, *La cultura del Barroco*, 1986, p. 518. M. Blanco, *Les Rhétoriques de la Pointe*, 1992, p. 394.

540 "Il faut donc poser a la racine de toute fiction une pulsion critique, un appétit inassouvi de satire. Dès lors elle s'apparente non plus a l'agudeza comme allégorie, mais à la pointe critique au sens de Gracian, au mot d'esprit agressif dont parle Freud." M. Blanco, *Les Rhétoriques de la Point*, p. 310.

541 Véase apartados anteriores en especial el b).

más que los medios, la inclusión de relatos ficticios fuera el precio a pagar por ello. Queda abierta la cuestión de si las agudezas de ficción son el único medio para 'transportar' la Verdad y por tanto son inseparables verdad y ficción por naturaleza, o bien lo ficcional es el trámite inevitable en razón de las actuales condiciones del mundo. En todo caso toda actuación debe supeditarse a salvar la Verdad.[542] Porque lo prudente consiste en "portarse a la ocasión".[543] Queda de este modo la ficción como un mal menor, como un medio que la prudencia justitifica en orden al fin del descubrimiento de la verdad. Tanto más cuanto que Gracián, que ha descrito el engaño existente en el mundo, nunca lo ha aprobado, pero ha recomendado a la Verdad que utilice los mismos medios para sobrevivir en el mundo.[544]

Esta recomendación, a su modo más filosófico, ya la había prescrito J. L. Vives en su *De ratione dicendi* recomendando que, cuando la verdad va contra los gustos y creencias de otros, es mejor evitar el discurso franco porque suele ser pérdida de tiempo y utilizar subterráneos o alegorías.[545]

En este reconocimiento de la importancia de la ficción para la preservación y desenvolvimiento de la verdad, tanto Vives como Gracián conectan con un sentido moderno de la ficción en lo filosófico como lugar de protección o conservación de la fuerza del individuo frente a la coacción social y la propia vacuidad intelectual,[546] o como en un sentido positivo, permitiendo al hombre proyectarse

---

542 Parece ser que el jesuita H. Busenbaum (1600–1668) fue quien formuló la expresión *cum finis ut licitus, etiam media sunt licita* extraida de su obra *Medulla theologie moralis* (1645). Gracián ya la proponía *sui generis* en el *Oráculo manual* (1647): "Todo lo dora un buen fin, aunque lo desmientan los desaciertos de los medios." § 66, p. 138. Si bien el problema de los fines y los medios es una cuestión controvertida ya desde la Filosofía griega pasando por su vertiente religiosa católica (Tomas de Aquino), toma nuevos enfoques y discusiones en el Barroco dado que la doctrina católica nunca ha llegado a reconocer la justificación de los medios a causa de los fines.

543 *Oráculo Manual*, § 288, p. 255.

544 "Vestíos al uso del mismo engaño, disfrazaos con sus mismos arreos que con eso yo os aseguro el remedio y aún el vencimiento. Abrió los ojos la Verdad, dio desde entonces en andar con artificio." Gracián, *Agudeza y Arte de Ingenio*, LV, p. 192.

545 "In "rem" praeliantur, quum eam adversus suas amicorum voluptates vel utilitates, credunt stare, quo loco planum faciendum est non ita esse, si possis, aut irrependum per cuniculos de quo in insinuatione disseruimus, vel dicendum figurate, nam aperta oratio in causis ejusmodi plurimum habet invidie." J. L. Vives, *De ratione dicendi,* II, p. 193.

546 „Was ist also Wahrheit? Ein bewegliches Heer von Metaphern, Metonymien, Anthropomorphismen, kurz eine Summe von menschlichen Relationen, die poetisch

y crecer, vivir otras vidas y por encima de la Historia.[547] Aunque en el Barroco todo arte aspiraba a "romper las fronteras que existen entre el mundo de la realidad y el de la ficción."[548]

Benjamin, en la primera parte (*Erkenntniskritische Vorrede*) del *Ursprung des deutschen Trauerspiel*, desarrolla la cuestión de la verdad. Para él la verdad es unitaria. Es expuesta por la filosofía de modo activo. La filosofía debe ejercitar la verdad, no limitarse a exponer productos de la conciencia (el saber) de modo anticipatorio, sino aplicarse a las manifestaciones *a posteriori*. La pregunta por la verdad no tiene propiamente respuesta puesto que la verdad aparece; no es algo a buscar. La verdad se alcanza a través de la exposición efectiva en la obra. Esta exposición se sirve de un estilo cuyos postulados son exigencia de la libertad intelectual: el arte de seccionar, de desarrollar fragmentariamente la obra. La *parataxis* como forma del ensayo. El fragmento es reflejo del fenómeno, el cual ilumina las ideas. Por consiguiente el fragmento es el receptor de los fenómenos y lugar de manifestación de las ideas ya que éstas, que no pueden ser pensadas de modo absoluto, como objeto de una intuición, sólo pueden surgir de entre el entramado de los fragmentos en que se manifiesta.

La verdad deberá ser el resultado de las ideas. Algo, por tanto, muy vinculado, según Benjamin, a los fenómenos y al carácter fragmentario de la percepción, una de cuyas manifestaciones es la alegoría. Esta orientación epistemológica de Walter Benjamin tiene, sin duda, su suelo originario en el empirismo para prolongarse – con la introducción del fragmento en cuanto forma de creación y lugar de manifestación de la verdad – hasta el reconocimiento de la estructura fragmentaria de toda creación artística que aspire a reflejar la verdad. De ahí que, según Benjamin, la verdad, desvinculada de las puras esencias intelectuales, reciba objetividad de la historia, de las palabras simbólicas o alegorías que el tiempo va consolidando como ideas.

---

und rhetorisch gesteigert, übertragen, geschmückt wurden, und die nach langem Gebrauch einem Volke fest, kanonisch und verbindlich dünken: die Wahrheiten sind Illusionem von denen man vergessen hat, dass sie welche sind Metaphern, die abgenutzt und sinnlich kraftlos geworden sind." Nietzsche, *Über Wahrheit und Lüge in aussermoralischen Sinne*, Kröner, 1976, S. 611.

547 "Gracias a la ficción somos más y somos otros sin dejar de ser los mismos. En ella nos disolvemos y multiplicamos, viviendo muchas más vidas de la que tenemos y de las que podríamos vivir si permaneciéramos confinados en lo verídico, sin salir de la cárcel de la Historia." M. Vargas Llosa, *La verdad de las mentiras*, 1990, p. 19.

548 E. Orozco, *El teatro y la teatralidad del Barroco*, 1969, p. 51.

4.2 Imagen

L'esprit s'efforce d'imaginer
seulement les choses qui posent
sa prope puissance d'agir.
B. Spinoza, *L'Étique*. Proposition LIV.

„Kunst ist Mimesis an die Bilderwelt
und in eins damit deren Aufklärung
durch Formen der Verfügung."
T h. W. Adorno, *Ästhetische Theorie*, 1973, S. 324.

4.2.1 Introducción. Fantasía. Teatralidad

Lo ficticio se hace concreto mediante las imágenes. Por eso éstas son la materia imprescindible de las ficciones. Imagen y ficción son, pues, dos modos de referirnos a lo mismo desde perspectivas distintas. La ficción es una forma de ser y la imagen es la representación concreta de una ficción. De modo que toda ficción lo es porque produce imágenes. Y estas proceden de percepciones simples o combinación mental de imágenes simples (Hume). Las imágenes son, asimismo, formas esenciales en la constitución de las alegorías. Pero estas cuestiones así planteadas se orientan más a lo filosófico que a lo literario, si es que ambos planos fueran claramente diferenciables. En realidad las imágenes no son más que representaciones en nuestra conciencia y estas representaciones, como indica Gilbert Duran pueden ser de dos clases o bien *directas* en las que la cosa se representa ella misma al espíritu como en una percepción o bien *indirectas* en las que el objeto está ausente y se presentan a la conciencia mediante una imagen, incluso aunque no sea imagen de nada propiamente percibido.[549] Pero en ambos casos la representación es una imagen, aunque entendiendo "imagen" en el sentido más amplio del término. Hay que ir un paso más allá y si bien la imaginación hace posible la semejanza, como dice Foucault,[550] estaríamos más en la línea

---

549 "La consciencie dispose de deux manières pour se représenter le monde. L'une "directe", dans laquelle la chose elle- même semble présente a l'esprit, comme dans la perception ou la simple sensation. L'autre "indirecte" lorsque, pour une raison ou pour une autre, la chose ne peut se présenter "en chair et en os" à la sensibilité… Dans tous ces cas de conscience indirecte, l'object absent est "re-présenté" à la conscience *par une "image"*, au sens très large de ce terme." G. Durand, *L'imagination symbolique*, 1964, p. 7.

550 "Ce pouvoir de rappeler implique au moins la possibilité de faire apparaître comme quasi semblables…deux impresions dont l'une pourtant est présente alors que l'autre depuis longtemps peut-être, a cessé d'exister. Sans l'imagination, il n'y aurait pas de ressemblance entre les choses." Michel Foucault, *Les mots et les choses,* 1966, p. 83.

reivindicativa de la imagen como un hecho originario, como algo más que una copia de la percepción, diseñada como un utensilio para nuestro uso privado.[551] Esta posición también participada por Merleau-Ponty permite integrar en ella las metáforas y los relatos alegóricos en cuanto originales, en cuanto no son copia sino creación. No pretendemos dirimir la naturaleza psicológica o epistemológica de la imaginación o lo imaginario, porque nuestro interés fundamental en este trabajo es literario. Pero en cuanto instrumento depositario o creador de imágenes, no es posible eludir algunas reflexiones que permitan mejor comprensión del concepto graciano de imaginación. La tradición occidental ha transmitido desde los orígenes una perspectiva esencialista de la imaginación: como facultad intermediaria entre la percepción y el intelecto.[552] La tradición inmediatamente anterior a Gracián sigue la doctrina aristotélica y escolástica al respecto.

J. L. Vives, por ejemplo, reconoce la importancia de la imaginación como alternativa o intermediaria (*adjuvabimur*) en la comprensión de lo no perceptible.[553] Le atribuye una función eminentemente epistemológica. En *De anima et vita*, obra posterior (1538) al de *Ratione dicendi* (1532), Vives matiza las funciones de los componentes del alma y reconoce que son "facultades" que en relación con la imagen llegan a ser cuatro: una que recibe las imágenes de los sentidos (la imaginativa); otra que las retiene (memoria); otra que las perfecciona (fantasía) y finalmente otra que las distribuye según su conveniencia (la estimativa).[554] Lo que parece claro es que Vives reconoce al menos una facultad receptiva, pasiva, deudora de los sentidos y otra facultad activa que relaciona imágenes, en definitiva, creadora.[555] Y unas páginas más adelante, Vives establece una vinculación de

551 "Le mot d'image est mal famé parce qu'on a cru éturdiment qu'un dessin était un décalque, une copie, une seconde chose, et l'image mentale un dessin de ce genre dans notre bric-à-brac privé." M. Merleau-Ponty, *L'oeil et l'esprit*, 1964, p. 23.

552 Cfr. Aristóteles, *De anima* III, 428a, 27–30; 428 b, 1–3. Especialmente *De anima* III, 428a15.

553 "Si oculis aliisve sensibus comprehendi res nequeat, plurimum adjuvabimur probe comprehensa visione illius, sive ut Graeci dicunt phantasia." J. L. Vives, *De ratione dicendi*, p. 201.

554 "Et quemadmodum in altrice facultate videre est inesse vim quandam, quae cibum recipiat, aliam quae contineat, aliam quae conficiat, quaeque distribuat et dispenset, ita in animis, et hominum etbrutorum, est functio, quae imagines sensibus impressas recipit, uae inde Imaginativa dicitur; est quae continet, haec memoria; quae conficit, phantasia; quae distribuit ad assensum aut dissensum, estimatrix." J. L. Vives, *De anima et vita*, I, X, p. 326.

555 Vives, no siendo alquimista, ni barbero, ni cirujano y desconociendo los trabajos de Vesalio (Andrievan Wesel 1514–1564) cuya obra fundamental (*De Humani corporis*

funciones entre todas las facultades intervinientes en el conocimiento. Se trata de una relación de dependencia en la que se supone un condicionamiento que procede, por así decir, de debajo a arriba, en una progresión de inspiración claramente platónica, de la que se conservan términos como "sombra" o "cuerpo" alusivas a los niveles de conocimiento expuestos por Platón en la alegoría de la caverna (*Republica* VII). Los términos *inservit* como "estar al servicio" y *collatio* como "encuentro", "contribución", marcan, según Vives, la relación de dependencia y transitividad de las facultades.[556]

Huarte de San Juan avanza un paso más y atribuye también a la imaginación una función cognoscitiva, pero respecto al juicio y conocimiento de las cosas particulares. No es el entendimiento, dice, ni los sentidos quienes nos dan a conocer lo particular, sino la imaginación.[557] Pero también reconoce que la imaginativa, en las obras de su jurisdicción, engendra conceptos espantosos cuales fueron aquellos que admiraron a Platón.[558] Aunque Huarte todavía no ha abandonado la posición esencialista que junto con su profesión médica le influye para afirmar que "necesariamente allá dentro en el cerebro ha de haber un órgano para el entendimiento, otro para la imaginación y otro diferente para la memoria."[559] Como veremos, en Gracián la imaginación es también activa, aunque su actividad se orienta a representaciones morales que pueden hacer al hombre feliz o desgraciado.[560]

Pascal (1623–1662) fue probablemente, de entre los contemporáneos de Gracián, quien, alejándose de las estructuras intelectuales escolásticas habituales, elevó la imaginación a un rango de mayor humanidad y alejada de los procedimientos cognoscitivos. Sobre esta cuestión Pascal defiende la neutralidad de la

---

fabrica, 1543) se estaba gestando en los últimos años de la vida de Vives, seguía en la tradición descriptivo-especulativa de las facultades humanísticas. Por ello al sentirse obligado a describir las facultades del conocimiento interior del alma (Capítulo X) opta por multiplicar las facultades del alma probablemente en un intento de exhaustividad y seguir la tradició, hipocrática de los humores como explicativa de caracteres y enfermedades.

556 "Sensus ergo imaginationi, haec phantasiae, quae intellectui et considerationi, consideratio recordationi, collationi recordatio, rationi vero collatio: sensus est velut "umbra" aspectio, phantasia, seu imaginatio, "imaginis", intelligentia "corporis", ratio "effectionis" ac virium." *De anima et vita*, II, V, p. 354.

557 Huarte de San Juan, *Examen de ingenios para las ciencias*, 1989, Cap. XII (XIV de 1594), p. 185.

558 Ibid. Cap. I (1594), p. 44.

559 Ibid. VIII (1594), V (1576), p. 98.

560 Gracián, *Oráculo manual*, & 24.

imaginación respecto a la verdad o falsedad. Puesto que es una capacidad reproductiva, tiene el mismo valor de verdad que lo reproducido: la realidad percibida que está en el origen de las imágenes y de las que se puede afirmar su existencia o su naturaleza pero no su carácter de verdadero o falso.[561] Para Pascal el interés fundamental sobrepasa sus funciones inmanentes o epistemológicas. Por el contrario se adentra en la naturaleza del espíritu al que encumbra haciéndole receptor de la belleza, la felicidad y la justicia.[562] Aun reconociendo que la imaginación es fuente de errores, también podría avalar Pascal con su defensa de la imaginación creadora la aceptación de la ficción como verdad literaria que, aun siendo producto de la fantasía, se basta y se sobra para dar soporte a las realidades noveladas o imaginadas del universo literario.[563] Pascal atribuye a la imaginación la capacidad de sobredimensionar la duración y los sentimientos. Habrá que esperar al siglo XIX para que un autor como Bergson desarrolle la forma del tiempo subjetivo del que aquí Pascal es precursor. Que la imaginación enriquece el espíritu y que es por tanto fundamental para el alma, es una reflexión más propia de épocas modernas.[564]

Gracián. En relación con la imaginación Gracián se mantiene en las coordenadas propias de su época aunque no son muchas las ocasiones en que hace referencia directamente a la imaginación o a las imágenes. Cuando lo hace se observa

---

561 Pascal, *Pensées*, & 104, p. 65.

562 "L'imagination dispose de tout; elle fait la beauté, la justice, et le bonheur, qui est le tout du monde." Ibid. p. 69.

563 Aunque Pascal fue uno de los mentores centrales del jansenismo en el XVII y por ello se le podía suponer un rigorismo mayor que al catolicismo tridentino español dominado por la más laxa moral de los jesuitas, no hay que olvidar la filiación agustiniana del movimiento de *Port Royal*, la influencia del escepticismo de Montaigne y del estoicismo ético de Epicteto. En los *Pensées,* en su primera parte (*L'Homme sans Dieu*) trata la naturaleza inmanente del hombre, y pese a su fuerte tono pesimista, Pascal considera la imaginación no sólo como fuente *d'erreur et de fausseté*, sino que la imaginación "a établi dans l'homme une seconde nature. Elle fait croire, douter, nier la raison. Elle suspend les sens, elle les fait sentir. Elle ne peut rendre sages les fous mais elle les rend heureux à l'envi de la raison qui ne peut rendre ses amis que misérables." Pascal considera la imaginación como mâitresse du monde. "Jamais la raison ne surmont totalmente l'imagination, mais le contraire est ordinaire." Pascal, *Pensées*, p. 65 ss.

564 "Notre imagination nous grossi si fort le temps présent, à force d'y faire des réflexions continuelles, et amoindrit tellement l'éternité.manque d'y faire réflexion, que nous faisons de l'éternité un néant, et du néant une éternité. (…) L'imagi nation grossit les petits objets jusqu'à en remplir notre âme, par une estimation fantasque." Ibid. p. 71.

que predomina una consideración substancialista, como una facultad cuya función tiene un espectro muy amplio con amplias capacidades de influencia en el ser humano. Cierto es que Gracián no pretende en ningún momento promover un análisis de la naturaleza de la imaginación en sí, ni del lugar que ocupa entre las capacidades del conocimiento, ni siquiera de las literarias. Todo gira en torno a los efectos psicológicos y morales que produce la imaginación y, en todo caso, sobre su naturaleza engañosa. No deja de reconocer Gracián que la imaginación tiene mucho poder sobre la vida humana, pero se trasluce una gran desconfianza sobre la posibilidad de que pueda ser controlada. La imaginación parece engañosa porque Gracián la contrapone explícitamente al juicio, a la razón, a la prudencia. Sólo admite y, muy limitadamente, su aportación en asuntos de ingenio, lo que nos permite suponer que al menos en las cuestiones de ficción puede llegar a ser plausible. En la imaginación graciana domina el criterio de apariencia en consonancia con su disección del mundo. Y la apariencia, para Gracián, como se vio, no representaba ninguna opción válida, sino la naturaleza indeseada del orden de las cosas. Es la imaginación una facultad precaria, deficitaria porque hay que dotarla de temple, como si por sí sola no fuese capaz de orientarse[565] pero al mismo tiempo, y pese a sus limitaciones de orientación, posee una gran capacidad sobre la vida del ser humano: no sólo está en el fundamento de la felicidad, sino que provoca la autosatisfacción o descontento con uno mismo. Con esto Gracián parece asumir que la opinión que tienen los seres humanos sobre sí mismos reposa más en representaciones que en realidades. Este deambular de representaciones por nuestra mente no se consolida como realidad ya que es evidente su desconexión del mundo exterior porque tiene un orden ajeno al principio de realidad, y porque es contradictorio en sus representaciones. Esto lleva a Gracián a decir que a unos[566] propone penas, las cuales constituyen sufrimiento interno (verdugo casero) de ignorantes, es decir de gentes que aceptan

565 En su edición de 2001 del *Oráculo manual* Emilio Blanco en nota (140) a pie de página explica 'templar' como la primera acepción de la RAE: moderar o suavizar la fuerza de alguna cosa. El término que es de gran amplitud semántica (la RAE le asigna hasta 18 acepciones), y, a pesar de lo que sigue escribiendo Gracián, creemos que también le serían pertinentes en ese contexto los significados 6º: Preparar el halcón para la caza. El 9º: Disponer un documento para que pueda producir con exactitud los sonidos que le son propios. O el 15º: contenerse, moderarse y evitar el exceso en una materia. Porque templar la imaginación, como dice Gracián, equivale a corregir o ayudar en según qué momentos y la noción más adecuada de esto es "educar": preparar, disponer.

566 Valdría lo mismo decir "a uno a veces penas y a veces felicidades".

las representaciones como verdaderas. Y también los optimismos se desvanecen con igual rapidez. Todos estos cambios e influencias de la imaginación en el ser humano son necedades, representaciones engañosas, meras apariencias que justifican, como dice Gracián, la necesidad de "templar" la imaginación. En cierto modo Gracián considera la imaginación como formando parte del mundo, como un todo con las manifestaciones engañosas que amenazan al hombre. De ahí la necesidad según Gracián, de 'templar' con la prudencia el recto juicio, el buen sentido: la sindéresis. Gracián siempre fue un moralista. Cualquier sutileza debe tener para él una finalidad ética; por eso la naturaleza determinante de la imaginación, para él, tiene que ver con su operatividad, su capacidad de obrar y enseñorearse de la vida. Lejos de Gracián está toda interpretación psicologista en la que las representaciones de la imaginación sean vistas como producto de la complejidad racional humana. Más bien Gracián parece dotarla de autonomía funcional que "cierne" su señorío sobre el obrar humano.[567]

Tampoco se observa en Gracián la imaginación creadora que se vislumbra en Pascal. Antes bien en Gracián hay un sentido peyorativo que le lleva a denunciar exageración y precipitación o adelanto en la imaginación,[568] así como peligro en la inventiva que, aunque para el ingenio puede ser aceptada (y esta sería la única concesión a la creatividad), para las cuestiones de la razón es peligrosa porque introduce contradicciones y paradojas (*paradoxo*).[569] Pero es la doblez, la apariencia, la vacuidad, lo que más ha marcado el carácter de la imaginación en Gracián. La imaginación graciana, como el engaño que se aloja en el interior del propio ser humano, las estatuas que construimos mientras vivimos son el reflejo del engaño que rodea al hombre en el mundo. El contenido exterior, es decir, qué

567 "*Templar la imaginación.* Unas veces corrigiéndola; otras ayudándola, que es el todo para la felicidad, y aun ajusta la cordura. Da en tirana, ni se contenta con la especulación, sino que obra, y aun suele enseñorearse de la vida, haciéndola gustosa o pesada, según la necedad en que da, porque hace descontentos o satisfechos de sí mesmos. Representa a unos continuamente penas, hecha verdugo casero de necios. Propone a otros felicidades y aventuras con alegre desvanecimiento. Todo esto puede, si no la enfrenta la prudentísima sindéresis." *Oráculo Manual*, § 24, p. 115.

568 "La imaginación se adelanta siempre y pinta las cosas mucho más de lo que son. No sólo concibe lo que hay. Sino lo que pudiera haber. Corríjala la razón, tan desengañada a experiencias." Ibid. § 182, p. 202.
"En verdad que no es tan áspera la subida como habíamos concebido: siempre se adelanta la imaginación a la realidad." *El Criticón*, II, I, p. 296.

569 "Hombre de inventiva a lo cuerdo. (…) Es lisonjera la novedad, y si feliz, da dos realces a lo bueno. En los asuntos del juicio es peligrosa por lo paradoxo, en los del ingenio, loable; y si acertadas, una y otra plausibles." *Oráculo Manual*, § 283, p. 252.

sea aquello que la estatua representa, no es importante para Gracián. Su fijación casi obsesiva es el engaño, la apariencia de la imaginación como espejo de la apariencia del mundo del que, al fin y al cabo, exteriormente, es copia.[570] La imaginación, una de cuyas características centrales consiste en la pluriorientación, la versatilidad de sus productos y la estrecha relación con el entendimiento, tiene en Gracián una posición dominante, casi unidireccional como detentadora del engaño interior del hombre. Es cierto que nociones como imaginación, ficción o fantasía están tan emparentadas o tan interrelacionadas que con frecuencia sus significados se superponen. Por ello se hace necesario centrar el análisis de los términos que aparecen en los textos y a partir de ellos tratar de extraer sus connotaciones e implicaciones. De ahí que la función propiamente creativa de lo imaginario la haya derivado Gracián al ingenio y la agudeza a los que él siempre ha considerado como centro de la poética. Aunque Gracián no fuese plenamente consciente de ello la imaginación en su dimensión ingeniosa y activa estaba en el origen de sus ficciones y alegorías, porque todo acto ficticio es la forma concreta de un imaginario.[571] Pero él no fue consciente tampoco de la capacidad creativa de la imaginación. Con el paso del tiempo, ya en el siglo siguiente, agudeza e ingenio serán sustituidos por imaginación, y cada vez más, como función o programa que como capacidad o facultad.[572]

Desde la Antigüedad se tiene conciencia de la función de la imaginación en el conocimiento o en la literatura.[573] Poco antes de Gracián, Huarte de San

---

570 "Créeme – decía el enano – que todo pasa en imagen, y aun en imaginación, en esta vida: hasta esa casa del saber toda ella es apariencia." *El Criticón*, II, 6, p. 401.
– "¿De qué sirven – preguntó Andrenio – tantas estatuas como aquí tenéis?
– ¡Oh! – dijo el Ermitaño – son ídolos de la imaginación, fantasmas de la apariencia: todas están vacías y hacemos creer que están llenas de substancia y solidez." Ibid. II, 7, p. 428.

571 "Die Relationierung als Produkt eines fingierenden Aktes ist die konkrete Gestalt eines Imaginären." „Das Imaginäre als die konstitutive Energie des fiktionalen Textes ausweisen." W. Iser, *Das Fiktive und das Imaginäre,* 1991, SS. 34, 47.

572 "Das Imaginäre als ein menschliches Vermögen zu bestimmen, sondern darum, weisen seiner Manifestation auf Operation einzukreisen, ist mit der Wahl dieser Bezeichnung eher auf ein Programm und wenige auf eine Bestimmung hingedeutet." Ibid. S. 21.

573 En un sentido peyorativo, por ejemplo, en Platón, República VII, donde *eikasia* representa el nivel inferior del conocimiento: mera opinión (*doxa*). O Alonso López, el Pinciano, ya en el siglo XVI–XVII quien en su *Philosophia Antigua Poetica*, de influencia aristotélica, reconoce cómo el poeta produce mentiras pero útiles al mundo.

Juan reconocía una imaginación libre haciendo de ella intelecto de lo particular, mientras que Gracián situaba la imaginación en posición de engañar al hombre precisamente porque parecía gozar de libertad de representaciones. Y también G. Vico, afirmaba que "cuando queremos sacar fuera del entendimiento cosas espirituales debemos ayudarnos con la fantasía para poder explicarlas y, como pintores, fingirlas con imágenes humanas."[574]

La interesante posición de G. E. Lessing sobre la imaginación, cierto que en plena *Aufklärung*, contrasta grandemente con la de Gracián e incluso con la de Schelling. Varios son los aspectos de ese contraste. a) La obra de Lessing está orientada preferentemente al estudio del arte, y la imaginación es instrumento esencial de su estructura. La consecuencia inmediata es que mientras para Gracián la imaginación en sí misma – no tomando en consideración que su actividad la sustituye por el ingenio – es una facultad que "suele enseñorearse de la vida" (*Oráculo*, § 24) influyendo en el ánimo del ser humano, para Lessing la imaginación coopera con la obra de arte en la formación de la belleza que el artista crea.[575]

Incluso va más allá de la materialidad de la obra. El protagonismo de la imaginación la convierte en creadora: la belleza está en lo que la imaginación aporta a través de nuestros sentidos.[576] Esta concepción de la percepción estética de Lessing conlleva una gran carga de subjetividad que la restringe a determinada condición social y sensibilidad estética.

b) La imaginación resulta pues, pese a todo, enormemente activa como se ha visto.[577] Pero incluso debe recorrer los elementos aislados del conjunto de una obra de arte con la misma rapidez para recomponer la totalidad de lo que en la naturaleza se ve también como totalidad.[578] c) La ilusión que produce la imaginación no puede producirla el lenguaje con sus descripciones detalladas. Y

---

574 "Perché ove vogliamo trarre fuori dall'intendimento cosi spirituale dobbiamo essere soccorsi dalla fantasia per potere spiegare e come pittori fingerne humane immagini." *Scienza Nuova*, 1956, p. 172.

575 "Und unsere Einbildungskraft gehet weit über alles hinweg, was uns der Maler in diesem schrecklichen Augenblicke zeigen könnte." Lessing, *Laokoon*, p. 23.

576 „Denn was wir in einem Kunstwerke schön finden, das findet nicht unser Auge, sondern unsere Einbildungskraft durch das Auge schön." Ibid, S. 45.

577 En las dos notas anteriores se muestra la actitud de la imaginación ("*gehet weit, das findet...unsere Einbildungskraft*").

578 „Unsere Einbildungskraft muss alle gleich schnell überlaufen können, um sich das aus ihnen mit eins zusammenzusetzen, was in der Natur gesehen wird.", Ibid. S. 98.

como quiera que la ilusión, lo ilusorio, es para Lessing lo fundamental en el arte, rechaza el lenguaje como instrumento para descubrir lo corporal.[579]

Con la aparición de la estética como disciplina autónoma (Baumgarten, 1745), que también Lessing subscribe, la imaginación pasa a ocupar la forma activa (Hegel) de *Fantasía* y se integra como un elemento constitutivo de la experiencia estética, dejando su posición gnoseológica. Kant integrará ambas posiciones de la imaginación, dando a ésta una doble función en el proceso de conocimiento y en la estética. Con Schelling ambas posiciones se consolidan si bien en su *Philosophie der Kunst* otorga el protagonismo a la imaginación poético - estética.

Será Kant quien establezca un status gnoseológico diferenciado en la imaginación, otorgándole una función intermediaria, como ideal de representación de un ser individual que está adecuado a una idea, pero que no puede ser representada por un concepto, sino en una exposición individual. Pues bien, ese ideal será un ideal de la imaginación, como dice Kant, porque descansa no en conceptos, sino en la exposición cuya facultad de exponer es la imaginación. Las representaciones de la imaginación aspiran con frecuencia a imitar a los conceptos porque el poeta "se atreve a sensibilizar" ideas propias de la razón, de seres no visibles como la eternidad, la creación, etc. o que se abstraen desde ejemplos de la naturaleza que no se encuentran propiamente en ésta. Y eso es así porque la imaginación quiere igualar a la razón.[580] Pero hay un uso de la imaginación que no está sometido al concepto y que produce una gran diversidad de representaciones parciales. Esta es la imaginación para lo estético (*in ästhetischer Absicht*) que es libre y proporciona materia al entendimiento pero ya sin ánimo propiamente cognitivo.[581]

---

579 "Ich spreche es der Rede as dem Mittel der Poesie ab, weil dergleichen wörtlichenn Schilderung der Körper das Täusende gebricht, worauf die Poesie vornehmlich gehet; und dieses Täusende, sage ich, muss ihnen darum gebrechen, weil das Koexistirende des Körpers mit dem Konsekutiven der Rede dabei in Kollision kömmt." Ibid. S. 99.

580 "...weil ihnen, als innern Anschauungen, kein Begriff völlig adäquat sein kann. Der Dichter wagt es, Vernunftideen von unsichtbaren Wesen, das Reich der Seligen, das Höllenreich, die Ewigkeit, die Schöpfung u. d. gl. zu versinnlichen; oder auch das, was zwar Beispiele in der Erfahrung findet, z.B. den Tod, den Neid und alle Laster, imgleichen die Liebe, den Ruhm u. d. gl. über die Schranken der Erfahrung hinaus, vermittelst einer Einbildungskraft, die dem Vernunft-Vorspiele in Erreichung eines Grössten nacheifert, in einer Vollständigkeit sinnlich zu machen, für die sich in der Natur kein Beispiel findet." I. Kant, *Kritik der Urteilskraft,* 1995, SS. 250–251.

581 „Die Gemütskräfte also, deren Vereinigung (in gewissem Verhältnisse) das Genie ausmachen, sind Einbildungskraft und Verstand. Nur, da, im Gebrauch der

Schelling, aunque hablando de imagen (*Bild*) más que de imaginación (*Einbildungskraft*), las refiere exclusivamente al arte. La imagen, dice Schelling tiene los mismos elementos de concreción que los objetos salvo el espacio, que es propio de estos últimos También podía haber defendido la identidad de ambos (imagen-objeto) a excepción de la materialidad pero hay que contar con que el objeto percibido está representado en la mente igual que la imagen pero con otro origen: imagen y objeto son ambas percepciones, como ya había expuesto Hume un siglo antes. Y también Kant reconoció las mismas propiedades a un tálero real que a otro imaginado con la sola diferencia del modo de darse: uno material, el otro ficticio.[582] Para Schelling la función estético-representativa es la predominante en la imaginación. Por eso asigna las imágenes a la retórica en las funciones que son propias de ésta, como facilitar la intuición de los contenidos, provocar engaño o pasiones en el oyente. Se trataría, pues, de la función transitiva de las imágenes, en cuanto afecta al receptor y forma parte de la estructura de las metáforas, ya que éstas se sustentan en representaciones.[583]

Hegel hará explícita una diferencia que se había ido fraguando en los últimos siglos aunque en su origen era más bien una identidad. Fantasía e imaginación se usaron originalmente como sinónimos,[584] pero Hegel atribuye a la

---

Einbildungskraft zum Erkenntnisse, die *Einbildungskraft* unter dem Zwange des Verstandes und der Beschränkung unterworfen ist, dem Begriffe desselbenangemessen zu sein; in ästhetischer Absicht *aber die Einbildungskraft* frei ist, um über jene Einstimmung zum Begriffe, *doch* ungesucht, reichhaltigen unentwickelten Stoff für den Verstand." Ibid. S. 253.

582 "Wir haber jedes dieser drei auch noch von Bild zu unterscheiden. Das Bild ist immer concret rein besonders und von allen Seiten so bestimmt, dass zur völligen Identität mit dem Gegenstand nur der bestimmte Teil des Raumes fehlt, worin lessterer sich befindet." Schelling, *Philosophie der Kunst*, 1966, S. 51.

583 "Was die Metaphern betrifft, so gehören sie mehr der Rhetorik an. Die Rhetorik kann ben Zwed haben, durch Bilder zu reden, um sich ausschaulich zu machen, oder um zu täuschen und Leidenschaft zu erweken." Ibid. S. 283.

584 *Phantasia* (φαντασία) deriva de *phaos* (luz). Fue traducida en latín por *imaginatio*. Aristóteles le dedica el libro III, 3 de su *peri psiché*. Platón trata de la Fantasía en *El Sofista* 263–264; *Filebo* 39b; *Timeo* 52b y *República* X, entre otros lugares. Normalmente en Platón tiene una connotación peyorativa. En *El Sofista* 235b, éste es un forjador de *phantasmata* o figuraciones (*phantastiké techné*). Como se ha dicho anteriormente, la fantasía es para Platón, el nivel más bajo del conocimiento (*eikasia*). En el Renacimiento español imaginación y fantasía son coincidentes. Cervantes, por ejemplo, en el Quijote utiliza ambas indistintamente y lo mismo en *La gran sultana*, *El coloquio de los perros*, etc. Aunque la fantasía tiene siempre un matiz de desbocamiento, locura, volubilidad, etc. también para Góngora, autor ya plenamente barroco, imaginación

imaginación pasividad, y entiende la fantasía como creadora.[585] Ésta es la heredera de la imaginación libre kantiana o de la imaginación estético- retórica de Schelling porque la exime de colaborar con el entendimiento para formar representaciones generales y le asigna la función de representar figuras concretas que en su individualidad sean conscientes de su procedencia intelectual. La fantasía sería, según eso, la representación de realidades individuales que se hace consciente en el artista como producto de su propia racionalidad.[586] Con ello Hegel introduce al artista en la obra misma. La intencionalidad, la conciencia o la falta de ella serán en adelante y hasta el siglo XX los ejes en torno a los cuales girarán los conceptos del arte. Pero en este punto la imaginación ha perdido completamente su carácter retórico para integrarse en la estructura de la obra de arte: en el montaje, en la forma, en el material, en el productor y, finalmente, en el receptor. La imaginación, en su forma de fantasía, al hacerse autoconsciente en el artista, se integra en la obra, se objetiva y, por ello mismo, debilita su carácter meramente retórico.

Esta tradición, sucintamente expuesta con referencia a varios autores hasta desembocar en una forma moderna de la imaginación o fantasía, permite comprender y coincidir con W. Iser cuando renuncia al tratamiento de lo imaginario, tan condicionado por tradicionales representaciones, como si de capacidades humanas (*menschliche Vermögen*) se tratara. A esto hay que añadir, sigue Iser, la diversidad conceptual y la confrontación con otras capacidades que arrastra consigo ya que significan algo diferente para el racionalismo renacentista, para el Barroco, la Ilustración del XVII, el Idealismo o el Psicoanálisis que a su vez no es lo mismo, por ejemplo, para Freud que para Lacan.[587]

G. Vico. Este planteamiento de Iser ya fue vislumbrado en el XVIII por G. Vico quien, reconociendo la polisemia de fantasía, ingenio y memoria las incluía como

---

y fantasía son casi sinónimos. K. A. Blüher trae la referencia de el Brocense quien traduce φαντασια, con reminiscencias estoicas, con tres términos españoles distintos: imaginación, fantasía y fantasma que recalca, este último, con más expresividad que el griego, lo aparente y lo engañoso (*Seneca in Spanien*, p. 281 ss.) próximo, por tanto, al significado graciano.

585 "Dann muss man sich jedoch sogleich hüten, die Phantasie mit der bloss passiven Einbildungskraft zu verwechseln. Die Phantasie ist schaffend." Hegel, *Ästhetik. Vorlesungen über Ästhetik*, S. 275.

586 "Dann die Aufgabe der Phantasie besthet allein darin, sich von jener inneren Vernünftigkeit nicht in Form allgemeiner Sätze und Vorstellungen, sondern in konkreter Gestalt und individueller Wirklichkeit ein Bewusstsein zu geben." Ibid. S. 276.

587 W. Iser, *Das Fiktive und das Imaginäre*, 1991, S. 20.

sinónimas a expensas de la específica función que ejercen en cada situación.[588] Y también fue Vico, como dice Blumenberg, quien tras la lectura de las reglas cartesianas, contrapuso a la primera de ellas una lógica de la fantasía.[589] Vico, ochenta años después de la muerte de Gracián ya no utilizaba en su 1ª corrección de la *Scienza Nuova* (1735) el término 'imaginación' sino sólo el de fantasía.

Fantasía y teatralidad. Siguiendo la caracterización que hace Hegel de la fantasía como función intencional o voluntaria y, aun manteniendo el parentesco significativo con la imaginación, interesa destacar la naturaleza eminentemente creativa de la fantasía. Porque con independencia de la *querelle* semántica entre imaginación y fantasía, ésta es un paso previo a la formación metaforológica, primer momento de síntesis de semejanza, ficción e imagen y condición de la alegoría. La orientación de la fantasía marcará el campo de objetos en torno a los cuales se configura la forma y naturaleza de nuestras representaciones estéticas y espirituales.[590] Pero, por otra parte, la fantasía es algo a lo que el ser humano no puede renunciar, porque es en la ficción intencional donde el hombre además de "crear" mundos puede escapar de la pura materialidad y sobrevivir. La fantasía es el "material" que conduce al hombre a otra realidad. Es el instrumento de creación alternativa consciente. Ocupa el trasmundo humano casi en su totalidad y es la meta en la que la mente desea abandonarse. Se podría decir que es la teología de lo inmanente, los bastidores teatrales de la conciencia a donde siempre se

---

588 "E a tempi barbari ritornati fu detta per "fantasia" per "ingegno", e,'n vece didir "uomo d'ingegno" dicevan "uomo fantastico"; (...) Ma la fantasia altro non è che risalto di rimeniscenze, e l'ingegno altro non è che lavoro d'intorno a cose che si ricordano." G. Vico, *Scienza Nuova*, 1959, p. 352.

589 "Das die Logik der ersten Regeln die Geschichte entwesentlicht, hat zuerst Giambattista Vico gesehen und ihr die Idee einer „Logik der Phantasie" entgegengestellt. Er ging dabei von der Voraussetzung aus, dass die von Descartes geforderte Klarheit und Bestimmtheit allein dem Einsichtsverhältnis des Schöpfers zu seinem Werk vorbehalten sei: verum ipsum factum." Blumenberg, *Paradigmen zu einer Metaphorologie*, s. 8. La primera regla de Descartes a la que se refiere Blumenberg dice que "hay que dirigir el espíritu de manera que forme juicios sólidos y verdaderos de todos los objetos que se presentan: tal debe ser el fin del estudio." Descartes, *Reglas para la dirección del espíritu*, Regla 1ª. Publicada en 1701 a los 51 años de la muerte del autor cuando Vico ya contaba 33 años.

590 "Nur sofern es eine spezifische Richtung der ästhetischen Phantasie und der ästhetische Ausschauung gibt, gibt es ein Gebiet ästhetischer Gegenstände, – und das Gleice gilt für alle übrigen geistigen Energien, Kraft deren für uns die Form und der Umriss eines bestimmten Gegenstand bereich sich gestaltet." Cassirer, *Philosophie der symbolischen Formen*, I. 11.

quiere acudir.[591] Empeñarse aquí en un análisis con aspiraciones de exhaustividad sobre la fantasía sería pretencioso. Son tantas las direcciones, las líneas interpretativas que convergen sobre la naturaleza de la fantasía que exigirían estudios extensos, prolijos y dialécticos ajenos al propósito de este trabajo. Ese carácter etéreo, como de reserva liberadora del espíritu y capaz, al mismo tiempo, de preservar lo divino inmarcesible, lo ha descrito sabiamente E. Rohde al referirse a la fantasía de los griegos: "*Ihre* [*der Griechen*] *Phantasie ist eine geflügelte Gottheit, deren Art es ist, schwebend die Dinge zu berühren, nicht wuchtig niederzufallen und mit bleierner Schwere schwebend liegen zu bleiben.*"[592]

Las imágenes, producto de la fantasía, ocupan diversos ámbitos y tiempos de la mente humana. Los que nos interesará analizar tienen que ver con su imbricación en metáforas o alegorías a través de las cuales se hacen presentes en las representaciones dramáticas, en los sueños, en las literaturas, en los cultos y los púlpitos, en todo aquello, en fin, donde se proyecta el espíritu humano.

El predominio de lo visual en el Barroco hace del teatro una verdadera síntesis estética, compendio de imágenes que encuentran en éstas la esencia antes que en el diálogo. El abigarramiento de las instalaciones teatrales, en buena medida efímeras, propias del Barroco se corresponde con la complejidad de la acción, con la intriga en la que la alegoría se acomoda.[593] La contrapartida a los excesos arquitectónicos se encuentra en la poética barroca que, al menos en alguna de sus variantes, tiende al conceptismo. Gracián puede ser considerado un buen ejemplo de ello: el proyecto constructivo de *El Criticón*, muy próximo a formas dramáticas por la acción y el lenguaje, muestra, al mismo tiempo, una autolimitación expresiva ya anunciada en su poética (*Agudeza y arte de ingenio*). Es una época de antítesis y de confrontación. Y entre estas no es la menor la que tiene lugar entre lo escénico y el contenido de verdad, lo significativo, que se encierra en lo alegórico. Cabe preguntarse en este sentido si *El Criticón* de Gracián no contiene suficientes elementos dramáticos y dialógicos como para poder ser considerado una alegoría narrativa, construida con la espontaneidad de los diálogos y estructurada en actos con unidades espacio – temporales propias del drama.

Es indudable que la alegoría está vinculada al espectáculo por lo que éste tiene de acción y, consiguientemente, de temporalidad. Sin embargo, al decir de Benjamin, la alegoría no debe mostrarse tan explícitamente en sus significados

---

591 Lhomme ne renonce à rien, mais échange seulement une chose contre une autre en créant des substituts; c'est ainsi que l'adulte, au lieu de jouer se livre á la fantaisie." P. Ricoeur, *De l'interpretation. Essai sur Freud*, 1965, p. 167.

592 E. Rohde, *Psyche. Seelenkult und Unsterblichkeitsglaube der Griechen*, 1961, S. 319.

593 W. Benjamin, *Ursprung des deutschen Trauerspiel*. G. S. S. 371.

que aparezca como caricatura. Si lo alegórico ha de estar presente en el drama, no puede estarlo a costa de relegar la estructura de la obra a un segundo plano. Lo filosófico no debe ocultar lo dramático. En este sentido, Benjamin reprocha al *Trauerspiel* alemán un exceso de seriedad que hace demasiado patente lo alegórico. Como si el drama se hubiera construido pensando en la alegoría; como si se tratara de una alegoría escenificada a la manera de un *Auto Sacramental*. En todo momento propone también *Benjamin* al Barroco como momento de esplendor de la alegoría elaborada destacando, como prototipo alegórico barroco, la obra de Mira de Amescua *El palacio confuso* (1634). La presencia en ella de una corte y de numerosos emblemas, así como los habituales excesos constructivos, hacen de esta obra un exponente acabado de la alegoría barroca.

La tendencia a la teatralización de las artes se explica por el predominio de las imágenes en todas sus formas con la enorme fuerza de atracción en una sociedad como la española todavía en gran medida analfabeta.[594] Pero las imágenes teatrales se ofrecían al receptor ya elaboradas. El espectador interiorizaba la exigencia de relación social y de sorpresa visual. Ello le impulsaba a los escenarios y corralas. La tradición del teatro religioso que se concretó especialmente en los *Autos Sacramentales* tuvo su derivación en los púlpitos, auténticas cimas de dramatización religiosa. La generalización de la instalación del *teatrum mundi* por doquier, produjo un afán por la asistencia a representaciones de todo tipo, en especial las que mezclaban lo trágico, lo sarcástico, lo religioso y lo cómico; lo místico, lo teológico y lo vulgar. Esta demanda de pluralidad de imágenes es la razón por la que, por ejemplo, el teatro de Cervantes, tan vinculado a las reglas y unidades del teatro clásico y a principios morales más estrictos y tradicionales, pese a su influencia erasmista, fuera perdiendo predicamento en favor del teatro de Lope de Vega con sus enredos, mitología, dramas históricos, de capa y espada, palatinos, incluso bíblicos y teológicos[595] dando con ello satisfacción a

---

594 E. Orozco, (*El teatro y la teatralidad del Barroco*, p. 122 ss.) ofrece una relación de efectos teatrales / visuales en el Barroco: camarines, retablos, pasos procesionales, catafalcos, altares, arcos de triunfo, empalizadas y por supuesto, los púlpitos. En gran parte estos elementos eran arquitectónicamente efímeros para poderse adecuar a los espacios y tiempos festivos.

595 Era la aceptación o no del público la que iba modificando las tendencias dramáticas. Y en este sentido la mayor liberalidad de criterios morales, de Lope y su escuela se fueron imponiendo progresivamente al mismo tiempo que los rigores ascéticos de Trento se iban modulando con la mística de Juan de la Cruz, Teresa de Ávila introductores de las imágenes y representaciones (levitaciones, iluminaciones, a los luminoso, aureolas, etc.) en la teología, por mor de sus comentaristas que a decir verdad no

unas demandas populares ávidas de 'circenses'.[596] Tal vez, tras Trento, se buscaba trivializar los temas, los mensajes y las representaciones; y para ello, junto a la prohibición de los textos sagrados que pudieran inclinar a la reflexión y con ello aproximarse a erasmistas o luteranos, nada mejor que introducir en la escena los argumentos de la vida cotidiana con sus formas populares, vitales, y costumbristas. La contrapartida formal religiosa a ese cuadro del mundo que era el teatro barroco la encontramos en la *oratoria religiosa*. Y, como en el XVII la relación de pensamiento y realidad se hace con la mediación y dominio de la fantasía,[597] ésta irrumpe también en los púlpitos y lo hace en gran medida por la intervención de los Jesuitas en cuyos Ejercicios Espirituales se insta a imaginar y ver con los "ojos internos" todo tipo de representaciones, "pues así se logra mejor acceso a la piedad y a todo bien espiritual."[598] La frialdad y falseamiento de los temas sagrados no estimulaban el sentimiento religioso que, también bajo la recomendación de Ignacio de Loyola, debía adquirir mayor fuerza y expresión a través de la fantasía.[599] Por eso la imaginación es un criterio epistemológico en poética

---

siempre les eran favorables, como en el caso de la Inquisición. En todo caso la avidez "imaginera" del Barroco español que ya había comenzado a manifestarse con el teatro de Lope de Rueda a mitad del XVI explotó a finales del siglo con "El Fenix de los ingenios" y otros autores de su escuela o tendencia como la denominada tradición dramática valenciana (los Guillén de castro, Vélez de Guevara, Jiménez de Enciso, Hurtado de Mendoza, Belmonte Bermúdez, Ruiz de Alarcón) o el propio Tirso de Molina cuya creación literaria no sobrepasó la mitad del siglo XVII. La excepción cronológica corresponderá a Calderón (1600–1681) que representa ya una hibridación de comedias y dramas llegando a la cumbre del teatro religioso con los *Autos Sacramentales*. Estos representaban una síntesis superior, siguiendo la exposición del Prof. Poppenberg en su estudio *Psyche uns Allegorie*, en los que salvado el contenido eucarístico de clara procedencia tridentina, la alegoría es la respuesta en forma de inclusión de imágenes (en el siglo de la imaginería hispánica de los Gregorio Fernández, Berruguete, Martínez Montañés, Alonso Cano, Salzillo y tantos otros) al fondo psicomáquico residente en las mentes humanas en un siglo tan convulso y con tendencias contrapuestas también entre los contenidos y las formas.

596 Juvenal, "*Panem et circenses*", Sátira X, 77–81.

597 J. A. Maravall, *Estudios de Historia del pensamiento español*. 1984, p. 382.

598 "Per internum tactum attrectare, ac deosculari vestimenta, loca, vestigia, cetera que personis, vel boni cuiuslibet spiritualis major accesio." *Institutum Societatis Jesu*, t. II, p. 400 Praga 1757. Citado por W. Weisbach, *Der Barock als Kunst der Gegenreformation*, 1921 S. 13, Nota 16.

599 "Es ist dasselbe, was Ignatius dem Praktikanten seiner Übungen der sich in der Phantasie ein Bild von den heiligen Dingen erzeugen soll, nahelegt. Künstlerisch befriedigt die Kühle und artistische Verbildlichung heiliger Gegenstände durch den

pero también en teología y es asumido por los predicadores. Hay una estrecha relación entre la revalorización de la fantasía y la orientación casuística de la teología moral desarrollada en el Barroco puesto que ésta analiza situaciones particulares de los comportamientos humanos desde un punto de vista moral, y la fantasía se representa los hechos que como tales son singulares. La casuística exige la representación mental de los "casos" ya que difícilmente son accesibles a consideración a través de percepción o de la abstracción. Porque sólo la fantasía es capaz, como dice García de la Concha, de establecer analogías con los materiales fragmentarios de carácter subjetivo[600] que se presentan en la casuística.

K. Vossler compara la religión en la época Barroca como un gran portón por el que penetraron en la literatura española las más diversas construcciones de la fantasía.[601] Pero como en un proceso de reatroalimentación "de esas fantasías no sólo podía extraerse agradable entretenimiento, sino energías morales y un robustecimiento mágico del ímpetu heroico."[602] En realidad hay un proceso sustitutorio de lo dogmático por lo moral, de lo sistemático por lo improvisado y sobre todo, el regreso de lo irracional para llenar el hueco dejado por la decadencia de la religión.[603]

Los autores barrocos, y en general la población, admiten su fe como una certeza sobre la que no se plantean cuestionamientos, pero por ello mismo la pobreza teológica conlleva una imagen escatológica cristiana de inseguridad metafísica. Si el acceso a la trascendencia ha quedado en cierto sentido interrumpido, la consecuencia lógica es el sometimiento a las directrices morales de la institución

---

Manierismus den religiösen Sinn nicht und man wünscht mehr Steigerung in Gefühl und Ausdruck." W. Weisbach, Ibid. S. 15.

600 García de la Concha, *Estado actual de los estudios sobre el Siglo de Oro*, 1993, S. 69.

601 K. Vossler, *Introducción a la literatura española del Siglo de Oro*, 1961, p. 71.

602 Ibid. p. 92.

603 G. Steiner, *Nostalgia del absoluto*, 2011, p. 107. Una clara referencia del cambio de situación intelectual y religiosa entre el siglo XVI y el XVII lo podemos apreciar en la diferente nómina de teólogos y comediógrafos. De estos ya hemos hecho relación en páginas anteriores y cómo la 2ª mitad del XVI y los primeros 50 años del XVII, hasta la muerte de Calderón hay un espectacular incremento de autores dramáticos e instalaciones. Por el contrario la relación de teólogos disminuye en el XVII y no sólo en cantidad. Los Melchor Cano, Suárez, Vitoria, Salmerón, Báñez, Laínez, Domingo de Soto, etc., brillantes también por su doctrina jurídica y de derecho internacional, no son sustituidos por teólogos o juristas de altura en el XVII. Es una prueba más de cómo en el XVII, por decirlo brevemente, la teología (racional) fue sustituida por el teatro (fantasía).

eclesiástica.[604] El púlpito, como instrumento al servicio de la representación moral se convierte en el sucedáneo del escenario o de la corrala. La persuasión a través de imágenes provocadas por el uso de palabras se pueden incluir como recursos retóricos, pero la persuasión *ad oculos,* como recuerda Gombrich, es de efecto más duradero que cualquier instrucción verbal.[605] De ahí el interés por dramatizar los sermones e incluso promover el recargamiento escultórico figurativo de los púlpitos, a fin de resaltar el efecto teatral de los mismos.[606]

De este modo, el peso del sermón recaía más en el aspecto expresivo y formal que en el propiamente significativo, porque la fantasía se estimula con las presentaciones teatrales pero muy poco con los discursos argumentativos. Las fantasías que se introducen en los sermones son inevitablemente de naturaleza verbal, y por ello metáforas y alegorías serán los instrumentos portadores de pensamiento y, sobre todo, de imágenes. La saturación de descripciones frecuentemente terribles y escatológicas será el sustituto adecuado del drama. La cuestión moral se presenta entonces más como de naturaleza estética que ontológica y el convencimiento tiene que ver más con la expresión que con el significado.[607]

Diche Stoichita recordando a Paleoti (*Discorso*, 1582) y a Pacheco (*Arte de la pintura*, 1649) que las imágenes deben unir a los hombres y a Dios y por ello los teóricos de la imagen en la Contrarreforma distinguían entre el pintor *puro artefice* que practica el arte pero con el único fin de la semejanza, y el pintor *artefice cristiano* cuyo fin artístico es la persuasión. Éste último coincidiría con el "pintor"

---

604 „Der Preis für die Aufgabe des im 17. Jahrhundert noch allgemein verbindlichen christlich-eschatologischen Weltbildes ist die prinzipielle Unsicherheit im metaphysichen Bereich. Der Weg in der Transzendenz für den Barockautor in der Gewissheit seines Glaubens noch in einem Schritt zu bewältigen, ist unendlich geworden." Von Gerd Huillen, *Allegorie in Kontext,* 1979, S. 601.

605 "If questioned he might have appealed to the old pedagogic tradition which insist that demonstration "ad oculos" has a more lasting effect than any verbal instruction. It is summed up in the famous lines from the "Ars Poetica" of Horace:"segnius irritant animos demissa per aurem / quam quae sunt oculis subiecta fidelibus." Gombrich, *Symbolic Images*, 1975, p. 144.

606 Recuérdese a este respecto, por ejemplo, los púlpitos barrocos de la Catedral de Bruselas o de Notre Dame du Sablon también en Bruselas, o la catedral de San Bavon en Gante, auténticas obras maestras de imaginería que, en general, sobrepasan en espectacularidad a los púlpitos españoles.

607 "What interest him is what the symbol expresses rather than what it signifies." Gombrich, *Symbolic Images*, p. 126.

de la oratoria sagrada en el púlpito: desarrollar toda la magnificencia retórica posible con intención persuasiva.[608]

En la oratoria sagrada la persuasión subyace a las tradicionales funciones de la oratoria. Ni el *docere* ni el *delectare* tienen en el Barroco la importancia del *movere*. Conmover era la aspiración de todo predicador habida cuenta de que ni el deleite podía competir con el teatro ni el enseñar podía ir muy lejos dadas las restricciones teológicas a que se veían abocados curas y fieles. Frente al románico, y aun al gótico, las iglesias barrocas reproducen el universo de la teatralidad en retablos, tribunas, estucos, ornamentos, colores y en especial el púlpito, que se muestra como un proscenio en el que el actor, el predicador, con gestos, inflexiones de voz, efectismo y ademanes trata de sugestionar al auditorio "pintando con la palabra", "predicando a los ojos". Y donde no llegaba el ojo la fantasía era provocada para completar el cuadro. Por eso gran parte de la audiencia buscaba en las iglesias algo similar a lo que buscaba en el teatro: el deleite literario de la palabra, el entretenimiento estético o el espectáculo que, en especial algunos predicadores, producían en los fieles.[609] En correspondencia, la *peroratio* con sus componentes *commiseratio* e *indignatio* como parte del discurso retórico introductor

---

608 "This is why art historians of the Counter-Reformation made the distintion between the artist as a pure artisan (puro artefice) and as a Christian artisan (artífice cristiano) One practises a 'pure' art (pura arte, arte sola) whose objective is 'similarity', whereas the other practises a sacred art whose aim is to persuade." V. Stoichita, *Visonary Experience in the Golden Age of Spanish Art*, p. 23.
En relación con esta cuestión se puede recordar cómo el propio Gracián afirmó en el púlpito (en 1644) haber recibido una carta del infierno con el expreso fin de impactar emotivamente a la feligresía, lo cual le costó el traslado desde Valencia de nuevo a Huesca y una polémica de acusaciones y sobre los denunciantes que ha durado hasta nuestros días. Cfr. Correa Calderón, *Gracián, su vida y su obra*, 1970.

609 Aunque no hay muchos testimonios concretos de los sermones producidos en el Barroco, ni obviamente en tiempos anteriores, sí que nos han llegado algunos manuales sobre los mismos que nos permiten aproximarnos a la sociedad de la época en que se pronunciaron. Una parte importante de las homilías tenían que ver con las costumbres y circunstancias del momento, por lo cual eran frecuentemente sátiras contra escritores, usureros, médicos, donjuanes, etc. y ello favorecía la *acomodatio* al orden jerárquico social. Pero no dejaba de ser importante el sermón como elemento periódico de socialización. Por ello destacados predicadores escribieron colecciones de sermones que pudieron servir como *vademecum* sobre los cuales queda pendiente un detallado estudio que permita esclarecer más la metodología y conflictos. Entre ellos destacan Juan de Ávila, Alonso de la Cruz, Francisco Terronez, Alonso Zorrilla, Francisco de Borja, Tomás de Villanueva, Luis de Granada, Antonio Álvarez, Diego Murillo, Lorenzo de Villavicencio, Pedro Nuñez de Castro, Luis de Rebolledo,

de elementos emotivos, era el más duradero e intenso.[610] La generalización de esa situación a lo largo de los años produjo, no sólo críticas explícitas de otros oradores, sino que dieron lugar, ya en el XVIII, a obras satíricas contra el barroquismo degenerado de los sermones, como la del jesuita José Francisco de Isla, *Historia del famoso predicador Fray Gerundio de Campazas alias Zotes.*

La importancia de los sermones en el Barroco español, en el estudio que nos ocupa, reside en que son un marco de referencia en el ejercicio de la *fantasía.* Tratar de delimitar exhaustivamente todos los horizontes de referencia de la fantasía, incluso centrándonos en una sola época, es labor imposible porque, como facultad de representación, se puede orientar a infinitas formas de referencia. La actividad de la fantasía acompaña toda actividad humana. En cierto modo es la representación de lo no representado y frecuentemente irrepresentable. Así, todo lo que el hombre no percibe, lo imagina y por ello lo hallamos en la literatura en todas sus formas,[611] en el arte,[612] en los mitos, en los sueños, etc.

El caso de la oratoria sagrada se presenta, en sus rasgos esenciales, similar al literario en cuanto el lenguaje es intermediario entre el predicador y el público. Pero la figura del orador interfiere de modo determinante en la recepción del mensaje.[613] En primer lugar porque los elementos emotivos del discurso

---

Cristobal de Avendaño, Fray Diego de Vega, Fray Jerónimo de Lanuza, Fray Luis de Rebolledo, Basilio Ponce de León, Fray Cristobal de Fonseca, etc. etc.

610 El *exordio*, la *narratio* y la *argumentatio* se utilizaban en función de la ilustración de los asistentes.

611 Aunque sea específicamente la narración fictiva e imaginaria, como dice el Prof. Poppenberg, la que se ha decidido para la novela desde el principio. *El libro de los libros. Prolegómenos sobre una lectura del Don Quijote.*

612 De gran interés a este respecto es el trabajo de V. I. Stoichita sobre la "visión religiosa del Siglo de Oro" (v. bibliografía) el que va analizando ejemplos concretos a la manera de la iconología de Panofski reconociendo cómo la fantasía / imaginación está siempre de modo intenso junto a la percepción de las obras de arte fruto de la espiritualidad de la Contrarreforma.

613 Cicerón estableció en *Orator* una relación entre los diversos estilos oratorios que ya había establecido Teofrasto y las funciones oratorias de Aristóteles. De modo que según la finalidad propuesta deberá utilizarse un género oratorio u otro. En términos generales la persuasión es siempre el fin del orador. Pero el estilo puede variar si de lo que se trata es de establecer una prueba. Lúdico o moderado si hay que deleitar, y vehemente o impulsivo si de lo que se trata es de convencer. Porque en el convencer, especialmente en la oratoria sagrada, se encuentra lo esencial de la oratoria. "Nam id unum ex omnibus ad obtinendas causas potest plurimum, sed quod officia oratoris, toti sunt genera dicendi: subtile in probando, modicum in delectando, vehemens in flectendo." Cicerón, *Orator ad M. Brutum*, XXI, 69.

(*Peroratio*) varían mucho en función del predicador y también el significado que aporta la modulación del texto expuesto. El medio en sí mismo, el tratarse de un soporte oral, tiende a implicar de modo más inevitable al auditorio, con lo que su inclinación al asentimiento interior al mensaje es más probable. También la actitud de los fieles está más predispuesta dado que el discurso se produce en un lugar por el que ya hay predilección. La fantasía actúa en el momento de aparición del discurso como tematización del lenguaje en forma de imágenes que tienden a encontrar vínculos de unión con la trascendencia, por otra parte, también "puesta" por la fantasía. La fantasía en los sermones es ayudada por el entorno de las imágenes en los templos (cuadros, retablos, vidrieras, luces, penumbras, etc.) pero no son de la misma naturaleza que las que se producen en presencia de un texto pictórico, de un cuadro. La naturaleza icónica del cuadro remite a representaciones que relacionan la visión propiamente dicha con la conciencia intelectual de cada individuo, mientras que en el caso del sermón, es el predicador quien propone las imágenes en ausencia de imágenes visuales. Con todo ello hay que concluir que en los tiempo de Contrarreforma, más que en ningún otro, la visión se tematiza y todo se escenifica a su alrededor dando lugar al menos a dos líneas de representación. Una, la *icónica* (imaginería, retablos, cuadros, procesiones, autos de fe, etc.) y otra *narrativa* (sermones, literatura piadosa, hagiografías, etc.).[614] Los que participan de ambos a los que Stoichita se refiere como puntos de arranque de la visión contrarreformista serían los autos sacramentales, la misa, los dramas religiosos y alegóricos.

El conflicto entre lo que se ve y lo que se entiende, que suele tener respuesta en la configuración alegórica, es menos activo en el caso de la oratoria porque el orador ya suele introducir los elementos representativos visuales, metafóricos o alegóricos orientadores del comportamiento moral. La interpretación en las representaciones sermonarias la hace el orador a los fieles. A los fieles se les exime, por tanto, de ello. De ahí que los sermones no susciten conflicto de representaciones en la audiencia. Al menos no en la misma medida que en la visión iconológica a la que el espectador debe enfrentarse con sus solas capacidades. Tampoco, por consiguiente, hay que suponer en la recepción del sermón un conflicto psicológico profundo entre cuerpo y alma, el alma y Dios, apariencia y

614 "For this reason we shall have to search elsewhere for the precursors to Counter-Reformation visionary paintings. It seem to me that this new form of paiting has two immediate precedents: the first of an iconic nature, the second of a narrative one. In a sense, it is where these two kinds of painting cross that we shall have to place the beginnings of the Counter- Reformation's visionary paintings.", V. Stoichita, *Visionary Experience in the Golden Age of Spanish Art*, 1995, p. 28–30.

realidad, el mal y el bien, y otras. La fantasía busca la mediación de las partes contrapuestas y de ahí surgirá la alegoría como síntesis de la confrontación.[615] No obstante, en el sermón, que es un ámbito en el que la fantasía se ejercita, la alegoría es menos determinante ya que las representaciones vienen propuestas por el orador.

Tomás de Aquino afirmó que la visión tiene dos significaciones: como acto del sentido de la vista y como conocimiento producido por el intelecto.[616] En el segundo caso la visión incluye sin duda a la imaginación / fantasía puesto que "ver" equivale a percibir representaciones mientras que la pura razón en sí misma no ve sino que estructura y deduce. Ahora bien, en el caso de las imágenes "vistas" en el intelecto, se producen, o bien por reproducción de percepciones, o bien por creación a partir de otras percepciones, o bien a partir del lenguaje. Entre las últimas y como variantes de ellas estarían metáforas y alegorías. Son representaciones provocadas por la literatura, por la palabra y esto incluye tanto la oratoria, a la que nos acabamos de referir como las representaciones dramáticas de todo orden y las obras literarias. Las imágenes surgidas de las palabras tienen el mismo poder de persuasión que las que entran por los ojos.[617] Hay una larga tradición reconociendo la función pictórica de la literatura.[618] En esa relación la palabra sería *copia de la imagen del objeto*, no del objeto propiamente. Por eso

---

615 Esta confrontación, enfrentamiento o batalla (μάχομαι) aunque es algo connatural a la existencia humana, cuando es referida a la mente humana y sus diversas instancias sometidas a contradicción, nos hallamos ante una *psykomachia* que en su vertiente moral y literaria ha sido extensamente tratada por el Prof. Poppenberg en su obra *Psyche und Allegorie*. La razón de que la *psykomachia* sea una tensión humana universal no es otra que el carácter dialéctico y dinámico de su *psyché*.

616 "Sicut patet in nomine, quod primo impositum est ad significandum actum sensus visus; (...) et ulterius etiam ad cognitionem intellectus." *Summa Theologicae*, I, quaestio LXVII, Articulus I.

617 "Some images persuade through the eye, others move the will by the use of words." Gombrich, *Symbolic Images*, 1975, p. 144.

618 El que piensa transmitir un arte consignándolo en un libro y el que cree a su vez tomarlo de éste como si estos caracteres pudieran darle alguna instrucción clara y sólida, me parece un gran necio; y seguramente ignora el Oráculo de Ammon, si pienso que un escrito puede ser más que un medio de despertar reminiscencias en aquel que conoce ya el objeto de que en él se trata." Platón, *Fedro*, 275 d-e.
"Tantus enim cursus verborum fuit, et sic evolavit oratio, ut eius vim atque incitacionem aspexerim, vestigia ingresumque vix viderim (...) sed ea cum contemplari cuperem, vix aspiciendi potestas fuit. Ita neque hoc possum dicere, me omnino ignorare, quid possideat, neque plane nosse, ac vidisse." Cicero, *De Oratore*, III, 161.

dice Cassirer que palabras de distintos idiomas nunca pueden ser sinónimas.[619] La imaginación es la auténtica mediación entre la palabra y el significado, lo que se pondrá de manifiesto en el análisis de la metáfora. Así como la imaginación reproduce la percepción cuando se trata de objetos visuales, la "visión" de la palabra es una forma *sui generis* de visión que está próxima a la abstracción. Incluso en el caso de la formulación de conceptos abstractos siempre hay una imagen inevitablemente adherida, inseparable del concepto. La ubicuidad parece ser una característica de las imágenes ya que, como un *horror vacui* de la mente humana, "lo llenan" todo. Siempre hay alguna imagen en la mente, aunque no llegue a confundirse con el concepto (invariable, abstracto, universal). Con ello además se traslada esa contradicción de la realidad al sujeto receptor o sujeto de las representaciones. Y por otra parte, la fantasía se presenta como superadora de la mimesis, de la necesidad de reproducir mentalmente lo percibido como en su día propuso Panofsky.[620] Gracián ya había reconocido, en gran parte por omisión, que la agudeza fruto del ingenio, tiene infinitas manifestaciones que le impiden ser definida,[621] y siendo el ingenio el ejercicio de la fantasía se le reconoce una amplitud de formas y representaciones ilimitada. Algo que Wölfflin ya observaba hace un siglo como uno de los privilegios y cualidades de la fantasía: su infinita aspiración a lo incondicionado y superación de reglas y límites.[622] Pero cuando se fija el contenido a través de signos lingüísticos o imágenes míticas socialmente reguladas, la imagen se limita a una simple reproducción memorística.[623] De ahí que el lenguaje en su relación con la fantasía tiende a empobrecerla porque limita posibilidades de manifestación que en sí mismo el lenguaje no puede alcanzar. Algo que Arnheim ya reconocía, asumiendo el denominado principio de nivel de adaptación, introducido en psicología por Harry Helson según el cual, un

619 "In diesem Sinne können die Wörter verschiedener Sprechen niemals Synonyma sein." Cassirer, *Philosophie der symbolischen Formen*, I, S. 256.

620 Panofsky, *Idea*, 1924.

621 Cfr. *Agudeza y Arte de Ingenio*, Discurso II.

622 „Über das Gesetzmässige hinaus drängt die Vorstellung nach dem Ungebundenen und Unbegrenzten. Die rauschendenWälder bedeuten der Phantasie mehr als das in sich geschlossene tektonische Gefüge." H. Wölfflin, *Kunstgeschichtliche Grundbegriffe*, 1915, S. 249.

623 "Auf der ersten Stufe scheint die Fixierung, die dem Inhalt durch das Sprachliche Zeichen, durch das mythische oder künstlerische Bild zuteil wird, über sein Festhalten in der Erinnerung, also über seine einfache Reproduktion nicht hinauszugehen. Das Zeichen scheint hier dem Inhalt, auf den es sicht bezieht, nichts hinzufügen, sondern ihn einfach seinem reinen Bestand nach festzuhalten und zu wiederholen." Cassirer, *Philosophie der symbolischen Formen*, I, S. 22.

estímulo debe ser juzgado en relación con el nivel normativo establecido en la conciencia de la persona.[624] La potencia y virtualidad de la fantasía se produce en tanto en cuanto liberada de condicionamientos convencionales o excesivamente regulados.

Aunque hay que tener presente asimismo que las representaciones, las visiones de la imaginación nunca tienen lugar en el vacío, porque se producen simultáneamente a un significado y éste siempre tiene lugar con conocimientos y aprendizajes previos. Por eso conviene ponderar el carácter creativo de la imaginación en el sentido de que no inventa temas o representaciones *absolutamente* nuevos. En tanto en cuanto las imágenes son copias de percepciones y nuestro reconocimiento de ellas se hace en un contexto, la fantasía halla formas nuevas para temas viejos procedentes de la experiencia humana, porque la imaginación actúa inevitablemente sobre esquemas conocidos.[625] Esos esquemas o planos hacen de la imagen instrumento del conocimiento y, en cuanto sean imágenes de nociones abstractas, como dice Panofsky, la aproximan al símbolo.[626] De modo que las alegorías serán combinaciones de personificaciones y/o símbolos. Esta reflexión de Panofsky se puede reconocer en las imágenes alegóricas que en gran número Gracián desarrolla en *El Criticón*. Son alegorías morales en su mayor parte, cuyo significado difícilmente es accesible de un modo directo, y que generalmente es un concepto complejo o una idea abstracta. Ese sería el caso de tantos "personajes" (el Engaño, el Zahorí, la Felicidad, la Mentira, etc.) u objetos (la Fuente de los engaños, la Isla de la Felicidad, etc. etc.) que, por una parte, son verdaderos protagonistas, ya que hacen explícita la evolución moral y biológica de Andrenio y Critilo; parecen avanzar en la historia y en los paisajes. Pero por otra parte, los momentos o *Crisis* pudieran ser en muchas ocasiones, y a causa de la similitud de sus contenidos morales, intercambiables. *El Criticón* es, pues,

---

624 Cfr. R. Arnheim, *Kunst und Sehen*, 1965, Cap. III.

625 "Statdessen kann man die Leistungen der künstelischen Vorstellungskraft besser als den Vorgang beschreiben, einem alten Inhalt eine neue Form zu geben oder, wenn man die handliche Zweiteilung von Form und Inhalt nicht verwendet, als neuen Begriff eines alten Themas. Die Erfindung neuer Gegenstände oder Situatonen ist nur so weit von Wert, wie diese alte – d.h. universale – Themen der menschlichen Erfahrung interpretieren. (…) Die Art, in der Tizian eine Hand malt, enthält mehr Phantasie als hundert surrealistische Alpträume, langweilig und konventionell gemalt." R. Arnheim, *Kunst und Sehen*, 1965, S. 121.

626 "*Images* conveying the idea, nor of concrete and individual *persons* or *objects* (…) but of abstract and general notions such as Faith, Luxury, Wisdom, etc., are called either *personifications* or *symbols* (not in the Cassiserian, but in the ordinary sense, e. g. the Cross, or the Tower of Chasttity)." E. Panofsky, *Studies in Iconologiy*, 1962, p. 6.

un *falso relato histórico.* Son una serie de cuadros formando un retablo pero que permite la visión de cada cuadro aisladamente. El carácter simbólico se pone de manifiesto cuando se propone lo particular como aproximación a lo universal. Las figuras alegóricas que van desfilando por el libro (*El Criticón*) las propone Gracián como supuestos concretos desde donde ascender a lo universal. Pero ya esas imágenes son simbólicas. Por ejemplo, la omnipresente figura del Engaño pretende ofrece características corporales y psíquicas de un ser particular. Sin embargo, cada rasgo del Engaño es un concreto que apunta a un universal ya que las descripciones físicas no interesan a Gracián, sino en cuanto puede establecer paralelismo de orden moral.[627] Por otra parte, en las imágenes gracianas de *El Criticón* no se oculta su naturaleza de seres abstractos. Por ejemplo, los pecados capitales o los vicios no se muestran bajo el discreto o disimulado aspecto de formas alegóricas, sino que directamente se les nombra y se les hace actuar como su nombre indica.[628] Por eso es por lo que se las puede considerar como imágenes con función simbólica y por ello también, en cuanto que como imágenes ocupan el primer plano del relato, suponen una visión moderna de las imágenes. Andrenio y Critilo no son prototipos a la manera de D. Quijote, o Sancho, o D. Juan o Celestina, sino dos personajes asimilables a otros muchos tipos de seres humanos por sus anodinos caracteres personales. En ese sentido ni Andrenio ni Critilo, por ejemplo, son verdaderas alegorías, sino símbolos, figuras que se pretenden alegóricas pero que por carecer de rasgos individuales concretos diferenciadores, válidos sólo para ellos, resultan ser imágenes simbólicas o símbolos.

La función simbólica de la imaginación no debe estar relegada a una posición deficitaria o atrasada del conocimiento. Las hermenéuticas tradicionales suelen restringir el campo explicativo y funcional de la imaginación.[629] Pero Kant ya consideró que la imaginación era el esquematismo trascendental que hacía posible la síntesis conceptual en que consiste el conocimiento. La intervención de la

---

627 En *El Criticón* I, VIII se dice del Engaño que nadie lo quiere; que es un gran cazador; que es señor de todos los tiempos; que no es un juez poderoso para los necios; que es príncipe universal. Y a continuación el Viejo le describe a Andrenio la parentela del Engaño. Como se ve no se trata de una descripción natural sino moral y por tanto simbólica.

628 Sería el caso, por ejemplo, de la Quimera (III, Crisi III); o de la Lujuria (I, XIII) o Ignorancia, Malicia, Vergüenza, etc. (I, VII).

629 "L'imagination, entant que fonction symbolique n'est plus relegnée comme dans les conceptions classiques à être un déficit, une préhistoire de la saine pensée." Gilbert Durant, *L'imagination symbolique*, 1989, p. 88.

imaginación modifica el sentido del concepto que, de ser meramente indicativo o representativo de objetos, adquiere una perspectiva funcional.

4.2.2 W. Benjamin. La imagen como *Denkbild*

Los editores de la obra de Benjamin han compilado algunos de sus artículos publicados en diversos periódicos o revistas, así como otros no publicados, entre los años 1925–1934. A esa compilación los editores la han titulado "*Denkbilder*" tomando el nombre de algunos artículos aparecidos en el *Frankfurter Allgemeine Zeitung* en 1933. Este concepto no aparece ni es explicado en la obra de Benjamin. Tal vez podría provenir de S. Krakauer con quien Benjamin concertaba los textos para el *Frankfurter* según indica D. Schöttker.[630]

El concepto *Denkbild* parece tener una estrecha relación con el de emblema, como muestran los textos de Stieler, Zeser, Herder, y S. George, autores a los que Benjamin conocía.[631] Posteriormente, en un artículo de 1955, Adorno designó el *Einbahnstrasse* como una colección de *Denkbilder* diferenciándolo del aforismo.[632]

Benjamin conduce sus reflexiones sobre las imágenes con orientación distinta a las de Gracián. Benjamin está inserto en un escenario admirativo e inquisitivo sobre la imaginación y los procesos que alberga la mente humana. Lejos, por tanto, de la condescendencia crítica con que Gracián aconsejaba "templar la imaginación" en el § 24 del *Oráculo Manual*. En el seguimiento detallado de ambas concepciones sobre la imagen, la de Benjamin y la de Gracián, encontramos algunos caracteres próximos. Benjamin suele partir en sus análisis de su propia experiencia poética y epistemológica. Desconfía de los tratados clásicos pero incorpora a sus reflexiones las de escritores inspirados, creativos, poco sistemáticos y, en todo caso, capaces de describir sus propias experiencias para alcanzar un grado total de verdad en sus manifestaciones. Los pequeños o grandes despliegues teóricos son substituidos por las propias experiencias. Por eso dice Benjamin que sus pensamientos son más bien imágenes y recuerdos.[633] Tal vez Benjamin está reconociendo imágenes que provocan y derivan pensamientos – ¡como si pudiera haber pensamientos sin imágenes! -. O tal vez se trate de imágenes entreveradas, sustentadoras de pensamientos, sugerencias, reflexiones

---

630 En *Konstruktiver Fragmentarismus*, 1999, S. 189.

631 Ibid.

632 Ibid.

633 "Andere Gedanken erfüllen mich als von denen ich sprach. Nicht Gedanken; Bilder, Erinnerungen." W. Benjamin, G. S. IV, I, S. 396.

o sentimientos. Pero es en todo caso un *feed back* en el que los límites de unos y otros se hacen difusos. Tanto es así que los contenidos son consecuencia de excavación en los recuerdos, en las imágenes del pasado que, separadas de su contexto, podrán ser soporte de conocimientos futuros. Las imágenes del pasado promueven pensamientos y conocimientos nuevos.[634] De momento esta ósmosis de pensamiento e imagen puede entenderse como una versión de *Denkbild*.

En el proceso de la comunicación, entre los objetos percibidos y nuestra forma de nombrarlos, debe darse un *medium* que nos sirve de referente en las innumerables situaciones en que tal objeto no está presente. Ese *medium* (el concepto o significado) podrá ser también objeto referencial. Por otra parte, al repetir el nombre en ausencia del objeto perceptible surge en la mente una representación que es al mismo tiempo copia y recuerdo de lo percibido en otro momento anterior. Por tanto, las imágenes de los objetos, siendo vicarias de estos y estando en su lugar, son también objetos referentes de las palabras. Cuando Benjamin hace referencia a la fantasía la elogia por su libertad,[635] por su actuación sin consideración a las limitaciones y coordenadas del convencionalismo epistemológico. La libertad de criterios interpretativos, una especie de "convención anárquica" envuelve a la fantasía. Y lo que para Gracián era característica de los que viven en el engaño, en la mentira y en la ignorancia, atestados de fantasía,[636] en Benjamin ésta no es una forma del engaño sino una condición del conocimiento. Fantasía, imaginación e imágenes mediatizan el pensamiento de Benjamin de modo casi exclusivo. Gran parte de las reflexiones benjaminianas tienen que ver con la imaginación y su centralidad epistemológica y estética. Esta centralidad tiene parte de su fundamento en el carácter originario, primigenio, de la imaginación en el ser humano desde su nacimiento. La palabra verbalizada y la palabra escrita son dos formas de estímulo que se unifican en la representación mental. Ritter hablaba de figura eléctrica[637] para referirse al sonido; pero sin duda podría

634 "Denn "Sachverhalte" sind nicht mehr als Schichten, die erst der sorgsamsten Durchforschung das ausliefern, um dessentwillen sich die Grabung lohnt. Die Bildernämlich, welcher losgebrochen aus allen früheren Zusammenhängen, als kostbarkeiten in dem nüchternen Gemächern unserer späten einsicht (…) stehen." Ibid. S. 400.

635 Por ejemplo entre lo local y la libertad en una especie de amor libre en Hörschelmann. Ibid. p. 564.

636 "Anda vete a los que se sueñan grandes y son fantasmas, hombres vacíos de sustancia y rebutidos de impertinencia, huecos de sabiduría y atestados de fantasía, todo presunción, locura, fausto, hinchazón y quimera." *El Criticón*, III, 3.

637 „…Jede Klangfigur eine electrische, und jede electrische eine Klangfigur" W. Benjamin, *Ursprung des deutschen Trauerspiel*, SS. 387–388.

haber aludido también a la energía visual o lumínica (estímulo) como imagen escrita, es decir como figura de lo leído. Ambos tipos de figuras son coincidentes en cuanto que son *imágenes mentalmente representadas*. Estas imágenes no son, dice Benjamin, la esencia de la alegoría; son sólo signos, signaturas que orientan hacia la completud de la alegoría. La imagen alegórica, en cuanto imagen, es representación que atrae hacia sí el componente significativo y no representable de la alegoría. Este es, para Benjamin, el centro de la concepción alegórica. En tanto que representación visual de sonidos, la escritura es ideograma sobre el que las exigencias de comunicación cotidiana producen la fijación y automatismo de referencias de significado. Pero las palabras pueden eludir este automatismo "regresando" a su función como ideogramas y promoviendo nuevas imágenes que serán la envoltura de la alegoría, el monograma de su esencia.[638] Ante estas imágenes mentales los significados no están fijados. Éstos pueden establecer, en principio, un ilimitado número de conexiones[639] con aquellas haciendo uso de una libertad que, en todo caso, estaría condicionada por la época, por el momento histórico de su recepción y producción.

La figura del niño le sirve a Benjamin para reconocer en él un procedimiento cognoscitivo alejado de construcciones y formas abstractas. Cree Benjamin que para el ser humano, el proceso de formación de montaje de los objetos y la posibilidad de imaginar ese proceso es más relevante que la comprensión de alguno de sus momentos (conceptos). También el carácter dinámico del proceso hace que en la relación entre presente y futuro se pueda establecer una dialéctica de la imaginación.[640] Una dialéctica que en algún momento Benjamin describe como la capacidad de interpolar infinitos instantes que en un momento dado se despliegan, dice, como si se tratase de un abanico.[641] Afirma B. Leifeld que Benjamin suele ilustrar sus construcciones teóricas con imágenes o historias de su

---

638 "Das Bild ist im Zusammenhange der Allegorie nur Signatur, nur Monogramm des Wesens, nicht das Wesen in seiner Hülle." Ibid. S. 388.

639 Dice Benjamín en *Über Sprache überhaupt* que habida cuenta de que *mediante* (*durch*) el lenguaje no se comunica nada, lo que se comunica *en* (*in*) el lenguaje no puede ser medido o limitado desde fuera, por lo que todo lenguaje posee su única e inconmensurable infinitud. G. S. II, I, S. 142.

640 "...dass primitiv auf Kinder nicht die konstruktiven, schematischen Formen wirken, sondern vielmehr der ganze Aufbau seiner Puppen oder seines Hündchens, soweit es nämlich sich vorstellen kann, wie sie gemacht sind." W. Benjamin, G. S. IV, 2, S. 623.

641 "Das Vermögen der Phantasie ist die Gabe in unendlich kleinen zu interpolieren (...) kurz, jedes Bild zu nehmen, als sei es nämlich sich vorstellen kann, wie sie gemacht sind." Ibid. G. S. IV, 2, S. 623.

experiencia vital que le permiten completar sus explicaciones.[642] Esta búsqueda de analogías, ya considerada anteriormente, lleva a Benjamin a defender el carácter científico de la imaginación precisamente por su capacidad de comprensión de la analogía universal. Se trata de una ciencia humana como puede serlo la Sociología, la Historia o el propio Materialismo Dialéctico.[643] Aunque al mismo tiempo, Benjamin se depreocupa de la exigencia de rigor e invariabilidad de la imaginación en tanto que científica. Por otra parte parece evidente que considerar la imaginación como 'científica' supone abrigar un concepto muy genérico o aleatorio de la ciencia. De hecho en otra aplicación o situación de la imaginación considera que tiene algo de falso en cuanto el soñador suele forzarla. Benjamin le reconoce a la imaginación su ductilidad porque es inevitable que el soñador como tal, es decir, el poeta, modifique las imágenes a su gusto. Por eso tiene algo de falso: en el sentido de su capacidad creativa.[644] Esta es una falsedad consciente, buscada, orientada a las representaciones del mundo interior, donde se encuentra con la imaginación como capacidad de analogías. También en este punto hay proximidad a la noción graciana de la fantasía pero de forma restringida: en cuanto que, como se ha visto, tiene su fundamento en la analogía o semejanza y en cuanto que descansa en el ingenio. Aunque indicándolo como propio de Jean Paul, Benjamin asume la fantasía en la órbita del ingenio al que otorga superioridad científica y poética.[645] No obstante hay que reconocer que el ingenio ocupa una posición excéntrica en Benjamin. Si en Gracián llegaba a constituir el fundamento de una teoría del conocimiento, algo propio del Barroco, en Benjamin, menos interesado en un análisis de las facultades que en sus producciones, el ingenio se contempla como un supuesto al que no se le presta excesiva atención.

4.2.3 Imágenes dialécticas

Avanzando un paso más, la noción benjaminiana de "imagen dialéctica" ocupa un lugar relevante en *Passagen-Werk*. En realidad las imágenes dialécticas son

642 "Seine Bilder, die so zum vorschein kommen, ilustrieren seinen thoretischen überbau gleichsam mit Hilfe von Geschichten über seine Person, die somit repräsentative Aufgaben erfühlt." B. Leifeld, *Das Denkbild bei W. Benjamin,* 1999, S. 59.

643 "... et que "l'imagination" est la plus scientique des facultés, parce que seule elle comprend l'analogie universelle." W. Benjamin, *Das Passagen-Werk* I, p. 315.

644 "Das alles muss der Träumer vergessen, um dem Bildern sich zu überlassen. An ihnen hat er Ruhe, Ewigkeit." W. Benjamin, G. S. IV, I, S. 427.

645 "Denn sein Ingenium ruht, so gut wie das der Farbe, in Phantasie, nicht in der Schöpferkraft. Im Farben sehen lässt die Phantasieanschauung im Gegensatz zur schöpferischen Einbildung sich als Urphanomen gewahren." Ibid. G. S. IV, II, S. 613.

un modo de referirse a las imágenes asumiendo su carácter dinámico que, como han reconocido diversos autores, no tiene un significado unívoco e invariable en Benjamin. Tanto más cuanto en su obra y en el propio autor se produce la convergencia de varias orientaciones: hondas raíces gnoseológicas, preocupación estética y orientación marxista, por referirnos a las más conocidas. Ello ha influido en tomas de posición epistemológicas, cuanto menos, ambiguas. Así lo entiende S. Buck-Morss para quien la decisión de presentar las ideas como imágenes dialécticas no es ni estética ni arbitraria, sino claramente política.[646] Como si se tratara de un intento de hacer descender los contenidos meramente mentales desde el Empíreo de lo abstracto a lo más próximo de las representaciones. La propia autora ha entendido que la imagen dialéctica de Benjamin puede contemplarse desde tantos niveles lógicos como la dialéctica hegeliana; como una forma de mirar que unifica elementos antitéticos sobre un eje de referencia.[647]

No hay que perder de vista que Benjamin habla de *imágenes* dialécticas; por lo tanto son representaciones mentales sea cual fuere su origen. Son copias de percepciones estén o no modificadas por asociaciones o relaciones. Por consiguiente hay que hablar de vivencias concretas de naturaleza sensible. Las imágenes son individuales porque reproducen sensaciones. Su carácter dialéctico tiene que ver con el establecimiento de relaciones entre imágenes en momentos temporales diversos pero que son legibles, interpretables en su conjunto. Se ha dicho que Benjamin recurrió a la imagen dialéctica al percatarse en los *Passagen-Werk* de que la alegoría ya no era utilizable como en el Barroco.[648] El momento dialéctico de estas imágenes benjaminiana no se encuentra tanto en la contraposición o antítesis de las imágenes mismas como si fueran conceptos cuanto en los tiempos, en los momentos históricos. Es una relación en la que el presente parece cobrar sentido a la luz del horizonte del pasado. El presente es el polo de atracción, el punto de convergencia de los acontecimientos del pasado. Desde el presente cobra sentido el pasado pero, como apunta S. Buck-Morss, no es que lo pretérito arroje luz sobre el presente o viceversa, sino que imagen dialéctica es aquella en la que comparece en una constelación el pretérito con el presente.[649]

Pero la dialéctica pasado-presente entendida en términos históricos exige algo más que una constelación de imágenes. El modo en que se ha producido

---

646 S. Buck-Morss, *W. Benjamin, escritor revolucionario*, 2005, p. 26.

647 "The "dialectical image" has as many levels of logic as the Hegelian concept. Iway of seening that crystallizes antithetical elements by providing the axes for their alignment." Buck-Morss, *Dialectics of Seeing*, 1990, p. 247.

648 L. Olivan Santaliestra, *La alegoría en el origen del drama barroco alemán*, 2004, p. 19.

649 S. Buck.Morss, *W. Benjamin, escritor revolucionario*, 2005, p. 20.

el pasado no puede sustentarse a través de imágenes, a no ser que estemos refiriéndonos a la recepción subjetiva de la relación e influencia del pasado sobre el presente. En cuyo caso las "imágenes dialécticas" deben entenderse más en un contexto poético-literario que filosófico o histórico. También se ha dado a entender que Benjamin tenía un concepto tradicional de la literatura. Ésta para él era expresión objetiva, no subjetiva.[650] Pero esa objetividad no está exenta en Benjamin de solipsismo porque aspira a apropiarse de la historia a través de imágenes que explicarían el pasado desde la propia representación de la actualidad. Para Benjamin el sentido de la Historia parece encontrarse en las imágenes. Como si fuera en estas donde se escribe la Historia. Así lo recoje el propio Benjamin en los *Passagen* a propósito de la Historia: *Geschichte zerfällt in Bilder, nicht in Geschichten.*[651] Con lo cual, dice D. Schöttter, la Historia es, para Benjamin, una cuestión más psicológica y de conciencia que de hechos.[652]

En Benjamin la cuestión de la apropiación o reconocimiento dialéctico de la Historia a través de las imágenes queda desdibujado por los caracteres que claramente destaca el mismo Benjamin en las "imágenes dialécticas". El principal de ellos es el origen *onírico*, que Benjamin asocia a lo utópico, de la imagen dialéctica. La utopía de la dialéctica sería, según esto, el reposo, la ausencia de movimiento interminable. La dialéctica en reposo a la que Benjamin se adhiere pudiera entenderse como una dialéctica negativa en la que tienen lugar sólo dos momentos de la confrontación, sin síntesis y, por consiguiente, sin dinamismo. Que este reposo sea una utopía, un fin deseable inalcanzable *per se* es algo discutible. En tanto que utópica la imagen dialéctica sería, en el planteamiento benjaminiano, onírica, como producto de los sueños y por ello mismo separada de la realidad. Los dos polos de esa dialéctica serían el pasado y el presente. Pero la ausencia de proyección hacia el futuro hace que se trate de una dialéctica en reposo. Precisamente por tratarse de una dialéctica sin "solución", por decirlo así, sin salida explícita, hace que la confrontación se nos muestre de forma ambigua.[653]

---

650 "Benjamin interpreted literature as objektive, not subjective expression." S.Buck-Morss, *Dialectics of Seeing*, 1990, p. 247.

651 Benjamin, G. S. V, S. 596.

652 "Geschichte wird damit zu einem Wahrnehmungspsychologisten, nicht zu einem epischen Problem." D. Schöttker, *Konstruktiver Fragmentarismus*, 1999, S. 255.

653 Benjamin tiende a expresar gran cantidad de contenidos en frases breves y con frecuencia polisémicos. Ello incrementa la dificultad interpretativa de sus textos. Éste sería el caso del fragmento que comentamos y que contiene no menos de 6 términos o conceptos en los que se podrían hallar claves interpretativas si no estuvieran tan amazacotados: "Zweideutigkeit ist die bildliche Erscheinung der Dialektik, das

Sin abandonar el posicionamiento onírico-dialéctico, Benjamin introduce en el estudio el *carácter histórico* de las imágenes dialécticas. Las imágenes frente a las categorías de las ciencias del espíritu tienen un carácter histórico, ya que aquellas nos dicen a qué tiempo pertenecen, dado que sólo en ese tiempo son interpretables o legibles.[654] La imagen, sigue Benjamin, es la constelación, la unión de lo pretérito y lo presente de manera indisoluble, instantánea, intuitiva. Es una unión heterogénea en su relación, pues, contemplado el pasado desde el presente, es una vinculación meramente temporal: el pasado es lo que tuvo lugar antes. Pero el pasado en relación con el 'ahora' es una relación dialéctica. Puesto que el 'ahora' es resultado de las confrontaciones del pasado. Lo que introduce Benjamin en esta asimétrica relación es al sujeto como intérprete, no de los hechos, sino del valor de los tiempos de la Historia. Benjamin parece defender una dependencia de la Historia respecto de la conciencia: ésta es la autoridad que determina qué relación es temporal y qué otra es dialéctica.[655] Estas imágenes *dialécticas,* descritas antes como oníricas, son también imágenes históricas. Éstas, para Benjamin, son las que tienen vigencia, las reconocibles como presentes, las adecuadas al tiempo actual. O, como dice él mismo, las que no son arcaicas.[656] Serían las que se tienen al despertar, al "salir del sueño", frente a las habidas en el sueño mismo, ya pasadas y arcaicas: de otro tiempo. Estaría en los aledaños de la psicohistoria en la que las imágenes reconstruyen un mundo anterior (imaginario) para entender una realidad objetiva o inventada. De las reflexiones anteriores se puede concluir a) Que Benjamin sitúa la Historia en lo que acontece a la conciencia. b) Que para Benjamin los hechos históricos se hacen presentes a través del recuerdo de las imágenes. c) Que estas imágenes son dialécticas en cuanto relacionan pasado y presente. d) Que de nuevo pasado y presente se decodifican como sueños y vigilia. e) Que pese a tratarse de imágenes dialécticas se trata de una dialéctica

---

Gesetzt der Dialektik im Stillstand. Dieser Stillstand ist Utopie und das dialektische Bild also Traumbild." G. S. V 1, S. 55.

654 "Diese Bilder sind durchaus abzugrenzen von den "geisteswissenschaftlichen" Kategorien, dem sogennaten Habitus, dem Stil etc. Der historische Index der Bilder sagt nämlich nicht nur, dass sie einer bestimmten Zeit angehören, er sagt vor allem, dass sie erst in einer bestimmten Zeit zur Lesbarkeit kommen." Benjamin, *Passagen- Werk,* G. S. V 1, S. 577.

655 „Mit andern Worten: Bild ist die Dialektik im Stillstand. Denn während die Beziehung der Gegenwart zur Vergangenheit eine rein zeitliche ist, ist die des Gewesen zum Jetzt eine dialektische: nicht zeitlicher sondern bildlicher Natur." Ibid. S. 578.

656 "Nur dialektischer Bilder sind echt geschichliche, d.h. nicht archaische Bilder." Ibid.

en reposo. f) Que los hechos que recordamos mejor son los hechos (históricos) más próximos al yo.[657]

En este tema de la vinculación de las imágenes dialécticas con la conciencia de lo onírico por una parte y de la dialéctica de la Historia, por otra, se hace patente la imbricación de al menos dos ámbitos de difícil conjugación, a no ser desde una perspectiva filosófico-literaria.

Algunos de estos desequilibrios ya fueron comentados por Adorno en una extensa carta a Benjamin el 2 de agosto de 1935 desde *Schwarzwald*. En esa época Benjamin se encontraba en París desde donde escribió a Adorno para que se interesara por sus *Passagen*. La respuesta de Adorno fue muy crítica respecto a diversas cuestiones especialmente a la naturaleza de las imágenes dialécticas a la que se refiere Adorno en la primera parte de la misiva. En síntesis, todos los temas en torno a la teoría de la imagen dialéctica de Benjamin están contaminados porque esa imagen no es realmente dialéctica. Adorno analiza la cuestión a la luz del lema benjaminiano "*chaque époque rêve la suivant*" y considera (1) que concibe la dialéctica como un contenido de conciencia. Además (2), que propone el futuro como si se tratara de una utopía, y (3) que al trasladar a la conciencia la imagen dialéctica bajo la forma de sueño, no sólo trivializa el concepto de imagen dialéctica, sino que la priva de carácter materialista.[658] Benjamin responde a Adorno a través de Gretel el 16 del mismo mes en términos conciliadores y agradecidos por las reflexiones de Adorno y al final de la carta, aun reconociendo las aportaciones a la imagen dialéctica como "constelación" que hace Adorno, Benjamin sigue considerándolas figuras oníricas como imágenes dialécticas de esta constelación, como otro arco que reclama ser tensado, que no es otra cosa que la dialéctica entre la imagen y el despertar.[659] Este despertar, que equivale al recuerdo, se halla también inserto en una dialéctica subjetiva de la historia lo que

---

657 „Und zwar wenden die historischen „Fakten" zu einem uns soeben Zugestossenen: sie festzustellen ist die Sache der Erinnerung. Und Erwachen ist der exemplarische Fall des Erinnerns. Jener Fall, in dem es uns gelingt, des Nächsten, Naheliegendsten (des Ich) uns zu erinnern." W. Benjamin, *Passagen-Werk*, G. S. V 2, S. 1057.

658 "Denn der Satz impliziert dreierlei: die Auffassung des dialektischen Bildes also eines – ob auch Kollektiven – Bewusstseinsinnhaltes; seine geradlinige, fast möchte ich sagen: entwicklungsgeschichtliche Bezogenheit auf Zukunft als Utopie." (…) Wenn sie das dialektische Bild als "Traum" ins Bewusstsein verlegen, so ist damit nicht bloss der Begriff entzaubert und umgänglich geworden, sondern hat eben damit auch jene objektive Schlüsselgewalt eingebüsst, die gerade materialistisch ihn legitimieren könnte." Ibid. S. 1128.

659 "Auch hier also will noch ein Bogengespannt, eine Dialektik bezwungen werden: die zwischen Bild und Erwachen." Ibid. S. 1140.

equivale a posicionarse más en el entorno del idealismo fichteano que en el materialismo dialéctico. Para Benjamin el conocimiento tiene su origen en el sujeto, la conciencia no precisa otro fundamento que ella misma. Con ello el objeto, el fenómeno, pasa a un segundo plano y es el sujeto quien otorga sentido al conocer. Porque en él es donde se produce la interrelación entre el yo y el no-yo. Las imágenes dialécticas de Benjamin son dialécticas en cuanto toda representación lo es. Pero, si bien históricamente el idealismo está en el fundamento metodológico del materialismo científico, carece de los elementos materiales (económicos, sociales, etc.) para interpretar y transformar la Historia. El despertar en Benjamin aspira a constituirse en un modo de recuerdo individual con el que asumir la Historia en el presente. Pero la presencia individual del pasado en el presente no supone más que una toma de posición psicológica, ética o teológica. Es cierto que la vida, por así decir, comienza con un despertar, con un tomar conciencia de la existencia. Pero Benjamin lo amplía a la Historia. O mejor dicho, a las representaciones de la Historia. Lo cual, si bien es legítimo, nos mantiene en la ignorancia respecto de la Historia en sí misma.[660]

Benjamin recogió en los *Frühe Entwürfe* de los *Passagen* una aspiración a cambiar la perspectiva de la Historia. Una especie de giro copernicano en el que el punto de referencia deja de ser el pasado desde donde se contempla el presente. La propuesta de Benjamin es invertir esa perspectiva: el presente, el despertar, debe ser el punto desde el que hay que ver el pretérito. Ello nos hará tener conciencia de las contradicciones del pasado. Pero ese 'giro', como el propio Benjamin reconoce, es más Política que Historia.[661]

El método dialéctico en el sentido que Benjamin propone – desde el presente hacia el pasado -probablemente responde a una insatisfacción profunda de Benjamin sobre el curso de la Historia que le lleva a rechazar el positivismo histórico por cuanto utiliza los mismos métodos de la ciencia natural aplicados sobre el pasado. Benjamin desconfía del principio de causalidad porque la experiencia

---

660 „Wie Proust seine Lebensgeschichte mit dem Erwachen beginnt, so muss jede Geschichtsdarstellung mit dem Erwachen beginnen, ja sie darf eigentlich von nichts anderm handeln." Ibid. G. S. V, 1, S. 580.

661 "Die kopernikanische Wendung in der geschichtlichen Anschauung ist dies: man hielt für den fixen Punkt das „Gewesene" und sah die Gegenwart bemüht, an dieses Feste die Erkenntnis tastend heranzuführen. Nun soll sich dieses Verhältnis umkehren und das Gewesene seine dialektishe Fixierung von der Synthesis erhalten, die das Erwachen mit den gegensätzlichen Traumbildern vollzieht. Politik erhält den Primat über die Geschichte." Ibid. S. 1057.

del sujeto es ajena a la invariabilidad de las leyes de la naturaleza.[662] Y en cierto modo Benjamin se sitúa con su crítica en una posición, que se puede denominar precientífica, de la recepción de la Historia ya que está anclada en exigencias políticas que obligan al análisis y recuerdo del presente.[663]

En coherencia con el método del montaje, que Benjamin utiliza en los *Passagen*, los grandes temas, así como las nociones centrales de ellas, se encuentran distribuidos paratácticamente. Por ello, y porque Benjamin es refractario a desarrollos deductivos, el seguimiento del sentido de las imágenes parece quedarse en un punto de inseguridad puesto que no todas las afirmaciones de Benjamin son siempre coincidentes. Ya que las imágenes dialécticas tienen también una dimensión epistemológica, es interesante traer aquí la evolución de las posiciones benjaminianas. Así en el prologo epistemológico que constituye la primera parte del *Ursprung des deutschen Trauerspiels,* la imaginación o las imágenes ni siquiera aparecen. En la 3ª parte de la misma obra lo hace en dos ocasiones. En la primera es para reivindicar la vinculación y apoyo recíproco entre palabras y las imágenes del Barroco.[664] Algo más adelante, en el contexto de la composición de la alegoría, Benjamin considera la imagen como representación de la esencia de la alegoría, "sólo" como ideograma o como signatura, como un envoltorio que oculta o manifiesta la esencia.[665] En ambos casos las imágenes ocupan una posición subsidiaria de la palabra y de la esencia de la alegoría. Parece, pues, evidente que en el transcurso de los años (no demasiados) la desconfianza de Benjamin hacia los conceptos tradicionales fue en aumento y su pensamiento, en origen filosófico y literario, evoluciona hacia posiciones estético-políticas. Las 'imágenes dialécticas' son un claro exponente de esta evolución en la que Benjamin ha sustituido pensar por representar.

---

662 „Benjamins Erneuerungsanspruch richtet sich gegen die positivische Tradition der Geschichtswissenschaft, die das naturwissenschaftliche Prinzip der Kausalität auf die Ereignisse der Vergangenheit anwendete und damit von der Erfahrung des Subjekts abtrennte." Detlev Schöttker, *Konstruktiver Fragmentarismus*, 1999, S. 254.

663 "Benjamin knüpft mit dieser Kritik zwar an eine vorwissenschaftliche Auffassung der Geschichtaneignung an, versiehr sie aber mit einem politischen Anspruch, der das Erinnern auf die Analyse der Gegenwart verpflichtet." Ibid. S. 254.

664 "Wortbarock und Bildbarock – wie Cysarz diese Ausdrucksformen nur eben bennant hat – sind polar ineinander fundiert.", Benjamin, G. S. I, 1, S. 377.

665 "Mitten ins Zentrum allegorischer Anschauung trifft er [Ritter] mit seiner Lehre, alles Bild sei nur Schriftbild. Das Bild ist im Zusammenhange der Allegorie nur Signatur, nur Monogramm des Wesens, nicht das Wesen in seiner Hülle." Ibid. S. 388.

4.2.4 Melancolía

Las circunstancias vitales e intelectuales de Benjamin le hacen inclinarse por un conocer que pueda llevar siempre consigo sin por ello desmerecer su incardinación con la realidad. Las imágenes dialécticas serán, pues, ya en los *Passagen,* la alternativa fiable, próxima (en la conciencia) y presumiblemente explicativa de la Historia. En todo ello se muestra también, influyendo en su perfil y evolución intelectual, el talante melancólico de Benjamin.[666] No sólo biográficamente, donde se confirma su deambular solitario, inseguro y nostálgico por Europa, sino también en la provisionalidad de sus sentimientos, afectos y recursos económicos y profesionales. En sus textos ha extraído alguno de los caracteres esenciales del melancólico. La permanente insatisfacción que se vislumbra en la mayor parte de sus escritos le llevan siempre a plantear alternativas con frecuencia difícilmente asumibles desde perspectivas más convencionales. En este contexto se podría incluir la actitud puramente melancólica de Benjamin, también propia del Barroco, de reducción del ser a pura visualidad. De ahí la preeminencia de las imágenes dialécticas sobre los hechos del pasado. La visión melancólica es crítica por las carencias y falta de profundidad de las representaciones habituales del mundo. La melancolía no es un estado de ánimo, sino más bien una ἐποχή del pensar y del sentir ante la falta de respuestas. Ejemplo de ello nos lo muestra Benjamin cuando en su *Berliner Kindheit*, que en sí mismo es todo un ejercicio literario de melancolía, plantea, en *Der Mond*, una metafísica del soñador en niveles de profundidad ontológica propios de Hegel o de Heidegger cuando se pregunta "¿Por

---

666 La melancolía es una situación del espíritu humano que concita sobre sí una larga tradición de reflexiones. Desde los *Problemata* de Aristóteles (XXX, 1) quien la asocia a la genialidad; Platón, que la vincula a la locura; pasando por la Edad Media como degradación del alma, y Vives, quien la entiende como agitación de los pensamientos y afectos cálidos que deben juntarse con otros humores, principalmente con la bilis amarilla que sirve de freno (*De anima et vita*, 366). Huarte considera la existencia de un órgano del cerebro para la imaginación y otro para la memoria siendo la melancolía un humor frío y seco que implica una cierta enfermedad del ingenio. (Cap. VIII, 1954 o V 1575). La melancolía en el Renacimiento, que tiene que ver con el artista representado en el grabado de Dürer del mismo nombre y ya se centra en causas psicológicas: soledad, abandono, dudas, inseguridades, etc. como tributo a la superioridad del caminante solitario hacia lo ignoto. Hasta llegar a Freud (*Trauer und Melancholie,* 1916) quien habla de una doble dirección del estado melancólico: a) Pérdida de objeto que sería una frustración desde el exterior y b) Frustración por uno mismo, por insuficiencia o precariedad del yo. Llegando a Benjamin hallamos en su obra textos de profundo significado melancólico, tales como *Berliner Kindheit um Neunzehnhundert*, ab 1932.

qué hay algo en el mundo? ¿Por qué existe el mundo?"[667] En el capítulo H de los *Passagen* Benjamin contrapone el espíritu de orden del coleccionista al espíritu alegórico que ilumina el significado del mundo a través de su melancolía aunque reconoce que entre el coleccionista y el alegórico hay en el fondo bastante semejanza. Para concluir que, si bien las cosas del coleccionista pueden tener un significado, el significado de la melancolía no es previsible ni sustituible.[668] Benjamin sobrepasa los cánones semánticos haciendo de la melancolía un intérprete más adecuado y completo. El objeto para el melancólico tiene un significado más próximo, sentimental y profundo. Se convierte así la melancolía en instrumento de conocimiento de máxima aproximación a los objetos. Y desde esa perspectiva es como Benjamin orienta la comprensión de la Historia, la sabiduría y el mundo. De ahí también esa inmersión que partiendo del presente (el despertar) lleva a confrontar con el pasado (el sueño) como se vio en las reflexiones sobre las imágenes dialécticas.

Al final de la 2ª parte del *Ursprung des deutschen Trauerspiels,* Benjamin analiza la naturaleza de la melancolía, sus caracteres y su presencia en las representaciones barrocas destacando la desgana vital.[669] En todo el libro subyace un entramado por entre cuyos huecos se percibe el talante melancólico de Benjamin hasta el punto de ser uno de los centros del *Trauerspiel.* En el caso de Benjamin la nostalgia se alimenta también de la conciencia del paraíso irremediablemente perdido. Paraíso que, en nuestro autor, se manifiesta tanto en la dimensión escatológico-religiosa, como en los orígenes, en la propia infancia. De modo que como dice Julia Kristeva, "melancólico es el que rechaza la vida porque ha perdido su sentido."[670] Pese a lo cual, la vida es el criterio de plausibilidad último que

---

667 Hegel en su *Wissenschaft der Logik* ya había dicho que „das reine Sein und das reine Nichts ist also dasselbe." Y Heidegger en su discurso de toma de posesión de su cátedra – la que había dejado Husserl – en 1929 titulado "*Was ist Metaphysik*?" formula una pregunta similar: "¿Por qué existen seres en lugar de existir la nada?"

668 "Der Allegoriker bildet gleichsam zum Sammler den Gegenpol. Er hat es aufgegeben, die Dinge durch die Nachforschung nach dem aufzuhellen, was etwa ihnen verwand und zu ihnen gehörig wäre. Er löst sie aus ihrem Zusammenhange und überlässt es von Anfang an seinem Tiefsinn, ihre Bedeutung aufzuhellen." (...) „Auf der andern Seite wird gerade der Allegoriker (...) genug an Dinge haben, von denen eines das andere um so weniger vertreten kann, als keinerlei Reflexion die Bedeutung vorhersehen lässt, die der Tiefsinn jedwedem von ihnen zu vindizieren vermag." W. Benjamin, *Passagen-Werk,* G. S. V 1, S. 279, 280.

669 "... dessen unabsehbare Wiederholung aber die Lebenunlust melancholischen Geblütes zur trostlosen Herschaft befördet." W. Benjamin, G. S. I, I, S. 319.

670 En *Soleil noir: dépression et melancolie,* Citado por J. L. Brea, 1991, p. 99.

justifica las imágenes irracionales. La prueba de su verdad está en su validez para la vida.[671] La melancolía instaura imágenes que, como hace Benjamin en la 3ª parte del *Trauerspiel* sobre la tragedia Barroca, tratan de eludir la parcialidad de lo racional y para ello se restaura el procedimiento alegórico con ocasión, en el caso de Benjamin, del drama barroco español.

4.3 Síntesis

Ficción.

En su poética *Agudeza y Arte de Ingenio* Gracián dedica cuatro Discursos específicamente a la ficción. En Gracián casi todo está inmerso en lo ficcional. En primer lugar porque se proyecta en gran medida y casi exclusivamente a través del *ingenio* y en segundo lugar porque la obra graciana es pura construcción mental; no prestó atención al mundo exterior y toda su perspectiva se circunscribe a un esquema dual frecuentemente muy ramificado de expresiones y conceptos. Gracian no deforma la realidad exterior; simplemente la ignora y la sustituye por arquetipos.

Otorga a la ficción un carácter epistemológico, si bien en torno a cuestiones literarias, poéticas o morales. No parece, pues, que Gracián trate de introducir las ficciones para incrementar el conocimiento sino el sentimiento.

Gracián parece estar influido por cierta deformación profesional 'casuística' al aconsejar encerrar la verdad en los relatos ficticios de alegorías o parábolas, porque "una mesma verdad puede vestirse de muchos modos."

La ficción busca conscientemente engañar para provocar la lucidez, para "desengañarnos". La verdad debe mantenerse en la penumbra y para ello la ficción se alegoriza necesariamente. Imagen.

La ficción es una forma de ser y la imagen es la representación concreta de una ficción. De modo que toda ficción lo es porque produce imágenes. Las imágenes no son más que representaciones en nuestra conciencia y estas representaciones, pueden ser directas en las que la cosa se representa ella misma al espíritu como en una percepción o bien indirectas en las que el objeto está ausente y se presentan a la conciencia mediante una imagen.

La imaginación parece engañosa porque Gracián la contrapone explícitamente al juicio, a la razón, a la prudencia. Sólo admite y, muy limitadamente, su aportación en asuntos de ingenio. En Gracián hay un sentido peyorativo que le lleva a

---

671 "Nicht nur rationale Argumente Plausibilität garantieren können, vielmehr auch irrationale Bilder durch den „Beweis ihrer Gültigkeit im Leben." B. Leifen, *Das Denkbild bei W. Benjamin*, 2000, S. 150.

denunciar exageración y precipitación en la imaginación, así como peligro para las cuestiones de la razón porque introduce contradicciones y paradojas.

La función creativa de lo imaginario la ha derivado Gracián al ingenio y a la agudeza, a los que él siempre ha considerado como centro de la poética.

Teatralidad.

El Criticón de Gracián contiene suficientes elementos dramáticos y dialógicos como para poder ser considerado una alegoría narrativa construida mediante los diálogos y estructurada en actos con unidades espacio-temporales (Crisis) propias del drama.

Hay un proceso sustitutorio de lo dogmático por lo moral, de lo sistemático por lo improvisado y sobre todo, el regreso de lo irracional para llenar el hueco dejado por la decadencia de la religión

La imaginación puede ser instrumento epistemológico en poética, pero también en teología y es asumido por los predicadores.

El peso del sermón recaía más en el aspecto expresivo y formal que en el propiamente significativo porque la fantasía se estimula con las presentaciones teatrales pero muy poco con los discursos argumentativos. La fantasía es el 'material' que conduce al hombre a otra realidad. Es el instrumento de creación alternativa consciente. En la oratoria sagrada la persuasión subyace a las tradicionales funciones de la oratoria. Ni el *docere* ni el *delectare* tienen en el Barroco la importancia del *movere*. Conmover era la aspiración de todo predicador habida cuenta de que ni el deleite podía competir con el teatro ni el enseñar podía ir muy lejos dadas las restricciones teológicas. Gran parte de la audiencia buscaba en las iglesias algo similar a lo que buscaba en el teatro: el deleite literario de la palabra, el entretenimiento estético o el espectáculo.

La importancia de los sermones en el Barroco español reside en que son un marco de referencia en el ejercicio de la fantasía. Aunque el lenguaje, en su relación con la fantasía, tiende a empobrecerse, porque limita posibilidades de manifestación que en sí mismo el lenguaje no puede alcanzar.

El Criticón es un falso relato histórico.

Son una serie de cuadros formando un retablo pero que permite la visión de cada cuadro aisladamente. Las descripciones físicas no interesan a Gracián sino en cuanto puede establecer paralelismo de orden moral. En las imágenes gracianas de *El Criticón* no se oculta su naturaleza de seres abstractos. Ni Andrenio ni Critilo, por ejemplo, son verdaderas alegorías, sino *símbolos* por carecer de rasgos individuales concretos diferenciadores, que fueran válidos sólo para ellos.

W. Benjamin.

W. Benjamin, por su parte, está inserto en un escenario admirativo e inquisitivo sobre la imaginación y los procesos que alberga la mente humana.

Las imágenes del pasado promueven pensamientos y conocimientos nuevos. De momento, esta ósmosis de pensamiento e imagen puede entenderse como una versión de *Denkbild*.

La imaginación, que para Gracián era característica de los que viven en el engaño, en la mentira y en la ignorancia, atestados de fantasía, en Benjamin no es una forma del engaño, sino una condición del conocimiento. Gran parte de las reflexiones benjaminianas tienen que ver con la imaginación y su centralidad epistemológica y estética. Esta centralidad tiene parte de su fundamento en el carácter originario, primigenio de la imaginación en el ser humano desde su nacimiento.

Las imágenes dialécticas no tienen un significado unívoco e invariable en Benjamin. Tanto más cuanto en su obra y en el propio autor se produce la convergencia de varias orientaciones: hondas raíces gnoseológicas, preocupación estética y orientación marxista.

Se ha dicho que Benjamin recurrió a la *imagen dialéctica* al percatarse, en *Passagen-Werk*, de que la alegoría ya no era utilizable como en el Barroco. Es una relación en la que el presente parece cobrar sentido a la luz del horizonte del pasado. Pero la dialéctica pasado-presente, entendida en términos históricos, exige algo más que una constelación de imágenes. El modo en que se ha producido el pasado no puede sustentarse a través de imágenes. A no ser que estemos refiriéndonos a una recepción subjetiva, en cuyo caso las "imágenes dialécticas" deben entenderse más en un contexto poético-literario que filosófico o histórico. Para Benjamin, el sentido de la Historia parece encontrarse en las imágenes. Como si fuera en estas donde se escribe la Historia.

Benjamin defiende una dependencia de la Historia respecto de la *conciencia*: ésta es la autoridad que determina qué relación es temporal y qué otra es dialéctica.

De las reflexiones anteriores se puede concluir a) Que Benjamin sitúa la Historia en lo que acontece a *la conciencia*. b) Que para Benjamin los hechos históricos se hacen presentes a través del *recuerdo de las imágenes*. c) Que estas imágenes son dialécticas en cuanto *relacionan pasado y presente*. d) Que de nuevo pasado y presente se decodifican como *sueños y vigilia*. e) Que pese a tratarse de imágenes dialécticas se trata de una *dialéctica en "reposo"*. f) Que los hechos que recordamos mejor son los hechos (históricos) más próximos al yo.

Pero la presencia individual del pasado en el presente no supone más que una toma de posición psicológica, ética o teológica. Lo cual, si bien es legítimo, nos mantiene en la ignorancia respecto de la Historia en sí misma.

En el transcurso de los años (no demasiados) la desconfianza de Benjamin hacia los conceptos tradicionales y el curso de la Historia fue en aumento y su pensamiento, en origen filosófico y literario, evoluciona hacia posiciones estético-políticas. Las imágenes dialécticas son un claro exponente de esta evolución en la que Benjamin ha sustituido pensar por representar.

5. Lenguajes de la visualidad. Imágenes complejas

Entre lo visible y lo invisible: Alegoría y Metáfora

5.1 Metáfora

Dominants values of literature are metaphoric and/or non-discursive.
G. Steiner, *After Babel*, 135.

5.1.1 Sentido y función

Hay cuestiones cuya mera evocación abruma por la gran cantidad de estudios y trabajos que se le han dedicado. Una de esas cuestiones es la metáfora.

Aristóteles en la *Poética* y en la *Retórica* estableció algunos de los caracteres fundamentales de la metáfora. La define como una transposición del nombre de una cosa a otra. Esa transposición puede ser del género a la especie, de la especie al género, de la especie a la especie o en todo caso siguiendo una relación de analogía.[672] Se puede observar que Aristóteles centra la naturaleza de la metáfora en el productor dando una explicación que puede servir al mismo tiempo como orientación estilística. Introduce como metáfora otros tropos o figuras poéticas y sitúa la analogía como criterio general en la génesis de la metáfora. Como ya se vio en el capítulo 3, la analogía o semejanza están en la base de toda construcción de imágenes significativas. Aristóteles explica en el mismo lugar de la *Poética* qué entiende por relación de analogía: una relación que tiene lugar en los significados, incluso, dice, aunque no exista un nombre adecuado para esa relación.[673] En la *Retórica* reitera Aristóteles cómo la corrección de la metáfora se consigue a partir de la analogía.[674] También establece una relación de convertibilidad entre la metáfora y la imagen literaria. Para Aristóteles, la imagen literaria es una metáfora porque el concepto aristotélico de metáfora es muy amplio. Incluiría la mayor parte de las figuras retóricas por analogía (sinécdoque, metonimias, etc.).

672 Aristóteles, *Poética,* 1457b.

673 Aristóteles indica cómo, por ejemplo, la relación de analogía puede darse entre la vejez y la vida y el atardecer y el día, así como sus diversas variantes.

674 *Retórica*, 1405 a7.

Imágenes y metáforas se enuncian, dice Aristóteles, partiendo de dos términos igual que las metáforas por analogía.[675]

Si bien la finalidad de la retórica de Aristóteles pretendía ser una metodología sobre el modo de articular el lenguaje en orden al razonamiento, no se encuentra en ella desarrollo en relación a la metáfora como articulación del pensamiento, ni formación de conceptos abstractos, sino más bien sobre la afinidad de la metáfora para transmitir el saber dándole forma sintética,[676] mostrando la aptitud para la filosofía en aquellos que ven bien las semejanzas.[677] Pero Aristóteles sí que es consciente del carácter general de la utilización de la metáfora en el lenguaje, hasta el punto de reconocer que "todos hablan a base de metáforas".[678] La idea de que el lenguaje es metafórico se fundamenta en que podemos representarnos mentalmente imágenes procedentes de la expresión lingüística en el lenguaje natural; algo que no se da en los lenguajes artificiales de la lógica o la matemática. La presencia de la metáfora como constitutivo esencial del lenguaje o, lo que es lo mismo, que todos hablamos con metáforas, ha sido asumidos posteriormente por diversos autores y teorías, ya sea referido al lenguaje o directamente al pensamiento. Es el caso de J. B. Vico, Menestrier, Todorov o Luis Rosales entre otros.[679]

---

675 Ibid. 1406 b20 / 1412 b 34.

676 Ibid. 1410 b.

677 *Poética*, 1459 a.

678 *Retórica*, 1404 b 32.

679 En el debate sobre la posición de la metáfora en el pensamiento y en el lenguaje se puede hablar, como dice Todorov (Investigaciones retóricas, 1982, p. 50), de varias teorías. Frente a la clásica de la metáfora como excepción, la romántica tiende a situar la metáfora como regla. Todorov propugna la teoría formal según la cual todo lenguaje es metafórico en un sentido diacrónico pero sincrónicamente lo es solamente en una de sus partes. Y es en el plano sincrónico donde se intenta describir el fenómeno lingüístico. Hay en el XVII perspectivas maximalistas como la de Menestrier, citado por J. Rousset: "Position extrême, celle d'un métaphorisme universsal, pour qui le monde lui-même est une vaste métaphore, puis qu'il n'est que la figure des biens èternels." Menestrier, Philosophie des images énigmatiques, Lyon 1694, Paris, p. 90, Nota 9. Rousset, L'interieur et l'exterieur, 1976, Paris, p. 70.
Según E. H. Gombrich, fue en los escritos de G. B. Vico (1668–1744), donde tomó forma por vez primera esta transformación de la tradición clásica de modo que en la *Scienza Nuova* (1725) /1744) ya no se considera que la metáfora sea un adorno del lenguaje que al orador o poeta les resulte conveniente. "It was in the turbulent and immensely fertile writings of G. H. Vico that this transformation of the tradition first took shape. (...) The natural necessity to which Vico appeals is thee need of the primitive mind to think and speak in metaphors. For in Vico's *New Science* the metaphor is no longer seen as an adornment of speech, a kind of artifice which the

Klaus Heger establece una diferenciación entre una metáfora *original* y una metáfora *tomada de la tradición*, es decir, de los tropos.[680] La función creadora y epistemológica se encuentra en la metáfora original, en la que el escritor trata de expresar lo indefinible a través de la semejanza de representaciones. El carácter de ficción que supone la traslación metafórica impide el establecimiento de relaciones cognoscitivas plenas. La instauración de la metáfora amplía el campo de las relaciones partiendo de la selección de semejanzas que son fruto de la actividad del ingenio. Pero se trata de intuiciones que no van más allá de la relación de semejanza. La metáfora puede sustituir al discurso pero con la limitación de la ocasión para la que ha sido formulada. Validez y nitidez, pese al punto de vista contrario de M. Blanco, no pueden sustituir a la forma argumentativa.[681] Introducir una metáfora no sólo establece relaciones de semejanza entre términos; también el autor y el lector se encuentran sometidos a un "enfoque sustitutivo" en el que, como dice M. Black, deben recorrer caminos inversos en la sustitución del significado literal (L) por el metafórico (M).[682] Ello supone que descifrar una metáfora equivale a descifrar un código. Y en ese momento son muchos los condicionantes del lector, aunque también del autor, que intervienen en la comprensión del significado de la metáfora. Hasta el punto que sería pretencioso afirmar la total comprensión del código por parte del lector. Dentro de esa limitación de comprensión se debe incluir la forma artística no como alternativa al conocer sino como "metáfora

---

orator or poet finds it useful to analyse and master. We cannot but think in metaphors." Gombrich, *Symbolic Images*, p. 184.
Para L. Rosales el lenguaje metafórico no es privativo del lenguaje poético "sino inherente al lenguaje en cuanto tal. Todas las lenguas conocidas son gigantescos osarios o enterramientos de metáforas." L. Rosales, *La imaginación configurante,* 1997, p. 486. En coincidencia con Todorov, para Rosales el lenguaje es metafórico en un sentido diacrónico. Pero las metáforas al dejar de usarse como tales y normalizarse en el uso convierten la metáfora en referentes directos de los objetos y "mueren" como tales metáforas. Nietzsche (*Über Wahrheit und Lüge*) y Adorno (*Ästhetische Theorie*) también veían las palabras como fósiles de metáforas que se ha olvidado que lo son.

680 K. Heger, *Baltasar Gracián, Estilo y doctrina*. 1982, p. 192.

681 "Ce que pourrait dire un long discours, la métaphore le dit plus vite, le dit plus nettement et le dit mieux." M. Blanco, *Les Rhétoriques de la Pointe*, p. 127.

682 "Der Substitutionstheorie zufolge wird der Fokus einer Metapher (…) eine Bedeutung mitzuteilen, dia auch wörtlich hätte ausgedrückt werden können. Der Autor setzt M für L ein; es ist die Aufgabe des Lesers, diese Substitution umzukehren und dabei die wörtliche Bedeutung von M als Indiz für die beabsichtichte wörtliche Bedeutung von L zu benutzen." M. Black, *Die Metapher,* 1983, SS. 62–63.

epistemológica."[683] A ello hay que añadir el resto de connotaciones inherentes a la metáfora y que no son significativas en la relación de semejanza con el término literal. De ahí la importancia del contexto que, como dice P. Ricoeur en consonancia con algunas modernas teorías sobre la metáfora,[684] condiciona el significado metafórico de una palabra. La palabra tiene significado metafórico en un contexto específico. Es la confrontación de significados literales la que produce el desplazamiento de significados. Dicho brevemente: comprender el sentido de la metáfora equivale a la comprensión contextualizada de la colisión de significados.[685] Las significaciones de la metáfora son intuitivas, no se expresan; por eso el contexto, como ya dijo Hegel, es el único que manifiesta lo que se quiere decir.[686]

Teniendo presente el contexto en que tienen lugar, se puede hablar de diversas formas o funciones de metáforas. H. Blumenberg desarrolla una clasificación de las metáforas que, pese a su simplicidad – o tal vez por ello – puede clarificar el frecuentemente confuso panorama respecto al tema. a) La primera función de la metáfora es de naturaleza *retórica* y tiene finalidad ornamental en el texto sea éste oral o escrito. b) Hay metáforas que se sitúan en los aledaños de los conceptos. Encierran cierta confusión o imprecisión frente a la posibilidad de formas de expresión mejor definidas. Ocuparían una *posición previa a la formación de conceptos*. c) A la tercera función la denomina Blumenberg *metáfora absoluta*, cuando tienen un significado irreductible porque no se posee ninguna expresión alternativa para un determinado contenido. Éste suele ser de naturaleza filosófica y por ello la metáfora correspondiente, en tanto en cuanto no se puede conceptualizar, llega a formar parte del lenguaje filosófico habitual. Estas metáforas no son necesariamente buscadas, sino que las hallamos planteadas previamente

---

683 "Tuttavia ogni forma artística può benissimo essere vista, se non come sostituto della conoscenza scientifica, como "metafora epistemologica". U. Eco, *Opera aperta,* 1976, p. 50.

684 M. Black, I. A. Richards y Monroe Bradley entre otros.

685 „Genauer gesagt, stimme ich mit diesen Autoren im entscheidenden Punkt überein: ein Wort erhält metaphorische Bedeutung in spezifischen Kontexte, innerhalb deren es anderen, wörtlich zu nehmenden Wörtern gegenüber gestellt wird; diese Verschiebung (Déplacement) der Bedeutung resultiert hauptsächlich aus einer Kollision wörtlicher Bedeutungen." P. Ricoeur, *Die Metapher und das Hauptproblem der Hermeneutik,* 1983, S. 361. „...von einem anderen Standpunkt aus liefert das Verstehen des Werks als Ganzes den Schlüssel zur Metapher, dieser andere Standpunkt ist derjenige der Interpretation im eigentlichen Sinn." Ibid. S. 363.

686 "Metapher und Bild veranschaulichen die Bedeutungen, "ohne" sie auszusprechen, so dass nur der Zusammenhang, in welchem Metaphern und Bilder vorkommen, offen anzeigt, was eigentlich mit ihnen gesagt sein soll." Hegel, *Ästhetik* I, S. 397.

por la milenaria tradición de la cultura o han surgido espontáneamente como respuestas a preguntas irresolubles por itinerarios racionales convencionales. En todo caso y pese a su importancia como instrumento de representación de la realidad, las metáforas absolutas no cumplen las condiciones de un pensamiento riguroso aunque son asumidas a falta de otra forma de presencia cognitiva. Y pese a que estas metáforas son vicarias del concepto, el referente de la metáfora es *una imagen* no un concepto. De esa incompatibilidad entre imagen y concepto ya era consciente Kant en su *Kritik der Urteilskraft*.[687] Blumenberg, al plantear los principios de una metaforología o teoría de las representaciones, pretende analizar y determinar la función que tienen las creaciones de la imaginación en el intelecto humano. En el caso de las *metáforas absolutas* resultan ser imprescindibles en el plano filosófico, pero no reconvertibles a logicidad. Dice Blumenberg que frente al mito, que puede considerarse también prelógico, pero que lleva el reconocimiento de su antiquísimo origen, la metáfora no tiene más remedio que presentarse como ficción y su única justificación estriba en que hace posible la comprensión.[688] Las metáforas absolutas representarían, pues, el más allá de la analogía. Con ellas se produce un fenómeno sustitutorio o de ocupación dado que nacen del vacío espiritual ante la incapacidad de completar conceptualmente un discurso. En este sentido es en el que se puede entender la metáfora como *síntesis discursiva* (M. Blanco), *conocimiento* (Hidalgo-Serna), *forma de pensamiento* (G. Poppenberg), *creadora de conceptos* (Santos Alonso), etc.[689] Porque la metáfora absoluta ocupa un "espacio" vacío, no produciéndose por tanto la analogía o semejanza propia de la metáfora retórica.[690]

a) La metáfora *retórica* por su carácter ornamental, acude a mejorar literaria e intelectualmente el texto, como dice Gracián "por artificio del ingenio". Es

687 „Eine ästhetische Idee kann keine Erkenntnis werden, weil sie eine Anschauung (der Einbildungskraft) ist, der niemals ein Begriff adäquat gefunden werden kann." *KdU*, § 57, Anmerkung I, SS. 283–284. „Unsere Sprache ist voll von dergleichen indirekten Darstellungen nach einer Analogie, wodurch der Ausdruck nicht das eigentliche Schema für den Begriff, sondern bloss ein Symbol für die Reflexion enthält." Ibid. § 59, S. 296.

688 „...die Metapher durchaus als Fiktion auftreten darf und sich nur dadurch auszuweisen hat, dass sie eine Möglichkeit des Verstehen ablesbar macht." H. Blumenberg, *Paradigmen*, S. 112.

689 "La metáfora no es ornamento, sino forma de pensamiento." G. Poppenberg, *Empleo de Querubines*, p. 286. "La metáfora eleva al escritor conceptista a las más altas cotas de búsqueda conceptual." Santos-Alonso, *Tensión semántica de Gracián*, p. 140.

690 "Im Gleichnis alles dasjenige, was das Bild ausschliesslich in bildlicher Form darstellt, auch in seiner Abstracción als Bedeutung." Hegel, *Ästhetik*, S. 397.

evidente que en este tipo de metáforas no hay conocimiento más allá del enriquecimiento léxico por analogía y semejanza. Es de naturaleza eminentemente literaria y su contexto de actuación es narrativo o poético siendo su aspiración retórica. Gran parte de las metáforas gracianas son de esta clase ya que la voluntad de estilo es un *leit-motiv* de Gracián y el elitismo poético le lleva a elevar y mejorar las figuras literarias.

b) La metáfora que se ha denominado *preconceptual* podría coincidir con la que M. Black entiende como *catacresis* (Κατάκρισις) la cual trata de remediar los huecos de vocabulario o de introducir el uso de un vocablo en un sentido nuevo con el fin de rellenar una laguna del vocabulario: poner un sentido nuevo en voces viejas.[691] En este segundo supuesto de metáforas seguiría vigente el criterio de semejanza o analogía ya que la adecuación de significado entre lo literal y lo metafórico es la aspiración de mejora del sentido.[692] Hay una interacción entre L y M que conduce a la mayor precisión o ampliación significativa del primero, si bien la función transformativa, basada en la analogía no se ve alterada. La analogía o semejanza es, pues, el nexo fundamental entre los elementos de esta metáfora preconceptual o catacrética en la que no hay sustitución, como dice Todorov, sino interacción, ya que el sentido principal no desaparece; sólo retrocede a un segundo plano, detrás del sentido metafórico; entre ambos se establece una equivalencia,[693] que Todorov amplía a relaciones múltiples, cuyo funcionamiento se basaría en un elemento común y que, por tanto, serían homologables a sinécdoques.[694] Las relaciones de significado en la metáfora se basan en la semejanza/analogía explícita entre los términos como ya se ha expuesto reiteradamente.[695]

---

691 "Die Metapher stopt die Lücken im Vokabular der wörtlichen Bedeutungen. So besehen, gehört die Metapher zur Katachrese, die ich als die Verwendung eines Wortes in einem neuen Sinn definieren möchte, die der Schliessung einer Lücke in Wortschatz dient; die Katachrese bringt neuen Sinn in alte Wörter." M. Black, *Die Metapher*, 1983, S. 63.

692 "Welches ist dann die für die Metapher charakteristische Umwandlungs funktion [transforming funtion]? Die Frage ist schon beantwortet worden: Entweder „Analogie oder Ähnlichkeit „M" ist seinem wörtlichen Äquivalent „L" in der Bedeutung entweder ähnlich oder analog." Ibid. SS. 65–66.

693 T. Todorov, *Sinécdoques*, 1982, p. 50.

694 Todorov pone el ejemplo (Ibid. p. 51) de "flexible" como sinécdoque para "junco" y para "muchacha" que permite la proximidad metafórica de estos dos últimos.

695 Aristóteles, Retórica, 1412 b 34.
"Ob die Beziehung der beiden Bedeutungen nun auf Analogie beruht (Metapher *strictu sensu*) auf Inklusion (Synekdoche) oder auf Kontigüität (Metonymie), es

5.1.2 Gracián

Así pues, en la metáfora como figura retórica, el elemento fundamental invariable es la semejanza o analogía. Aun más que en la alegoría, en la metáfora se hace evidente su carácter bimembre y las relaciones de analogía entre ambos miembros. A lo largo de la *Agudeza y Arte de Ingenio* (1648) Gracián va indicando la naturaleza de la metáfora aunque incluyéndola como producto de ficción y a veces, pese a tratar de una de las cuatro agudezas incomplejas de que nos habla en el Discurso III, exponiendo sus caracteres juntos o mezclados con la agudeza compuesta.[696] En realidad el término 'metáfora' propiamente dicho sólo aparece en contadas ocasiones, no más de 6 veces; pero Gracián al reiterar algunos caracteres de ésta, permite reconocerla y precisar su naturaleza. La semejanza se muestra como lugar común no sólo de la metáfora sino de otras agudezas o, como dice Gracián, de una "inmensidad conceptuosa."[697] En el Discurso LIII dice Gracián que la semejanza "que es la ordinaria oficina de los discursos" es la metáfora. Propone como equivalentes la metáfora y la semejanza, pero de inmediato presenta las razones de que la metáfora sea el instrumento habitual de los Discursos: "lo gustoso del artificio, lo fácil de la acomodación, lo sublime a veces del término a quien se transfiere o asemeja el sujeto."[698] Junto a estas razones Gracián expone también los elementos constitutivos de la mentira y a los que se referirá igualmente en otros discursos: un sujeto y un término que se transfiere o asemeja. O lo que es lo mismo, un objeto expresado por un término que suele significar otro objeto. La palabra o término pasa de designar a un sujeto a significar otro. Este 'traslado' o cambio de acepción o significado de las palabras lo reitera Gracián en varias ocasiones para mostrar con claridad el mecanismo asociativo que se produce en la metáfora como constitutivo de composiciones o discursos. En todas ellas 'sujeto', 'término', y 'traslación' indican la intromisión o sustitución semántica de la metáfora. La acomodación o adecuación es la característica que debe darse en la traslación o trabazón del término con el sujeto. Es decir, que el

---

handelt sich doch immer um ein und dasselbe Mittel, das immer das gleiche poetische Ziel verfolgt." J. Sojcher, *Die generalisierte Metapher*, 1983, S. 216.
„Den eigentlichen Zweck des Gleichnisses müssen wir deshalb darin setzen, dass die subjektive Phantasie des Dichters (...) eine konkrete Gestalt dafür aufzusuchen." Hegel, *Ästhetik* I, S. 398.

696 Es decir, a partir del Discurso LI, p. 167.

697 Discurso IX, p. 114. Entre las agudezas nombra explícitamente a la metáfora, cosa que no hace en el Discurso correspondiente, el VIII, de la 1ª versión de la *Agudeza* (1642).

698 Discurso LIII, p. 179.

nuevo significado se corresponda adecuadamente y pueda ser reconocido como propio del sujeto.[699]

Sin nombrarlo explícitamente es en el Discurso XXXV, "De los conceptos por ficción", donde más claramente alude al componente imaginario de la metáfora. Se trata de "ficciones breves de un sólo concepto para un epígrafe, para una ocasión" consistente en una "invención fabulosa (imaginaria) de algún suceso o dicho ajeno." Esta posición de la metáfora como imagen la convierte también, desde la perspectiva graciana, en instrumento de transferencia de significados, desde lo conocido de un objeto hasta otro significado nuevo, pero que se asimila al objeto por su semejanza.

Es evidente que la metáfora añade un *plus* significativo al objeto. Le posibilita mejorar el conocimiento a través de un objeto mejor conocido. No cabe duda, pues, de que la metafórica permite expresar aquello que resulta indefinible o permanece oculto. En el origen la metáfora debía tener una función epistemológica, como respuesta a la necesidad de formar nuevos conceptos, en ausencia de la palabra precisa; es decir por precariedad denotativa o expresiva.[700] Ello supone, al mismo tiempo, como se dijo en su momento, una desigualdad significativa, una aceptación del desafío de abandonar el criterio de identidad semántica y abrirse a la libertad de ingenio para descubrir y optar por las ilimitadas relaciones semiológicas de los seres. Este desplazamiento semántico tiene también el efecto de provocar la evolución y la creación lingüísticas.

Gracián no ha dejado de insistir en la semejanza como fundamento de la agudeza fingida.[701] Pero en el Discurso LV se muestra más explícito al respecto

---

699 "Cuando se ajustan todas las circunstancias del sujeto al término de la translación sin violencia y tal consonancia que cada parte de la metáfora fuera un relevante concepto, está en su mayor exaltación el compuesto" (Discurso LIV, p. 183). "Cuando en el discurso es por acomodación y semejanza no es menester más trabazón que la de las mismas partes del término acomodado al sujeto." Discurso LIV, p. 184.

700 „Ursprünglich sind die Metaphern keine ästhetische Kunstfertigkeit des Ingenium, sondern die Antwort auf die Notwendigkeit, neue *conceptos* zu bilden, wenn das Wort für die Bedeutung einer Sache fehlte." E. Hidalgo-Serna, *Das ingeniöse Denken bei B.Gracián*, 1985, S. 182.
En esta línea se expresa también Gombrich: „Lenguage is a social institution that has evolved along lines of utility. It is this function of language as a tool which explains that certain serviceable categories occur in all languages. (…) A metapher which is still felt to beone may be described as a temporary or tentative category. "E. H. Gombrich, *Symbolic Images*, 1975, SS. 166, 167.

701 Así en *Agudeza y Arte de Ingenio*, Discurso IX: *Agudeza por semejanza*, p. 114; Discurso LIII: *De los compuestos por metáforas*, p. 179; Discurso LIV: *De la acolucia y trabazón de los discursos*, p. 183.

introduciendo una apreciación según la cual el alma de la invención fingida reside en el desplazamiento de lo falso (Gracián dice "mentido") a lo verdadero. Según esto, el fundamento es la semejanza, y el 'alma' la concordancia, la sustitución de lo ficticio (mentido) en el sujeto (verdadero). Aun entendiendo que el sentido de *lo mentido* no es peyorativo, sino descriptivo: como inventado o imaginado, Gracián parece limitar el valor de la metáfora a un correcto enmascaramiento o superposición de los significados que intervienen en ella. En algún pasaje de su obra Gracián da a entender que las figuras retóricas reciben de la agudeza la forma y el realce del concepto,[702] o que la semejanza pura es concepto y sutileza de la inventiva.[703]

Por tanto, tomando en consideración la clasificación metaforológica de Blumenberg, las metáforas de Gracián pueden entenderse como retóricas y en algunos casos como preconceptuales. Retóricas, porque Gracián hace uso de los tropos literarios con mucha frecuencia por motivos estilísticos, ingeniosos o para provocar la admiración del lector culto a quien Gracián confesó dirigir su obra. No encontramos en Gracián, ni siquiera en *El Criticón,* rechazo a los placeres o laureles de la estilística. Su estilo conceptista, habitualmente lacónico y contenido, envuelve los mensajes y los recorridos de una pátina de realce literario que domina sobre todo otro elemento. Por eso Gracián es, en primer lugar, y ante todo un autor de metáforas de agudo ingenio y moderado estilo en el que domina la retórica.

Gracián hace uso también de *metáforas preconceptuales* o mejoradoras de la connotación de conceptos, aunque es cierto que muchas de ellas las toma prestadas del gran acervo de la tradición latina y cristiana. En este caso no es tan importante la originalidad como el acierto en su uso y la adecuación al momento. Asimismo la definición / descripción por medio de imágenes es un recurso frecuente en Gracián.[704] Pero el uso de la antigua metáfora del "mundo como libro", muy usada en la España barroca[705] o "la vida humana como río"[706] no son

702 *Agudeza y Arte de Ingenio*, Discurso L, p. 159.

703 Ibid. Discurso IX, p. 114.

704 Se podrían multiplicar los ejemplos.
"Es la Agudeza pasto del alma, ambrosía del espíritu." Discurso I.
"La semejanza o metáfora (...) suele ser la ordinaria oficina de los discursos." Discurso LIII.
"Es la sutileza del espíritu.". Discurso I.
"Percibir la Agudeza...empleo de querubines." Discurso II.

705 Cfr. *El Criticón*, III Crisi 4, „El mundo descifrado".

706 Cfr. Ibid. II Crisi 1, "Reforma Universal". En relación con esta referencia y la anterior pueden ser de utilidad las obras de Blumenberg "*Die Sorge geht über dem Fluss* (1987), *Die Lesbarkeit der Welt* (1979).

desdeñadas por Gracián. La metáfora del viaje la encontramos en el propio desarrollo de *El Criticón*, aunque el dinamismo que todo desplazamiento supone se ve limitado por la estructuración temática y alegórica en Crisis.[707] En *El Criticón* se podría hablar de algunas macro-metáforas, en el sentido de que engloban otras estructuras medianas, pero integradas en una misma acción. Sería el caso de "la vida como peregrinación y el mundo como teatro a su vez confluyentes con el laberinto del mundo y de la existencia."[708] Es en el *juego y disposición* de las formas e imágenes encerradas en el legado literario, filosófico y religioso, más que en la originalidad e innovación metafóricas donde se puede encontrar el valor de la aportación graciana.

Más problemático resulta afirmar que haya en Gracián *metáforas absolutas*. Como ya se dijo, hay una preferencia en nuestro autor por las metáforas puras, las que se proponen sin hacer relación a otro término. Especialmente en *El Criticón,* en el que Santos Alonso cree encontrar más de 250 metáforas puras.[709] Puede pensarse que metáforas absolutas y metáforas puras son coincidentes ya que en ambas aparece un elemento en lugar de los dos de la comparación metafórica habitual. Pero la *metáfora pura* es una denominación exclusivamente *formal*: sólo se muestra un término. Con ello se pretende intensificar su significado y provocar la reflexión del lector. Por su parte la *metáfora absoluta* tiene una función *instauradora*: ocupar el vacío conformándose como alternativa de un concepto imposible. La metáfora absoluta no es de naturaleza literaria sino más bien filosófica. Tiene lugar cuando la imagen viene en auxilio de la razón ocupando la ausencia de concepto y progresivamente haciendo las funciones de éste. Las metáforas de Gracián no llegan tan lejos.

La estructura metafórica de Gracián es, fundamentalmente, binaria. Sujeto y término bajo el principio de semejanza producen una correspondencia que llevan a la intensificación semántica y propia del conceptismo. Gracián muestra preferencia por estas metáforas complejas y oscuras cuya exigencia sobre el pensamiento es mayor y asciende un peldaño en el nivel de abstracción de las metáforas. Por otra parte, si las metáforas retóricas, por estar vinculadas a la imagen, son virtualmente inclasificables, tanto más las metáforas absolutas, a las que no es posible atribuirles un modelo o un código general.

---

707 Kassier, *TheTrouth Disguised*, 1976, p. 88.

708 J. Checa, *Gracián y la imaginación arquitectónica*, 1990, p. 93.

709 S. Alonso, *Tensión semántica. Lenguaje y estilo de Gracián*. 1981, p. 143.

En algún momento Gracián tiene conciencia de que la sola ficción puede constituir una sutileza o agudeza de significados.[710] La ficción como proyección mental o imagen que puede ejercitar su libertad creativa (fantasía) puede alcanzar por sí misma elevadas cumbres de ingenio. Pero Gracián no nos aclara si esa imagen o ficción puede darse sin relación a otro término aunque sea de modo implícito (la ficción sola) o precisa de modo inevitable un término o sujeto de relación ("El sujeto se las ve con un término extraño como imagen", Discurso IX). Incluso en el primer supuesto, la "ficción sola" podría estar haciendo referencia a una metáfora pura pero no a metáforas absolutas porque en éstas el referente, si lo hay, se mantiene oculto, inexpresado e inexpresable. Al introducir la semejanza como el elemento determinante de la agudeza esta diciendo al mismo tiempo que debe haber "un sujeto que se carea con un término extraño como imagen." (Ibid.). También cuando sólo se expresa una semejanza se pueden "exprimir dos contrarios afectos" (Ibid.). "Aunque no siempre es menester poner formada la semejanza" (Ibid.). Es decir que esa semejanza se haga explícita. Resulta, pues, difícil aceptar que la metáfora graciana sobrepase los límites de una retórica literaria de tropos y agudeza por mas que, gracias a su inserción en el Barroco, hay destellos que pueden proyectarse o reconocerse en una forma de metáfora más creativa, menos convencional, más moderna.

Cuando se trata de los tropos de ficción, en especial de la metáfora y su derivación la alegoría, se hace muy difícil, y probablemente innecesaria por inútil, cualquier clasificación. La metáfora camina de la mano de la fantasía y cualquier limitación la empobrece. Además de la dificultad que entraña establecer límites precisos entre sus funciones.

Paul Henle, no obstante, propone dos funciones de la metáfora, una *poética* y otra *innovadora* en las que es posible reconocer caracteres de la metáfora graciana. La *función poética* orienta la inspiración hacia el embellecimiento de la lengua, darle color y matizarla. Es la función que Gracián le atribuye al ingenio junto con la verdad: la aspiración a la hermosura[711] y que, probablemente, sea la mayor aspiración de Gracián en su poética, aunque nunca abiertamente reconocida. Esta función poética sería coincidente con la que, siguiendo a Blumenberg, hemos denominado como función *retórica* de la metáfora. La segunda función de la metáfora que indica Henle consiste en la ampliación de la lengua en el sentido de describir nuevas situaciones o circunstancias. Esto es lo que encontramos en

---

710 "Aunque no tenga otra agudeza mixta, la ficción sola es bastante para sutileza." Discurso XXXV, II, p. 77.

711 "No se contenta el ingenio con sola la verdad, como el juicio, sino que aspira a la hermosura." *Agudeza y Arte de Ingenio*, Discurso II, p. 54.

los 63 Discursos de la *Agudeza y Arte de Ingenio*: una larga relación de agudezas y conceptos, argumentos y formas en que el ingenio puede articular la descripción de nuevos estados de cosas.[712]

Hemos creado un lenguaje en el que la virtud esencial de la metáfora, como dice Luis Rosales, es su valor genético.[713] Pero por otra parte hemos hecho de ella el principio omnipresente de la lengua y, especialmente en las materias semicientíficas, tienden a desplazar los significados que se suponían ya fijados.[714] Y no resulta sencillo determinar dónde empieza lo literal y dónde lo metafórico. Porque lo metafórico, por una parte, consolida y crea nuevo lenguaje y por otra parte provoca la existencia de una "zona crepuscular" como dice Gombrich.[715] La precariedad del lenguaje en relación con los conceptos abstractos se explica por la ausencia física del objeto y consiguientemente por la posición determinante del sujeto pensante y su perspectiva. Por ello cuanto más aumenta la abstracción, más pensamos en forma de metáforas. En filosofía y en las ciencias del espíritu el uso de metáforas, aunque inevitable, tiene sus riesgos: confusiones, imprecisiones, ambigüedades, etc.[716]

La posición de Gracián sobre el lenguaje se encuentra más próxima a una poética de la expresión que a una teoría de la representación. Aunque en Gracián

---

712 "Hauptsächlich werden uns zwei Funktionen beschäftigen: die Erweiterung der Sprache, um neue Sachverhalte zu beschreiben, und die poetische Funktion, der Sprache Färbung und Nuanciertheit zu geben." P. Henle, *Die Metapher*, S. 80.

713 L. Rosales, *La fascinación y la voluntad...*, (1936) 1997_2, p. 492.

714 „Die Metapher das allgegenwärtige Prinzip der Sprache ist, kann anhand blosser Beobachtung nachgewiesen werden (...) In den halbtechnisierten Fächern, in den Ästhetik, den politischen Wissenschaften der Soziologie...besthet unsere Hauptschwierigkeit darin, zu erkennen, wie wir eine Metapher verwenden, und wie unsere vermeintlich fetstehenden Begriffe ihren Sinn verschieben." I. A. Richards, *Die Metapher,* 1964, S. 33.

715 "Our language, in fact, favours this twilight region between the literal and the metaphorical. Who can always tell where the one begins and the other ends?" E. H. Gombrich, *Symbolic Images*, p. 125.

716 "Weil ihre Abstrakheit zunimmt, denken wir immer mehr in Metaphern, auf die wir uns ja angeblich nicht verlassen wollten." I. A. Richards, *Die Metapher*, 1964, S. 33.
„Zweifellos sind Metaphern gefährlich – und vielleicht speziell in der Philosophie. Aber ihren Gebrauch zu verbieten wäre eine absichtliche und verhängnisvolle Einschränkung unserer wissenschaftlichen Möglichkeiten." M. Black, *Die Metapher* (1983) 1996, S. 79.
„Vor allem in der Philosophie ist jeder Schritt riskant, wenn wir uns nicht ständig der von uns und unseren Lesern oder Zuhören verwendeten Metaphern bewusst sind." I. A. Richard, *Die Metapher*, 1964, S. 33.

metáfora y verdad van Unidas, así como filosofía y retórica, hay en su obra una invariable tensión por agradar y a través del agrado promover pedagogía. Gracián se encuentra inmerso en la *Querelle* de la metáfora que en el XVII era objeto de un intenso debate, más allá de las cuestiones de estilo, hasta llegar a ser el punto neurálgico en el que la teoría y la práctica ponen de manifiesto la posición de cada cual sobre los valores de la imaginación y su relación con la realidad. De modo que la metáfora, que participa de ambos planos, el de la expresión y el de la representación muestra la perspectiva en que se hallan los teóricos sobre ambas. Para Gracián la representación será tanto más verdadera cuanto más oportunas, lúcidas y placenteras (expresión) sean para el lector. Por ello hay una dependencia en la que la retórica de la metáfora prima sobre la representación. Todas las alusiones de Gracián a la semejanza, al realce, la acomodación, el artificio giran en torno a una pragmática de la retórica con la que se quiere hacer luz sobre la vida y el comportamiento. La mayor fuerza para influir en la acción humana la sitúa Gracián en la expresión. Para él no cabe la falsedad ante la perfección del estilo, pese a que la distinción entre lo expresivo y lo representativo no siempre es clara ni reconocible.

Así, a Gracián le interesa que en la metáfora el sujeto y el término tengan una adecuada acomodación, aunque la dimensión representativa, los referentes y significados apenas le merezcan comentario alguno. La adecuación se refiere en Gracián a que se reconozca el ingenio del traslato. Gracián concuerda así con el espíritu metafórico del XVII, de Pellegrini y especialmente de Tesauro para quien lo propio del espíritu reside en la asociación de nociones separadas. La metáfora para Tesauro sería un milagro espiritual que nos permite ver un objeto en otro, con lo que la metáfora se convierte en un juego óptico que tiene que ver con la perspectiva.[717]

La intrínseca finalidad de la perfección estilística se complementa en Gracián con otra finalidad extrínseca pero también con referencia a la expresión. Los conceptos de ficción,[718] la metáfora entre ellos, deben ocuparse, según Gracián, de "*exprimir* (extremar) *el sentimiento*" (p. 69) porque estas ficciones, sigue Gracián, "*sirven para exagerar algún asunto*" (p. 70), "*dar al alma encarecimiento*"

717 "Tirant de cette idée simple ses conséquences ultimes, Tesauro fait de "concetto", forme extrême de la métaphore, ce "miracle" spirituel qui nous permet de voir "un objet dans un autre"; la métaphore ainsi conçue devient une manière de jeu optique; dans un objet elle faît apparaître plusieurs objets, selon les modifications de l'angle de vision." J. Rousset, *L'interieur et l'exterieur. Essais sur la poésie et sur le théatre au XVIIe Siècle,* 1976, p. 68.

718 Los trata Gracián en el Discurso XXXV, p. 69. *Agudeza y Arte de Ingenio.*

(p. 70) (insistir con vehemencia), "*ver encarecido también al sentimiento*" (p. 70) (apremiado, estimulado). Porque "*así también para la semejanza que declara mucho y exprime con igual realce la grandeza de un sentimiento*" (p. 75). Sin rechazar, pues, cierto conocimiento que complace al intelecto, en Gracián es *el sentimiento* la causa final de los conceptos de ficción. Esta es una pragmática de la expresión porque se concilia el significado de una palabra con el traslaticio. Pero también lo es de la representación porque, como dice B. Tomachevski a propósito de la metáfora, en lugar de percibir la palabra con el pensamiento lo percibimos con el sentimiento.[719] En todo caso la diferenciación tiene sentido sólo en lo teórico-analítico. En su concreción literaria ambos planos, como se ha visto, son inextricables. Además la descripción de una metáfora carece de la energía que posee la propia metáfora. Del mismo modo que la descripción de un grito no activa las reacciones que activa el propio grito.[720]

Las afirmaciones anteriores de Gracián referidas al sentimiento, son, en terminología kantiana, juicios estéticos que aspiran a ser universales pero que, al fundamentarse en sentimientos empíricos individuales, no pueden tener propiamente carácter objetivo.[721]

Aunque la reflexión kantiana pueda recoger el sentido del sentimiento graciano, la naturaleza de este último no es justificador de juicios sino estímulo y finalidad de invenciones, metáforas y ficciones. En este discurso XXXV de la *Agudeza y Arte de Ingenio* Gracián nos presenta un sentimiento motivador cuyo impulso es realmente la finalidad de los tropos. El sentimiento tiene aquí una connotación positiva que no se observa en otras obras de Gracián. En el Barroco el sentimiento está vinculado, por una parte al pesimismo y al desengaño, y, por otra, al temor de su exacerbación en forma de pasiones. Hay un recelo permanente, de raíz aristotélica y estoica, sobre los excesos del sentimiento que en Gracián lleva a una ubicua apología de la sindéresis, la ponderación y la razón. Así

---

719 "Die subjektiven Assoziationen, die entstehen, wenn man sich auf die potentielle Bedeutung eines metaphorischen Wortes konzentriert, führen zu dem, was man als „Realisierung der Metapher" bezeichnet, d.h. zu dem Versuch, den Sinn der Wörter zu deuten und ihre primäre und ihre übertragende Bedeutung auf einen Nenner zu bringen. (…) Wenn wir ein Wort auch nicht gedanklich erleben, so doch durch das Gefühl." Tomasevski, *Theorie der Literatur, Poetik*, 1985. S. 58.

720 A. Danto, *La transfiguración del lugar común*, 2002, p. 250.

721 „Die Lust aus der Vorstellung der Existenz einer Sache, so fern sie ein Bestimmungsgrund des Begehrens dieser Sache sein soll, gündet sich auf der Empfänglichkeit des Subjekts, weil sie von dem Dassein eines Gegenstandes abhängt; mithin gehört sie dem Sinne (Gefühl)." I. Kant, *Kritik der praktischen Vernunft*, 1995, S. 128.

ocurre en el *Oráculo Manual* y en menor medida en *El Héroe*.[722] El sentimiento, que Gracián sitúa como objetivo de la creación metafórica, no es, sin duda, una finalidad que pueda establecerse con carácter general para la agudeza, el ingenio o los tropos. Gracián es muy parco tanto en señalar finalidades como en exponer consideraciones sobre el sentimiento. De hecho, en su dedicatoria al lector al comienzo de la *Agudeza y Arte de Ingenio* no indica la finalidad, aunque dice dedicarla al Ingenio. En todo caso hay que entender la teleología del sentimiento expuesta en el Discurso XXXV como una justificación circunstancial para dar al alma estímulo moral.

Dinámica de la metáfora. La metáfora no es una figura estática. Su dinamismo se fundamenta en la versatilidad significativa de la asociación de dos modos expresivos: la palabra y la imagen; ambos están sometidos a la interpretación, que por ellos puede mostrarse fluctuante. Luis Rosales llega a hablar de tres planos de transitividad de la metáfora.[723] Un plano *interno de la palabra* como resultado de la tensión entre significaciones entrelazadas. Un dinamismo *germinal de la oración* por la contigüidad de dos imágenes y, finalmente, un dinamismo *centrífugo* del período por los encadenamientos de los enlaces metafóricos. En realidad, aparte de la primera transitividad, la de la palabra, sólo en la tercera, la del período, podemos reconocer el dinamismo metafórico por encadenamiento, pero en ese supuesto se trata de un dinamismo alegórico. Como ya analizamos al tratar la metáfora absoluta, la metáfora no sólo viene a ocupar el lugar de un concepto que se oculta, sino que al tomar esa posición introduce connotaciones que van más allá del significado del concepto ausente y, por tanto, amplían los elementos imaginativos y semánticos. Es en este sentido en el que se puede hablar de la metáfora como un factor de proyección que prefigura a la alegoría.[724] La metáfora

---

722 En *Oráculo Manual*: Aforismo 8, p. 105: Sobre el control de los sentimientos.
Aforismo 41, p. 125: Nunca exagerar. Templar la estimación.
Aforismo 43, p. 126: El sentir es libre. No se puede ni debe violentar.
Aforismo 52, p. 131: Evitar excesos en las pasiones.
Aforismo 155, p. 187: El exceso de pasión degenera lo racional.
Aforismo 287, p. 254: La pasión siempre destierra a la razón.
Aforismo 294, p. 257: Usar también la razón del otro.
El Héroe: Primor III: Elogia al corazón (sentimiento) de Reyes.

723 Luis Rosales, *La imaginación configurante,* 1997, p. 497.

724 "Nun ist in der Tat die Metapher nicht nur ein Surrogat des fehlenden, prinzipiell aber immer möglichen und deshalb einzu fordernden Begriffs, sondern ein projektives Element, das sowohl erweitert als auch den leeren Raum besetzt, ein imaginatives Verfahren das sich im Gleichnis seine eigen Konsistenz schafft." H. Blumenberg, *Wirklichkeiten in denen wir leben*, 1986, S. 132.

es una figura de pensamiento cuyo valor fundamental es epistemológico porque facilita la comprensión de un objeto y por ello los elementos y características sintácticas pasan a segundo lugar, permitiendo que se pueda hablar, como apunta E. Tesauro, de metáfora simple o que "*elle peut également s'étendre a une proposition toute entière, et elle deviendra alors métaphore continuée ou allégorie*."[725]

5.2 Alegoría

Alle Schönheit ist Allegorie.
F. Schlegel, *Gespräch über Poesie.*

"Denn nur für den Wissenden kann etwas sich allegorisch darstellen."
W. Benjamin, *UddT*. S. 403.

5.2.1 Orígenes y presupuestos

La alegoría es la síntesis más elevada en la que intervienen los elementos fundamentales del conocimiento icónico o representacional. En la formación de estas representaciones mentales han debido intervenir tanto el ingenio, como facultad humana promotora de iniciativas e invenciones, como la agudeza, el disimulo, la semejanza, el desciframiento, la imagen y la fantasía.[726] Desde el punto de vista del lector / observador, la característica que más resalta es la falta de manifestación directa u ocultamiento, a la que puede denominarse 'inversión', como apunta Fletcher sumándose a varias opiniones en el mismo sentido.[727] Al aludir a los orígenes griegos de la alegoría, uno de sus fundamentos se hallaría en esa inversión con la que se busca emplazar a los agentes *daimónicos* hacia un contexto humano

---

725 Emanuele Tesauro, *Il Cannocchiale aristotelico*, Berlin-Zürich 1968, p. 481–486. (Citado por M. Blanco en *Les Rhétoriques de la Pointe,* 1992, p. 398.

726 Pueden entenderse como *representaciones mentales*, en un sentido general, las formas y figuras cuya función consiste en *sustituir*. De ahí los caracteres de semejanza, apariencia, disimulo, etc. a los que hemos ido aludiendo en los primeros capítulos. Las *representaciones*, pues, en ese sentido, serían las imágenes o ideas que están *en lugar de*, que sustituyen a otra realidad independientemente del tipo de realidad de que se trate.

727 "*Allegory*" from allos + *agorenein* (other + speak only, speak in the assambly or market). "*Agorenein*" connotes public, open, declarative speech. This sense is inverted by the prefix "allos". Thus allegory is often called "*inversion*". Fletcher aporta opiniones semejantes de varios autores: Thomas Elyot, Bibliotheca Eliotae; *Eliotes Dictionarie* (London 1559). Edwar Phillips in *The New World of English Words* (London, 1678). R. M. Grant, *The Letter and the Spirit*, (London, 1957). Jules Pepin, *Mythe et allégorie*, etc. Fletcher, *Allegory. The Theory of a Symbolic Mode*, 1964. p. 2.

liberado de culpa e impureza.[728] Pero la profundización en los orígenes históricos de la alegoría es algo que sobrepasaría y desviaría el objeto de nuestro estudio,[729] aunque en el transcurso del tiempo ha seguido emparentada con el ritual religioso y con el simbolismo.[730] Se mantiene por tanto el empleo de imágenes para transmitir conceptos o cualidades que no son perceptibles por los sentidos. Pero el encubrimiento, que parece un elemento invariable de la alegoría a lo largo de la Historia, ha evolucionado, desde el intento de mantener la distancia respecto a los mensajes procedentes de la divinidad, hasta las interpretaciones alegóricas modernas como instrumento estético o modo de simbolización. También la alegoría ha sido usada como recurso literario para transmitir indirectamente las intenciones de los autores o, en el ámbito filosófico, como forma en que el mundo expresa su significado. Algo, esto último, muy frecuente entre los dramaturgos del Barroco alemán quienes veían los elementos de la naturaleza como plenos de significado.[731] Cuando Benjamin en la 3ª parte del *Ursprung des deutschen Trauerspiels* cita una serie de alegorías naturales en el *Ars Heraldica* de G. A. Böckler está reconociendo que la naturaleza es fuente de alegorías.[732] Aunque

---

728 Sobre esta cuestión Fletcher recomienda la lectura de E. R. Dodds, *The Greeks and the Irrational*, en especial el capítulo VIII *The Fear of Freedom*, pp. 236 ss. Véase la bibliografía.

729 Jules Pepin, citado por Fletcher (Ibid.) en *Mythe et allegory*, Paris, 1958 pp. 87–88, sitúa a Plutarco (50–120 d. C.) como el primero en utilizar la palabra "alegoría" en lugar de la más antigua griega "*hyponoia*". Maurizio Ferraris, por su parte, considera que el método alegórico responde a la exigencia de adaptar a la mentalidad de una época más evolucionada los textos de la tradición (…) Lo demuestran ya las circunstancias en que se generó el método alegórico en torno al 525 a. C, cuando Teágenes de Regio, acaso estimulado por los ataques de Jenófanes contra la inmoralidad del Panteón homérico, propuso una lectura alegórica para justificar el comportamiento lujurioso e irascible de los dioses antiguos. M. Ferraris, *Historia de la hermenéutica*, 2000, p. 16. L. F. Avilés se suma a la tradicional explicación etimológica: *allos* (otro) y *agora* (asamblea, mercado) que se traduce en la existencia de significados claves vedados al lector u oyente de la asamblea que debe descifrarlos. Avilés, *Lenguaje y crisis. Las alegorías de El Criticón,* 1998, p. 60. También Benjamin coincide con el origen histórico de las alegorías: "Der Prägestempel der Zeit, der sich in sie eindrückt, treibt die allegorische Konfiguration aus ihr hervor." *Der Passagen-Werk*, S. 312.

730 A. Fletcher, *Allegory*, p. 21.

731 "But within philosophy, allegory has another status as the mode in which not the subject, but the objective World expresses meaning. The German Baroque dramatists understood each of nature's elements as full of signification." S. Buck-Morss, *Dialektics of Seeing*, p. 228–229.

732 Pp. 349–350.

deberíamos matizar que la fuente de las alegorías está más bien en la visión que tiene el hombre sobre la naturaleza, dado que las imágenes y los criterios de comparación residen en el hombre.

En realidad el origen de la alegoría no se encuentra propiamente en la Antigüedad, en los dioses, sino en la mixtificación de éstos. En el intento de enmascararlos, de olvidarlos o al menos eludirlos desde el punto de vista moral y, simultáneamente, de admirarlos o venerarlos estéticamente, surge la alegoresis como una *Aufhebung* en la que hay que conservar lo formal relegando el significado mítico o religioso a estratos más profundos de la conciencia humana. La alegoría surge como refrendo, pero sólo estético, con el fin de desvirtuar los sentidos paganos de las divinidades y sus valores religioso-morales correspondientes. La alegoría se presenta, pues, como instrumento de desnaturalización del mito.

La estructura de la alegoría ha sido siempre polémico objeto de estudio incluso en la Antigüedad en que era vista como una forma heterónoma de finalidad subalterna ajena o fuera de sí misma. Suele reconocérsele una estructura dual que puede variar en función de la orientación del análisis. Así Kurz, habla del doble sentido en la alegoría constituido por la imagen y la exposición, mientras Kassier entiende que desde Gonzalo de Berceo hasta Gracián hay una dualidad a la que se denomina exterioridad o superficialidad, por una parte, e interioridad real y verdadera, por otra. F. Bacon en *The Wisedome of the Ancients* (1619) habla de dos requerimientos básicos en la alegoría: la coherencia entre la narración y las figuras deben mantener una relación de analogía con una significación subyacente. Y por otra parte, incluso las narraciones aparentemente absurdas deben encerrar un significado oculto.[733]

---

733 "Das oft unterschiedlich gewichtete Verhältnis von Bild und Auslegung entspricht dem "sensus duplex" der Allegorie." G. Kurz, *Metapher, Allegorie, Symbol*, 1977, S. 53. „From Berceo first know Spanish author, to Gracian, allegorists have expressed a keen sense of allegory's inherent dual structure of exteriority and interiority, or the superficially apparent and porfoundly real or truthful. "Th. L. Kassier, *The Truth Disguised*, 1976, p. 110. 1)
„Die Struktur und Kohärenz der Erzählung und die in ihr verwendeten Figuren stehen in einem so evidenten Analogieverhältnis zu einer Bedeutung, dass man nicht umhin kann, diese als die intendierte Bedeutung zu unterstellen. 2) Manche Erzählungen erscheinen so absurd, dass man nicht umhin kann, darin einen Hinweis auf eine verborgene, sinnvolle Bedeutung zu sehen." F. Bacon, *The Wisedome of the Ancients*, citado por Kurz Op. cit. s. 60.

Otros autores se han mostrado más esquemáticos y sitúan la estructura básica de la alegoría en la antítesis, fundamentalmente en una configuración narrativa de contraste entre dos planos sintetizados en la proximidad del significado.[734]

Formas de alegoría. Las infinitas posibilidades de los relatos imaginarios deben llevarnos a reconocer que no hay limitación de género para las alegorías. Las hay de todo tipo.[735] No obstante a lo largo de la historia el intento de establecer clasificaciones ha sido una constante. Así Quintiliano estableció diferencia entre una *alegoría pura* (*tota allegoria*), que se corresponde con la *metáfora pura* (*vide supra*), cuyo significado alegórico se da a entender implícitamente, y una alegoría mixta (*permixta allegoria*) en la que el significado alegórico se hace explícito. Estas dos formas de alegoría a las que G. Kurz denomina *implicativa* y *explicativa* respectivamente, tienen relevancia en el orden retórico pero desde el punto de vista semántico la diferencia fundamental estriba en un retardamiento del acceso al significado en la alegoría pura, al tiempo que una mayor incidencia en el interés despertado por ésta. En una alegoría dilatada – a diferencia de sátiras, acertijos, parodias, etc., en las que el significado se expresa al final, – el significado de la alegoría pura se hace esperar pero finalmente se esclarece a través del esfuerzo reflexivo y comparativo del lector. Éste pudiera ser el caso de *El Criticón* en el que Gracián utiliza indistintamente alegorías puras y mixtas,[736] algo inevitable en un

---

734 Es el caso, por ejemplo de M. L. Welles, citado por J. García Gibert, *Baltasar Gracián y el ficcionalismo barroco*, 1990, p. 31.

735 G. Kurz propone a lo largo de varias páginas de su obra una serie de ejemplos de formas concretas de alegorías entre las que incluye obras como *Animal Farm*, de Orwell, diversas fábulas epopeyas de animales en la Edad Media, la poesía pastoril europea, las parábolas bíblicas, el drama espiritual medieval (Pascua, Dramas de la Pasión, el Auto Sacramental de Calderón, Obras de B. Brecht, etc. *Metapher. Allegorie. Symbol*, pp. 51–53.

736 Por ejemplo, en la Crisi VIII de la 1ª parte de El Criticón escribe Gracián: a) "Érase una reina muy celebrada por sus prodigiosos hechos, confinante con este primer rey, y por el consiguiente tan contraria suya que de ordinario traían guerra declarada y muy sangrienta. Llamábase aquella, que no niega su nombre ni sus hechos, la sabia y discreta Artemia." Se trata de una alegoría pura. pp. 171–172. Y unas páginas más adelante como alegoría mixta: b) "Veo un monstruo, el más horrible que vi en mi vida, porque no tiene pies ni cabeza (…) ¿Quién es ese monstruo coronado? – preguntó Andrenio – ¿Quién ese espantoso rey? (…) Este es, finalmente, el tan famoso, el tan sonado, el tan común Engaño."
La curiosidad se apodera del lector en el primer caso (a) mientras el segundo (b) el esclarecimiento del personaje en cuestión (el Engaño) provoca en el lector una serie de anticipaciones y consecuencias.

relato alegórico tan dilatado y que permite, por otra parte, un mayor contraste en las formas alegóricas con la consiguiente disminución de monotonía y aumento del efecto sorpresa o del interés.

Los sueños. En tanto en cuanto las alegorías son representaciones ficticias producto de la imaginación, están emparentadas con el sueño, con las imágenes oníricas, de las que Macrobio, en sus comentarios a los *Sueños de Escipión* de Cicerón, y eludiendo las caracterizaciones tradicionales de sueños agnósticos y sueños premonitorios, diferencia cinco clases de sueños, en alguno de los cuales se puede hallar parentesco reconocible con las alegorías gracianas en *El Criticón,*[737] como es el caso de *Visum*, *Oracula* o *Somnia* cuyo reflejo es reconocible en las alegorías.[738]

---

737 Estas clases de sueños serían, *Insomnia*, de origen psicosomático, como pesadillas, deseos, etc. *Visus* (o fantasmata): visiones confusas entre sueño y vigilia. *Oracula*: prohibiciones o instrucciones de comportamiento. *Visiones*: premoniciones futuras exactas. *Somnia*: sueños de símbolos que precisan interpretación. Recogidos por W. Haubrich, *Offenbarung und Allegorese,* 1978, p. 245.

738 En *El Criticón* pueden hallarse muchos casos o ejemplos de situaciones alegóricas emparentadas con *Visus*, *Oracula* o *Somnia*.
a) De los primeros serían todos aquellos en los que la luz, la oscuridad, la ceguera o la visión, entre otros se confunden o intercambian, se mezclan o se reflejan en los espejos y transmiten la realidad de modo imperfecto. Adjuntamos algún ejemplo de los muchos que se podrían aducir:
– Señores, que no es esta la casa, o yo estoy ciego; porque la otra era un palacio por lo encantado.
– (…)
– Aquí no hay jardines, no, sino montones de moral basura; las fuentes son albañares y los salones çaurdas", *El Criticón* I, XII.
"La Mentira, pues, con el Engaño embistan la incauta candidez del hombre cuando moço y cuando niño valiéndose de sus invenciones, ardides, estratagemas, acechanzas, trazas, ficciones, embustes, enredos, embelecos, dolos, marañas, ilusiones, trampas, fraudes, falacias y todo género de italiano proceder." Ibid. I, VII. "– ¿De qué sirve, preguntó Andrenio tantas estatuas como aquí tenéis?
– ¡Oh!, dijo el Ermitaño – son ídolos de la imaginación, fantasmas de la apariencia: todas están vacías y hacemos creer que están llenas de sustancia y solidez." Ibid. III, VII.
b) Sobre los *Oracula* o instrucciones morales baste recordar la multitud de reflexiones que hace Critilo o Andrenio a lo largo de *El Criticón*. No consideramos por ello necesario poner ejemplos.
c) Algo similar debe entenderse en relación con los *Somnia*, sueños o alegorías que el propio Critilo va interpretando ante la ignorancia o las continuas dudas de Andrenio a lo largo de toda la obra.

La alegoría ha sido vista frecuentemente como alternativa o sucedáneo de los sueños que por ello ha justificado en la alegoría acontecimientos fantásticos y atemporales.[739] Los sueños (imágenes oníricas) han concitado la atención, investigación y, por qué no, también la preocupación en todas las épocas. Aquí nos interesa exclusivamente su vinculación con la alegoría, y esta relación se encuentra en el carácter icónico de ambas representaciones. Especialmente entre los griegos los sueños no *se tenían*, no eran una realidad sino un *hecho visual*.[740] Se podría incidir en el carácter alegórico que presentan las imágenes oníricas y que han dado pie a numerosas investigaciones sobre la biografía interior de los individuos, no siendo las menos importantes las aportaciones psicoanalíticas.[741] Pero dejando constancia del estrecho parentesco en casi todos los órdenes entre el sueño (*Traum*) y la alegoría cabría al menos indicar el origen inconsciente de las imágenes oníricas y, por tanto, hasta cierto punto involuntario, y la voluntariedad de la creación alegórica por más que con las inevitables influencias del inconsciente individual y/o colectivo. La huida o separación de la realidad y por tanto la consiguiente interpretación aparece como imperativa en ambos. La prioridad temporal de los sueños sobre la alegoría, en el sentido de la naturalidad de los primeros y la culturalidad de las segundas, es la que produce la diversificación del tratamiento de ambos, bien en la psiquiatría bien en la teoría literaria. Otorgar a la vida consciente el atributo de que no lo es, lleva a considerarla como un sueño y con ello a la frecuente asignación en la literatura, la religión o el arte de los diversos caracteres del sueñom sea su evanescencia, incoherencia, pesadillas, resalte u otros.[742] Ejemplo de todo lo cual lo encontramos en el propio *El Criticón* de Gracián.

En el orden literario se pueden diferenciar dos tipos de alegorías en función de la acción o ausencia de ella. En el primer supuesto se trata de *alegorías narrativas* que representan viajes, novelas, búsquedas, etc. Las segundas son

---

739 "This reality is purposefully intensified by the avoidance of the common device of the "dream" as a justification for allegory's often fantastic and atemporal events." Th. L. Kassier, *The Truth disguised*, 1976, p. 28.

740 "The Greeks never spoke as we do of "having" a dream, but always of "seening" a dream – όναρ ἰδεϊν, ἐνύπνιον ἰδεϊν -." E. R. Doods, *The Greeks and the Irrational*, p. 105.

741 Baste recordar algunos de los más recientes y relevantes como el propio Freud, en sus obras de análisis y crítica de la civilización y la cultura, especialmente *Totem und Tabu*, und *Das Unbehagen in der Kultur*; M. Foucault, Lacan, C. G. Jung, Otto Rank, Erich Fromm, A. Adler, A. Kinsey, el mismo Benjamin y un largo *etcetera*.

742 "...the inherently dream-like or even nigthtmarisch quality of allegory is the natural medium for representing life conceived of as a dream, as passing "en imagen y aun en imaginación" (sic)." Th. L. Kassier, *The Truth disguised*, p. 112.

fundamentalmente *descriptivas* tales como las percepciones, los sueños o los espacios limitados. No suelen encontrarse en estado puro aunque sí un predominio de alguna de ellas.[743] Es el caso de *El Criticón,* como ejemplo paradigmático de alegoría narrativa en cuanto a su estructura general o macroestructura, aunque en la mesoestructura, en los capítulos o Crisis, predomina la descripción de caracteres, personajes, lugares y situaciones. Se percibe en Gracián un interés preeminente por escribir una gran alegoría. Lo que se planteó en la *Agudeza* pero sin llegar entonces a llevarlo a cabo. El sentido literal en *El Criticón* está envuelto por el sentido alegórico que le da forma. Una perístasis conscientemente buscada en que lo literal se alegoriza por el medio en que surge. Pudo haber diseñado un relato continuo al modo de una novela bizantina o picaresca o del propio Quijote. Pero la inquebrantable obligación del moralista, del profesor de casuística, le conducía a un tratamiento temático y por capítulos de carácter eminentemente descriptivo. *El Criticón* se encuentra entre el libro de viajes, sin llegar a serlo plenamente, y la compilación de parábolas paratácticas de contenido didáctico-moral. También en Gracián, como apuntó W. Benjamin, el significado domina en la alegoría como "sultán en el harem de las cosas". *Representaciones alegóricas.* Elemento determinante en la percepción de la alegoría se encuentra en el posicionamiento que es capaz de adquirir el espectador o lector. Del mismo modo que el aura es un determinante circunstancial de la obra de arte que es excéntrico o ajeno al objeto artístico *in se*, la alegoría precisa de un determinado mínimo conocimiento para ser percibida, e incluso se podría hablar de diversos niveles de perceptibilidad alegórica. Porque en cierto modo toda representación es alegoría o potencialmente alegórica.

En función del contexto y las relaciones de objetos que aparecen, G. Hillen propone dos tipos de representación alegórica. O se trata de un *componente integral* de un acontecimiento representado en la obra, o aparece en relación a este acontecimiento como un cuerpo extraño frecuentemente introducido a través de un hablante.[744] Esta segunda forma de alegoría que es considerada por Hillen como la alegoría de la retórica clásica, se introduce en el cuerpo general del relato alegórico como portadora de determinadas significaciones. Sería el caso del drama barroco en el que los elementos alegóricos son introducidos fragmentariamente con intención explícita y concreta. Esta diferenciación de Hillen, para quien la alegoría debe contemplarse más en contexto literario y retórico que en el

---

743 G. Kurz, *Metapher. Alegorie. Symbol.* 1977, S. 50.

744 „Ein integraler Bestandteil eines im Werk dargestellten Geschehen Oder sie erscheint, relativ zu diesem Geschehen, als ein Fremdkörper, gewöhnlich durch einen Sprecher eingeführt" G. Hillen, *Allegorie in Kontext*, 1978, SS. 593–594.

análisis de su función en las relaciones de las imágenes con su abstracta significación, permite considerar la alegoría graciana en *El Criticón* como representación de componente integral, por cuanto tanto la forma como la función aluden a una globalidad alegórica. En lo formal, el conjunto de las 38 Crisis constituyen un bloque alegórico cuyo nexo de unión es doble: a) La representación del viaje que se produce figuradamente[745] tras el naufragio y hasta la Isla de la Inmortalidad, y b) en segundo lugar, la continuidad de los personajes Andrenio y Critilo como sujetos/objetos de la carga de contenidos de todo tipo (geográficos, psicológicos, morales, didácticos, históricos, etc.) presentes en una narración de dimensiones más que considerables.

A lo largo de su artículo[746] Romera Navarro describe con extensión desigual hasta 73 alegorías. En algunas predomina el elemento filosófico, siendo la razón el instrumento de salvación y el pensamiento moral como solución a la educación infantil. Es el caso de I, V.[747] En otras, es la ciencia la que deberá liberar a

745 Decimos "figuradamente" por cuanto la alegoría del viaje está más presente en la intención de Gracián que en el efecto literario conseguido. Se trata de un viaje con tantas interrupciones y de tan amplia duración que sólo cuando se alude directamente al desplazamiento geográfico de los protagonistas se "percibe" su movimiento o desplazamiento por España y Europa. Admitamos que el narrador del relato está fuera de los acontecimientos narrados, siendo al menos equisciente respecto a los hechos. Frente a la novela bizantina, que sin duda influyó en *El Criticón*, no hallamos en éste las *aventuras amorosas* que caracterizan a aquellas, aunque sí la búsqueda de la felicidad, su carácter alegórico y los relatos breves incrustados en la narración central si no fuera porque el relato central son los propios episodios (*Crisi*). Tampoco el tema del *honor* es un tema central de *El Criticón*. En todo caso, por su carácter eminentemente alegórico *El Criticón* podría incluirse en la época de decadencia de la novela bizantina ya en el XVII. Es pues una obra híbrida para la que los especialistas han barajado su inclusión en diversos géneros desde novela filosófica hasta epopeya menipea en la que los actores son ya más espectadores de acontecimientos didácticos y morales que actores al estilo de la novela bizantina. Tampoco es propiamente un libro de viajes ya que las descripciones de lugares, la trabazón cronológica del relato y el carácter de verosimilitud no tienen suficiente consistencia. Tal vez pretendió una aproximación a su admirado *Guzmán de Alfarache* (1599) dotándole de mayor solidez moral y doctrinal, pero con ello Gracián creó más un tratado, una epopeya moral que un "modo picaresco".

746 Romera Navarro, *Las alegorías de El Criticón*, Hispanic Review, 1941.

747 Se trata de la niñez inculta y bárbara. Critilo y Andrenio contemplan cómo un escuadrón de niños va dirigido por la mala inclinación, cómo las fieras (las malas pasiones) devoran a los niños y algunos se salvan por la intervención de la reina de la luz (la Razón).

Andrenio de la Corte del Engaño.[748] Y así en diversos casos hasta las 73 alegorías. No se puede establecer ninguna clasificación propiamente dicha de las alegorías gracianas pero en la mayor parte de ellas prevalece, como dice Romera Navarro, el sentido práctico de aplicación a las costumbres, siendo la voz de los personajes simbólicos "humana y familiar, combinando la facultad crítica del pensador con la imaginación del artista creador en busca de la verdad moral."[749]

Abstracción y accesibilidad. Estas características de las alegorías en Gracián son las que se preconizan para los alegóricos en general. Así G. Clifford[750] considera que el alegórico está, en primer lugar preocupado con abstracciones universales que por su naturaleza lingüística debe poder hacerse comprensible en un contexto que les otorgue cierta objetividad. En segundo lugar, la cuestión a demostrar debe hacerse en términos comprensibles para todos los lectores interesados. De modo que aunque puedan darse algunas dificultades de comprensión no deben ser inaccesibles. La *abstracción subyacente* y la *accesibilidad* son, pues, dos caracteres de lo alegórico a los que Clifford añade la *complejidad* de un proceso que necesita ofrecer una inmensa cantidad de material para presentar en términos suficientemente expresivos la abstracción en sí misma. A tenor de estas propuestas se suele presentar a Gracián como escritor alegórico canónico. Las motivaciones morales y didácticas penetran todas las Crisis de *El Criticón* y constituyen la preocupación originaria de Gracián al proponerse escribir la obra. Así como al comienzo de la *Agudeza y Arte de Ingenio* Gracián reflexiona sobre si hubiera sido conveniente escribir la obra "en modo alegórico"[751] pero no ponía en cuestión cual debía ser el contenido poético del libro, no queda claro, sin embargo, cuales fueron los criterios, racionales o no, que se encuentran tras el imperativo graciano de usar la alegoría como instrumento narrativo y pedagógico. Se puede colegir que lo primero que surgió en la intención de Gracián fue la necesidad de escribir un relato sobre las etapas de la vida humana y, por tanto, sobre sus flaquezas, desengaños, miserias, sobre los vicios, las virtudes, la ciencia, la ignorancia, etc. etc. La forma alegórica debe surgir en Gracián en un segundo momento. Por tanto no es razonable dudar de que la primera preocupación de Gracián son los valores abstractos aludidos entre otros muchos. Sobre la necesidad de aportar una gran cantidad de material alegórico para poder presentar en términos suficientemente expresivos estos valores abstractos, basta

748 En *Las maravillas de Artemia*. I, VIII.

749 Romera Navarro, Ibid. pp. 173–174.

750 G. Clifford, *The Transformations of Allegory*, 1974.

751 "Pudiera haber dado a este volumen la forma de alguna alegoría (…) que sirviera en un delicado plato su género de concetos." *Alegoría y Arte de Ingenio*, Al letor, p. 46.

con aludir a la inmensidad de autores, referencias, citas, de que hace gala Gracián para reconocerle, también en esto, su condición incuestionable de escritor alegórico. Tal vez el segundo punto que plantea Clifford pudiera ser más cuestionable, atendiendo al hecho de que Gracián suele reconocer que se dirige a lectores "juiciosos", "entendidos",[752] que encuentra difícil hallar un lector capacitado para entender sus obras; en este caso la *Agudeza*.[753] Se trata de un autor elitista que nunca lo ha ocultado aunque su obra es accesible a los lectores interesados por más que se dé alguna dificultad dada la culta naturaleza de los contenidos, como dice Clifford, pero sin llegar a ser inaccesibles.

No hay duda, pues, de que Gracián promueve una gran diversidad de imágenes asociadas a valores susceptibles de testimoniar un ritmo común a una finalidad social o religiosa que puede parecer elitista, pero que se corresponde con las creencias generales sobre el modelo del mundo. Lo que permite, también en esto, considerar a Gracián como alegórico.[754] La alegoría, en tanto que tropo, se caracteriza porque altera el significado fundamental de las palabras. Pero mientras en la metáfora este significado, el usado habitualmente, es sustituido por otro (el traslaticio) que se intuye a través del contexto y puede suponer una relación completamente nueva, en la alegoría la relación significativa es convencional y se produce a través de una relación previamente conocida entre el significado del texto presente y el del sustituido.[755]

Desde la perspectiva de la Teoría Literaria, la alegoría conlleva unos momentos o recomendaciones más dirigidos al receptor que al creador, y más referidos al plano de las significaciones que al de la literalidad. G. Kurz[756] propone varias exhortaciones (*Aufforderungen*), en algún caso superpuestas, al tiempo que reconoce como fundamento de estos requerimientos que la alegoría supone y exige no una significación reduccionista, sino compleja[757] que es reconocible

---

752 Gracián, *El Criticón*, "A quien leyere".

753 "Y tú, ¡Oh libro! … deprecarás la suerte de encontrar con quien te entienda.", *Agudeza y Arte de Ingenio*, Al lector, p. 46.

754 "The allegorist needs a diversity of images which have assotiatins (…), as well as values susceptible to testing on a common pulse. His immediate social or religious aims may appear élitist (…) its values must correspond to generally held beliefs about the model of the word." G. Clifford, *The Transformation of Allegory*, 1974, p. 123.

755 "Die Allegorie ist normalerweise konventionalisiert, d.h. sie setzt eine vorher bekannte Korrelation zwische den beiden einander gegenüberzustellen den Phänomenen voraus, während eine Metapher völlig neu und unerwartet sein kann." B. Tomasevsky, *Theorie der Literatur*, 1985, S. 65.

756 *Metapher, Allegorie Symbol*, 1977, Capítulo 11, *Anstösse zur Allegorese*.

757 "…keine reduktionistische, sondern eine komplexe Deutung." Ibid. S. 64.

en multitud de alegorías de Gracián, ya que se trata de condiciones exigibles más a las alegorías canónicas y retóricas que a las más filosóficas de Benjamin. Aunque propone varios pasos y recomendaciones, la iniciativa de Kurz aspira a) en primer lugar, al *inconformismo significativo* y a que el lector proyecte su comprensión hacia una segunda significación (*eine zweite Bedeutung zu suchen*, S. 61) de la alegoría. Esta ampliación de significado puede revestir formas distintas, desde el requerimiento explícito interno al texto,[758] o implícito en el texto.[759] b) En segundo lugar, en las alegorías pragmáticas (*pragmatischen Allegorie aufforderungen*, S. 63) son excluibles interpretaciones alternativas incluso pese a absurdos que deben ser entendidos literalmente.[760] c) Finalmente se alude a cómo el significado alegórico se puede reconstruir mediante analogías y reflexiones identificatorias (*analogische und identifikatorische Reflexionen aus den Text rekonstruiert.* S. 64).[761] Esta relación semántica de carácter intuitivo en la que el ingenio es protagonista, suscita una actitud emotiva respecto al tema y, en el caso de las alegorías gracianas, una característica destacada de esa emotividad la encontramos en que no hay transformación propiamente dicha de la forma humana, sino *deformación de los personajes* que aparecen, produciendo un efecto grotesco y por ello más eficaz.

El tratamiento graciano de la alegoría lleva a presuponer una estructura disyuntiva entre el nivel literal y el alegórico. Pero ya en el literal desaparecen los supuestos caracteres humanos de los individuos. La intención alegórica en

---

758 „Sí, porque con desprecio: despreciando cuanto hay, sereis señor de todo; y al contrario, el que estima las cosas no es señor dellas, sino ellas dél." *El Criticón*, I, XIII, p. 271. El significado se proyecta también hacia el valor de las cosas y hacia la estimación humana.

759 "Fue a meter el pie Critilo y al punto encontró con un monstruo horrible, porque tenía las orejas de abogado, la lengua de procurador, las manos de escribano, los pies de alguazil.
– ¡Escápate – gritó el Sátiro – de todo pleito, aunque sea dexándoles la capa!" Ibid. II, IX, p. 459. El significado se amplia al porqué de las orejas en los abogados y cómo en los juicios siempre se pierde.

760 "No os matéis en estudiar, pero alabaos con arte; todo médico y letrado han de ser de ostentación: mucho el pico, que hasta un papagayo, porque le tiene, halla cabida en los palacios y ocupa el mejor balcón." Ibid. II, VII p. 433. Sólo hay una interpretación posible: la oratoria y la apariencia valen más que la sabiduría.

761 "Pues hágote saber que era el Odio, el primogénito de la Verdad: ella le engendra, cuando los otros le conciben, y ella le pare con dolor ajeno." Ibid. III, IV, p. 612. La analogía de la maternidad de la Verdad sobre el Odio nos lleva a que la Verdad produce rencor y odio. Por eso nadie quiere oirla.

Gracián destaca con tal fuerza que la exigencia de interpretación se manifiesta como una tensión constante en el lector y por ello la impresionante tarea hermenéutica describe un itinerario continuo de confrontación dual entre lo literal y lo alegórico. La alegorización en Gracián es altamente expresiva permitiendo entrever cómo para él la alegoría es un ideal inevitable como instrumento para los problemas vitales que se tratan en *El Criticón*. Dicho de otro modo, la alegoría es el modo de expresión mejor adaptado a los contenidos temáticos de la obra. Ningún modo más adecuado para desarrollar el desengaño, la apariencia, que aquel en que se dice una cosa pero se significa otra.

Ciertamente Gracián es creador de sus propias alegorías. No recurre al mundo alegórico del simbolismo medieval, clásico o bíblico. Su originalidad reside en "creaciones deformadas, híbridas formas humana más terribles o irreverentes tanto en el aspecto como en la interpretación."[762] Hay, pues, en Gracián, tambien en las formas alegóricas, una voluntad de originalidad propia de un escritor autoexigente y literariamente inconformista que no se resigna a repetir imágenes alegóricas del pasado.

W. Benjamin. En contraste con el clásico concepto retórico de la alegoría graciana, Benjamin se retrotrae a los fundamentos intrínsecos de la alegoría. Además, Benjamin, al no ser propiamente creador de alegorías, restringe su actuación sobre el tema al estudio y al ensayo literario. En términos generales se puede hablar de dos líneas directrices en la concepción benjaminiana de la alegoría. En *primer lugar*, para Benjamin, la alegoría es bastante más que un elemento retórico instaurado con intención de persuadir o aproximar a la comprensión de un texto: es una forma de expresión (*Ausdrucksform*).[763] Y para él esto es prácticamente equivalente a un *género literario* que ocupa un ilimitado número de posiciones en todas las regiones del espíritu. En *segundo lugar*, frente al símbolo que, según Benjamin está anclado en la inmovilidad, destaca el carácter dinámico de la alegoría, el cual subsume y envuelve el objeto que tiende a desaparecer en la propia alegoría. En este sentido la alegoría produce un realce del contenido alegorizado y lo "transporta" a una dimensión plena de significado. Pero por otra parte, si se aleja de la alegoría o si la alegoría en que se encuentra pierde el impulso vital, el objeto queda incapacitado para transmitir sentido. El objeto, aunque

---

762 "...but deformed, hybridized human forms, far more terrible or awesome in both aspect and meaning." Th. L. Kassier, *The Truth disguised. Allegorical Structure and technique in Gracian's "Criticón"*. 1976, p. 73.

763 W. Benjamin, *Ursprung des deutschen Trauerspiel*. G. S. I, I, S. 349.

recibe el significado de la alegoría, lo pierde cuando ésta se congela o petrifica.[764] Desde ese punto de vista, la alegoría tiene para Benjamin, una función superior que va más allá de lo psicológico y se sustenta en lo ontológico y que le llevará, no sólo a conformar la Filosofía de la Historia, sino que le conducirá a las puertas de la mística. La aproximación a lo inexpresable en la alegoría tiene su origen en su doble dimensión. Para los ignorantes, para los que "ver" es posible, aunque no "leer", les aproxima al concepto. Pero para los iniciados encierra significados ocultos tras la aparente elementalidad visual. Porque para estos últimos la alegoría determina una estructura de interferencias entre varios textos o narraciones. Es evidente que los relatos alegóricos no son apofánticos y por tanto no se puede predicar de ellos su verdad o su falsedad. Son enunciados retóricos en los que se cruzan diferentes narraciones con su temporalidad propia y que, por ello, introducen dimensiones de recuerdo, de desplazamiento o de conciencia histórica. Esta forma de expresión de "carácter dinámico" que produce un realce del contenido al que, siguiendo a Benjamin, hemos denominado alegoría o procedimiento alegórico, es entendido por S. Knaller como una actuación en la que la historia contada llega a ser un signo semiótico con el que se abre a otras historias sin que pierda relevancia la primera. El sentido alegórico se encuentra en una traducción que se puede describir como movimiento sustitutorio.[765] Cómo tiene lugar ese movimiento sustitutorio es el verdadero interés de Knaller en su obra: no qué es la alegoría sino cómo funcionan actualmente las alegorías en literatura y arte.[766] Este es un planteamiento similar al de Benjamin. Se renuncia a una definición precisa de la alegoría en beneficio de su representación.[767] Algo, por otra parte, a lo que Gracián también nos tenía acostumbrados. Para Benjamin los fundamentos de lo poético y de lo alegórico deben contar con un *aflojamiento* de las relaciones funcionales deterministas entre lo literal y el significado. Lo poético debe permitir hacer visible la trabazón de todos los elementos de modo que el

---

764 "Das heisst: eine Bedeutung, einen Sinn auszustrahlen ist er von nun an ganz unfähig; an Bedeutung kommt ihm das zu, was der Allegoriker ihm verleiht. Erlegt's in ihm hinein und langt hinunter: das ist nicht psychologisch sondern ontologisch hier der Sachverhalt." Ibid. S. 359.

765 "Allegorischer resultiert daher immer aus einer Übersetzung, die als Ersetzungsbewegung bezeichnet werden kann." S. Knaller, *Zeitgenössche Allegorien Literatur, Kunst, Theorie*. 2002, S. 11.

766 Ibid. S. 15.

767 "Benjamin (…) auf eine exakte Definition der Allegorie verzichtet er – zugunsten ihrer Darstellung – ebenso wie auf eine exakte Unterscheidung zwischen Allegorie und Emblem." Harald Steinhagen, *Zu W. Benjamins Begriff der Allegorie*, 1978, S. 668.

campo de las posibilidades conectivas sea plural. A Benjamin lo que le preocupa es mostrar la intensidad de la conexión de los elementos espirituales y los sensoriales en supuestos concretos. Lo poético y lo alegórico son formas de relación cuyos elementos, significado literal y significado alegórico o poético, no existen propiamente. Sólo tienen lugar relaciones.[768] En el análisis teórico de la alegoría se pueden deslindar los elementos epistemológicos y los iconográficos porque la alegoría es integración de lo real y lo imaginario a través del espacio cultural de lo simbólico. Pero como los límites entre lo ficticio y lo real son difusos, la opción que toma Benjamin por el núcleo, por la conexión misma de ambos permitirá, al evitar las relaciones rígidas, llamar a escena lo oculto, olvidado y expulsado que se encuentra en el orden significativo dominante.[769] Las manifestaciones de Benjamin a lo largo de su obra mantienen el criterio mediador de las conexiones entre lo escrito (*Schrift*) y el lenguaje (*Sprache*), o su significado (lo espiritual) como el lugar de tensión de la alegoría. Para Benjamin el fundamento de la alegoría es, precisamente, esa relación.[770]

5.2.2 Lo extrínseco

L'allégorie est un des plus beaux genres de l'art.
Baudelaire, Ouvres II, *Salon de 1845.*

5.2.2.1 Ubicuidad. Ambigüedad. Antinomias. Metáfora.

Con *lo extrínseco* queremos referirnos a aquellos aspectos de la alegoría que forman parte de su circunstancia. Tales pudieran ser sus posiciones, contrastes, alternativas, expresión, lugar, temporalidad, entre otras.

---

768 "Vielmehr ist nichts anders als die Intensität der Verbundenheit der anschaunlichen und der geistigen Elemente naczuweisen und zwar zunächst an einzelnen Beispielen. Aber eben in diesem Nachweis muss sichtbar sein, dass es sich nicht um Elemente sondern um Beziehungen handelt." W. Benjamin, *Zwei Gedichte von F. Hölderlin,* G. S. II, 1, S. 108.

769 "Der Allegoriker durchschaut das sonst undurchdringliche Geheimnis in Alltäglichen sowie verdeckte Schichten des Angesprochenen. Er ruft somit das Versteckte, Vergessene und Verdrängte, das unter der herrschenden Bedeutungsordnung liegt, hervor." Suk Won Lim, *Die Allegorie ist die Armatur der Moderne. Zum Wechselverhältnis von Allegoriebegriff und Medientheorie bei W. Benjamin*, 2011, S. 13.

770 "Und so ganz fehlte die Ahnung der umfassenden Zusammenhänge von Sprache und Schrift, die das Allegorische philosophisch begründen und die Lösung ihrer wahren Spannung in sich schliessen, dem Zeitalter nicht." W. Benjamin, *Ursprung des deutschen Trauerspiel*, I, I, S. 389.

Benjamin afronta la noción de la alegoría de modo relativamente asistemático. Compone un retablo de reflexiones en las que se percibe una intención polémica subyacente y, en todo caso, reivindicativa hacia una forma alternativa de entender la alegoría. En muchas ocasiones reflexiona sobre Baudelaire, de quien se siente muy próximo, y sobre su obra, lo que le sirve de guía para la exposición de la suya propia.

Benjamin atribuye a Baudelaire dos tendencias en la percepción de la alegoría. Por una parte, Baudelaire orienta regresivamente la alegoría en cuanto trata de conservar lo que se muestra ya caduco y ruinoso. Es la alegoría que persiste en mantener aquellas imágenes cuyo significado permanece aplazado. La renuencia que Benjamín achaca a Baudelaire se muestra coherente con el atributo melancólico de éste. La melancolía se retroalimenta del pasado y trata de salvar alguno de sus momentos que se consideran significativos pese a su ya progresivo e inevitable desmoronamiento. Por otra parte, la alegoría en Baudelaire toma una orientación progresista cuando rompe la aparente unidad que supone la representación ordenada de imágenes y significados. La destrucción del orden en lo alegórico es reflejo o se refleja en todo otro orden, dice Benjamin, sea en el del arte o en el de la vida.[771]

Estas opiniones de Benjamin sobre Baudelaire no ocultan una posición similar en el propio Benjamín. Incluso se puede afirmar que, con carácter general, la alegoría es, por una parte, destructiva o revolucionaria en tanto en cuanto por su discrecionalidad o arbitrariedad puede extraer a los objetos de su contexto propio, desplazando los significados hacia formas innovadoras o críticas. Por otra parte, la alegoría, al ampliar el espectro significativo de los objetos actúa también, paradójicamente, salvando al objeto[772] ya que le deja la posibilidad de un amplio margen de relaciones. Es esta "alteridad" la que hace de la alegoría un contexto privilegiado en lo poético, y aunque la alegoría se muestra en lo escénico y figurativo,[773] Benjamín atribuye, precisamente, al hecho de aludir a algo distinto de

---

771 "Der destruktive Impuls Baudelaires ist nirgends ander Abschaffung dessen interessiert, was ihm verfällt. Das kommt in der Allegorie zum Ausdruck, und das macht die regressive Tendenz in ihr aus. Auf der andern Seite aber hat die Allegorie es, eben in ihrem destruktiven Furor, mit der Austreibung des Scheins zu tun, der vor aller „gegebene Ordnuung" sei es der Kunst sei es des Lebens..." W. Benjamin, *Das Passagen-Werk,* S. 417.

772 "Anderseits wirk die Allegorie aber auch retterin, insofern ihre Bedeutungsproduktion dem Gegenstand grosse Spiel räume." Suk Won Lim, *Die Allegorie ist die Armatur der Moderne*, 2011, S. 55.

773 W. Benjamin, *Ursprung des deutschen Trauerspiel*, I. I. S. 367.

lo que se muestra, la potencialidad de lo alegórico. Ese "algo distinto" se muestra inconmensurable, dice Benjamín, y eleva a un plano superior las referencias a todas las cosas.[774] La consecuencia inmediata de la amplitud significativa es su *ubicuidad*. La alegoría consiste en una infinita red de significados y correlaciones en la que todo puede transformarse en una representación de todo pero dentro de los límites del lenguaje y la expresión.[775] Benjamín es más explícito al respecto. Los recursos y manifestaciones de la alegoría son potencialmente ilimitados por las intuiciones del espíritu que las pueden llevar a efecto y han penetrado en todas sus regiones desde la teología al poema festivo, desde las ciencias naturales hasta el lenguaje amoroso.[776]

Ambivalencia, polisemia y ambigüedad son características vinculadas a la ubicuidad y a la inconmensurabilidad significativa en la alegoría. Ésta representa, junto a los textos artísticos, un ejemplo prototípico de lenguaje capaz de formar parte de varias estructuras conceptuales. Lotman afirma a este respecto que "esta posibilidad de recibir distintos significados representa una de sus más profundas propiedades."[777] Tanto es así que la ambivalencia, desde el punto de vista psicológico, aparece en todos los períodos de la historia, aunque cada época ofrece diversas soluciones a esa ambivalencia.[778] Como ya se vio en el capítulo 3º, buscar la ambivalencia forma parte de la ocultación del engaño que Gracián recomendaba para mostrar la verdad oculta: la verdad que finalmente utilizaba los instrumentos de la falsedad. Porque la verdad no es simplemente el reverso de la apariencia; esto sería muy simple. La ambivalencia es una forma de ocultamiento que en la alegoría hace posible mostrar la verdad mediante un rodeo hermenéutico en el que cada caso exige una respuesta adaptada. Ese "rodeo" es una forma de codificación que además de orientar un desvelamiento de la verdad por nuevos itinerarios se guarda las espaldas frente a posibles confrontaciones directas.[779] Al

---

774 "...die den profanen Dingen inkommensurabel sie erscheinen lässt und sie in eine höhere Ebene hebt..." Ibid. S. 351.

775 Así define Scholem la alegoría dando a la infinitud o ubicuidad el carácter predominante. Citado por S. Bock-Morss, *Dialectics of Seeing*, p. 236.

776 W. Benjamín, *Urprung des deutschen Trauerspiel*, I. I. S. 349.

777 Y. Lotman, *Estructura del texto artístico*, 1982, p. 82.

778 "Since from the psychological point of view ambivalente appears at all stages in the history of allegory." A. Fletcher, *Allegory*, 1964, p. 234.

779 «L'allegorie, language codé, figuration emblématique, (...) son ambivalente et son ambigüité et l'attaque frontale, permettent toujpours une prudente réfractation dans la part d'ombre qu'en soi ella recèle.», B. Pelegrin, « *Étique et Esthétique du Baroque,* » p. 80.

mismo tiempo esta ausencia de univocidad promueve una duplicidad de miradas que pese a aspirar a una síntesis de dos lecturas, la literal y la figurada, con frecuencia conduce a lecturas aporéticas. De esta defensa de la negatividad de la alegoría participaba Benjamín. Para él la alegoría era una forma de disociación, de discontinuidad del lenguaje en cuanto que toda lengua, como dice B. Menke, debe participar en algún momento de una excentricidad negativa, remitir fuera de lo aparente, fuera de significados no convencionales.[780]

Ambigüedad. La ambivalencia es una forma restringida de la ambigüedad, la cual, siendo característica esencial de la alegoría presenta también, entre otras, las dos vertientes de indefinibilidad y libertad significativas. La ambigüedad, así mismo, apunta a una zona de niebla en la que claridad y oscuridad se alternan dando a la oscuridad el sentido de un objetivo compartido en la mayoría de las alegorías. La nitidez no es la meta de todas las alegorías. Muchos pueden ser los objetivos de esa orientación frente a la transparencia de significado. Entre ellas, junto a la función enigmática, se produce un intento de desvulgarizar, de influir en los individuos; se alteran los elementos del lenguaje y se tiene con ello la ilusión de haber cambiado la realidad por la propia ambigüedad u oscurecimiento significativo del lenguaje. El alegórico pretende normalmente comunicar algo más que un sistema cerrado de principios invariables. Aspira a integrar al lector en el método decodificador o interpretativo. Este aspecto es el que hace, según Clifford, que las alegorías modernas estén menos firmemente establecidas y que la jerarquía de valores esté más difuminada que en las alegorías antiguas.[781] En principio, la ambigüedad es buscada por el alegórico en un intento de ampliar y diversificar los significados.

El lenguaje, en su función comunicativa básica, de supervivencia, referencial o representativa tiende a automatizar los significados por mor de una comunicación fluida y exenta de equívocos. De este modo los significados se sustentan en la convención. Pero en el ámbito literario o poético el lenguaje se autopropone como objeto estético en el que, por tanto, el automatismo significativo pierde importancia a favor de la propia forma lingüística sobre la que se centra el interés

780 „Die Allegorie ist der Darstellung Benjamins nicht nur gewälttätig gegen eine der Sprache eignenden Synthesis, sondern zuerst Wahrerin Diskontinuität, die alle Sprache ausmacht, einer Dissoziation in der Sprache (…) Die Allegorie bannt sich und ist gebannt in eine Form der Ostentation negativer Exzentrizität." B. Menke, *Sprachfiguren*, 1991, SS. 225, 227.

781 "Modern allegories differ from their predecessors in that there is no firmily established hierarchy of value to define or give meaning to the progress of the carácter." G. Clifford, *The transformations of Allegory*, 1974, p. 16.

del mensaje. Es éste el que se presenta como relevante en la alegoría aunque en pie de igualdad con el contenido. De ahí que, desde el punto de vista de la ambigüedad, la alegoría puede ser entendida como alternativa al mecanismo de la univocidad significativa que se da por supuesta en la función referencial. La alegoría se muestra, pues, como lenguaje no sometido a la servidumbre de la automatización palabra/significado. De ahí su ambigüedad.[782]

Otro elemento condicionante de la ambigüedad alegórica se encuentra, no tanto en el propio lenguaje, como en la expectativa hermenéutica del lector. La conciencia de hallarnos ante una alegoría nos lleva a imaginar situaciones en las que el texto puede tener otra significación.[783]

Estas son ambigüedades semánticas que alientan polisemias sea en el texto literal o en el iconográfico. Pero así como la metáfora tiende a unir significados, la alegoría los mantiene uno junto a otro. Mantiene dos líneas que aunque tratan de unirse en búsqueda de una única significación, permanecen siempre separadas. La ambigüedad es el marco fundamental en el que tiene lugar el juego de contextos diversos en el uso de una palabra.[784]

Gracián. En ausencia de contexto, un relato no se puede considerar alegórico. *El Criticón* de Gracián se sustenta sobre un amplio contexto sobre el que se proyectan los relatos. Pero, en relación con la ambigüedad, Gracián no ha permitido demasiadas expectativas puesto que los mediadores de la narración, zahoríes, ancianos, el propio Critilo, etc. no tardan en explicar el significado de lo percibido o de lo ocurrido. Hay un predominio en Gracián de alegorías mixtas. Como si el autor no quisiera dejar al albur de los lectores la expectativa hermenéutica. Gracián sigue fiel, también en esto, a la tradición católica empeñada en ofrecer (imponer) las interpretaciones canónicas a los lectores u oyentes si se trata de interpretación sagrada desde el púlpito. Gracián hace una

782 A las tres funciones básicas del lenguaje desarrolladas por K. Bühler en 1934 (*Sprachtheorie. Die Darstellungsfunktion der Sprache*, *Ausdruck*, *Apell* y la propia *Darstellung* se han añadido otras funciones que han ido delimitando o restringiendo más el campo de la comunicación. Sería el caso de la función realizativa o elocutiva introducida por J. L. Austin; o la función metalingüística o la función poética o estética introducidas por R. Jakobson. Las que aquí se relacionan en el análisis de la alegoría son fundamentalmente la función representativa y la poética.

783 "Wie wörtlich und methaphorisch ist Ambigüität auch keine Eigenschaft der Sprache an sich, sondern abhängig von der hermeneutischen Erwartung, mit der wir einen Text verstehen." G. Kurz, *Methapher, Allegorie, Symbol*, 1977, ss. 32–33.

784 "...die Ambiguität, das Spiel mit verschiedenen Verwendungskontexten eines Wortes." Ibid. S. 37.

exposición fundamentalmente referencial. Sus alegorías, por ello, son menos ambiguas que las modernas en las que el elemento poético o filosófico (Benjamín) predomina.

Benjamin. Antinomias. Al margen de su significado concreto, la alegoría como consecuencia de su estructura ambivalente, acoge algunas antinomias. *La primera*, que cada situación puede significar cualquier otra mediante una determinada exégesis textual. *Otra antinomia* a partir de la anterior se refiere a la dialéctica de la *convención* y de la *expresión*. En la 3ª parte de su *Ursprung des deutschen Trauerspiels* Benjamín dedica a esta cuestión un apartado en el que además de reconocer la amplitud significativa, casi arbitraria de la alegoría,[785] profundiza en el análisis de esta denominada 2ª antinomia. Siendo la convención y la expresión antagónicas, dice Benjamín, una de ellas debe prevalecer sobre la otra. La alegoría es expresión, es decir, que no está sometida a la convención, a la relación significante- significado a la que sí está sometido el lenguaje referencial. La alegoría se despliega sobre lo convencional y es expresión de lo convencional.[786] La antinomia se encuentra precisamente en que la alegoría sin estar sometida al lenguaje convencional surge de él y lo representa. De modo que la alegoría surge de la convención sin estar sometida a ella porque no sigue sus cánones de significado y al mismo tiempo no puede evitar servir de escaparate, de reflejo, a la propia convención. Por eso se podría hablar de una antinomia de más amplio alcance que la mera confrontación de expresión y convención. Aquí intervienen también la libertad y la rigidez y el sometimiento normativo, entre otros posibles antagonismos.

Benjamín considera que las alegorías del XVII son modernas en cuanto liberadas, ya que su expresión sobrepasa a la convención. La expresión de la alegoría no es convencional, es superior, como insiste Benjamín; es tenida por creada igual que la sagrada ("...*so doch als geschafene wie die Heilige*").[787] Y del mismo modo, la antítesis planteada por Benjamin alcanza a la manifestación de convención y

---

785 „Jede Person, jedwedes Ding, jedes Verhältnis kann ein beliebiges anderes bedeuten." Benjamin, *Ursprung des deutschen Trauerspiels,* I, I, S. 350.

786 „Denn die Allegorie ist beides, Konvention und Ausdruck; und beide sind von Haus aus widerstreitend." Ibid. S. 351.

787 Benjamin considera que los escritos tenidos como sagrados son los que se ven atados a una estrecha codificación que los hace invariables. („Die Heiligkeit der Schrift ist von Gedanken ihrer strengen Kodifikation un trennbar", s. 351). La alegoría,en cuanto tiende al jeroglífico, tiene para Benjamin un carácter superior a los escritos sagrados codificados ("...so drängt sie zu Komplexen, zur Hierogliphik"). Ibid.

expresión, ya que revela el conflicto entre la fría técnica prefabricada y la erupción expresiva de la alegoresis.[788]

Parece evidente que tras la descripción de la antinomia entre convención y expresión, Benjamin quiere proyectar la alegoría fuera del plano de lo lingüístico. Cuando a partir de un elemento retórico del lenguaje se aspira a construir la estructura mediadora de lo sagrado, estamos entrando en el recinto de lo místico, de lo bíblico en el sentido originario de la palabra divina. Se puede aceptar esta proyección en Benjamin aunque no es generalizable ni aceptable más allá del propio Benjamin puesto que parece alejarse del problema estrictamente lingüístico al proponer la escritura alegórica como síntesis de la confrontación entre la intención teológica y la artística.[789] No obstante, sobre esta cuestión volveremos más adelante.

La *ambigüedad* de la alegoría es defendida por Benjamin como una de sus características fundamentales, aunque desconfía de la valoración de esa ambigüedad que hacen algunos contemporáneos.[790] La ambigüedad promueve el carácter esquivo, escurridizo, inconmensurable de la alegoría y es precisamente ahí donde reside su autoridad.[791] Y al mismo tiempo, fiel a la dialéctica de los antagonismos, es en ese remitir el significado hacia fuera o hacia otro, donde la alegoría encuentra siempre insuficiente su propio significado.[792]

Gracián. Por su parte el mundo alegórico en Gracián es fruto de los condicionamientos literarios de su época y de la propia biografía de Gracián. En su raíz encontramos un profundo escepticismo que sustenta la estructura alegórica en su viaje con sus componentes de laberintos, zahoríes, espejos y espejismos. Pero al mismo tiempo este mundo alegórico está promovido por el carácter fundamental de engaño, propio de todo lo terrenal.[793] Esto y el carácter cerrado y mixto

---

788 "...die bildnerisch begegnet im Konflikt der kalten schnellfertigen Technik mit den eruptiven Ausdruck der Allegorese." Ibid.

789 "...die Synthese zu fassen, die in der allegorischen Schrift aus dem Kampf von theologischer und kunstlerischer Intention..." Ibid. S. 353.

790 "Die Dialektik dieses Ausdrucks wird verkannt und als Zweideutigkeit verdächtig". Ibid. S. 352. Benjamin cita a Hermann Cohen: *Ästhetik des reinen Gefühls*, vol. 2, 1912, p. 305.

791 "Fällt diese Sprödigkeit der Allegorie dahin, so geht sie ihrer Autorität verlustig." W. Benjamin, *Das Passagen-Werk*, S. 473.

792 "Zwar ist dem Allegoriker (...) das Einzelne immer ungenügend: das herausgebrochene Requisit seines Bedeutens und daher nur aufgenommenen als auf anderes Vermeisendes." B. Menke, *Sprachfiguren*, 1991, S. 193.

793 "Gegenüber dem Criticon, dessen metaphorisch-allegorische Welt sich aus dem fundamentalen Trugcharakter alles Irdischen ergibt." K. A. Blüher, *Seneca in Spanien*, S. 404.

de las alegorías gracianas hacen que se separen en gran medida del referencialismo abierto, ambiguo y libre que veíamos en la concepción benjaminiana de la alegoría.

El carácter abierto de la alegoría le hace entrar en confrontación con otras figuras retóricas o de pensamiento. No con elementos o facultades estudiados en capítulos anteriores. La agudeza y el ingenio, por ejemplo, actuando como fantasía y provocando la semejanza o proximidad con nuevos significados promueven o hacen posible, al menos teóricamente, el establecimiento de la alegoría cuyos componentes serían una representación icónica con su propia referencia de significado junto a otro significado adventicio traslaticio, provocador, a su vez, de sus propias imágenes o representaciones. Nos hallaríamos ante una relación de cuatro elementos cuyos componentes están en dependencia, en gran parte, de la exégesis hermenéutica del lector. De este modo la percepción del icono presente, sea sensible o literario-imaginativo es el menos interpretable. No así el significado que provoca (S1), el cual no es unívoco y está dependiendo de expectativas individuales e históricas. A su vez este significado no puede dejar de promover otras imágenes (I2) como es común a toda presencia abstracta (o no) en la mente humana. Este proceso puede ampliarse en función de las imágenes o narraciones alegóricas ante las que nos hallemos. Pero en todo caso ninguno de estos elementos por sí mismos son equiparables a la alegoría. Son momentos de posible formación alegórica aunque no la constituyen por sí mismos aisladamente.

Alegoría y Metáfora. En el caso de la metáfora nos hallamos ante una figura completa por sí misma aunque aparentemente tenga concomitancias muy estrechas con la alegoría. Sobre el parentesco entre metáfora y alegoría se han propuesto diversas posiciones. Por una parte la proximidad de estructura entre ambas ha llevado frecuentemente a establecer dependencias recíprocas. Por su mayor simplicidad se ha tendido a considerar a la metáfora como "tejido" o textura de alegoría. Así lo entiende Pelegrin para quien, yendo un paso más allá, hay un fundamento metafórico en la alegoría la cual a) puede llegar a serlo en cuanto los personajes "cobren vida".[794] La metáfora, según lo dicho por Pelegrin, no sólo debe promover la animación de los personajes, sino que b) aporta la *visualidad* de las imágenes que son imprescindibles a la alegoría así como la relación dramática que de esa visualidad puede derivar. Clifford, además de entender la alegoría como una metáfora expandida, añade que las figuras de la alegoría deberían

---

794 "Acuité composée, l'allegorie est donc une architecture métaphorique puisque même la simple personification d'une idée abstraite ne devient allégorie que dans la mesure où le personnage s'anime.» B. Pelegrin, *Éthique et esthétique,* 1985, p. 67.

servir para diferenciar y por tanto, percibir mejor, los conceptos representados, no simplemente a contenerlos.[795] La indiferenciación de la alegoría entre los tropos que ya hizo Quintiliano[796] se mantuvo con mayor o menor fortuna incluso hasta el XVIII, en que se podía usar alegoría y metáfora como sinónimos.[797] La presencia de la imagen junto a un significado diferente del habitual en esa imagen produce que la metáfora sea entendida como un término alegórico. Pero c) en la alegoría la relación entre los términos de la comparación se supone ya conocida, es convencional en mayor o menor medida, mientras en la metáfora esta relación puede ser nueva e incluso sorprendente.[798] Y al mismo tiempo, mientras la metáfora realiza la unidad de dos significados con tendencia a sustituir uno por otro, digamos que intuitivamente, d) la alegoría supone un transcurso temporal, un desarrollo narrativo en el que los significados, sin mezclarse, se mantienen en paralelo uno junto a otro. Este paralelismo se detiene cuando, como ocurre en el caso de las alegorías gracianas de *El Criticón*, la alegoría se mixtifica con las explicaciones de Andrenio a Critilo, del Zahorí o del sabio de turno. El caso de Gracián es manifiestamente intencionado porque, si la motivación originaria, como ya hemos indicado, es ética y didáctica, todo orador que se precie debe incluir los significados, enseñanzas y moralejas en la inmediatez del relato alegórico so pena de que pudiera ser incomprendido, malinterpretado o ignorado.

5.2.2.2 Alegoría y Símbolo.

La distinción entre alegoría y símbolo se ha hecho difícil de establecer. Tanto más cuanto a lo largo de la Historia han ido recibiendo valoraciones diversas y frecuentemente contradictorias. Y aunque hoy se es más escrupuloso en estas evaluaciones, la utilización laxa del lenguaje y sus significados mantienen la confusión. La supuesta confrontación entre símbolo y alegoría debe enmarcarse en la revitalización de la función retórica y estética en los dos últimos siglos, en especial a partir de la diferenciación goethiana, como consecuencia del incremento de los estudios críticos sobre el lenguaje, el reconocimiento de sus limitaciones y de la ampliación del horizonte cognoscitivo. Desde la Antigüedad, por ejemplo en el mundo griego, se interroga a Homero en forma alegórica, y entre

---

795 "Allegory, which extends metaphor into a complex narrative, the visual as a basis for dramatic action, but description of figures or objects should help to differentiate concepts, not contain them." G. Clifford, *The Transformations of Allegory*, 1974, p. 78.

796 En el capítulo VI, II, *De los tropos*, de su monumental *Institutio Oratoria*, ca. 95 n.C.

797 G. Kurz, *Metapher, Allegorie, Symbol*, 1997, S. 37.

798 B. Tomachevski, *Theorie der Literatur*, 1985.

los estoicos se dio la interpretación naturalista de los relatos alegóricos de la mitología. En el s. I. se busca ya por parte de Filón de Alejandría una interpretación alegórica del Antiguo Testamento. Cuando el antiguo principio de que *aliud dicitur, aliud demonstratur* tenía vigencia, era considerado tanto como símbolo como alegoría. Algo que también se daba en la Edad Media donde alegorizar y simbolizar en la práctica eran sinónimos. Otra línea interpretativa llevaría a considerar la alegoría como *representación de la realidad.* La alegoría siempre ha sido una forma expresiva iconográfica al servicio de la apertura intelectual con fines de aproximación de lo abstracto a lo próximo y concreto. Desde Homero hasta su posición de autonomía estética, la alegoría ha sido manifestación de control sobre la filosofía, la ciencia y el arte. En el Renacimiento la alegoría ocupa el arte, (Giorgone, Rafael, Miguel Angel, etc.) y se posiciona también como instrumento didáctico para el adoctrinamiento de los hombres. Ejemplo paradigmático lo tendríamos en el propio *El Criticón*, ya en el Barroco, en el que la alegoría ya ha perdido los contenidos trascendentes. Sin embargo por más que la alegoría se integra en las estructuras internas de renovación narrativa, iconográfica y formal, para las teorías estéticas más próximas al denominado realismo estético o socialismo real, todavía es la alegoría una refiguración de carácter abstracto o general.

Ciertamente la relación entre el símbolo y la alegoría ha sido la historia de frecuentes confrontaciones. De hecho en los textos del pasado las estructuras significativas se orientaban a identificar formas y funciones en relación con el tipo de obras; así, según esos modelos, sólo lo retórico sería alegórico, o lo que sería más exacto, lo alegórico es retórico, la exégesis medieval es simbólica y las imágenes representativas con comentario legible valen como emblemáticas.[799] Si centramos el carácter diferenciador en las nociones que trasmiten, alegoría y símbolo se encuentran muy próximos porque ambos, dice Panofsky, transmiten conceptos abstractos y generales.[800] La presencia de símbolos para poder constituirse la alegoría, como propugnan otros autores, puede resultar una exigencia excesiva porque un relato alegórico denota un concepto o una significación abstracta sin que en su desarrollo sea necesario usar símbolos. Aunque sí deba

---

799 "Adjektiven wie"allegorisch","symbolisch" oder "emblematisch" charakterisieren wird (...) an den Begriffen, die traditionel mit ihren „Vorbildern" assoziiert werden: das nur „Rhetorische ist „allegorisch" das auf mittelalterliche Dingexegese zurückweisende „symbolisch" und alles bildich Darstellbare mit auslegenden Kommentar gilt als „emblematisch." G. Hillen, *Allegorie in Kontext*, 1979, S. 592.

800 "Images conveying the idea (...) of abstract and general notions such as Faith, Luxury, Wisdom etc.. either "personifications" or symbols (...) in the ordinary sense, e. g. Cross, etc." E. Panofsky, *Studies in Iconology*, 1962, p. 6.

admitirse su presencia cuando se trate de imágenes alegóricas, no tanto en el caso de narraciones literarias.[801]

El elemento de contraste de la alegoría ya en el XVIII deja de ser la metáfora cuyo lugar va ocupando el símbolo. Merced al conocimiento de Goethe sobre ambas figuras[802] se produjo la confirmación de la superioridad del símbolo que fue contestada posteriormente por Benjamin en su *Ürsprung des deutschen Trauerspiel.*

La estructura narrativa y la gran variedad de objetos serían dos elementos propios de la alegoría frente al símbolo que es estático y puede presentarse separado de la forma narrativa. Esta diferenciación propuesta por Clifford coincide, como veremos, con el punto de vista benjaminiano.[803] Parece evidente que la valoración y concepto que se tiene del símbolo tiene que ver con la posición intelectual previa desde la que se analiza. Entre lingüistas y fenomenólogos la profundidad del símbolo no se suele poner en cuestión. Sobrepasa según estos a la alegoría, sin duda por el carácter convencional y por tanto cultural del símbolo.

En todo caso el análisis de las variantes y determinaciones de lo simbólico debería llevarnos al estudio de cada autor considerado individualmente, lo que excede el objeto de este estudio. No obstante indicamos a continuación algunas interpretaciones en cuanto pueden esclarecer en algo la relación con la alegoría.

Fletcher analiza siguiendo la argumentación de Coleridge[804] algunas diferencias entre alegoría y símbolo. La primera de ellas reside en la *consistencia* del escritor al construirlos. La alegoría se construye siempre conscientemente; hay que proyectarla y el escritor se muestra como auténtica causa eficiente. El símbolo, por su parte, es inconsciente para el autor porque puede llegar a confundirse en lo literario con sinécdoques o metonimias. Así, según Coleridge, en "*Ahí viene nuestro león*" (soldado valiente) habría consciencia en la construcción mientras que en "*Ahí viene una vela*" (un barco) el escritor puede escribir "vela" como símbolo sin ser consciente de la relación. Así como la alegoría es traducible o debe

---

801 "The use of symbols (...) is fundamental to allegory, but its authors need to know when to abandon it." G. Clifford, *The Tansformations of Allegory,* 1974, p. 11.

802 W. Goethe, *Maximen u. Reflexionen*, Schriften zur Literatur III, Sämtliche Werke, vol. 38.

803 "It is this process which symbols on their own cannot express, for simbols are primarily static and allegory is kinetic." Ibid. p. 12 "But symbolism is still fundamentally different from allegory which is ditinguished by its reliance on structured narrative." G. Clifford, Ibid. p. 14.

804 A. Fletcher, *Allegory*, 1964, pp. 15–20. Coleridge, *Miscellaneus Criticisme*, T. M. Raysor, Londres, 1936.

ser traducida a diversos contextos culturales, el símbolo es un lenguaje universal e inalterable. En la alegoría el concepto se encuentra apresado en la imagen aun después de hacerse consciente, mientras que en el símbolo la idea surgida del fenómeno o imagen se hace independiente de esta.[805] Por otra parte, también en la génesis hay diferencia. Porque, mientras en el símbolo hay sugerencia inmediata entre el contenido mental, la significación conceptual y el fenómeno o apariencia sin que haya un tercer elemento que introduzca ambigüedad, en la alegoría la mente siempre se siente compelida a nuevas interpretaciones posibles aunque ya se haya logrado una primera.[806] Esa multiplicidad hermenéutica es la que aproxima la alegoría al arte. De la alegoría dice *Huizinga*, citado por Fletcher, que así como el simbolismo expresa una misteriosa conexión entre dos ideas, la alegoría desde una forma visible busca conexión con una concepción. Porque, sigue diciendo, el simbolismo tiene una función muy profunda mientras la alegoría es superficial. Y, continúa Fletcher, cómo en la alegoría se ponen de manifiesto dos o más niveles de pensamiento, lo que conduce inevitablemente a dos actitudes mentales.[807] Ni la profundidad ni la unicidad del símbolo serían argumentos suficientes para relegar la función alegórica dado que para Benjamin, como se ha visto, la meta de la idea o de la profundidad se encuentra en la Historia, y, por otra parte, la coincidencia de actitudes mentales no hace más que confirmar la naturaleza dialéctica de la realidad.

G. Lukács, en la primera parte de su *Ästhetik,* dedica cincuenta páginas[808] a la cuestión de la alegoría y el símbolo, y en una de sus tesis manifiesta la limitación de lo alegórico frente al mundo real, puesto que actúa como mistificación del mundo sensible. Al hablar sobre las diferencias entre ambas, Lukács se adhiere a la posición de Goethe, para quien *la alegoría* transforma la apariencia en un concepto (sin duda porque rompe con el principio de realidad) y el concepto se orienta a una imagen, de modo que éste se ve limitado por los "confines" de la narración alegórica. Mientras que en *el símbolo*, la apariencia se transforma en idea y ésta es una imagen inasequible por ser excesivamente abstracta. Lo que se quiere decir con esto es que la presencia del concepto en el relato hace que la alegoría, según Goethe, tenga un elemento intelectual que por sí mismo el hombre no se lo pueda atribuir: la alegoría puede tener un horizonte referencial ajeno al ser humano. No así el símbolo que sólo lo es para el hombre, es

805 Cfr. A. Fletcher, Ibid. p. 17.

806 Cfr. A. Fletcher sobre Coleridge, Op. cit, pp. 16–17.

807 "Allegory manifestly has two or more leves of meaning, and the apprehension of these must require at leas two attitudes of mind." A. Fletcher, *Allegory*, 1964, S. 18.

808 Cap. II pp. 727–774.

antropomorfizador.[809] Característico del símbolo es también su *transitividad*, su referencialidad directa. El símbolo lo es siempre de algo. Implica siempre dos mitades: signo y significado, y el significado tiende a una apertura "infinita" porque el significante remite a todo tipo de cualidades no representables, frecuentemente abstractas.[810] Para Lukács, aparte de las relaciones que la alegoría establece con su significado, ésta deja de lado, sin embargo, la realidad inmediata.[811] Acoge con satisfacción la posición que Benjamin manifiesta sobre la alegoría en su *Ursprung*, aunque la relega al universo del pensamiento y la vivencia estética destacando especialmente la coherencia, rigor interno y adecuación al 'plan previsto' y al tema elegido por Benjamin.[812] Ya en las últimas páginas del capítulo, Lukács reconduce la posición de Benjamin sobre la alegoría y lo hace a la luz del realismo socialista: describir, explicar el mundo no es suficiente, hay que cambiarlo. En ese contexto Lukács destaca los aspectos más nihilistas de la alegoría de Benjamin: su naturaleza no retórica (que Lukács considera como antiestética) y la "nada" como objeto de la alegoría contemporánea. Sobre ambas cuestiones se puede estar de acuerdo si bien habría que matizarlas. Con la mirada puesta en la transformación del mundo, Lukács ve la alegoría como una crítica indirecta a esa realidad mundana ante la imposibilidad de dominar los problemas reales.[813] Pero finalmente Lukács se separa de la posición benjaminiana al entender aquel que el arte alegórico es meramente decorativo.[814] Para Benjamin la alegoría es una eminente forma de expresión y testimonio de la Historia. Un modo filosóficamente superior a la alegoría "decorativa" o retórica. Es evidente que el plano de la trasformación social efectiva se encuentra separado de la construcción literaria y

809 "...und sie gerade dadurch der prinzipiell anthropomorphisierenden Eingestelltheit der Symbolik gegenübersetzt." G. Lukács, *Ästhetik* I, 2. Halbband 1963, S. 729.

810 « Le symbole est une figure qui vaut, non pas précisément « pour » elle-même, car allors elle ne serait symbole de rien, mais « par » elle-même.» P. Godet, *Signe et Symbole*, p. 120. Citado por G. Durand, *L'imagination symbolique*, 1989, p. 12.

811 „Die Vernichtung der unmittel, der sinnlichen Wirklichkeit gehört zum Wesen der Allegorie." Lukács, *Ästhetik*, Teil I, 2. Halbband, 1963, S. 769.

812 „W. Benjamin (...) entwirft (...) eine energisch durchdachte Theorien der Allegorie, als des spezifischen Stils, der den modernen Empfindungen, Gedanken und Erlebnis wirklich angemessen ist; diese Forderung wird allerdings von ihm nicht ausdrücklich verkündet; sein Text hält sich im Gegenteil ziemlich streng an das gewählte historische Thema." Ibid. s. 760. „Das Bild, das Benjamin von deutschen Barock trauerspiel entwirf, eine imponierende, innerlich geschlossene Konsequenz." Ibid. S. 762.

813 Ibid. S. 772.

814 „Die allegorische Kunst für das Fehlen einer gestaltenen „Welt" im Dekorativen einen ästhetischen Ersatz sucht und findet." Ibid. S. 774.

de los análisis estéticos correspondientes. Son ámbitos de actuación distintos. Y aunque, como dijo Adorno, la teoría también puede ser revolucionaria, el estudio de la alegoría debe incardinarse en el marco de la literatura y la poética. Tanto más cuanto la alegoría así como el símbolo, el esquema, la metáfora, son, como dice Schelling, modos de representar que son posibles sólo por la imaginación, porque son formas de ésta.[815]

Para *P. Ricoeur* el símbolo es un mediador universal entre nuestro espíritu y lo real porque expresa, sobre todo, lo no inmediato en nuestra percepción de la realidad. El símbolo, o en general la función simbólica, consiste en querer decir otra cosa de la que se dice.[816] Con ello Ricoeur amplía el horizonte de lo simbólico hasta allí donde la naturaleza de la múltiple significación lingüística haga imprescindible un ejercicio de interpretación. Ricoeur, apologeta de la hermenéutica en los procesos epistemológicos culturales y sociales del ser humano, sitúa el mundo de la interpretación en lo que él denomina la ruptura entre el objeto y el significado.[817] Esta inevitable separación de lo aprehendido perceptiva o imaginativamente y sus significados no es algo exclusivo del símbolo. Lo hemos encontrado también en la metáfora y se halla en la base de nuestro reconocimiento de las cosas. Pero tal vez el símbolo represente la unidad mínima de esa dicotomía esencial del conocer. Tan elemental que el lenguaje es el instrumento en su forma de pensamiento de toda otra simbolización. Y el lenguaje es, a su vez, un sistema simbólico. Por eso Ricoeur, atento a la rémora que arrastra históricamente el símbolo como instancia inmóvil, afincada en la proximidad del mito y proclive por tanto a ser sometida a ideologías e influencias, defiende la dialectización del símbolo aproximando la interpretación de éste a los significados vigentes. Con ello, al otorgar el protagonismo al lenguaje, la interpretación se hace concreta sin dejar de ser reflexión y evitando las interpretaciones opuestas que se manifiestan en la unidad del símbolo.[818] La propuesta de Ricoeur, sin dejar de ser

---

815 „...haben das Gemeinschaftliche, dass sie nur durch Einbildungskraft möglich und Formen derselben sind." F. W. J. Schelling, *Philosophie der Kunst,* 1966, S. 51.

816 «Le symbolique, c'est l'universelle médiation de l'esprit entre nous et le réel ; le symbolique veut exprimer avant toute chose la non immédiàteté de notre appréhension de la réalité.» P. Ricoeur, *De l'interprétation*. Du Seuil, 1965, p. 20.

817 « Je dirai, qu'il y a symbole là où l'expresion lingüistique se prête par son double sens ou ses sens multiples à un travail d'interprétation. » Ibid. p. 26.

818 "Les symboles appellent l'interpretation par leur structure signifiante (...) Il faut dialectiser le symbole, afin de penser selon le symbole ; alors seulement il devient possible d'inscrire la dialectique dans l'interprétation même et de faire retour à la parole vive. C'est cette derniére phase de la réappropiation qui constitue le passage

excesivamente teórica, apunta a la realización de interpretaciones flexibles de los símbolos de modo que puedan descomponerse en diversos niveles explicativos, por lo que es a través del lenguaje como se construye el simbolismo.[819]

El símbolo, según Ricoeur, ocuparía pues, la posición central desde la que hay que leer dialécticamente una arqueología y una teleología como línea de fuga del conflicto hermenéutico. La dialéctica a la que se refiere Ricoeur hace que la unidad de imagen y significado en que consiste el símbolo no sea absoluta. La relación entre expresión y contenido puede incluso ser incorrecta, como dice Gadamer.[820] El reconocimiento de la naturaleza dialéctica exigible al símbolo, tal como propone Ricoeur, encuentra su complementariedad en la función atribuida al lenguaje que no es otra que la representación. Como quiera que el lenguaje se realiza de modo temporal, a diferencia de otros signos, es decir, tiene un carácter sucesivo, no puede representar el pensamiento en su totalidad sino linealmente, en un orden progresivo. De modo que aunque los pensamientos forman una unidad, no pueden ser representados más que temporalmente, uno tras otro. Esta inadecuación le permite también a *Foucault* reconocer en el lenguaje el instrumento de análisis dialéctico del pensamiento y cuya diacronía aproximaría la representación del símbolo y su significación a los de la alegoría.[821]

H. G. Gadamer, por su parte, diferencia con nitidez la naturaleza del símbolo y de la alegoría. Esta última estaría en la esfera del logos, del hablar, siendo una figura retórica o hermenéutica, mientras que en el símbolo no habría una referencia a un significado diferenciado, sino que la parte sensible no puede desprenderse del significado, un significado que le es propio. Al ver el objeto sensible se reconoce de inmediato su significación. No está restringido al logos. Gadamer le reconoce al símbolo una dimensión metafísica dejando para la alegoría un uso

---

à la réflexion concrète. En retournant a l'ecoute de langage, la reflexion passe dans le plein de la parole simplement entendue.» Ibid. p. 477.

819 "Le lieu symbolique s'edifie dans le langage." Ibid. p. 482.

820 "Das Symbol hebt Spannung zwischen Ideewelt und Sinnenwelt nicht einfach auf: es lässt gerade auch das Missverständnis zwischen Form und Wesen, Ausdruck und Inhalt denken." H. G. Gadamer, *Wahrheit und Methode*, 1975, SS. 73–74.

821 "Le langage ne peut pas représenter la pensée, d'emblée, en sa totalité ; il faut qu'il la dèspose partie par partie selon un ordre linéaire. (…) c'est en ce sens strict que le langage est « analyse » de la pensée: non pas simple de'coupage, mais instauration profonde de l'ordre dans l'espace.» M. Foucault, *Les mots et les choses*, 1966, pp. 96–97.

retórico.[822] Se aprecia en esta valoración de Gadamer una superioridad del símbolo sobre la alegoría. Sin duda por la propia concepción filosófica del autor,[823] que otorgaba al símbolo una función central en el conocer y en el re-conocer, una mezcla de fenomenología y hermenéutica del arte. En un sentido más profundo sí que se puede vincular el saber con el símbolo en cuanto nuestras representaciones, nuestros contenidos mentales, en especial los lingüísticos, son simbólicos ya que para Gadamer "*die Sprache ist das universelle Medium in dem sich das Verstehen selber vollzieht. Die Vollzugweise des Verstehens ist die Auslegung.*"[824] En síntesis, Gadamer, quien frente a otros hermeneutas reconoce el valor fundante de lo sensible / icónico tanto en el símbolo como en la alegoría, considera que lo diferenciador de ambos se encuentra en la diversa relación que se establece entre lo sensible y lo insensible. Para el símbolo hay coincidencia (*Zusammenfall*) entre ambos; para la alegoría una relación llena de significado (*bedeutungsvolle Bezug*).[825] La coincidencia, el símbolo por tanto, parece ser de un rango superior que la mera relación. Pero como se ha dicho, no se puede olvidar la función epistemológica y estética que Gadamer otorga al símbolo frente a la alegoría, para él ésta, mera figura retórica. Aunque no lo nombra explícitamente, Gadamer es consciente de que la alegoría ha experimentado una expansión en la época barroca: cuando deja de representar figuras estáticas vinculadas a los emblemas y construye representaciones, sobre todo literarias a través de las cuales se trata de

---

822 "Selbstverständlich haben die beide Begriffe zunächst gar nichts miteinander zu tun. Allegorie gehört ursprunglich der Sphäre des Redens, des Logos an, ist also eine rhetorische bzw. hermeneutische Figur. (…) Symbol dagegen ist nicht auf die Sphäre des Logos eingeschräkt (…) sein eigenes sinnfälliges Sein hat Bedeutung. Als Vorgezeigtes ist es das, woran man etwas anderes erkennt. (…) Im Begriff des Symbols klingt aber ein metaphyssischer Hintergrund an, der dem rhetorischen Gebrauch der Allegorie ganz abgeht." H. G. Gadamer, *Wahrheit und Methode,* 1975. SS. 68–69.

823 Son conocidas las diferencias doctrinales de Gadamer con la Escuela de Frankfurt, especialmente con Adorno, por diversos temas que en el fondo se sustentan sobre concepciones diferentes sobre la verdad, el arte y aspectos relevantes de la filosofía. Para Gadamer, vinculado a Husserl, Heidegger y Löwith entre otros, la teoría hermenéutica es de corte metafísico-lingüístico. Por su parte Adorno interpreta el mundo, el arte y la filosofía desde la dialéctica negativa que modela la presencia y el conocimiento. Según Adorno la verdad se manifiesta en el arte al modo de un enigma. Para Gadamer la hermeneútica lo envuelve todo y permite la satisfacción de descubrir la verdad. Para Adorno es perfectamente admisible que la obra de arte sea la esfinge, el sujeto y el artista sea relegado a *Statthalter*.

824 Gadamer, *Wahrheit und Methode,* 1975, S. 366.

825 Ibid. S. 70.

"mostrar" conceptos abstractos.[826] Curiosamente Gadamer se pregunta en algún momento cuándo y por qué se deja de aplicar el término alegoría a lo lingüístico y se traslada a las artes plásticas.[827] Pero esta cuestión, así formulada, no parece ajustarse a la Historia. Las alegorías se han producido en todas las épocas aunque con mayor intensidad en la literatura o en la iconografía en función de la racionalización de lo mítico o lo religioso. Como dice Gadamer, con el Barroco finaliza el esplendor de la alegoría dogmática medieval y cristiana dejando paso a la alegoría en cuanto producción autónoma del artista[828] y con ello, con el tiempo, se puede restablecer la "honra de la alegoría" (*Ehrenrettung der Allegorie*) a partir del rescate de la poesía barroca.[829]

Finalmente, Gadamer, por tanto, reconoce también la posición relevante del Barroco en el Renacimiento de la "alegoría de autor", de vivencia estética o arte vivencial (*Erlebniskunst*). Se adivina la lectura del *Ursprung* de Benjamin en estas reflexiones de Gadamer. So pena de repetir la disociación de Goethe, Gadamer recomienda relativizar la oposición de símbolo y alegoría que con la *estética vivencial* se había absolutizado. De hecho Gadamer se pregunta cómo se pudo llegar a tal oposición.[830]

De lo anterior se desprende que en el análisis de la relación entre símbolo y la alegoría, carece de interés el establecimiento de diferenciaciones estructurales tajantes. Mientras la alegoría se presenta a sí misma como un relato vicario de un significado abstracto y por ello desarrolla una función explicativa y didáctica, el símbolo, al establecer una relación inmediata entre imagen y significado no renuncia al carácter didáctico aun manteniendo la preeminencia de la representación. El símbolo sería la aplicación de un concepto a un objeto de intuición (percepción) sensible y la posterior atribución mediante la reflexión de esa intuición a un objeto distinto. El símbolo es, por tanto, la exposición de un concepto a través de la analogía con un objeto sensible o imagen. Según Kant esta analogía

---

826 Ibid.

827 Ibid. Nota 69, S. 70.

828 Ibid. S. 75.

829 Ibid. S. 76.

830 "...muss sich aber der Gegensatz von Symbol und Allegorie wieder relativieren, der unter dem Vorurteil der Erlebnisästhetik ein absoluter schien." Ibid. „... und an deren Beginn so wenig erwartet werden darf, dass vielmehr die Frage zu stellen ist, wie es überhaupt zum Bedürfnis einer solchen Unterscheidung und Entgegensetzung kam." Ibid. S. 68.

descifrada es fruto de la intuición ya que el simbólico es uno de los modos de representación intuitiva.[831]

Gracián. En la obra de Gracián no se encuentra la noción de símbolo propiamente dicha. Las mayores aproximaciones las encontramos en *Agudeza y Arte de ingenio* en el Discurso LV De la Agudeza compuesta, fingida en común (p. 191). Ahí Gracián enumera y reflexiona, entre otros, en torno a compuestos como jeroglíficos, emblemas, alegorías, enigmas, etc. Estos últimos recogen algunos caracteres que pudieran atribuirse también al símbolo. Sin embargo, como tal, el símbolo es ajeno al Barroco que se ve más identificado y proclive, por su naturaleza imaginativa, al uso de alegorías, enigmas y emblemas.

En *El Criticón* de Gracián se produce una mayoría de alegorías puesto que Gracián tiene a gala crear relaciones originales entre las imágenes y los significados. Tan es así que la figura de Critilo parece necesaria como instrumento de explicación de las imágenes (personajes, edificios, objetos, movimientos, etc). Lo que implica la presencia de un Andrenio ignorante, receptor de las interpretaciones de Critilo. Entre las alegorías gracianas hay multitud de símbolos – siempre según la diferenciación de Coleridge – que Gracián asumiría inconscientemente como consecuencia de los usos culturales de su tiempo o de la tradición histórica presente y pasada. Las alegorías de Gracián están tan elaboradas y son tan dilatadas en su relato que se perdería parte de sus significados conceptuales si no fuese por las explicaciones que se acompañan al final de cada episodio. Sin embargo el lector no abandona el seguimiento de la narración aunque intenta investigar su significado. El contenido se mantiene apresado en la imagen. Se podría hablar de simultaneidad en la génesis de los componentes del símbolo y de prioridad temporal de los principios y significados en la alegoría, para los que posteriormente se tratará de construir su escenario, el relato adecuado que lo ilustre. Esto también es perceptible en Gracián. No se puede saber cuál de las dos intenciones de partida de Gracián al escribir *El Criticón* fue la primera: si crear un gran relato alegórico o un compendio de casos y situaciones doctrinales sobre la vida humana en su desarrollo. Pero parece evidente que en las Crisis ha primado el tema o contenido como categoría originaria a la que se ha tratado de

831 Kant en el § 59 de la *Kritik der Urteilskraft* reconoce que el símbolo es un modo, una materia poco estudiada hasta ese momento pero reivindica la necesidad de una investigación más profunda. Y es en la lengua, reconoce Kant, que se encuentra llena de analogías, donde se forman símbolos para la reflexión: "Alle Anschauungen, die man Begriffen a priori unterleg, sind also entweder Schemate oder Symbole (…) die zweiten vermittelst einer Analogie (zu welcher man sich auch empirischer Anschauungen bedient." *KdUK*, 1995, § 59, S. 296.

ilustrar posteriormente. El mensaje de Gracián en *El Criticón* no estaba sometido a alteraciones importantes respecto al de otras obras anteriores del autor, mientras que los relatos y sus personajes sí que pudieran haber sido otros. *El Criticón* forma parte, pues, de esta *liberación de la alegoría* ya que no obedece a ninguna dogmática propiamente dicha. Sus alegorías sustentadas fundamentalmente en la tradición clásica no son producto de imposición institucional explícita o implícita alguna. Se trata de una libertad extrínseca respecto de la jerarquía religiosa, como lo prueba el hecho de cambiar el nombre de la autoría de sus obras. Algo que le costó al final de su vida el destierro en Graus. Se puede hablar, pues, en el caso de Gracián, de literatura alegórica como instrumento descriptivo de conceptos y principios didáctico-morales aplicados, en el caso de *El Criticón*, que aquí nos ocupa, al transcurso de la vida humana en sus diversas etapas. Como ya se ha indicado, contra la modernidad de la alegoría graciana actúa su *ethos* omnipresente, su encorsetamiento narrativo o ausencia de naturalidad en torno a cuestiones epistemológicas, morales y psicológicas, así como su concepción exclusivamente retórica de la alegoría. Pero, por otra parte, la obra de Gracián se encuentra en el momento histórico de arranque de la modernización alegórica. La obra de Gracián, evidentemente, no es medieval ni renacentista aunque supuso una modalidad extemporánea: tampoco formaba parte de la renovación definitiva porque la preeminencia del clasicismo por el símbolo retrasaría esa renovación hasta el XIX.

Benjamin. Al comienzo de la tercera parte[832] de su *Ursprung des deutschen Trauerspiel* reconoce cómo en el Clasicismo la revalorización y formación del símbolo conlleva la formación progresiva de la alegoría, como su correspondiente en cuanto que lo alegórico estaría llamado a ser el fondo nebuloso sobre el que debía destacar lo simbólico. Dice Benjamin que la alegoría, pese a su función oscura, no desapareció tampoco en el Clasicismo, sino que, por ser aconceptual y enraizada en la corporeidad se mantuvo discretamente en la "profundidad".[833] Parece haber una estrecha vinculación entre el símbolo goethiano y del Clasicismo con la perfección que se atribuye a lo abstracto, y, por otra parte, la inmediatez, concreción, presencia en el mundo y proximidad en la historia de la alegoría. La opción de Benjamin por la alegoría tiene que ver sin duda con la Filosofía de

832 *Allegorie und Trauerspiel.*

833 "Den neuen Begriff des Allegorischen (…) er in der Tat als der finsterre Fond abgestimmt war, gegen den die Welt des Symbols hell sich abheben sollte." W. Benjamin, *Ursprung des deutschen Trauerspiel (UddT),* G. S. I, I, S. 337. „Gleichzeitig mit dem profanen Symbolbegriff des Klassizismus bildet sein spekulatives Gegenstück, der des Allegorischen, sich heraus." Ibid.

la Historia a la que se acoge. Es por ello que la característica de la alegoría que Benjamin más destaca en relación con el símbolo es su carácter procesual, el dinamismo propio de la narración.[834] Lo que implica la preeminencia de la temporalidad como naturaleza propia de la alegoría. Benjamin enfoca *la temporalidad* de la relación de la alegoría con el símbolo desde dos perspectivas:

a) En una de ellas se entiende el tiempo como categoría que permite establecer relación entre ambas formas. En este sentido el tiempo es contemplado *en tanto que propiedad* de las nociones de alegoría y símbolo. Hacen referencia, por tanto, a los conceptos de tiempo e historia como realidades intelectuales sobre los que es posible establecer similitudes y diferencias.[835] Así, en relación a la categoría de tiempo, la alegoría es narración y duración mientras el símbolo es estático y atemporal. La alegoría representa la idea, lo abstracto, pero al hacerlo de modo progresivo, en tránsito, hace que se refleje mejor la realidad diacrónica del ser humano y de la historia. Benjamin irá más lejos otorgando a la alegoría el privilegio de ser el único modo aceptable de representación. Es la temporalidad que encuentra acomodo en la visión barroca y que por ello Benjamin reivindica como el núcleo revelador de la historicidad. Se trata de la categoría del tiempo intrínseco como componente de ambas formas. El símbolo es instantáneo, inmediato, lacónico y estático;[836] no cambia, es idéntico a sí mismo porque está incrustado en el tiempo. Está anclado en la invariabilidad. El símbolo representa la identidad de lo mismo. La alegoría, por su parte, representa algo nuevo y sorprendente siempre.[837]

b) Al mismo tiempo, al describir lo degradante que se ha dado en la Historia, sitúa a la calavera como símbolo de ausencia de libertad de expresión del hombre, pero va más allá al proponer que la calavera es, sobre todo, una visión alegórica del sufrimiento del mundo a lo largo de la Historia y la condena del hombre

---

834 "The kinesis of an allegory, its narrative movement, is directed by the major objective and by the author's desire that readers should perceive what the objective is." G. Clifford, *The Transformation of Allegory*, 1974, p. 12.

835 "Unter der entscheidenden Kategorie der Zeit, welche in dieses Gebiet der Semiotik getragen zu haben, die grosse romantische Einsicht dieser Denker war, lässt das Verhältnis von Symbol und Allegorie eindringlich und formelhaft sich festlegen." W. Benjamin, G. S. I, I, S. 343.

836 Benjamin, citando a Creuzer se refiere al símbolo como que "wir sehen es ihm selbst und unmittelbar". *UddT.*, G. S. s. 341. "Es ist wie ein plötzlich erscheinender Geist." Ibid. S. 340.

837 "...hat ständig neu und ständig überraschend das Allegorische sich zu entfalten. Das Symbol dagegen bleibt beharrlich dasselbe." W. Benjamin, G. S. I, I. S. 359.

a la existencia.[838] Con ello Benjamin hace del tiempo mucho más que una mera dimensión o posición de la materialidad; lo sitúa como concepto central, como núcleo de la tragedia humana que se reproduce en la alegoría.

En la confrontación de símbolo y alegoría respecto de la Historia hay que reconocer que, según Benjamin, ninguno de los dos representan una visión optimista, regeneradora o avanzada del mundo. El símbolo, porque transfigura el hundimiento (*Verklärung des Unterganges*) bajo la apariencia de elevación y triunfo; el símbolo sería, para Benjamin, una mixtura de la Historia. Por su parte la alegoría, que en el momento de su surgimiento es un relato descodificador o una imagen moralizadora, con el paso del tiempo, ya que está sustentada en el lenguaje, ofrece la perspectiva de un estupefacto, inmóvil paisaje original (*erstarte Urlandschaft*), una visión del pasado que ha quedado petrificada para los que la miran desde el presente. El ideal de perfección humana a que se aferraban los románticos les descalificaba para aprehender la historia en sus reales y contradictorias manifestaciones diacrónicas. Y en esta búsqueda de ideales era el símbolo la representación privilegiada por su atemporalidad. Por el contrario en este punto la alegoría adquiere su virtualidad en tanto en cuanto pone de manifiesto las antinomias del mundo y de los personajes en un transcurso temporal en el que tales antinomias puedan hacer patente la intensidad de sus contradicciones. Este es sin duda uno de los argumentos que llevan a Benjamin a defender la modernidad del Barroco y la adecuación contemporánea de la alegoría barroca. Porque, como él afirma reiteradamente, todo análisis del arte debe incluir la interpretación filosófica de la historia.

La alegoría es una representación distinta de la idea. Es procesual, por ello puede expresar el mito entendido como *epos* progresivo. El tiempo es, pues, para Benjamin, el juez de símbolos y alegorías, aunque Benjamin salva a estas últimas en cuanto que como formas expresivas admiten la posibilidad de su "recuperación" a través de la dialéctica de la Historia. Esta común degradación en la Historia de símbolo y alegoría es, por tanto, un segundo sentido en que el tiempo los relaciona. Aquí se trata de un tiempo histórico, del transcurso de los acontecimientos que atañen al hombre y que los asemeja en la disolución dentro del horizonte de la Historia.

838 „[Der Totenkopf] …es sprich nicht nur die Natur des Menschendaseins schlechthin, sondern dei biographische Geschichtlichkeit eine einzelnen in dieser seiner naturverfallensten Figur bedeutungsvoll als Rätselfrage sich aus. Das ist der Kern der allegorischen Betrachtung, der barocken, weltlichen Exposition der Geschichte als Leidengeschichte der Welt." W. Benjamin, G. S. I. I, S. 343.

Si se limita la relación a lo retórico o a lo semántico, habría, para Benjamin, cierta equivalencia entre alegoría y símbolo según algunos autores.[839] Aunque conviene recordar que, para Benjamin, la alegoría es mucho más que una función o figura retórica. Benjamin rehusa establecer diferencias entre alegorías y símbolos al modo clásico o romántico (Goethe, Schelling); es decir, en el contraste de lo universal y lo particular, ya que son categorías decadentes y poco significativas para esclarecer la naturaleza de ambas formas. Lo universal y lo particular hacen relación, básicamente, a la representación subyacente a las imágenes propuestas. Son, por tanto, modalidades de acceso al conocimiento. En definitiva, formas de representación mental. Por otra parte pueden entenderse también como posición lógico- retóricas que aluden a formas lingüísticas de naturaleza sintáctica o bien a la extensión de los juicios o proposiciones de un silogismo. Ninguna de estas dos interpretaciones concitan el interés de Benjamin porque él cree hallar en la alegoría una forma de expresión de rango equiparable a la narrativa, lírica o dramática. En el género alegórico cobra esencial relevancia la hermenéutica desde la que es posible, dirá Benjamin, no sólo interpretar la Historia sino también modificarla. De ahí que el símbolo no tenga para él más consideración que la de una figura retórica injusta o erróneamente prestigiada.

Benjamin formula varias críticas al concepto de símbolo. La *primera* tiene que ver con un uso vulgar del símbolo que tiende a separar forma y contenido. Se produce un error, dice Benjamin, cuando se expresa una idea como si se tratara de un símbolo, con lo que se distorsiona la propia idea en su manifestación. Este uso descuidado del concepto de símbolo se produce en el Clasicismo y la literatura posterior.[840] En *segundo* lugar Benjamin se muestra contrario a la pretendida incriticabilidad del concepto de símbolo de Goethe que parece justificarse en la búsqueda de la verdad.[841] Finalmente, y en *tercer lugar,* cree Benjamin que debe invertirse el sentido del concepto clásico de símbolo en el que la apariencia se

839 "Konstatier Benjamin, explizit anders als Goethe, eine Gleichwertigkeit (…) im Sinne der rhetorischen Handlung selber". B. Leifeld, *Das Denkbild bei W. Benjamin*, 2000, S. 188. „…besteht bei ihm dann gar kein Unterschied mehr zwischen der semantischen Textleitung des Symbols oder der Allegorie. Beides sind rhetorische Figuren für ihn." Ibid.

840 "Denn dieser Missbrauch findet, und zwar überall da, statt, wo in Kunstwerk die „Erscheinung" einer „Idee" als „Symbol" ausgesprochen wird." W. Benjamin, G. S. I, I. S. 336 ff.

841 Algo que Benjamin desarrolla, especialmente en la última parte de *Der Begriff der Kunstkritik in der deutschen Romantik.*

ofrece como mediación de la idea a la que representa. Más bien es ésta la que debe estar al servicio del fenómeno.[842]

Expresión y significado. Probablemente las imágenes son un componente inalienable y colaborador de nuestro pensamiento y presentan al menos dos dimensiones: la significativa y la expresiva. Lo que la imagen expresa se ha convertido hoy en día en el aspecto de mayor interés, tanto en el símbolo como en la alegoría. Puede decirse que *la significación* busca la mayor objetividad posible aspirando a ser compartida por la generalidad de los observadores. Sin embargo, en aquellas formas en las que intervienen imágenes, sean estas literarias o icónicas, es decir, representadas mentalmente o percibidas, los significados son indeterminables de modo concluyente. Se han dado diversas respuestas a esta cuestión especialmente en el último siglo.[843] Sin duda, y en alguna menor medida, esta indeterminabilidad del significado de las obras de arte es aplicable a todo hecho o relato transmitido por la historia. No sólo no es una limitación, sino que esa cierta indefinición significativa[844] es condición y muestra de las obras de arte auténticas o superiores. Una obra maestra supera en sus implicaciones y en sus posibilidades de interpretación a las que tuvo el artista al crearla. Es lo que Gombrich denomina "la penumbra de la vaguedad."[845] Pero, por otra parte, a *la expresión* sí que se le puede reconocer amplitud interpretativa porque su origen se sitúa en la capacidad emotiva de los individuos. La expresión es el modo natural en que se presentan las imágenes acogidas por la propia experiencia del espectador. Pero sobre *lo* que las imágenes expresen no puede haber criterio objetivo, ni tampoco, por tanto, criterio intersubjetivo o compartido. Puede darse cierta coincidencia a partir de semejanzas culturales e históricas, pero no una exposición puramente racional, puesto que las imágenes, y por tanto los símbolos visuales y alegorías, son por naturaleza irracionales. Y a causa de esta irracionalidad se borra la distinción de funciones de lo representacional

842 W. Benjamin, G. S. I, I. S. 213 ff.

843 Se puede recordar, por ejemplo, la formulación de Wittgenstein sobre el significado como una lógica del lenguaje (*Tractatus Logicus-philosophicus*) modificada por él mismo en las *Philosophische Untersuchungen*, según las cuales el significado de un término es su uso en el lenguaje. Otras teorías *decisionistas* ("el significado sería lo que decida la mayoría") o *intencionales*: el significado de una obra significa lo que el autor pretendió que significase. (Hirsch).

844 O *ambigüedad*, como describimos en un capítulo anterior.

845 "The penumbra of vageness, the "opennes" of the symbol is an important constituent of any real work of art." E. Gombrich, *Symbolic Images*, 1975, p. 18.

y de lo simbolizador.[846] A partir de la evidencia de que cualquier hecho natural puede llegar a constituirse en un símbolo, por ejemplo, moral, es posible reconocer también la función del ingenio en la articulación de las relaciones entre la imagen o su simbolización o significado (Ideas). Pero también esa misma imagen puede representar objetos del mundo. Por ello, pese a los intentos de clarificar a lo largo de los últimos siglos la posición de lo simbólico y lo representativo, no se puede evitar el recurso al contexto para distinguir el símbolo de otras representaciones. Cuando dejamos atrás los rígidos análisis racionales debemos reconocer la existencia de innumerables zonas en las que los límites entre ambos no siempre se perciben con claridad. Probablemente porque, como dice también Gombrich, nuestra actitud hacia la imagen está inextricablemente ligada a nuestra concepción del universo.[847]

La alegoría, en cuanto puede romper o negar un supuesto significado oculto va más allá de la relación convencional de una imagen (significante) y un significado. El uso de la alegoría como expresión fingida u oprimida ocupa una dimensión lingüística superior: es el instrumento adecuado para el relato de la Historia como efímera. Gracián entendía las alegorías como pinturas insertas en un texto literario que les confería dimensiones nuevas de espacialidad y temporalidad.[848] La literatura era, pues, su objetivo. Mientras que la alegoría, para Benjamin, es un instrumento *excéntrico a la literatura*, si no es para recuperar el relato del drama del destino que se manifiesta en la Historia. La alegoría benjaminiana es expresión – más bien heterodoxa – de la convención.

Benjamin quiere reivindicar la alegoría como expresión tal como lo es el lenguaje y la escritura, desechando al mismo tiempo que sea considerada como una técnica lúdica de producción de imágenes.[849] Se trata, sin duda, de reconocer en la alegoría más un modo expresivo que una estrategia constructiva ordenada al lucimiento, a la clarificación, al juego literario o como instrumento compositivo. Esta forma de expresión en que consiste la alegoría produjo sus documentos más auténticos en el Barroco. Lo propio del Barroco no es tanto el arte del símbolo

---

846 "Yet it is clear that in and through it the distinction between the representational and the symbolizing function of the image becomes blurred." Ibid. p. 160.

847 "In short, our attitude towards the image is inextricably bound up with our whole idea about the universe." Ibid. s. 125.

848 A. Egido, *La rosa del silencio,* 1996, p. 161.

849 "Allegorie – das zu erweisen dienen die folgenden Blättern – ist nicht spielerische Bildertechnik, sondern Ausdruck, so wie Sprache Ausdruck ist, ja so wie Schrift." W. Benjamin, *Ursprung des deutschen Trauerspiel,* G. S. I, I, S. 339.

como la técnica de la alegoría.[850] Para la moderna concepción de la alegoría, las obras gráficas, emblemáticas y literarias del Barroco constituyen su modelo más acabado. Como dice Benjamin, las obras del Barroco y en especial el teatro de Calderón y el shakespeariano, y también la narrativa graciana, añadiríamos nosotros, no sólo renuncia a ideales humanos de perfección, sino que 'empujan' las existencias de los hombres por la pendiente de la Historia movidos por las pasiones, por los instintos, como "los accesorios" del destino. A juzgar por los propósitos manifestados por Benjamin de dedicarle un estudio a la obra de Gracián, sin duda es el *El Criticón* el documento alegórico en el que Benjamin debió encontrar una forma expresiva superior.

5.2.2.3 Alegoría y Lenguaje.

En 1916 Benjamin escribe un ensayo *Über Sprache überhaupt und über die Sprache des Menschen*[851]. En él ya sugiere que sólo desde la comunicación realizada se puede afirmar que un ser es comunicable y que por lo tanto tiene un ser espiritual. Es decir, este lenguaje en el que se comunican, expresan o manifiestan los seres se produciría sin mediaciones, es indeterminado (mágico) e infinito como posibilidad. En esta caracterización del lenguaje de los seres se encuentran los presupuestos de lo que posteriormente Benjamin desarrollará como alegoría: forma expresiva de significación inmediata, sin mediación de símbolos; forma de significados variables, impredecibles y diversos, y por ello, en principio, infinitos. Es en la alegoría donde mejor se muestra la comunicación como *alétheia* o desvelación; como realidad cuyo ser espiritual en puridad es su ser lingüístico. Pero Benjamin, ahondando en la naturaleza de lo que es la alegoría (sin nombrarla) en relación con el lenguaje del arte, considera que éste sólo se puede comprender dentro de la más profunda relación con la ciencia de los signos ya que, sigue diciendo, la relación entre el lenguaje y el signo (de la que la escritura humana sólo es un ejemplo), es fundamental y originaria.[852]

La historia del hombre es la historia del lenguaje. Desde antiguo se ha tenido conciencia de su complejidad. Las épocas de disolución o crisis clasicista han sido épocas particularmente convulsas y, a un tiempo, muy interesadas en cuestiones de lenguaje. Sofistas, Estoicos, la baja Edad Media, (N. von Kues, Ockam), los nominalismos y especialmente ya en el Barroco, el lenguaje es el objeto de análisis

850 "Nicht so sehr die Kunst des Symbols als die Technik der Allegorie sei dem Barock im Gegensatz zur Klassik eigen." (Citado por Benjamin Ibid. S. 340).

851 G. S. II, SS. 140–157.

852 Ibid. S. 156.

dominante y de superioridad por su versatilidad y la tensión constante de sus elementos. En estas épocas los recursos retóricos son los protagonistas del arte en detrimento de las estructuras o de los contenidos. En la época barroca, como dice W. Richter, citado por Benjamin, el valor artístico se encuentra más en la capacidad creativa del *estilo* verbal que en las estructuras compositivas.[853] La palabra, el lenguaje sonoro, cobra en el Barroco una importancia que anteriormente estuvo reservada al silencio de los significados internos de las palabras. Al hilo de esta cuestión, en las últimas páginas del *Urprung des deutschen Trauerspiel* desarrolla Benjamin diversas tesis sobre el lenguaje del *Trauerspiel* y del drama alegórico. Ahí afronta el tema nuclear de las relaciones de la palabra (*Lautsprache*) y la imagen alegórica escrita (*allegorische Schriftsprache*) en el Barroco. La tensión entre ambas (*Wort und Schrift*) la califica Benjamin de inconmensurable (*unermesslich*)[854] dada la confrontación de sus caracteres: a la palabra le corresponde ser la manifestación exterior, el éxtasis, todo aquello que puede carecer de medida, que es expresión de impotencia pero que al mismo tiempo es expresión originaria y libre de un ser limitado. Es lo propio de los personajes, de la representación teatral, del drama en cuanto espontaneidad. Entre la palabra y la imagen hay una relación esencial en el orden de la comunicación e incluso, diríamos nosotros, en el epistemológico. Benjamin ha insistido en las conexiones entre lenguaje (*Sprache*) y escritura (*Schrift*) como fundamento filosófico de la alegoría.[855] En el primero el carácter dominante es la comunicación como función general con origen y destino en el ser humano y trasmitida desde y a través de diversos materiales y soportes de naturaleza física (estímulos). En la segunda, en la escritura, hay un predominio del material que actúa como mediador. En cierto modo el lenguaje (*Sprache*) parece que debería incluir, en su noción, a la escritura como una de sus formas. Por ello, en una primera aproximación, la relación esencial que Benjamin propone no es de naturaleza homogénea: la escritura también es lenguaje. Esto llevará a plantear la cuestión del aspecto comunicativo de la escritura. La alegoría ejerce una función de comunicación, como instrumento para ejemplarizar, para facilitar la comprensibilidad y la extensión de los conceptos.

En *El Criticón* no hay verdaderos argumentos, sólo incidencias. El argumento ya se suponía. ¿Se trata, pues, de un relato sin argumento? La vinculación esencial entre el "Barroco de las palabras" y el "Barroco de las imágenes", que les

---

853 W. Benjamin, G. S. S. 381.

854 W. Benjamin, *Urprung des deutschen Trauerspiel*, S. 377.

855 „Und so ganz fehlte die Ahnung der umfassenden Zusammenhänge von Sprache und Schrift, die das Allegorische philosophisch begründen und die Lösung ihrer wahren Spannung in sich schliessen, dem Zeitalter nicht." Ibid. S. 389.

hace fundamentarse recíprocamente,[856] no debe entenderse sólo en el plano de la representación teatral o de la dramatización escenográfica de templos y palacios. Los contenidos del *Trauerspiel*, y en general los del drama barroco, sólo son asimilables a través de la forma alegórica que se manifiesta como tensión entre imagen y palabra no pudiendo, sin embargo, desvincularse la una de la otra.

Palabra, escritura e imagen constituyen una unidad indisoluble siendo el Barroco la época de mayor autoconciencia de esta unidad.[857]

La escritura, por su parte, destaca por la superioridad que manifiesta sobre las cosas a las que domina por su dignidad, por su recogimiento pero al mismo tiempo las esclaviza (*versklavt*) atribuyéndoles significados periféricos o excéntricos. Hace de los objetos meros correlatos de significado.[858] Las cosas "están" en cuanto significan. Parece que hay en Benjamin identificación entre escritura e imagen (alegórica) escrita (*Schriftbild*) en el establecimiento de caracteres y, sobre todo, al ser propuesta como antagónica a la palabra pronunciada (*Lautsprache*). Puede percibirse mejor este antagonismo si lo focalizamos en dos polos lingüísticos extremos: el diálogo semiespontáneo de los personajes teatrales, por una parte, y el ideograma alegórico o el emblema por otro. La preferencia de Benjamin por el lenguaje hablado, por el estilo verbal, no parece dejar muchas dudas, tanto por la crítica que hace al engolamiento del *Trauerspiel* como por su insistente reivindicación del drama calderoniano como modelo de libertad expresiva, de refinamiento y de distancia alegórica.

Cabe preguntarse en este sentido si *El Criticón* no contiene suficientes elementos dramáticos y dialógicos como para poder ser considerado una *alegoría narrativa* construida con la espontaneidad de los diálogos y estructurada en actos con unidades espacio – temporales propias del drama. Porque si hay en el Barroco una vinculación esencial entre las palabras y las imágenes, en pocas obras como en *El Criticón* las palabras conducen a representaciones o imágenes mentales (*Denkbilde*) en permanente eclosión alegórica. Cierto que *El Criticón* no es propiamente una obra dramática, pero sí se advierten, en alguna medida, características semejantes a las anteriormente aludidas respecto a su discurrir teatralizante. Y en este

---

856 Ibid. S. 377.

857 W. Benjamín, G. S. S. 389. En su breve ensayo de 1933 con dos redacciones *Lehre vom ähnlichen*, y *Über mimetische Vermögen*, Benjamin reitera la importancia de la imagen no sensorial con la palabra escrita ya que – dice – que "a través de su imagen con su significado ilumina la esencia de la semejanza no sensorial, y con más precisión en ciertos casos que como lo hace la palabra hablada. Pues es la semejanza no sensorial lo que viene a fundar las conexiones… entre lo dicho y aquello que se ha escrito".

858 Ibid. S. 378.

sentido hay que poner en cuestión si en la obra graciana se da este rompimiento entre sonido y significado. Parece, más bien, que En Gracián *verbum* y *significatio* están tan estrechamente vinculados que ambos se subsumen y potencian. En todo caso los 'lugares comunes' que con frecuencia constituyen la doctrina graciana se ven desbordados por la fuerza de la palabra, mostrándose ésta como el verdadero polo de atracción y elemento dominante sobre los significados. Es cierto que no hay sonidos propiamente dichos en la obra de Gracián puesto que no estaba destinada a su representación. Pero la articulación de los diálogos con la utilización de tropos, metáforas y alegorías así como figuras de dicción, estilísticas, retóricas, cultismos, apócopes, elipsis, etc., al volcar sobre la palabra el protagonismo del lenguaje, hace de Gracián un paradigmático autor barroco en el que, sin embargo, las tensiones sonido- significado no parecen llegar a los extremos de irreconciliación descritos por Benjamín. En síntesis: en Gracián el *verbum* no rompe el lenguaje sino que lo asume y potencia. En el caso de *El Criticón* sí que parece, pues, darse conexión íntima entre palabra y escritura. En Gracián hay una intención alegórica explícita en la que introduce imágenes de una mitología mixtificada moralizadora y racionalmente revisada junto con un lenguaje lacónico y culto orientado a lo esencial, pero al mismo tiempo con fuerza dramática, verosimilitud narrativa y una enorme intensidad semántica frecuentemente polisémica. También se evidencia una voluntad de estilo que profundiza en un conceptismo moralizante de influencia estoica. Hasta qué punto hay unidad y tensión entre palabra e imagen en el complejo imaginario graciano, puede dar la medida de actualidad o modernidad alegórica según las propuestas de Benjamin. Posiblemente sea Gracián uno de los últimos ejemplos hispanos del deslizamiento alegórico hacia otras posiciones exclusivamente estéticas. Es decir, hacia los modelos que se venían alumbrando desde el Renacimiento a través de los nuevos criterios epistemológico-científicos y con ello el hundimiento de una cultura centrada en la espiritualidad cristiana y el pensamiento clásico de la antigüedad.

La alegoría, no obstante, ha sufrido muchas transformaciones que no se pueden explicar exclusivamente desde un análisis de crítica literaria interna. A lo largo de la historia la alegoría ha servido como instrumento del conocimiento de la sabiduría o de promoción de objetivos y pensamientos críticos con lo establecido o simplemente orientado a la educación moral en forma de fábula o parábola.[859]

---

859 Suele reconocerse como precedente histórico de la alegoría, la forma literaria que, como método hermenéutico de textos, promueve la defensa de un significado del que se hace la apología. Lo que estimulaba, como dice Kurz una mayor profundidad: "Die Allegorese macht einen Text bedeutsam, sie gibt ihm eine zusätzliche Tiefendimension." Kurz, *Metapher, Allegorie, Symbol,* 1977, S. 45.

El requisito desarrollado en paralelo y como correlato a la alegoría fue una sutil capacidad de interpretación y una gran capacidad imaginativa. El mundo antiguo era un mundo alegorizado en el que se supone un auditorio o lectores familiarizados con sus relatos o su interpretación al tiempo que la alegoría encuentra su fuerza en la posibilidad de múltiples interpretaciones que, por ello mismo, podrían ser útiles a todos los niveles de la pirámide social: a los poderes o a los subversivos.[860] El autor alegórico aspira a que el lector reconozca que debe haber una significación oculta, o bien por requerimientos explícitos del texto, o bien porque el contenido provoca en el lector referencias a otras historias.[861] Esta segunda opción sería la que encontramos en *El Criticón*, en el que el lector busca una segunda significación del texto, dado el contenido de "alegoría contínua" que compone la obra. Y aunque se espera que el autor le ofrezca en un momento dado la interpretación, dada la trayectoria narrativa de *El Criticón*, el lector no por ello abandona la reflexión en busca de significaciones alegóricas en la historia secundaria o encubierta. Vuelve a hacerse patente la decisiva función del contexto en el éxito de la interpretación. En base al contexto es donde se encuentra una de las dificultades interpretativas de *El Criticón*. Un contexto dimensionado en perspectivas de diversa amplitud como son la parte III de la obra, las Crisis y las narraciones alegóricas más limitadas o individuales.[862] La propia dificultad interpretativa de la alegoría encuentra en *El Criticón* su reflejo en la intrahistoria del relato: el mundo es propiamente una "oscura alegoría" de naturaleza engañosa que el individuo debe esforzarse continuamente por descifrar.[863] Gracián es, sin duda, creador de alegorías ya que a partir de un corpus temático (el desenvolvimiento del hombre en las tres etapas de la vida) crea una narrativa que se refiere a ese corpus temático y no a la inversa.[864]

Si bien en toda obra literaria se pueden presuponer entre otros elementos un autor y un lector, la alegoría introduce un factor lingüístico complementario. El

---

860 "The heart of all allegories is a focus of multiple interpretaions rather than a meaning." G. Clifford, *The Transformation of Allegorie*, 1974, p. 53.

861 Cf. G. Kurz, *Zur einer Hermenutik der literarische Allegorie*, en *Formen u. Funktionen der Allegorie*, 1978, SS. 17–19.

862 Estas son perspectivas a las que Kassier se refiere como macro, meso y microestructuras y que desarrolla a lo largo de su libro. Cfr. Th. L. Kassier, *The Truth disguised, Allegorical Structur and Technique in Gracian's "Criticón"*, 1976, pp. 7–10.

863 "The World whose imaginary, decritful, deceptive nature the individual must penetrate in order to survive, is itself an obscure allegory whose real meaning he must constantly strive to decipher.", Ibid. p. 112.

864 Cfr. Ibid. p. 8.

autor ofrece un desglose significativo indirecto e intencional buscando compartir un conocimiento. Con ello el autor alegórico trata de que el lector entienda el texto de modo alternativo, lo que es más complejo en las alegorías implícitas o puras. No es el caso de *El Criticón* de Gracián en el que Critilo, o el Zahorí correspondiente, aporta los significados. Con lo cual en *El Criticón* las alegorías suelen ser implicativas en las descripciones y explicativas en los diálogos.

Esta modulación de la alegoría lleva a situarla en la proximidad del lenguaje secundario.[865] La alegoría lingüísticamente se encuentra próxima al arte ya que como éste da una información de algo que no existe fuera del contexto de una manifestación (literaria, icónica o pictórica) concreta. Lo que destaca en su lenguaje secundario es su irreductibilidad a otro tipo de lenguaje. La alegoría es irreductible a otro lenguaje en cuanto que es en parte producto de la interpretación del receptor/lector. Por ello es el "lugar" desde el que lo que oculta bajo el orden significativo sale a escena. Este 'salir a la luz' como núcleo de la naturaleza alegórica puede ser expuesto después alegóricamente y es lo que se ha denominado autorreflexividad de la alegoría y se ha atribuido a la noción alegórica de Benjamin.[866] La alegoría, como tema de sí misma, es un planteamiento recurrente en Benjamin en el que el protagonismo recae en el creador aunque la alegoría se orienta, y doblemente, al lector. Adorno, como Benjamin, privilegia también al creador, al artista frente al espectador-lector. Aunque sin duda lo que ambos marginan es la preexistencia de un lector, receptor o público ideal previos a la creación o simultáneamente a éste. El creador no piensa en un receptor *a priori* sino que deja la obra abierta a infinitas percepciones por más que, como ocurre con la alegoría, sí que tenga una intencionalidad determinada al producirla. La función alegórica propiamente dicha pertenece al creador o escritor. Es él quien tiene la iniciativa y la misión provocadora de semejanzas de significados.

Este lenguaje alegórico del escritor es ya sin palabras; es el lenguaje de los silencios y las semejanzas.[867] La propia alegoría es representada como una imagen que no sobrepasa el lenguaje y que se produce en una cadena significativa de

---

865 Los lenguajes secundarios, en tanto que estructuras de comunicación que se superponen o subyacen al nivel de la lengua natural, englobarían el mito, la religión, el arte, etc. En este sentido la alegoría se puede considerar como lenguaje secundario.

866 „Was Benjamins Allegoriebegriff besonders charakterisiert ist insofern die Selbstbezüglichkeit, die Selbstreflexivität der Allegorie, die einen bereits mit allegorischer Bedeutung versehenen aussetzt." Suk Won Lim, *Die Allegorie ist die Armatur der Moderne*, 2011, S. 43.

867 "Le poète assure la fonction inverse; il tient le rôle « allegorique »; sous le langage des signes et sous le jeu de leur distinctions bien découpées, il se met a l'ecoute de

textos. Tanto la alegoría barroca, como la recuperación que de ella hace Benjamin, es una alegoría eminentemente lingüística – es decir, no filosófica – pero que aspira a ser algo más que retórica. La alegoría en el Barroco es ya decididamente literaria. Las imágenes alegóricas producto de la analogía con las del texto propuesto sustentan su significado en la textualidad. Sin contextualización no hay posibilidad de interpretación alegórica. Y es en lo literario, en la escritura, donde Benjamin sitúa la alegoría que ya se daba en el Barroco. Aunque para él la alegoría es otra forma de articular el mensaje (*Ander Rede*) ajena al sentido práctico de la escritura. Este sentido práctico está vinculado a la oralidad por lo que Benjamin entiende que la alegoría está lejos de ésta. En algún momento Benjamin ha echado de menos a los narradores orales, los antiguos cuentistas cuyas palabras eran capaces de transportar hacia imágenes y alegorías. Pero en nuestro tiempo, diría Benjamin, la alegoría tiene carácter escrito, aunque no se reduzca exclusivamente a lo realmente escrito. Hay imágenes y signos fijados en los escritos o en las representaciones simbólicas que manifiestan o expresan elementos de la Historia. Porque para Benjamin parece tener más interés la alegoría, que nos pone en relación con la Historia, que las que pudieran crear los contemporáneos. La alegoría no es simplemente producción, sino expresión, al mismo nivel, dice Benjamin, que el lenguaje o la escritura.[868] Las ruinas son expresión de lo que las cosas un día fueron, del mismo modo que la ruina de la Historia se reduce a un escenario. Las alegorías, sigue Benjamin, son las ruinas del pensamiento.[869] Pero las ruinas son restos del pasado y las alegorías, en este sentido benjaminiano, como hemos dicho, revelan el momento de la Historia en que se produjeron y transmiten la decadencia del pasado. La època paradigmática en la que Benjamin sitúa el campo de análisis de la alegoría es el Barroco. En ella, dice, las alegorías tienden a petrificarse y la razón de ello es que el Barroco propone imágenes demasiado provocadoras haciendo que las alegorías busquen la sorpresa y con ello la disminución de su durabilidad.[870] Esto es algo que Benjamin

---

« l'autre langage », celui, sans mots ni discours, de la ressemblance." M. Foucault, *Les mots et les choses,* 1966, p. 63.

868 "Allegorie ist nicht spielerische Bildertechnik, sondern Ausdruck, so wie Sprache Ausdruck ist, ja so wie Schrift." W. Benjamin, *Urprung des deutschen Trauerspiel,* G. S. I, I. S. 339.

869 "Die allegorische Physiognomie der Natur-Geschichte, die auf der Bühne durch das Trauerspiel gestellt wird, ist wirklich gegenwärtig als Ruine." Ibid. S. 353. „Allegorien sind im Reiche der Gedaken was Ruinen im Reiche der Dinge." Ibid. S. 354.

870 "Zur erstarrten Unruhe und zur Bilderflucht: Der Barocken Lyrik ist die gleiche Bewegung eigentümlich (…) um der Versenkung Widerparkt zu halten, hat ständig

atribuye a Baudelaire pero en lo que él mismo coincide. La alegoría no deja de ser en mayor o menor medida una interpretación del mundo o de una parte de él. Benjamin cree descubrir en el lenguaje consolidado las originarias alegorías que se han estabilizado hasta tal punto que hemos olvidado su origen. Lo alegórico se separa de la vida porque la alegoría trata de conservar como vivo lo destruido. Por eso resulta a la vez destruido y conservado. Como destaca frecuentemente Benjamin, la alegoría se aferra a los aspectos ruinosos.[871] Las alegorías, aparecidas en un momento de la Historia, para promover otros itinerarios hermenéuticos, "envejecen" cuando el contexto cultural, religioso o social, en que se sustentan se va difuminando hasta desparecer en la niebla de los tiempos. Cuando es rescatada sólo reconocemos el impulso, el esfuerzo hermenéutico, aunque asumiendo la vacuidad vital de su significado. El pasado ejerce sobre Benjamin un deslumbramiento de tal magnitud que le lleva no sólo a introducirse en las alegorías de la Historia como forma de inquirir el presente, sino que éste, como dice P. Bürger, redime al pasado.[872] Las relaciones entre el pasado y el presente son en Benjamin tan complejas que involucran la noción de actualidad. Ésta resulta ser el pensamiento de correspondencia de las épocas que mediatizan la redención del presente a la luz del pasado, provocando la restauración de la alegoría como género de reconciliación de ambos, y promoviendo también, la función crítica y el uso de pasado y presente.[873]

La alegoría adquiere para Benjamin una dimensión temporal a través de la que puede establecer relaciones entre épocas. No es, pues, de extrañar que Adorno atribuya a Benjamin un deseo de "revitalizar la vida fosilizada" y darle una consideración de Historia pasada recuperando su significado como hace con la alegoría.[874]

---

neu und ständig überraschend das Allegorische sich zu entfalten." W. Benjamin, *Das Passagen-Werk*, J 54, 3, S. 410. „Das Bild der erstarrten Unruhe im Barock ist die trostlose Verworrenheit der Schädelstätte, wie sie als Schema allegorischer Figuren aus tausend Kupfern und Beschreibungen der Zeit herauszulesen ist." Ibid. J. 54, 5, S. 410.

871 "Die Allegorie hält an den Trümmern fest." Ibid. J, 56, 1. S. 415.

872 "Jeder Gegenwart ist nach Benjamin, die Erlösung eines Stücks Vergangenheit aufgetragen". P. Bürger, *Vermittlung, Rezeption, Funktion,* 1979, S. 162.

873 "Zweierlei ist an dem benjaminschen Gedanken festzuhalten: einmal die von Kritiker provozierte wechselzeitige Erhellung von Gegenwart und Vergangenheit, zum andern das Moment der Applikation, der Anwendung des Vergangenen auf die Gegenwart." Ibid. S. 170.

874 „Ihn fesselt es nicht bloss, geronnenes Leben im Versteinten – wie in der Allegorie – zu erwecken, sondern auch Lebendiges so zu betrachten, dass es längst vergangen,

La prevalencia de la alegoría en Benjamin le lleva en algunos momentos de su obra a considerarla como un género literario específico.[875] Incluso otros autores han debatido sobre las alegorías de Benjamin como "obra de arte".[876] Benjamin alude a la alegoría como género literario en los *Passagen-Werk* al referirse a Baudelaire.[877] El análisis de la alegoría como lenguaje conduce a la cuestión de los significados sobre los que Benjamin ha suscitado opiniones diversas.[878]

Sobre la posición que ocupa la alegoría en Gracián o en W. Benjamin parece claro que, en el caso de Gracián, la alegoría no va más allá de una función retórica ya que, como afirma Martinez de la Escalera, *para el pensamiento barroco la alegoría no es una operación del entendimiento. Más bien [la alegoría] se encuentra bajo la dominancia de la retórica y, como ella, no puede ofrecer garantía epistemológica alguna.*[879]

Como se ha visto, la alegoría benjaminiana sobrepasa la mera función tropológica.[880] Con lo que estaría de acuerdo P. de Man cuando establece una síntesis en la que la alegoría tendría la responsabilidad epistemológica de formular verdades comprometidas sobrepasando con ello el mero orden retórico, pero articulando, al mismo tiempo, una narrativa eficazmente persuasiva.[881]

5.2.2.4 Alegoría. Tiempo. Historia.

Gracián. La alegoría graciana mantiene una especial relación con la temporalidad y la Historia. Sus protagonistas parecen estar rodeados de otros personajes

---

„urgeschichtlich" sich präsentiert und jäh die Bedeutung freigibt." Adorno, *Charakteristik Walter Benjamin*, G. S. 10.1, 1977, S. 243.

875 G. Kurz, en la introducción de su obra, también ha considerado a la alegoría como un género (*Gattungsform*) a diferencia de la metáfora y símbolo que son elementos interiores de un texto literario (*Binnenelemente literarischer Texte*). Kurz, *Metapher, Allegorie, Symbol*, 1997, S. 5. Otros autores como Maureen Quilligan, Deborah L. Madsen, Carolynn van Dyke, Citados por S. Knaller en *Zeitgenossische Allegorien*, 2033, S. 8.

876 Cfr. H. Steinhagen, *Zu Benjamins Begriff der Allegorie*, 1978, especialmente S. 675.

877 L'allégorie est un des plus beaux genres de l'art. Ch. Baudelaire, Ouvres II, *Salon de 1845*, p. 30; J 48 *Salon de 1845* [J 48, 4] S. 397.

878 B. Leifeld, *Das Denkbild bei W. Benjamin*, 200, s. 62 ff. L. Olivan, *La alegoría en el origen del drama barroco alemán de W. Benjamin*, 2004, p. 6.

879 Mtnez. de la Escalera, *Algo propio, algo distinto*, 2001, p. 74.

880 Cfr. por ejemplo Suk Won Lim, *Die Allegorie ist die Armatur der Moderne*, 2011, S. 40.

881 „Allegory is the purveyor of demanding truths and thus its burden is to articulate and deceit with a narrative or compositional order of persuasion." P. de Man, *Aesthetic Ideology*, 1977, p. 52.

contemporáneos pero al estar estos también "alegorizados" están fuera del tiempo. Y tampoco Gracián desarrolla un tiempo presente histórico concreto donde los acontecimientos puedan ser reconocibles y por tanto contrastados en su valor y relación con otros hechos contemporáneos. Gracián en *El Criticón* idealiza todo el relato. Ni el espacio, ni la mujer, ni los personajes se muestran como tales. La intención de Gracián en *El Criticón* es escapar de la limitación del tiempo, de su tiempo, de su época. La alegoría no renuncia a la intemporalidad, que es propia del concepto, porque pretende un mensaje universal y una casuística alejada de lo concreto por más que las representaciones no tengan otro modo de representarse que a través de formas ofiguras espacio-temporalmente concretas. Así, el viaje de Andrenio y Critilo no es tal viaje, sino la vida humana. Al tratarse de un discurso en clave, todo en la obra está sometido a la simbolización bajo la cual subyace el significado. La alegoría barroca, también la de Gracián, tiende a organizar el mundo entendido como caótico de acuerdo a unos esquemas rígidos de representaciones de los que está excluida toda intención realista. Gracián planea el relato de *El Criticón* a manera de un *teatrum mundi* en sentido estricto. Un teatro donde los actores van desarrollando una peripecia existencial, no teológica o metafísica como sí hará Calderón. Muchos de los prototipos de sus obras anteriores aparecen en ese teatro, pero se va a proponer un mundo no de individuos sino de principios abstractos alegorizados.[882] Gracián no nos representa en *El Criticón* un mundo de relaciones humanas sino un mundo de relaciones de conceptos alegorizados. Como dice Vossler, *la herencia del alegorismo medieval floreció de nuevo con más riqueza de lastre erudito* (...) *brillantes juegos de conceptos neoescolásticos, en escepticismo agudo* (...).[883] Y entre estas características encontraríamos la función de aleccionar propia del mentor. La alegoría barroca tiende a significar lo contrario, el no-ser, como dice Martínez de la Escalera, de aquello que representa.[884] Lo que es visto desde una perspectiva didáctica como una representación modélica, por estar restringida a los elementos nucleares relevantes de la vida y costumbres desde la posibilidad de la representación de una totalidad literaria, deja entrever la parcialidad y carencias por la falta de representación realista de lo sensible.

---

882 "Indem es Gefühl der Zeit entsprech, alles möglichst in Handlung und Bewegung umzusetzen, sind auch die allegorischen und symbolischen Personifikationen nicht mehr wie früher in sich selbst ruhende und auf ihre eigene Sphäre beschränkte Statisten, sondern werden als handelnde Mitspieler in die dramatischen Aktionen verflochten." W. Weisbach, *Der Barock als Kunst der Gegenreformation,* 1921, S. 220.

883 K. Vossler, *Introducción a la literatura española del Siglo de Oro,* 1961, p. 50.

884 Martínez de la Escalera, *Algo propio algo distinto de sí,* 2001, p. 98.

Aunque en *El Criticón* es posible reconocer espacios que van recorriéndose a lo largo del mundo, así como calles, plazas, ciudades, etc. se trocan en espacios alegóricos en los que los detalles que no fueran relevantes para la dinámica narrativa no tienen lugar. Gracián, del mismo modo que junto a los espacios realmente localizables, introduce otros espacios ficticios, también se puede hablar de varios *planos cronológicos*. a) El tiempo dominante es el *narrativo*, el ritmo de actuaciones, recorridos y dramatizaciones que se producen en el contexto interno del relato, en la intrahistoria de los personajes y sus relaciones. Pero en *El Criticón* este tiempo está alegorizado como acompañante / envolvente que es de alegorías. b) Hay un tiempo que es en sí objeto del relato ya que éste en su conjunto se refiere a *las edades de la vida*. Aunque de ellas se refiere sólo cuanto interviene para la enseñanza y adoctrinamiento para la vida. Por eso más que de temporalidades, en ese caso había que hablar de etapas en las espectativas epistemológicas y actitudinales de la vida humana. c) El tiempo del *narrador omnisciente* que suele acompañar a los personajes y, especialmente, al comienzo de cada una de las partes y de las Crisis. Su duración coincide con lo que dura la reflexión del narrador. Es un tiempo intelectual ajeno al transcurso del relato en el que el autor trata de fijar las coordenadas situacionales de los hechos inmediatos. d) Al tiempo mismo como alegoría le dedica Gracián la Crisis X de la 3ª parte. Le da un tratamiento alegórico en el que *la rueda del tiempo* representa la omnipresente repetición de los hechos. Todo se repite; tal como fue, todo será. Pero al igual que en la rueda cósmica, la rueda del tiempo da vueltas sin cesar. En esta alegoría se echa de ver la noción del tiempo graciana: ausencia de progreso. La Historia es cíclica, el hombre no aprende y repite comportamientos aciagos. El sentido pesimista y negativo del Barroco se encuentra también en este concepto del tiempo, ya que Gracián repasa en esa Crisi X (*La rueda del tiempo*) el retorno de hechos históricos negativos que, con otros protagonistas, vuelven a repetirse: guerras, ejecuciones, etc.

La noción de la Historia, por tanto, se circunscribe a lo que la alegoría de la rueda lleva consigo: una *Historia cíclica* que no puede ir más allá en el progreso y en la que a lo único que podemos aspirar es a evitar los daños del pasado. El futuro será como el pasado, porque la Historia está regida por el *providencialismo teológico* que impregnaba el pensamiento católico barroco hispánico. La alegoría no sirve en Gracián para descifrar el tiempo a partir del presente, como ocurrirá con Benjamin. En todo caso la alegoría es instrumento de aleccionamiento sobre la naturaleza del devenir (rueda) de las cosas. El ser humano sólo puede actuar como individuo confiando en que la mejora de las personas produzca la mejoría de la humanidad. Si bien esta última no es objetivo preferente en el universo barroco, tampoco puede el ser humano hacer gran cosa para cambiar los acontecimientos. Puede constatarlos, pero la experiencia para el hombre del Barroco es ilusoria. La rueda del tiempo es la expresión alegórica de la Historia y de la vida del hombre y en la que éste no puede, como especie, interferir o modificar su ritmo ni los hechos de la Historia. Subyace, pues, también un determinismo en la visión barroca de la Historia a la que Gracián no se substrae. Todo determinismo supone además que la Historia tiene unos condicionamientos inalterables por el ser humano. Pero en el Barroco español la idea de un ser supremo rector del mundo y la Historia alejaba cualquier intento de prevenir realmente el futuro. La cuestión de la predestinación del individuo está latente en la prevención de la Historia. No es fácil encontrar en las obras de Gracián alusión al tiempo más allá de la referida Crisi III, X y, por consiguiente se puede afirmar que, a diferencia de Calderón, quien, como dice Poppenberg, era capaz de intercalar figuras alegóricas como figuras del tiempo, en Gracián "el individuo y el momento individual no son al mismo tiempo colectivo e Historia Universal en la figura".[885]

En la alegoría barroca y también en Gracián, se trasluce un aspecto crítico-analítico respecto al conocimiento y la interpretación sobre el tiempo, aunque estas reinterpretaciones no descienden a un plano epistemológico o histórico, sino que se mantiene en el plano individual y retórico.

Benjamin. La relación entre alegoría y temporalidad es muy estrecha en el pensamiento de Benjamin como ya se ha visto en algún momento de este trabajo. Reconoce Benjamin que la orientación barroca de la alegoría creando estilo, ya no es posible en la época de Baudelaire y menos en el XX.[886] Por tanto, Benjamin asume que la naturaleza de la alegoría ha adquirido un dinamismo que le convierte en intérprete de la Historia. Pero anteriormente ya había tratado Benjamin la cuestión en sendos artículos que no llegó a publicar en vida.

---

885 "Der Kunstgriff Calderons besteht überdies darin, die allegorischen Gestalten zugleich als Figuren der Zeit zu konzipieren, so dass die allegorische und typologische Ebene ineinander übergehen: Einzelwesen und Einzelmoment sind als eine Gestalt-Psyche, die menschliche Seele zugleich Gemeinwesen und Gesamtgeschichte." G. Poppenberg, *Psyche und Allegorie*, 2003, S. 108.

886 "Darum war die allegorische Anschauung im siebenzehnte Jahrhundert stilbildend, im neuzehnten aber nicht mehr. Baudelaire ist als Allegoriker isoliert gewesen." W. Benjamin, *Das Passagen-Werk*, s. 438. Sin embargo Benjamin sigue considerando que la moderna concepción de la alegoría se encuentra ya en las obras del Barroco: "von den authentischen Dokumenten der neueren allegorischen Anschauungsweise den literarischen und graphischen Emblemenwerken des Barocks, pflegen die Autoren nur vage Kenntnis zu besitzen." W. Benjamin, *Ursprung des deutschen Trauerspiels*, G. S. I, I, S. 339.

En su temprano trabajo *Metaphysik der Jugend*,[887] (1913–1914), Benjamin pone de manifiesto dos cuestiones que pueden hallarse en la base de la construcción alegórica y de su comprensión. En ellas parece percibirse, en un primer momento, una orientación idealista, pero esta perspectiva se desvanece cuando vemos a Benjamin aproximar la noción de intemporalidad a la temporalidad de la historia entendida como totalidad. La primera cuestión a que se refiere en *Metaphysik der Jugend* es al carácter atemporal de los pensamientos. El ser humano se proyecta fuera del tiempo – dice Benjamin en una especie de condena incomprensible – a través de sus acciones y pensamientos. La segunda cuestión es un despliegue de la anterior e incide en la *unidad de pasado y futuro* desde la perspectiva del sujeto, el cual hace suyo el pasado mediante su distanciamiento. Sin pretender limitar las implicaciones de los asertos benjaminianos, sí que sería posible aplicar estas reflexiones a los componentes arquitectónicos de la alegoría: el elemento material, que en cuanto material, es invariable, adquiere su valor alegórico en contacto con la interpretación (pensamiento) humana que, aun produciéndose en el tiempo, adquiere carácter intemporal en cuanto "queda" en el continuo de la Historia. En este sentido encontramos en la alegoría, junto a los elementos perceptibles – que en sí mismos sólo son "cosas" surgidas en el tiempo – la atribución significativa que cada tiempo extrae o puede llegar a extraer de ellos. Esa interpretación, que soslaya el momento histórico de la creación material, es la forma de los pensamientos que construyen finalmente la alegoría y la sitúan fuera del tiempo.

La relación tiempo / espacio *en la Historia* constituye una dialéctica desequilibrada. El espacio o lugar ofrece un significado parcial en ausencia del referente temporal. La experiencia del momento está inserta en la forma del lugar. El tiempo histórico se nos ofrece como unidimensional en cuanto que pugnamos por experimentarlo y a lo más que llegamos es a recreaciones imaginativas a partir de asociaciones de ideas cuyos significados se mantienen externos, sin llegar a producir una verdadera experiencia de la temporalidad. Por su parte, la experiencia del espacio / tiempo en el individuo sólo se hace presente como desgarro, como conciencia del tiempo distinto en el mismo espacio, en el mismo lugar. El pasado se hace incomprensible a la luz del presente al menos como experiencia temporal. Termina aceptándose el pasado como creencia de que hemos vivido en él, pero su experiencia se reduce a una búsqueda inquieta de experiencias, de reproducción de momentos que, sin embargo se deslizan inaprehensibles provocando desamparo. Es el dolor por lo ya definitivamente perdido que, en todo caso, sólo

887 G. S. II, SS. 91–104.

es pensable o imaginable. Acierta Benjamin al afirmar que toda experiencia del tiempo es construida en el presente. Imágenes del pasado: sólo la creencia en que las hemos vivido nos presenta el pasado como real. Es una realidad que es memoria. El mismo espacio en tiempo distinto, la conciencia individual no lo percibe como el mismo espacio.

Así pues, en *Metaphysik der Jugend*, Benjamín, frente a lo que postula en el *Ursprung des deutschen Trauerspiel*, donde la alegoría es la mediación necesaria en la interpretación, defiende la intemporalidad del sentido alegórico. Ésta, no obstante, precisará de la tantas veces reclamada por Benjamin filosofía de la historia; y también puede verse sometida a la muerte o desaparición. Pero en tanto que presente en el pensar del hombre como producto suyo propio, dice Benjamin, aun surgiendo en el pasado, se vuelve futuro: ese tiempo, siendo nuestra esencia, es lo inmortal en lo que otros mueren. En este trabajo de Benjamín la alegoría, como pensamiento que se introduce en los recovecos de representaciones materiales, es sacada de la pura temporalidad para pasar a la intemporalidad de la historia o a la muerte.

En 1916 escribe Benjamin *Trauerspiel und Tragödie*[888] que junto con el dedicado al drama herodiano en sus versiones de Calderón y Hebbel (1923), pueden considerarse como germen temático del posterior *Ursprung des deutschen Trauerspiels* (1924/1928). El núcleo teórico de este artículo se centra en el análisis del tiempo y su función en la Tragedia y el *Trauerspiel*. En concreto, se postula el tiempo finito de la Tragedia y la inconclusión y proyección del *Trauerspiel* más allá del drama representado. La tragedia consuma su tiempo histórico en el tiempo dramático en que sucede. Es un tiempo exclusivamente concebido 'para' y 'vinculado a' la acción dramática. Con el fin del tiempo, el héroe trágico se inmortaliza. No ocurre lo mismo en el *Trauerspiel*. En éste el tiempo no determina un final sino que es la representación alegórica de otra forma de vida, de una transición (*metábasis*) hacia otro género de existencia.

Los caracteres atribuidos en este artículo al *Trauerspiel* por Benjamin son de aplicación, asimismo, en mayor o menor medida, a *El Criticón* de Gracián: el tiempo, como forma abierta no determina un final en el relato. Los acontecimientos se proponen como esquemas alegóricos de otra obra u otra existencia superior, una *metábasis* a otro género de vida. El desenlace se da fuera del drama, fuera de la narración. El relato alegórico de *El Criticón* es propuesto por Gracián como peripecia fantasmagórica, en la que el lugar de los espectros lo ocupa el mito de la felicidad. Finalmente, en *El Criticón* se propone el reflejo de

888 G. S. II, SS. 133–137.

una imagen ajena al tiempo histórico pero en el que se refleja una imagen alegórica de la vida que distancia la idea artística expuesta de lo que se realmente se quiere significar. Pero en su *Ursprung des deutschen Trauerspiel*, Benjamin introduce el "ahora", el presente como lugar de desciframiento del tiempo. Especialmente del pasado. Simultáneamente, el sentido de la alegoría es rescatado al atribuirle la comparación de diversos tiempos y significados ya que Benjamin pretende, entre otros motivos, descubrir la especificidad de la alegoría en cada momento histórico.[889] En relación con el tiempo presente, también Benjamin intenta redireccionar la teoría, la interpretación – y a partir de los años 20 también la praxis – hacia una representación o perspectiva diferente de la actual. De momento la imagen alegórica para Benjamin, es la huella humana, la historia del hombre que se va haciendo consciente a través de formas más o menos decadentes. Pensar la alegoría en un tiempo concreto sería, para Benjamin, pensar al hombre en ese momento de la Historia y, dada la naturaleza decadente de la alegoría, ésta sería adecuada para representar o exponer el carácter efímero de la Historia.

Cuando Benjamin interpreta la noción de modernidad de Baudelaire en su relación con la Antigüedad, sugiere que debe reformularse en términos alegóricos, no pragmáticos. Pero lo moderno a que Baudelaire se refiere es racional, no pragmático. Y en esa racionalidad va incurso el testimonio de la desgracia, de la decadencia y la ruina ya que lo moderno aparece como abstracto y, como tal, todavía como desconocido. Esta es la reconvención que hace Adorno a Baudelaire, e indirectamente también a Benjamin.[890]

Se pueden considerar dos aspectos de la temporalidad en la alegoría. Por una parte, en sí misma, como relato que transcurre en un tiempo ficticio. Por otra, por su variabilidad significativa en el transcurso de la historia. La primera toma en consideración la naturaleza literaria de la alegoría. La segunda, su vigencia

---

889 "Er [Benjamin] unternimmt es viel mehr, in ihrer geschichtlichen Spizifizierung jene Momente aufzudecken." R. Tiedemann, *Dialektik im Stillstand*, 1983, S. 78.

890 "Das Widerspiel zwischen Antike und Moderne ist aus dem programmatischen Zusammenhange in dem es bei Baudelaire auftritt, in den allegorischen zu überführen." W. Benjamin, *Zentralpark*, G. S. I, 2, s. 661. „Abstrakt ist die Moderne Vermöge ihrer Relation zum Degewesenen…" Th. Adorno, *Ästhetische Theorie*, 1973, s. 40. „Darum hat Moderne, wo sie erstmal theoretisch sich artikuliert, bei Baudelaire, sogleich den Ton von Unheil." Ibid. s. 38. Von Anbeginn war ästhetische Abstraktion, bei Baudelaire noch reudimentär und allegorisch als Reaktion auf die abstrakt gewordene Welt, eher ein Bilderverbot." Ibid. S. 40.

histórica. La alegoría como suspensión del tiempo y mediación del tiempo pasado en que se produjo (su presente) con el tiempo actual (o de recepción). La alegoría es la presentación de un cuadro viviente que precisa diversidad, novedad, capacidad de impacto, de sorpresa, de acoplamiento iconográfico al substrato intencional. Lo alegórico, según Benjamin, se despliega de modo nuevo y sorprendente frente a lo simbólico que no cambia; es idéntico a sí mismo porque está incrustado en el tiempo. Lo invariable de la alegoría se transmite en el tiempo como paradoja y enigma. A este conocimiento inalienable en cuanto fijado y transmisible es al que se ha referido Benjamin como el carácter de escritura o escritural (*der Schriftcharakter*) de la alegoría. Hay en Benjamin una frecuente alteración de objetivos y mediaciones respecto a la alegoría que le lleva a ubicarla necesariamente en un escenario histórico y, a un tiempo, reivindicarla como instrumento de interpretación de la Historia. Cierto que ya nos advirtió de que la multiplicidad significativa es rasgo esencial de la alegoría. Tal vez esa es la riqueza de la alegoría aun a riesgo de difuminarse entre el fragmento y la significación de lo literario, lo dialéctico de lo filosófico, la decadencia y ruina de lo histórico o lo teológico de la culpa.

En su artículo sobre el concepto de Historia (*Über den Begriff der Geschichte*) escrito en 1939 ya sólo queda algún leve vestigio del método hermenéutico-alegórico en la Historia.[891]

Como por ejemplo su tesis de que el pasado sólo se puede reconocer en el instante de la representación de su imagen.[892] Es decir que la relevancia de la imagen del pasado es aquilatada desde el presente. Algo que ya desarrolló en el *Ürsprung*. Puesto que el pasado no puede ser aprehendido en su mismidad, es decir, tal como sucedió, sólo es posible reconocerlo hoy con un recuerdo o con una imagen identificable en la actualidad. Pero esta aprehensión del pasado la debe llevar a cabo, dice Benjamin, el Materialismo Histórico.

---

891 En este su último trabajo, escrito bajo la impresión del pacto Hitler-Stalin, Benjamin analiza la Historia desde la perspectiva del Materialismo Histórico entrando en el análisis del tiempo revolucionario (alejado del tiempo alegórico que desarrollaba en el *Ursprung*), la crítica de los productos culturales como instrumentos de dominio mercantil, etc. Se muestra, sin reconocerlo explícitamente, muy próximo al pensamiento de Marx del que recoge algunos conceptos centrales: lucha de clases, crítica del trabajo asalariado, alienación, *Aufhebung*, etc. Incluso da a entender que la teología y la historia deben subsumirse en el Materialismo Histórico.

892 W. Benjamin, *Über den Begriff der Geschichte*, G. S. I, 2, S. 695.

5.2.3 Lo intrínseco

> "Patet in nomine visionis quod primo impositum est ad significandum actum sensus visus. Sed propter dignitatem et certitudinem huius sensus extensum est hoc nomen… et *ulterius etiam a cognitionem intellectus.*"
>
> Thomae Aquinatis, *Summa Theologiae*, I q. 67 a. 1 c

5.2.3.1 Pensamiento alegórico

Con '*lo intrínseco*' hacemos referencia a aquellos componentes de la alegoría que la constituyen y que, por tanto, no pueden dejar de estar presentes en ella. Tal serían, fundamentalmente, la imagen y el pensamiento. La alegoría ejerce una función transmisora de comprensión y como instrumento ejemplificador de los conceptos (versión retórica tradicional) o como alternativa de igual o superior nivel que el concepto (Benjamin). Que la alegoría sobrepasa el mero orden retórico es algo con lo que la mayor parte de autores están de acuerdo. Antes de su constitución, la significación alegórica debe pensarse antes que la literal ya que ésta se escribe en función de la primera. Es, pues, el componente intelectual o de situaciones el que primero aparece.[893] Esta asociación de texto y significado produce una trabazón estrecha que permitirá establecer asociaciones relevantes a lo largo del tiempo. La relación de lengua y pensamiento es contingente y relativa a cada situación. De ahí la necesaria delimitación y reflexión individualizada sobre cada alegoría y su contexto. Aunque la significación puede referirse a circunstancias temporales, como en el caso de prescripciones éticas concretas, la alegoría en términos semejantes es el soporte de una significación artística a través del entendimiento abstracto. Esta sería la percepción de la alegoría en la que el elemento abstracto primaría sobre el poético. Como en el caso de Gadamer,[894] P. Ricoeur admite que la alegoría se presta siempre a ser traducible en términos inteligibles por sí mismos, y una vez descifrados, podemos desprendernos de la alegoría como de una vestimenta inútil.[895] También, pues, para Ricoeur el elemento determinante es el racional relegando el aspecto artístico casi como "molesto".

---

893 Qilligan denominaba a la significación alegórica "pretexto" y a la literal "texto". El término "pretexto" ya pone de manifiesto cómo se trata de una condición previa. Citado por G. Kurz, *Metapher, Allegorie, Symbol*, 1977, S. 41.

894 "…dass die Allegorie eine künstliche Stiftung von Bedeutung durch den abstrakten Verstand sei und kein Heimatrecht in der Poesie habe." H. G. Gadamer, *Bemerkungen über den Barock*, 1954, S. 61.

895 „L'allegorie est toutjours susceptible d'être *traduite* dans un texte intelligible par lui-même ; une fois ce meilleur texte déchiffré, l'allegorie tombe comme un vêtement

Otras posiciones reconocen en la alegoría una función de *apoyo* al pensamiento al introducir lo racional en lo narrativo.[896] Con ello el procedimiento alegórico – como sería el caso de Gracián en *El Criticón* – se apropia de las verdades fundamentales y permanentes eludiendo el mundo fenoménico. La alegoría apoya al pensamiento pero para lograr al mismo tiempo un status de superioridad respecto a lo cambiante y concreto del mundo. Así, para Lukács, este apoyo tiene, sin duda, una finalidad clara como es la alegorización del mensaje como compensación por la limitación de las capacidades humanas para comprender, o bien por la complejidad intelectual del contenido.[897] Esta perspectiva de Lukács está próxima a la de Gadamer, aunque éste entiende la relación más en términos de espíritu que de racionalidad y refiriéndola al Barroco.[898]

En principio la alegoría ocupa una posición tangente respecto de la abstracción y del relato; y en tanto que relato no presenta conceptos. La narración se ofrece al espíritu para que éste descifre forzandole a conocer la verdad oculta (Gracián). Si bien no todas las alegorías tienen que ser de orden moral, sí lo son un gran número de ellas. En esos casos el impulso de la acción, la contienda – que se da entre posiciones concretas – tiene que apelar a principios que subyacen y guían la disputa. Las alegorías morales son la forma en que se hace consciente, es decir, en que se conoce, el canon de actuación.[899] Por tanto no se trata propiamente de un conocimiento cuanto de una aproximación indirecta a los criterios subyacentes en una narración comprensible. Maravall lo expresa con nitidez cuando, citando a Cassirer, considera que *la alegoría no es un mero complemento*

---

inutile ; ce que l'allegorie montrait en le cachant peut être dit dans un discours direct que se substitue à elle." P. Ricoeur, *Finitude et culpabilité,* 1988, Aubier, p. 311.

896 „Allegorien stützen das Gedächtnis." G. Kurz, Op. cit. 1997, S. 42.

897 G. Lukács, *Ästhetik*, I, 2, 1963, S. 753.

898 "...dass die Intention des Verstehen nicht darauf eingeschraenkt was, etwas als Ausdruck und individuelle Praegung zu meinen, sondern eine gemeinsame geistige Verbindlichkeit voraussetzte, in der man sich Verstand, weil man in ihr einig war. Nur deshalb hat die Allegorie eine so bestimmtende Rolle in diesem Zeitalter (Barock) spielen können." Gadamer, *Bemerkungen über den Barock*, 1954, S. 62.

899 Como ha puesto de relieve el Prof. Poppenberg la alegoría es la categoría del espíritu por la que discurre el impulso agonal como modo subyacente de las representaciones del relato. La psicomaquia como forma de la contienda interior es destacada en este caso por la fuerza que le otorga al autosacramental calderoniano el carácter dogmático de los contenidos. "Was dem Verstand die Kategorie ist die Allegorie dem Geist (...) Die Psychomachie gibt das Agonale vor, die Allegorie ist dessen Form. Der agonist der Gehalt der Allegorie als Denkform." G. Poppenberg, *Psyche und Allegorie,* 2003, S. 346.

exterior y puramente accesorio (...) sino que se convierte en vehículo del pensamiento mismo.[900] Y esos criterios subyacentes o pensamientos directrices son el conocimiento literario (*literarische Erkenntnis*) o alegoría a que se refiere Poppenberg como aportación fundamental del auto sacramental calderoniano.[901]

G. Durand[902] describe tres modos de conocimiento indirecto entre los que reseña el signo, la alegoría y el símbolo. Al caracterizar la alegoría indica que su significante (*signifiant*) no es arbitrario sino generalmente convencional y parcialmente adecuado. Y sobre el significado (*signifié*) manifiesta la dificultad de que sea aprehendido por medio directo, siendo dicho significado generalmente un concepto complejo o una idea abstracta. La alegoría, como modo de conocimiento indirecto o literario, encuentra su correlato en el concepto, aunque mientras este último es una representación abstracta, estática y, en teoría sin acompañamiento de imágenes,[903] la alegoría es un relato que puede llegar a ser muy extenso y con elementos estilísticos adecuados a sus intenciones morales y estéticas.

Gracián. En este sentido, García López, en referencia a Gracián, ve en la alegoría la expresión de un ansia intelectual nunca satisfecha. Insatisfacción y afán de superar todo límite,[904] que son propios también del Barroco y que percibimos en la "búsqueda sin límites" de Andrenio y Critilo hasta la Isla de la Inmortalidad y que hemos visto en los antagonismos del Auto Sacramental calderoniano estudiado intensamente por Poppenberg.[905] Pero al mismo tiempo hay en Gracián un componente racional que también se hace explícito en sus alegorías. Ciertamente en toda alegoría se da por supuesto una ideología, un sistema de conceptos que toma forma plástico-descriptiva con imágenes que se articulan como relato. En Gracián el predominio de las alegorías conceptuales sobre las pictóricas hace que su universo intelectual mantenga relativamente maniatada la libertad representativa de la narración. Una consecuencia fácilmente observable

---

900 Cassirer, *Individuo y cosmos en la Filosofía del Renacimiento*, 1951, pp. 101–102, en J. A. Maravall, *Estudios de Historia del pensamiento español*, 1984, p. 338.

901 "Nicht philosophische, sondern literarische Erkenntnis ist das Ziel. Die Allegorie als deren Form weiterenwickelt zu haben, ist der spezifische Beitrag des „auto sacramental" und zumal Calderon zu seiner Zeit und dieser Zeit zur Geschicht der Neuzeit." G. Poppenberg, *Psyche und Allegorie*, 2003, S. 25.

902 *L'imagination symbolique*, 1964, PUF, 1989. P. 19 ss.

903 Aristóteles ya se mostró escéptico a la posibilidad de concebir los conceptos sin imagen alguna que le acompañe.

904 García López, *Baltasar Gracián*, 1947, p. 57.

905 Cf. Nota 900.

en *El Criticón* es la desmaterialización de lo empírico, o como ya hemos dicho anteriormente, su idealización de personajes de los que sólo se resaltan sus características directamente correspondientes con sus posteriores valores éticos o vitales. Estas alegorías son frecuentemente filosóficas ya que tratan de presentar a través de imágenes la verdad, la razón, la educación[906] y parece que ello lleva a Gracián a evitar distracciones inútiles o irrelevantes con descripciones ajenas al propio mensaje moral. Esto dice menos del constructor realista que del constructor moralista. Las alegorías de Gracián, por su contenido didáctico, se aproximan a las parábolas. También porque en estas, a diferencia de las alegorías, la explicación didáctica aparece junto a la narración mientras que en las parábolas se propone fuera del relato; algo similar a como tiene lugar en las Crisis, aunque de modo explícito. Claramente lo percibe Romera Navarro al afirmar que en Gracián la fantasía está confinada, limitada a las alegorías.[907] Coincidimos con Romera Navarro cuando considera que Gracián no utiliza las alegorías para escapar a la autoridad espiritual o temporal. La razón, dice, es que Gracián también es mordaz en sus críticas fuera de las alegorías.[908] Más bien creemos que el relato alegórico era un *desafío literario* que Gracián mantenía pendiente entre sus aspiraciones al menos desde la ya varias veces aludida presentación de *Agudeza y Arte de Ingenio* "Al letor"[909] dando como motivos para no haber escrito la *Agudeza* alegóricamente o por la gravedad del tema o por pereza [desahogo] en el pensar [discurrir] o haberse dejado llevar del genio español. También se puede considerar la alegoría como una forma alternativa a la descripción o argumentación precisamente por temor a las contradicciones en que se pudiera incurrir describiendo situaciones de un mundo contradictorio. Sin embargo esta motivación está demasiado contextualizada en la estructura connotativa como para que Gracián pudiera tomarla en consideración. Otra cosa sería si se acepta la alegoría graciana como el *disfraz* que, siendo como es, un relato sobre lo que no es real permite decir algo verdadero pero que no coincide con nuestras evidencias de lo habitual. Lo que probablemente trata de eludir Gracián es hablar directamente de un mundo que es engañoso y que, para ser consecuente con el discurso interno de *El Criticón*, tiene que exponerlo sin nombrarlo directamente: la alegoría es el criterio de *reconstrucción del mundo* perceptible no a través de

906 El número de ejemplos sería interminable: así sobre la educación I, V; sobre la verdad: I, VI; sobre la sabiduría: I, VIII; sobre el conocimiento: II, IV; y así sucesivamente.

907 Romera Navarro, *Las alegorías de El Criticón*, 1941, p. 152.

908 Ibid.

909 "Pudiera haber dado a este volumen forma de alegoría..." Gracián, *Al letor,* Vol. I, p. 46.

criterios de semejanza sino mediante imágenes convencionales ajenas a los contenidos pero que, sin embargo, permitan comprender mejor esos contenidos en el mundo.[910] Hay, pues, en las alegorías de *El Criticón* un artificio retórico que, al alejar la evidencia de lo empírico en su representación, pone de manifiesto el carácter artificioso de éste y se presenta como un orden intelectual alternativo. Las alegorías de *El Criticón* se presentan como realidad especular invertida a la que con frecuencia se refiere Gracián.

La expresión y la convención hacen posible la autocomprensibilidad de la alegoría, aunque la ausencia de experiencia de lo real puede llevar a errores sobre la interpretación de la alegoría.[911] El lenguaje polivalente y polisémico es el más adecuado para transmitir mensajes en los que se da coincidencia de los opuestos o aparecen signos de confrontación. En estos lenguajes las metáforas, símbolos y alegorías tienden a prescindir del principio de identidad porque en el intento de buscar significaciones se puede llegar a "infinitas" formas de sentido. Pero al mismo tiempo nos advierte U. Eco del riesgo que supone considerar como conocimiento más profundo la metáfora que la lógica.[912] La *profundidad* no es un criterio objetivable. A lo que sin duda se refiere Eco es al rigor del conocimiento. Pero en el caso del lenguaje simbólico o alegórico no es algo de importancia trascendental ya que, como el arte *piú che "conoscere" il mondo, "produce" dei complementi del mondo (...) esibendo leggi propie.*[913]

Benjamin. En Benjamin la alegoría, en cuanto que elude la intención del sujeto, se centra en el objeto que hay que recuperar ejerciendo como conocimiento mediador. Es decir, que al desviarse de la función retórica, la alegoría, para Benjamin, no tiene tanto una función de soporte o apoyo de un pensamiento cuanto de asumir significados en un contexto histórico y aportar la interpretación de otros momentos temporales. Para esa interpretación la alegoría precisa también del concepto. Si en la alegoría retórica el significado abstracto tiene a la narración como correlato, en la alegoría histórica, según Benjamin, las abstracciones son

910 Esta sería la tesis de J. de la Higuera en *Lo insoportable de la verdad*, 2008. p. 310.

911 "Diese Art von Mimesis des unterfahrenen Wirklichen kann allegorisches Verständnis, aber auch pseudorealistischen Missverständnis produzieren." W. Haubrichs, *Offenbarung und Allegorese,* 1978, S. 257.

912 "É infatti sempre arrischiato sostenere che la metafora o il simbolo poetico, la realtà sonora o la forma plastica, constituiscano strumenti di conoscenza del reale piú profondi degli strumenti apprestati dalla logica." U. Eco, *Opera aperta,* 1976, p. 50.

913 Ibid.

una capacidad del espíritu del lenguaje.[914] A partir de esta posición la alegoría se manifiesta como desvelamiento o como ocultación en una oscilación inacabable y en una orientación diversa y poliédrica. Porque si por una parte la alegoría en Benjamin se posiciona como desenterradora o reconstructora de ruinas, por otra, la intención de la alegoría es contraria a la pretensión de la verdad de conocer y del saber por el saber como erróneo orgullo del ser humano.[915]

Elogia Benjamin a Baudelaire a propósito de su naturaleza soñadora porque supedita la imagen al pensamiento o, lo que es lo mismo, es fiel a las alegorías. De ahí que *soñar* no sea para Benjamin una mera representación sin orientación o gratuita, sino la recuperación de imágenes que el pensar hace converger con el recuerdo.[916] Esta función del pensamiento en la alegoría adaptada a la Historia se separa de la inocua alegoría barroca para rebelarse violentamente,[917] si fuese necesario, contra los engaños del mundo del comercio y la mercancía. Es la que Benjamin cree reconocer en Baudelaire cuando éste provoca la descontextualización en un intento de objetivación hermenéutica.[918]

En tanto en cuanto el pensamiento se ve obligado a articular un correlato narrativo de naturaleza explicativa o didáctica, es el *ingenio* quien toma la iniciativa, por así decir. Porque si bien el juicio establece comparaciones, éstas son rígidas porque son deductivas. En cambio el ingenio establece paralelismos y diferencias sin otra coerción que la intuición del alegórico. En este sentido es en el que se puede afirmar que la alegoría es producto del ingenio: en cuanto creador de similitudes y representaciones y una "erupción" de imágenes en el momento de la expresión.[919] Estas imágenes que crea el ingenio son el envés del

914 "In abstraktionen lebt das Allegorische, als Abstraktion, als ein Vermögen des Sprachgeistes selbst, ist es im Süden fall zu Hause." W. Benjamin, *Ursprung des deutschen Trauerspiel,* G. S. I, I, S. 407.

915 "Die Intention der Allegorie ist so sehr der auf Wahrheit widerstreintend, dass deutlicher in ihr als irgend sonst die Einheit einer Spuren, auf das blosse wissen abgezweckten Neugier mit den hochmütigen Absonderung des Menschen zutage tritt." Ibid. S. 403.

916 „...die Bereitschaft jederzeit das Bild in der Dienst des Gedankens zu stellen. Der Grübler, als geschichtlich bestimmte Typus des Denkers ist derjenige, der unter den Allegorien zu hause ist." W. Benjamin, *Zentralpark*, G. S. I, 2, S. 669.

917 "Die Allegorie Baudelaires trägt – im Gegensatz zur barocken – die Spuren des Ingrimms." Ibid. S. 671.

918 "Das Herausreissen der Dinge aus den ihnen gelänfigen Zusammenhängen (...) ist ein für Baudelaire sehr kennzeichendes Verfahren." Ibid. S. 670.

919 "Für jeden Einfall trifft der Augenblich des Ausdrucks zusammen mit einer wahren Bilderuption..." W. Benjamin, *Ursprung des deutschen Trauerspiel*, G. S. I, 1, S. 349.

pensamiento alegórico. Pero, más todavía, el verdadero producto del ingenio es la alegoría ya que ésta no tiene que ver con la creación conceptual. La alegoría se resuelve como una asociación ingeniosa de una imagen con un concepto con fines pedagógico-didácticos o de "lustre" personal. La alegoría es ingeniosa.

5.2.3.2 Imagen alegórica.

La realidad hay que alterarla para hacerla verosímil. Con esta frase podríamos resumir no sólo la narrativa sino la propia naturaleza de la alegoría. Nos referiremos a la alegoría literaria, una vez ya alejadas en el tiempo las alegorías icónicas más propias de la Edad Media y del Renacimiento. La realidad del pensamiento se altera en una presentación alternativa ficticia pero que está en función del pensamiento para poder explicarlo. Como una imagen especular, ante la imposibilidad de percibir el verdadero rostro de la realidad, la alegoría permite el distanciamiento al tiempo que nos aproxima otras imágenes como reinterpretación de conceptos y principios mentales. Este reflejo especular de la imagen alegórica, pese a su similitud con el sueño, ya que en ambos casos se produce un distanciamiento respecto de la realidad, está mediatizado por los contenidos de la conciencia. Ésta regula los materiales imaginativos para darle un sentido coherente aunque alternativo. En la alegoría, lo irracional es posible porque no se abandona una simetría de ensoñación entre las ideas y las imágenes. Este paralelismo está dirigido por la coherencia histórica de los significados ya que los elementos visuales aislados, *per se*, no se refieren a un momento histórico determinado. Más bien pueden ser tomados, traídos y llevados desde cualquier momento de la historia dado que su meta es recabar para sí la intemporalidad propia de la intención didáctica. Pero, si bien en la simetría de significado e imagen la iniciativa corresponde al pensamiento, gracias a su propia coherencia, también, como dice Clifford, necesitamos una experiencia intelectual y visual propia así como nuestros propios recuerdos para poder ver en la dimensión visual de la alegoría.[920]

Gracián. Por eso resultaba inevitable que Critilo (Gracián) pusiera ante los ojos de Andrenio (el lector), mediante explicaciones, el significado de las imágenes que surgían en el relato ya que el desconocimiento de la cultura clásica o moral de Andrenio (de los lectores), y el cultismo de que Gracián hace gala, les impedía interpretar las imágenes teóricamente creadas para "ver mejor". El peso y función directiva del pensamiento sobre la imagen de la alegoría es, por

920 "We need to be able to use our now visual experience along with our own memories to some extent, so that what we see in the visual dimension of allegory is activated by our own perceptions." G. Clifford, *The Transformations of Allegory*, 1974, p. 93.

otra parte, más que evidente en *El Criticón*. La tensión que se produce por la polaridad de significado y representación alegóricos no es de carácter semántico, sino expresivo. Las imágenes alegóricas no pretenden una referencia biunívoca de sentidos, que por otra parte no existiría, sino una correspondencia en la que el relato en su totalidad exprese o represente una idea o pensamiento. La alegoría debe entenderse como una representación estética en la que la palabra aisladamente considerada no "significa", sino que "*se refiere a*" o "*representa*"; no debe considerarse como signo sino como imagen.[921] Por ello al considerar el hecho alegórico la primera representación diferenciadora de otros modos literarios que se nos presenta es la narración ficticia o recorrido imaginario de acciones que está, por consiguiente predispuesta al incremento o disminución de episodios. En el caso de la alegoría la flexibilidad del relato tiene mucho de arbitrario ya que está en dependencia de la voluntad del autor. Así, Gracián podía haber incluido otra edad o época de la vida en la biografía-viaje de Andrenio y Critilo o haberse limitado a dos edades. De hecho muchos pensamientos relatos y alegorías menores se repiten o son similares a lo largo de *El Criticón*. Y se podía haber incluido otros de carácter más apologético, histórico o teológico.

Para Gracián la alegoría es fundamentalmente un modo de agudeza compuesta de ficción. Por tanto una forma de disfrazar la verdad como dice en el Discurso LV, "*para mejor insinuarla*"[922] y la equipara a la parábola. Para ambas Gracián aconseja que no sean ni muy largas ni muy continuas: *alguna, de vez en cuando, refresca el gusto y sale muy bien*."[923]

Unos curiosos consejos de un autor creador del más extenso texto de alegorías morales del Siglo de Oro español. En el mismo discurso LV incluye la alegoría entre otras agudezas fundamentadas en la semejanza para, un poco más adelante, incluirla en los ejemplos de género de ficción (epopeyas, metamorfosis, etc.). Hasta 10 ficciones entre las que incluye la novela. En el Discurso LVI alude a la alegoría como "*disfraz de la malicia*" y "*capa del satirizar*". Añade Gracián que es una ficción válida en todo tiempo lo que es muestra de su artificio así como que ocupan un campo muy amplio (*latisimo campo*). Hay una alusión a las alegorías en el Discurso LVII para compararla a las parábolas (*estas son especies de alegorías*). Son, dice, pinturas narradas. Hacia el final del discurso LX hace Gracián una breve alusión a las alegorías de las que dice que *florecieron en un tiempo*. A estas alusiones sobre la alegoría podemos añadir la que hacía al comienzo, "al

---

921 Cfr. Klaus Heger, *Baltasar Gracián, estilo y doctrina*, 1982, p. 191.

922 Las citas hacen referencia a *Alegoría y Arte de Ingenio* de 1648. En la edición de Correa Calderón de Clásicos Castalia (2 vols.), 2001.

923 Ibid. p. 195.

letor", (*pudiera haber dado a este volumen la forma de alguna alegoría*). En síntesis, aparece la alegoría en *Agudeza y Arte de Ingenio* en siete ocasiones y entre sus características se encuentra el *disfraz* de la verdad, como en realidad ocurre con todos los tropos; la alegoría es *disfraz* y *capa* (de *malizia* y *satirizar*), con lo que se reitera la característica del encubrimiento o engaño. También se dice que pueden ser muy variadas, que en la época de Gracián parece que no florecían tanto y, en fin, que son *pinturas narradas*. Este menguado aporte teórico sobre la naturaleza de las alegorías pone de manifiesto, una vez más, la función retórica de la alegoría graciana. La alegoría se sitúa entre el resto de tropos de los que se afirma su fundamento en la semejanza. Sin embargo en este caso se trata de una semejanza más supuesta que real dado que es el oyente/receptor quien debe reconocer la similitud. Como el sentido y semejanza en la alegoría no siempre es evidente, Gracián se ve en la necesidad de asegurar el significado a través de justificaciones de paralelismo. Por otra parte, cuando en el Discurso LVII compara las alegorías con las parábolas y éstas se caracterizan por incluir la explicación fuera del relato, parece que Gracián mezcla con frecuencia en *El Criticón* ambas figuras. El *alegórico* Gracián lo es por la conjunción de facultades[924] en la creación de una estructura narrativa alegórica compleja. Lo más destacable en ese modelo alegórico de Gracián está en la preponderancia que se otorga a las imágenes y al relato. Lo que parece importar en la obra es *cómo* la alegoría disfraza la malicia, no el fondo de la naturaleza de la malicia o la bondad. En muchas de las Crisis de *El Criticón* Gracián se comporta literariamente como un narrador cuyas descripciones de paisajes, castillos, jardines no desmerecería de un buen novelista si no fuera porque los nombres y los finales de los párrafos y diálogos son aprovechados para introducir una moraleja más o menos breve sobre las maldades, engaños y, en algunos casos más escasos, sobre las bondades del mundo. No hay en *El Criticón* ningún relato neutro, ajeno a consideraciones morales, doctrinales, didácticas o de predicación. Gracián ya había escrito libros de consejos, de apología, de retórica o similares. Por ello el interés al escribir *El Criticón* reside para él en ocuparse y completar una obra alegórica. El elemento doctrinal, el significado alegórico ya estaba dado previamente. El desafío se hallaba en la arquitectura alegórica y que fuera de una dimensión tan extensa. Pero Gracián asume que la alegoría sólo puede darse en función del contenido. Sólo hay relato alegórico si tras él hay mensajes adecuados a la función de "disfrazar la verdad" para mejor insinuarla. Por ello el ropaje literario de *El Criticón*, sus imágenes alegóricas, siguen la breve preceptiva que Gracián nos ha marcado en *Alegoría y*

924 Ingenio, agudeza, fantasía, semejanza, etc.

Arte de Ingenio. La narración alegórica debe ser instrumento de distanciamiento; es el afirmar como si no se afirmara. El modo de separarse de lo aparente para centrarse en lo esencial. Estas serían las justificaciones de la continua propuesta graciana de desconfiar de las apariencias: las alegorías son las apariencias tras las cuales hay que rastrear la verdad. La alegoría es la forma a descifrar aunque Gracián no da ocasión para ello y articula siempre 'intérpretes' en el propio relato. La forma alegórica de Gracián en *El Criticón*, sin dejar de ser retórica, aproxima a la visión de la verdad que no puede ser vista directamente.[925] De modo muy gráfico lo ha expresado J. Checa al describir la alegoría como "*un traje mentiroso que conduce al hallazgo de la verdad profunda de las cosas*."[926] O incluso, como se ha dicho, la alegoría de *El Criticón* sería para ocultar una verdad ética de Gracián que en cuanto no sustentada en la religión pudiera haberle sido fuente de conflictos personales con la jerarquía.

Benjamin coincide con Gracián en el carácter de ocultación epistemológica de la alegoría pero para el primero ha desaparecido su dimensión puramente retórica. Las imágenes alegóricas pasan en Benjamin a un segundo plano en favor de los contenidos o significados. Desde el comienzo de la 3ª parte del *Ursprung des deutschen Trauerspiel* Benjamin entiende la alegoría como expresión, no como una técnica de producción de imágenes. En tanto que expresión, la alegoría es equiparable al lenguaje y a la escritura.[927] Pero es más que un recurso literario. Benjamin considera que hay que orientar el análisis de la alegoría desde la Historia. Por eso la interpretación retórica de la alegoría no es considerada por Benjamin. La versatilidad e indecibilidad de cosas o situaciones que pueden ser propuestas como alegorías favorecería la irrelevancia de las imágenes alegóricas.[928] No es que haya que revelarse contra esta versatilidad de las imágenes, sino que ésta es la naturaleza dialéctica propia de la alegoría: su multiplicidad de significados que para Benjamin es su rasgo central.[929] La variabilidad del significado de las imágenes alegóricas hace que no sean en sí mismas un objeto de conocimiento, porque para Benjamin sólo lo invariable es cognoscible.[930] Porque la

---

925 Cfr. *El Criticón*, I, VIII; III, III; Oráculo manual, & 18.

926 J. Checa, *Gracián y la imaginación arquitectónica*, 1990, p. 107.

927 W. Benjamin, *Ursprung des deutschen Trauerspiel*, G. S. I, I. s. 339. Benjamin reitera el carácter de expresión de la alegoría en Ibid. S. 344; en S. 349; en S. 351 y en 352.

928 "Jede Person jedwedes Ding, jedes Verhältnis kann ein beliebige anderes bedeuten." Ibid. S. 350.

929 "Die Dialektik dieses Ausdrucks wird verkannt und als Zweideutigkeit verdächtigt. Zweideutigkeit aber, Mehrdeutigkeit ist der Grundzug der Allegorie." Ibid. S. 352.

930 Ibid. 359.

imagen, como ya se vio, sólo es *ideograma*, signatura de la alegoría, pero no es su esencia. El ideograma es la representación pero su fundamento hay que buscarlo en las conexiones entre lenguaje (*Sprache*) y escritura (*Schrift*). Lo solamente escrito (*Schrift*) puede entenderse únicamente como alegórico en relación con las convenciones del lenguaje (*Sprache*).[931] Hay ambigüedad en los argumentos de Benjamin en torno a las imágenes, formas o narraciones alegóricas. Porque si, por una parte, la presenta como ideograma, que no es más que una referencia emblemática respecto al contenido, por otra parte lo vincula al lenguaje (*Sprache*) sin que por ello pueda eludir el significado de ese lenguaje. En la alegoría la fuerza más profunda y la que permanece, reside en el significado al que se refiere el relato. Por eso las imágenes al pasar el tiempo, presentan el aspecto de ruinas, de lenguaje petrificado. Bohrer lo ha expresado de manera similar: *Die Allegorie ist eine auf Dauer gestellte, plastische Figuration.*"[932]

En la redacción de los *Passagen-Werk*, especialmente en el bloque J, también se ocupa Benjamin de la alegoría y lo hace insistiendo en su carácter decadente y atribuyendo esta interpretación en gran medida a Baudelaire.[933] Resalta Benjamin cómo el carácter fragmentario de la alegoría lleva a que el alegórico trata de encajar un significado con diversas imágenes de modo alternativo y arbitrario. Al no tener una mediación que vincule una imagen con un significado, la imagen alegórica puede oscilar entre un significado u otro, o incluso carecer de él.[934] Ese sería el efecto del paso del tiempo sobre las imágenes alegóricas: su desnaturalización por pérdida de significado. O, como acabamos de ver, su petrificación. Benjamin en línea con su historización de la alegoría, la introduce en la subjetividad del poeta, de Baudelaire en este caso, haciendo del recuerdo el verdadero juez de la recuperación de imágenes (fantasía) y significados (pensamiento).[935] En principio, siempre ha intentado Benjamin eludir la interioridad del hombre

---

931 "Das Bild ist im Zusammenhange der Allegorie nur Signatur, nur Monogram des Wesens nicht das Wesen in seiner Hülle." Ibid. S. 388.

932 K. H. Bohrer, *Der Abschied. Theorie der Trauer: Baudelaire, Goethe, Nietzsche, Benjamin*. 1997, S. 196.

933 "Die Erfahrung der Allegorie, die an den Trümmern festhält ist eigentlich die der ewigen Vergängnis." W. Benjamin, *Passagen-Werk*, S. 439.

934 "Der Allegoriker greift bald da bald dort aus dem wüsten Fundus, den sein Wissen ihm zur Verfügung stellt, ein Stück heraus, hält es neben ein anderes und versucht, ob sie zu einander passen: jene Bedeutung zu diesem Bild oder dieses Bild zu jener Bedeutung." Ibid. S. 466.

935 "Wenn es die Phantasie ist, die der Erinnerung die Korrespondenzen darbring, so ist es das Denken, das ihr die Allegorie Widmet. Die Erinnerung führt Phantasie und Denken zueinander." Ibid. S. 436.

como lugar donde se encuentran la raíz de los problemas y consiguientemente sus soluciones, pero por más que ha buscado en la Historia pasada, en la Historia proyectada en el futuro del socialismo, en los enigmas de la estética o en los misterios de la teología, la auténtica dialéctica de su espíritu le ha impulsado inevitablemente hacia el interior sea en forma de recuerdo, esperanza, alegoría o culpa. En tanto que alegoría y pensamiento confluyen en el recuerdo, hace explícitamente de la reminiscencia la teleología profunda del pensador y del alegórico. Sólo parece poder orientarse desde o hacia el pasado, donde las imágenes quedan paralizadas por la pérdida de su significado original. La instrumentalización de la "mirada retrospectiva" da como resultado el reconocimiento del envejecimiento del relato alegórico. No tanto de su significado, que la historia del pensamiento puede rescatar. Pero el meditador tiene soluciones a los problemas, aunque las ha olvidado, y más que reflexionar sobre las cosas reflexiona sobre sus propios pensamientos sobre ellas quedando afectado por la necesidad del recuerdo ya que, como dice Benjamin, *Grübler und Allegoriker sind aus einem Holz*."[936] El hecho de que para Benjamin las representaciones narrativas, las imágenes, no sean la esencia de la alegoría sino que al contrario sean la forma más incrustada en el tiempo de la Historia en que surgen, no impide que se reconozca en el carácter visual el punto de partida por el interés por la alegoría. En realidad la propia razón de ser de la alegoría se encuentra en su representación mediante imágenes. Otra representación visual para resaltar un significado tal vez opaco. De ahí que el interés originario de la alegoría, lo que atrae o provoca su construcción sea su carácter visual o, como dice Benjamin, óptico.[937]

5.2.3.3 La alegoría y lo irracional

> *"So sehen wir auch deutlich, daß die Mythologie sich schließt, sowie die Alegorie anfängt."*
> F. W. J. Schelling, *Philosophie der Kunst*. 1966, S. 54.

La versatilidad de la inteligencia humana se manifiesta en la arbitrariedad de la significación alegórica ya que la alegoría no sólo acoge significados oscilantes sino que ella misma se muestra como un ser figurado y como "significado". En realidad es al carácter arbitrario del poeta al que hay que atribuir la combinación de significante y significado. El carácter arbitrario de la alegoría al que Benjamin

---

936 Ibid. S. 465.

937 "Das ursprünliche Interesse an der Allegorie ist nicht sprachlich sondern optisch." Ibid. S. 422.

se refiere en alguna ocasión, incluso comparándola con la moda[938] es el que permite, no sólo provocar *paradojas* sino también desactivarlas. Hasta tal punto es esto así que gran parte de la Revelación y de los artículos de la fe estaban sustentados en la aceptación o rechazo de paradojas alegóricas. La interacción del misticismo agustiniano de la primera época del Cristianismo con el racionalismo teológico de la baja Edad Media hizo surgir contradicciones en torno a la naturaleza de Cristo, la naturaleza divina, contrasentidos en torno a las cuestiones soteriológicas y otras muchas que dieron lugar a herejías formuladas como paradojas esenciales y que llevaron a la denominada "paradoja absoluta" (Dios, círculo y centro) de Nikolas von Kues. De modo que la alegoría entró de lleno como instrumento de paradojas que llegaron a constituirse en algún momento en garantía de la fe (*Credo quia absurdum*, Tertuliano). En este sentido la alegoría es un marco explicativo que no rehuye la confrontación ni la contradicción. Más bien al contrario, es un ámbito en el que la paradoja tiene refugio. S. Buck-Morss, en referencia a las alegorías de Benjamin era muy explícita: leer a Benjamin como alegórico es quedar atrapado en paradojas teóricas difíciles de resolver pese a sutilezas dialécticas.[939]

El carácter aporético de la paradoja se reconvierte en *enigma* cuando la alegoría se orienta al descubrimiento de la verdad respecto a una apariencia de contradicción. Cuando se está en presencia del enigma se tiene la conciencia de la resolubilidad del conflicto. El enigma plantea algo que nos sobrepasa como seres inteligentes y al mismo tiempo asumimos interiormente la certeza de su resolubilidad aunque no se logre nunca. El enigma no es un mero problema de especial dificultad. Son los términos o datos de ese problema los que se hallan ocultos o difusos haciendo casi imposible su relación. Sólo el ingenio puede saltar por encima de la lógica y entrometerse en insospechadas asociaciones. El enigma prescinde de la convención interpretativa que suele permitir la resolución de problemas y por ello el ser humano se encuentra inerme ante la aparente incoherencia que se le presenta, incapaz de articular, en principio, ninguna asociación resolutiva. Esta dificultad es la diferencia mayor entre la alegoría y el enigma cuya oscuridad le lleva en ocasiones a ser situada en las proximidades del misterio. Tampoco hay que suponer que la alegoría encuentra siempre interpretación adecuada a su

938 "Ist nicht die Willkür der Allegorie eine Zwillingsschwester der modischen?" W. Benjamin, *Passagen-Werk*, S. 348. "Jede Person jedwedes Ding, jedes Verhältnis kann ein beliebiges anderes bedeuten." W. Benjamin, G. S. I, I, S. 350.

939 "To read Benjamin as a writer of allegorica "literature" (...) is a sure way to ensnare one self in theoretical paradoxes that not even dialectical subtleties can resolve." S. Buck-Morss, *The Dialectics of seeing*, pp. 222–223.

doble sentido. Una vez se construye la alegoría puede hallar intérpretes diversos hasta el punto de que, si se descontextualiza puede trasformarse en enigma, y esta es, dice Fletcher, la función más apreciada de la alegoría: su carácter enigmático.[940]

Algunos autores, como *Gracián*, sin embargo, han priorizado el otro aspecto de la alegoría: su orientación hacia la claridad explicativa mediante relatos pretendidamente esclarecedores que, considerándolos insuficientes, se apresta Gracián a explicarlos por boca de otros personajes alegóricos. Estos personajes son estáticos y Gracián los "pone en movimiento" a través de la alegoría siendo en muchos casos alegorías espaciales, como dice A. Egido, símbolos espaciales negativos.[941] La alegoría literaria tiende a reproducir el carácter individualizado del enigma, de ahí su dificultad de contextualización. De hecho *El Criticón* se podría considerar como un libro de enigmas de los que el autor entrega de inmediato su solución. Gracián pudo utilizar alegorías más convencionales donde, como diría Benjamin, se expresara la convención[942] propia del XVII; pero Gracián debió considerar la convención de poca altura intelectual y optó por una expresión, unas narraciones alegóricas, poco convencionales. Porque si la alegoría tiene entre sus funciones la clarificación de los contenidos abstractos, las de Gracián son más enigmas que alegorías. Sin las explicaciones de los acompañantes de Andrenio y Critilo, y frecuentemente también las de éste último, *El Criticón* resultaría un cendón de enigmas. El prejuicio de que el conocimiento secreto es conocimiento profundo llevó probablemente a Gracián a situar la verdad fuera de las apariencias como uno de los criterios centrales de *El Criticón*. Acaso también su enigmática y culta alegoresis sea consecuencia del mismo principio. En todo caso la opinión de Janik avalaría este punto de vista.[943]

En *Benjamin* el enigma se sitúa en el lenguaje en cuanto está construido con imágenes. De ahí que la alegoría contenga un *tantum* enigmático: en cuanto la imagen encierra la ambigüedad de lo que puede tener muchos significados y se propone de forma distanciada respecto del verdadero significado. Porque el

---

940 "Enigma and not always deciphrable enigma, appears to be allegory's most cherished function." A. Fletcher, *Allegory*, 1964, p. 73.

941 A. Egido, *La Rosa del silencio*, 1966, pp. 306–307.

942 "Die Allegorie des XVII Jahrhunderts ist nicht Konvention des Ausdrucks sondern Ausdruck der Konvention." W. Benjamin, *Ursprung des deutschen Trauerspiel*, G. S. I, I. S. 351.

943 "Viele allegorische Erfindungen Gracians haben Rätselcharakter. Der Leser soll sie selbst entschlüsseln oder es kommen ihm und den beiden Protagonisten Andrenio und Critilo epische Hilfsfiguren als Hermeneuten zuhilfe." Dieter Janik, *Das Auge der Seele*, 1987, S. 384.

carácter enigmático del lenguaje alegórico se mantiene aun cuando se tenga una interpretación. Reconocer un significado limita la capacidad de acceder a otros. El enigma consiste en la infinitud significativa que se escapa cuando atribuimos un sólo significado a la imagen. Benjamin no duda en atribuir su uso a los iniciados, a los cultivados capaces de desentrañar de entre la ambigüedad y la distancia los significados verdaderos, lo que él llama la "auténtica sabiduría vital".[944] El confluir del lenguaje alegórico con el enigmático sería para Benjamin el mejor modo de aproximarse al mundo. Para Benjamin la naturaleza del mundo no es reconocible a través de la metafísica ni de los sistemas filosóficos. La verdadera filosofía se encontraría en la calle, a la que dedicó gran parte de su obra.[945] El relato de lo callejero (y de lo que no lo es) magníficamente representado por la figura del *flâneur*, paseante, contemplador y pensador armoniza perfectamente con el modelo de reflexión en que Benjamin articula sus trabajos: el ensayo, que, como dice Adorno, permite una narración de los lugares y los tiempos concretos que ofrece el espectáculo urbano. Del mismo modo que la ciudad no se puede contemplar sino fragmentariamente, Benjamin construye el mosaico de su pensamiento integrando los nombres de las cosas, de los escaparates, modas, provocaciones, etc., y los desarrolla en forma de alegorías. La ciudad para Benjamin es su alegoría y en ella tiene cabida también el *enigma*. Por eso su desenvolvimiento es el fragmento que, como el itinerario, si pensamos en Andrenio y Critilo, siempre es interrumpido cuando hace falta pero encajando en un engranaje temático o argumental en la mayor parte de los casos. Ahí puede darse el enigma como elemento de la alegoría, como correspondencia significativa de fragmentos cuyas razones o causas no se comprenden totalmente. Benjamin no pone en cuestión la inmanencia del enigma. Es una propuesta para manifestar los omnipresentes límites del conocimiento que allá por donde cree haber hallado un punto de anclaje epistemológico, se descubren los "puntos sueltos" inasequibles o enigmáticos.[946] El carácter enigmático del lenguaje se encuentra con más nitidez en la

944 "Auch konnte keine geeigneter erscheinen als solche nur den Gebildeten fassliche Rätselschrift, die hochpolitischen Maximen echter Lebensweisheit zu verschliessen." W. Benajmin, *Ursprung des deutschen Trauerspiel*, G. S. I, I. S. 348.

945 Nos referimos a los *Passagen-Werk* de los que dice Adorno que son el desafío permanente de Benjamin: "Die Herausforderung, ein Aufsatz über Pariser Passagen enthalte mehr an Philosophie als Betrachtungen über das Sein des Seiendes." Th. W. Adorno, *Charakteristik Walter Benjamins*, 1977, S. 241.

946 "Die Allegorie kennt viele Rätsel aber keine Geheimnis. Das Rätsel ist ein Bruchstück, welches mit einem andern Brückstück, das zu ihm passt, ein Ganzes macht." W. Benjamin, *Das Passagen-Werk*, S. 461.

alegoría ya que conjuga la racionalidad de la convención significativa y la mímesis de la imagen narrada que trata de semejarse/mimetizar/imitar el concepto que representa. Por eso la alegoría, según Benjamin, encierra enigmas en la mediación recíproca de razón y mímesis; como dice Adorno al referirse a la obra de arte, *das Rätselhafte der Kunstwerke ist ihr Abgebrochensein,*[947] el ser algo quebrado o, en términos benjaminianos, fragmentado.

Tradicionalmente la alegoría ha sido utilizada como mediación con vistas a una mejor intuición u ocultación de una idea que se supone que es previa. Benjamin, sin embargo, pone en pie de igualdad los objetos y las alegorías, incluso reflexiona otorgando a los primeros rango alegórico. Va más allá de una función retórica. Quizá este cambio de orientación en el uso de alegoría por parte de Benjamin estriba en que él tiende a ver en la imagen alegórica más una manifestación, como si de una obra de arte se tratara, que una representación, más propia de una forma lingüística. En este sentido la amplitud expresiva del arte hace que esa imagen considere más un objeto estético que un referente lingüístico/semántico. Posiblemente Benjamin ha sucumbido a la sobrevaloración de la imagen alegórica entendiéndola como una entidad autónoma sólo interpretable desde el presente. Pero toda imagen es, sobre todo, un referente significativo e histórico, que, si bien ofrece una interpretación desde la actualidad, lleva en sí el momento histórico de su aparición. Porque Benjamin, no acepta someterse a las convenciones y se comporta según su propia organización interna del pensamiento[948] como si la verdad se adquiriera no tanto pensándola o creándola como citándola (*sondern indem er sie durch den Gedanken zitiert...*).[949]

Al llevar consigo un componente enigmático, la alegoría se ve también involucrada en la proximidad del *mito* y arrastra consigo una *dimensión mística*, herencia de su vinculación con lo irrepresentable. Respecto al primero, frente al sentido exclusivamente literal de la alegoría existe el sentido mítico que siempre

947 Th. W. Adorno, *Ästhetische Theorie*, 1973, S. 191.

948 "...als indem er durch seine innere Organisation sich verhielt, wie wenn die Konvention keine Macht über ihn hätte..." Th. W. Adorno, *Charakteristik Walter Benjamins*, 1977, S. 238.

949 Pese a la sincera amistad que unía a Benjamin y Adorno, éste se muestra muy crítico con su amigo, como ya vimos al respecto de la famosa carta del 2. 8. 1935 y respecto a diversos temas. En este trabajo de Adorno escrito en torno al 1955, 15 años después de la muerte de Benjamin no disminuye el tono crítico de Adorno, del que llega a decir que *das Rebus wird zum Modell seiner Philosophie.*" Ibid. 239. No obstante hay que decir que pocas personas conocieron, también intelectualmente, mejor a Benjamin como Adorno. Por ello sus opiniones son, al respecto, de especial valor e interés.

es atribuible a la alegoría, si media una intención paradójica o, como dice Fletcher, *anagógica.*[950] La anagogé supone una interpretación no literal inteligible como una "ascensión" hacia significados trascendentes. En esta orientación es en la que la alegoría puede llegar a confundirse con el mito. También puede darse comparación entre ambos cuando la alegoría actúa con fuerza y mayor complejidad para representar contenidos ajenos a la mera representación significativa.

Hay en Benjamin dos orientaciones básicas en torno al *mito* y ambas se encuentran en relación con la alegoría. a) Por una parte presenta un tratamiento del mito como un género literario que fue sustituido por alegorías. Los dioses antiguos se van convirtiendo en conceptos abstractos que se expresan alegóricamente y con ello se exorciza la vida antigua del recuerdo de los cristianos.[951] Con lo que las alegorías salvan los mitos, pero al transformarlos los conservan aunque en otra dimensión. Porque como se vio en otro contexto, una de las motivaciones más fuertes de la alegoría, en la perspectiva de Benjamin, consiste en salvar lo caduco en lo que tiene de eterno.[952] b) Por otra parte, la idea de culpa introduce un componente psicológico y moral no simplemente histórico-lingüístico como causa de la alegoresis occidental que, como dice Benjamin, es distinta de la alegoría retórica. La teoría de la caída del hombre en el pecado explica la tendencia a prescindir del lenguaje como consecuencia del luto o dolor, y con ello a enmascarar alegóricamente los significados. Pero el mito no es la alegoría. Ésta es una forma de representar el mito a sabiendas de que éste es atemporal. La narración del mito es alegórica aunque sobre esta cuestión defiende Benjamin ya en los *Passagen* la exigencia de progresar en la diferenciación entre mito y alegoría.

Gracias a esa diferencia Baudelaire evitó caer en mitologías que lo hubieran anulado como poeta.[953] Benjamin profesa una mitología laica aunque le subyace el judaísmo siempre latente y dubitativo. Su mitología lleva implícitos el mito adámico y el de la caída del hombre. También la redención de la culpa como búsqueda sin término se deja entrever en el pensador y ensayista perpetuamente insatisfecho y buscador de atajos que fue Benjamin. No es extraño que propugne la separación de mito y alegoría por cuanto el primero es representante

---

950 A. Fletcher, *Allegory*, 1964, p. 322.

951 W. Benjamin, G. S. I. I, S. 396.

952 "Ist doch die Einsicht ins Vergängliche der Dinge und jene Sorge, sie ins Ewige zu retten, im Allegorischen eins der Stärksten Motive." W. Benjamin, *Ursprung des deutschen Trauerspiel*, G. S. I. I, S. 397.

953 "Es ist die Antithese zwischen Allegorie und Mythos klar zu entwickeln. Baudelaire dankt es dem Genius der Allegorie, wenn er dem Abgrund des Mythos der seinen Weg ständig begleitete nicht anheimfiel." W. Benjamin, *Das Passagen- Werk*, S. 344.

de una tradición milenaria de naturaleza dogmática que se continuará con la hermenéutica de las escrituras hasta llegar al Barroco. Hasta ese momento mito y alegoría han caminado juntos en clara dependencia de ésta respecto del dogmatismo mítico o de su racionalización griega o cristiana. Pero tras el Barroco la alegoría deja de estar supeditada a toda teoría dogmática (mito) y al depender del artista creador perdió ya con el Clasicismo alemán su anterior prestigio y se tornó, como dice Gadamer, estéticamente dudosa (*ästhetisch fragwürdig*).[954] De ahí el interés que muestra Benjamin por dotar de autonomía y valor propio a la alegoría ya separada de la mitología o sus racionalizaciones.

Gracián en *El Criticón* escribe una notable obra alegórica como un relato mitológico. Ambos, alegoría y mito se entrelazan en una peculiar síntesis. La noción del mito que pudiera tener Gracián estaría orientada casi exclusivamente a la mitología clásica greco-romana ya que quien vive en el interior o al servicio de alguna mitología o religión no se suele tener conciencia de esa dependencia. Gracián no debía tener conciencia del Cristianismo como mito. Por eso utiliza en su obra cuantos personajes clásicos, dioses y héroes, personificaciones de vicios, de virtudes de todo tipo que puedan apoyar sus argumentaciones sin recurrir a la patrística o a personajes bíblicos. No hay santos ni mitología en *El Criticón*. A pesar de lo cual Gracián se mantiene fiel en un sentido amplio al principio barroco de la alegoría. La alegoría que relata el mito le acompaña siempre, pues el mito sin alegoría no se puede conocer. El único acceso al mito es alegórico. Cuando se abandona el mito la alegoría va con él y sobrevive con él aunque sea en la bruma de los relatos reservados a la literatura y la historia. Porque esas alegorías son la ventana del mito. Cuando el relato alegórico es de naturaleza moral, las alegorías son traducibles en términos comprensibles y cuando se ha extraído la enseñanza, se relega la alegoría a un segundo término. Sólo en casos de relevancia por diversos motivos como las alegorías evangélicas o algunas de Gracián por su valor literario, son recordadas con el paso del tiempo, o, en todo caso, se van modificando en forma de aforismos, proverbios o refranes. Y vuelven a surgir cuando se rememora el mito del que forman parte. El mito puede explicarse, pero no se puede traducir porque es autónomo: su significado coincide con lo que dice. Por ejemplo los mitos platónicos, aunque esté Glauco solicitando explicaciones,

---

954 "Begriff und Sache der Allegorie ist mit Dogmatik fest Verknüpft: mit der Rationalisierung des Mythischen (so in der griechischen Aufklärung) oder mit der christlichen Auslegung der Heiligen schrift (...) schliesslich mit der Versöhnung der chrislichen Überlieferung und der antiken Bildung (...) und deren letzte Weltform das Barock war. Mit dem Abbruch dieser Tradition war es auch um die Allegorie geschehen." H. G. Gadamer, *Wahrheit und Methode*, 1975, S. 75.

no tienen amplias interpretaciones. Se relatan alegóricamente y simplemente se dejan a la consideración del lector.

En Gracián tenemos un modelo alegórico relativamente mítico y levemente enigmático pues el autor se autoimpone explicaciones aclaratorias a través de personajes también alegóricos[955]. Decimos "relativamente mítico" porque *El Criticón* presenta caracteres del mito del alma desterrada, del *mito adámico* que en su última parte trata de regresar a la felicidad (Felisinda) perdida. Desde los orígenes el ser humano se ve dividido en alma y cuerpo y obligado a recorrer este mundo. El mito de la culpa y el del alma desterrada se unifican dando lugar a la redención por el conocimiento. El conocimiento es el *leitmotiv* de *El Criticón* desde el encuentro de Critilo, alma cultivada y con experiencia de la

---

955 Una de las diferencias fundamentales entre *El Quijote* y *El Criticón* y que hace a la primera superior, se encuentra en la creación de caracteres en los personajes intervinientes. En *El Criticón,* Andrenio y Critilo no son humanos. Son símbolos de esquemas del conocer y de la moral pero no actúan con las limitaciones, necesidades, sentimientos íntimos, emociones, etc. de un ser humano. Sus caracteres se limitan *a manifestar* conocimiento, ignorancia, experiencia vital, decepción o miedo, admiración o sorpresa pero siempre en relación con la epistemología y los instrumentos intelectuales de supervivencia en el mundo. No se les ve temblar, huir, temer o desesperarse ante su situación vital concreta. La lejanía de Andrenio y Critilo en relación con la realidad de la naturaleza humana hace de *El Criticón* un libro de enseñanzas en el que aparecen algunas figuras humanas y alegóricas. *El Quijote* es una novela sobre seres humanos en su realidad concreta y caricaturizada en algunos momentos para destacar rasgos dominantes sobre los que se quiere llamar la atención. Ahí reside la superioridad de *El Quijote*: Cervantes tiene sus personajes en su mente. Estos son seres coherentes consigo mismos. Su forma de ser se desarrolla y evoluciona a lo largo del relato manteniéndose el temperamento y la personalidad de cada personaje de manera que todo (acciones, pensamientos, lenguaje, deseos, aspiraciones materiales, ideales, etc. etc.) encaja admirablemente en el ser de los actores. Cervantes interioriza el ser de los personajes y los deja desenvolverse de forma espontánea según esa forma de ser. Esa es la genialidad de *El Quijote*. No tiene que representarse la acción de los protagonistas en cada capítulo o escena. Los personajes "se mueven solos" una vez creados intuitivamente por Cervantes para que la imaginación, de modo coherente con ellos, vaya desgranando en cada ocasión el comportamiento que les es propio y natural. Por su parte, el elitismo de Gracián le impide detenerse en las 'miserias' naturales de la corporeidad humana (como sí hace Cervantes en *El Quijote*) o en los aspectos materiales en tanto que objeto de búsqueda o de deseo. De ese modo el amor humano, el hambre, el deseo de riquezas, las pasiones, el cansancio, etc. son ajenos a *El Criticón*. Éste pudiera ser leído de modo paratáctico, alterando el orden de las Crisis sin que la narración se resintiera. No así el Quijote cuyo desarrollo corre parejo al caminar de Quijano y Sancho por la extensa llanura manchega.

vida, con Andrenio, espíritu primitivo y recién llegado al mundo. La vida del hombre transcurre en todas sus etapas progresando en conocimientos y por ello – dice Gracián – en desengaño. Pero conocer es la acción liberadora del espíritu, el modo en que Andrenio deja de ser Andrenio para llegar a ser Critilo. El viaje es la alegoría de la vida recorriendo tiempos y lugares donde lo relevante es el aprendizaje, el saber qué es el mundo y cómo superar sus engaños y acechanzas. En este sentido es en el que se puede hablar de *El Criticón* como de un mito adámico en el que Gracián ha sustituido los itinerarios teológicos o filosóficos por los mayoritariamente epistemológicos. *El Criticón* es una mitología alegórica en clave gnoseológica del *homo viator*. Y aunque las formas míticas en torno al alma desterrada son diversas, ésta de Gracián, como dice P. Ricoeur, es una promesa de conocimiento.[956] Gracián está diciendo que *sólo el saber redime* y desvela la verdad porque, finalmente, tras haber sido lanzados a este mundo sin que podamos cambiar nuestro cuerpo, sólo podemos cambiar nuestra alma, conociendo. Pero los mitos y los enigmas no son propiamente conocimiento. Son propuestas de mayor o menor fuerza que llaman a las puertas del espíritu provocando curiosidad e inquietud. Aunque los hemos considerado porque "caminan" junto a la alegoría, la cual les da forma.

Entre el cúmulo de formas de representación que se pueden hacer presentes en la conciencia del hombre se encuentra el *sentido místico* de la alegoría. Éste se corresponde más con un estado anímico de carácter individual que con un tiempo en la Historia y se correspondería con la inmediatez del misterio al alma humana. El diálogo entre ambos sólo puede hacerse consciente mediante la alegoría ya que el misterio no puede ser objeto de aproximación intelectual a través de la razón o del entendimiento sino sólo con el concurso del ingenio. Es inevitable el recurso a la alegoría en todo aquello que no es perceptible y en la experiencia mística como antes en lo enigmático y lo mítico, la conexión es no sólo necesaria sino también enriquecedora en cuanto superan la convención y pueden ser fuente de altísima literatura mística.[957] Siendo la experiencia mística incomunicable en sí misma, la alegoría la traduce o reinterpreta al mundo sensible. Pero lo místico suele recibir su legitimación desde alguna ortodoxia sea ésta religiosa o no. Si bien lo mítico nos ha llegado a través de las narraciones que la Historia nos ha transmitido, en el caso del sentido místico la alegoría atañe a la experiencia

956 "Le mythe de l'âme exilée est par excellence principe et promesse de « connaissance », de « gnose" P. Ricoeur, *Finitude et culpabilité*, 1988, p. 436.

957 Baste recordar *Las Confesiones* de Agustín de Hipona, los *Sermones* de Meister Eckhard, el *Liber divinorum operum* de Hildegard von Bingen, el *Cántico Espiritual* o la *Noche oscura del alma* de Juan de la Cruz o el *Castillo interior* de Teresa de Ávila.

espiritual individual que a su vez está orientada por alegorías anteriores en forma de explicaciones teóricas o, como dice Poppenberg, teodiceas.[958] Pero teniendo en cuenta que las experiencias místicas suelen encontrar su soporte esencial en las creencias preexistentes, se puede ir más allá y asignar las alegorías a los relatos religiosos inspirados o revelados que precisamente lo son a través de aquellas. Las alegorías adquieren entonces la condición de verdaderos poemas cuya interpretación siempre es parcial y por ello siempre es posible reinterpretarlos a la luz del *kerigma* de acogimiento. Cuando decía Benjamin que de la alegoría sólo podemos saber lo enigmático de ella[959] se refería precisamente a que este saber es, en realidad, un "no saber con seguridad", un preguntar sin fin, buscando respuestas que puedan llegar a ser diferentes en cada momento de la Historia. Esta sería la exégesis textual alegórica (*allegorische Schriftexegese*) a la que Benjamin se refiere al decir que suele cobrar una gran fuerza porque las eleva a un plano superior.[960] Lo sublime, para Benjamin, sería consecuencia de la ubicuidad de las imágenes y del desorden de las metáforas que surgen por doquier.[961] Benjamin siempre ha reservado una dimensión de la alegoría para atribuirla a la experiencia mística. De modo que lo que no era alegórico resultaba ser mecánico o banal. Aunque hay que recordar que Adorno recriminó la carencia dialéctica de Benjamin en este punto y su sustitución por lo alegórico. No obstante, la alegoría llega a establecer un diálogo sin fin a propósito de la exégesis siempre limitada aunque ilimitada en las exigencias hermenéuticas. No queda otra alternativa que "orientarse" en los intersticios del lenguaje. Porque no todo es reproducible con palabras. Y una forma de ir llenando esos vacíos es mediante la alegoría. Como dice G. Steiner, *the poem presses against the confines of language.*[962] Sin embargo convendría no perder de vista la observación de Adorno cuando nos advierte de que en realidad *keineswegs hat er* [Benjamin] *an theologische Relikte sich geklammert oder* (...) *die Profanität auf einen transzendenten Sinn bezogen.*[963]

---

958 "Dieser Widerstreit des Sinns und des Geistes ist die Gestalt der Weisheit und ihrer Gerechtigkeit als Heilsgeschichte. In ihm konstellieren sich Allegorie und Theodizee, zeigt sich die Allegorie als Form der Theodizee und Figur der Gerechtigkeit." G. Poppenberg, *Psyche und Allegorie*, 2003, S. 18.

959 W. Benjamin, *Ursprung des deutschen Trauerspiel*, G. S. I, I, S. 359.

960 Ibid. SS. 350–351.

961 Ibid. S. 349.

962 G. Steiner, *After Babel*, 1975, p. 181.

963 Th. W. Adorno, *Charakteristik Walter Benjamins*, 1977, S. 245.

5.3 Síntesis

Metáfora

H. Blumenberg desarrolla una clasificación de las metáforas denominando a la tercera de ellas *metáfora absoluta*. Tiene lugar cuando no se posee ninguna expresión alternativa. Las metáforas absolutas no cumplen las condiciones de un pensamiento riguroso aunque son asumidas a falta de otra forma de presencia cognitiva. Pese a que estas metáforas son vicarias del concepto, el referente de la metáfora es una imagen no un concepto. Nacen del vacío espiritual ante la incapacidad de completar conceptualmente un discurso. En el origen, la metáfora debía tener una función epistemológica, por precariedad denotativa o expresiva.

Las metáforas de Gracián pueden entenderse como *retóricas* porque Gracián hace uso de los tropos literarios con mucha frecuencia por motivos estilísticos, ingeniosos.

Resulta problemático afirmar que haya en Gracián metáforas absolutas. La metáfora absoluta no es de naturaleza literaria sino más bien filosófica: cuando la imagen viene en auxilio de la razón ocupando la ausencia de concepto.

La posición de Gracián sobre el lenguaje se encuentra más próxima a una *poética de la expresión* que a una teoría de la representación. Hay en su obra una invariable tensión por agradar y a través del agrado promover pedagogía. La mayor fuerza para influir en la acción humana la sitúa Gracián en la expresión. Para él no cabe la falsedad ante la perfección del estilo.

La metáfora no sólo viene a ocupar el lugar de un concepto que se oculta sino que al tomar esa posición introduce connotaciones que amplían los elementos imaginativos y semánticos. Es en este sentido en el que se puede afirmar que la metáfora es una figura de pensamiento cuyo valor fundamental es *epistemológico* porque facilita la comprensión de un objeto. Alegoría.

En realidad el origen de la alegoría no se encuentra propiamente en la Antigüedad, en los dioses, sino en la mixtificación de éstos. En el intento de enmascararlos, de olvidarlos o al menos eludirlos desde el punto de vista moral y simultáneamente de admirarlos o venerarlos estéticamente. La realidad hay que alterarla para hacerla verosímil. Con esta frase podríamos resumir no sólo la narrativa sino la propia naturaleza de la alegoría. Nos referimos a la alegoría literaria, una vez ya alejadas en el tiempo las alegorías icónicas más propias de la Edad Media y del Renacimiento.

Para Gracián la alegoría es fundamentalmente un modo de agudeza compuesta de ficción. Por tanto una forma de disfrazar la verdad, como dice en el Discurso LV, "*para mejor insinuarla*", y la equipara a la parábola. Aparece la alegoría en *Agudeza y Arte de Ingenio* en siete ocasiones y se caracteriza por el disfraz de la verdad, como en realidad ocurre con todos los tropos; la alegoría es difraz y capa (de malizia y satirizar), con lo que se reitera la característica del encubrimiento o engaño. Este menguado aporte teórico sobre la naturaleza de las alegorías pone de manifiesto una vez más la *función retórica* de la alegoría graciana. Lo que parece importar en la obra es cómo la alegoría disfraza la malicia, no el fondo de la naturaleza de la malicia o la bondad.

El Criticón es un ejemplo paradigmático de alegoría narrativa en cuanto a su estructura general o macroestructura, aunque en la mesoestructura, en los capítulos o Crisis predomina la descripción de caracteres, personajes, lugares y situaciones. En Gracián su inquebrantable obligación de moralista, de profesor de casuística, le conducía a un tratamiento temático de carácter eminentemente descriptivo. *El Criticón* se encuentra entre el libro de viajes, sin llegar a serlo plenamente, y la compilación de parábolas.

En lo formal, el conjunto de las 38 Crisis constituyen un bloque alegórico cuyo nexo de unión es doble: a) La representación del *viaje* que se produce figuradamente tras el naufragio y hasta la Isla de la Inmortalidad, y b) la continuidad de los personajes Andrenio y Critilo como sujetos / objetos de la narración.

Se puede colegir que lo primero que surgió en la intención de Gracián fue escribir un relato sobre las etapas de la vida humana y sus flaquezas, desengaños, miserias, sobre los vicios, las virtudes, la ciencia, la ignorancia, etc. La forma alegórica debió surgir en Gracián en un segundo momento.

En las alegorías gracianas no hay transformación propiamente dicha de la forma humana sino deformación de los personajes que aparecen, produciendo un efecto grotesco y por ello más eficaz.

Ningún modo más adecuado para desarrollar el desengaño, la apariencia que aquel en que se dice una cosa pero se significa otra. Sus alegorías, por ello son menos ambiguas que las modernas en las que el elemento poético o filosófico (Benjamín) predomina.

En primer lugar, para Benjamin, la alegoría es equivalente a un *género literario* que ocupa un ilimitado número de posiciones en todas las regiones del espíritu. En segundo lugar, destaca el *carácter dinámico* de la alegoría, el cual subsume y envuelve el objeto. Tiene para Benjamin, una función superior que va más allá de lo psicológico, se sustenta en lo *ontológico* y que le llevará a conformar la Filosofía de la Historia y le conducirá a las puertas de la *mística*.

Benjamin renuncia a una definición precisa de la alegoría en beneficio de su representación. Para Benjamin el fundamento de la alegoría es la relación entre lo escrito (*Schrift*) y el lenguaje (*Sprache*), o su significado (lo espiritual) como el lugar de tensión de la alegoría.

Lo extrínseco.

Benjamin afronta la noción de la alegoría de modo relativamente *asistemático*. Compone un retablo de reflexiones en las que se percibe una intención polémica subyacente y, en todo caso, reivindicativa hacia una forma alternativa de entender la alegoría.

Benjamín atribuye la potencialidad de lo alegórico al hecho de aludir a algo distinto de lo que se muestra. Ese "algo distinto" se refiere a su *ubicuidad*. La alegoría consiste en una infinita red de significados y correlaciones en la que todo puede transformarse en una representación de todo pero dentro de los límites del lenguaje y la expresión.

La *ambivalencia* es una forma de ocultamiento que en la alegoría hace posible mostrar la verdad mediante un rodeo hermenéutico que además de orientar un desvelamiento de la verdad por nuevos itinerarios se guarda las espaldas frente a posibles confrontaciones aporéticas.

El *lenguaje,* en su función comunicativa básica, de supervivencia, referencial o representativa tiende a automatizar los significados. De este modo los significados se sustentan en la convención. Pero en el ámbito literario o poético el automatismo significativo pierde importancia a favor de la propia forma lingüística sobre la que se centra el interés del mensaje. La alegoría se muestra ahí como lenguaje no sometido a la servidumbre de la automatización de palabra – significado.

La alegoría como consecuencia de su estructura ambivalente, acoge algunas antinomias. *La primera*, que cada situación puede significar cualquier otra mediante una determinada exégesis textual. Otra antinomia a partir de la anterior se refiere a la dialéctica de la *convención* y de la *expresión*. La antinomia se encuentra precisamente en que la alegoría sin estar sometida al lenguaje convencional, porque no sigue sus cánones de significado, surge de él, lo representa y al mismo tiempo no puede evitar servir de reflejo a la propia convención.

Para Benjamin la alegoría es un instrumento excéntrico a la literatura, si no es para recuperar el relato del drama del destino que se manifiesta en la Historia.

Según Pelegrin hay un *fundamento metafórico* en la alegoría la cual a) puede llegar a serlo en cuanto los personajes "cobren vida" b) aporta la *visualidad* de las imágenes que son imprescindibles a la alegoría así como la relación dramática que de esa visualidad puede derivar. c) en la alegoría la relación entre los términos de la comparación *se supone ya conocida*, es convencional en mayor o menor medida. d) la alegoría supone un *transcurso temporal,* un desarrollo narrativo en el que los significados, sin mezclarse, se mantienen en paralelo uno junto a otro.

La alegoría puede tener un horizonte referencial ajeno al ser humano. No así el *símbolo* que sólo lo es para el hombre, es antropomorfizador. Característico del símbolo es también su *transitividad*, su referencialidad directa.

Lukács destaca los aspectos más nihilistas de la alegoría de Benjamin: su naturaleza no retórica y la "nada" como objeto de la alegoría contemporánea. Lukács ve la alegoría como una *crítica indirecta* a esa realidad mundana ante la imposibilidad de dominar los problemas reales. Para Benjamin es un modo filosóficamente superior a la alegoría "decorativa" o retórica.

Como el lenguaje se realiza de modo temporal, es decir, tiene un carácter sucesivo, no puede representar el pensamiento en su totalidad sino linealmente, en un orden progresivo. De modo que aunque los pensamientos forman una unidad no pueden ser representados más que temporalmente, parte a parte. En *Metaphysik der Jugend*, Benjamín defiende la intemporalidad del sentido alegórico. Los acontecimientos se proponen como esquemas alegóricos de otra obra u otra existencia superior, una *metábasis* a otro género de vida. El desenlace se da fuera del drama, fuera de la narración. Pero en su *Ursprung des deutschen Trauerspiel*, Benjamin introduce el presente como lugar de desciframiento del tiempo, especialmente del pasado.

Se pueden considerar *dos aspectos* de la temporalidad en la alegoría. Por una parte, *en sí misma,* como relato que transcurre en un *tiempo ficticio*. Por otra, por su *variabilidad significativa* en el transcurso de la historia. La primera toma en consideración la *naturaleza literaria* de la alegoría. La segunda su *vigencia histórica.*

Benjamin enfoca *la temporalidad* de la relación de la alegoría con el símbolo desde dos perspectivas: a) En una de ellas se entiende *el tiempo como categoría* que permite establecer relación entre ambas formas. La alegoría es narración y duración, hace que se refleje mejor la realidad diacrónica del ser humano y de la historia, mientras el símbolo es estático y atemporal. Benjamin otorga a la alegoría el privilegio de ser el único modo aceptable de representación. b) Al mismo tiempo, Benjamin hace del tiempo un concepto central, *núcleo de la tragedia humana* que se reproduce en la alegoría.

La alegoría, que en el momento de su surgimiento es una imagen moralizadora, con el paso del tiempo ofrece una visión del pasado que ha quedado petrificada para los que la miran desde el presente.

La alegoría es irreductible a otro lenguaje en cuanto que es en parte producto de la interpretación del receptor/ lector. La alegoría como tema de sí misma es un planteamiento recurrente en Benjamin en el que la función alegórica propiamente dicha pertenece al creador o escritor. Es él quien tiene la iniciativa y la misión provocadora de semejanzas de significados.

En la obra de *Gracián* no se encuentra la noción de símbolo propiamente dicha. Las mayores aproximaciones las encontramos en *Agudeza y Arte de ingenio* en el Discurso LV *De la Agudeza compuesta, fingida en común*. Ahí Gracián enumera y reflexiona, entre otros, en torno a compuestos como jeroglíficos, emblemas, alegorías, enigmas, etc. Como tal, *el símbolo es ajeno al Barroco* que se ve más identificado y proclive, por su naturaleza imaginativa, al uso de alegorías, enigmas y emblemas.

Contra la modernidad de la alegoría graciana, actúa su *ethos* omnipresente, su *encorsetamiento* narrativo o ausencia de naturalidad en torno a cuestiones epistemológicas, morales y psicológicas, así como su concepción *exclusivamente retórica* de la alegoría. Pero, por otra parte, la obra de Gracián se encuentra en el momento histórico de arranque de la modernización alegórica.

La vinculación esencial entre el "Barroco de *las palabras*" y el "Barroco de *las imágenes*" que les hace fundamentarse recíprocamente no debe entenderse sólo en el plano de la representación teatral o de la dramatización escenográfica de templos y palacios. Así Gracián entendía las alegorías como *pinturas* insertas en un texto literario. Porque si hay en el Barroco una vinculación esencial entre las palabras y las imágenes, en pocas obras como en *El Criticón* las palabras conducen a representaciones o imágenes mentales (*Denkbilde*) en permanente eclosión alegórica.

En Gracián hay una intención alegórica explícita en la que introduce imágenes de una mitología mixtificada moralizadora y racionalmente revisada junto con un lenguaje lacónico y culto orientado a lo esencial pero al mismo tiempo con fuerza dramática, verosimilitud narrativa y una enorme intensidad semántica frecuentemente polisémica. También se evidencia una voluntad de estilo que profundiza en un conceptismo moralizante de influencia estoica.

El autor alegórico aspira a que el lector reconozca que debe haber una significación oculta, o bien por requerimientos explícitos del texto, o bien porque el contenido provoca en el lector referencias a otras historias. Esta segunda opción sería la que encontramos en *El Criticón*, en el que el lector busca una segunda significación del texto dado el contenido de "*alegoría continua*" que compone la obra. El alegórico trata de que el lector entienda el texto de modo alternativo lo que es más complejo en las alegorías implícitas o puras. No es el caso de *El Criticón* de Gracián, en el que Critilo o el Zahorí correspondiente aportan los significados. Con lo cual en *El Criticón* las alegorías suelen ser *implicativas* en las descripciones y *explicativas* en los diálogos.

Esta modulación de la alegoría lleva a situarla en la proximidad del *lenguaje secundario*. La alegoría lingüísticamente se encuentra próxima al arte ya que como éste da una información de algo que no existe fuera del contexto de una manifestación (literaria, icónica o pictórica) concreta. Lo que destaca en su lenguaje secundario es su irreductibilidad a otro tipo de lenguaje.

Gracián en *El Criticón* idealiza todo el relato. Ni el espacio, ni la mujer, ni los personajes, ni el tiempo se muestran como tales. La intención de Gracián en *El Criticón* es escapar de la limitación del tiempo, de su tiempo, de su época. La alegoría no renuncia a la intemporalidad propia del concepto porque pretende un mensaje universal y una casuística alejada de lo concreto por más que las representaciones no tengan otro modo de representarse que a través de formas/figuras espacio-temporalmente concretas. Gracián planea el relato de *El Criticón* a manera de un *teatrum mundi* en sentido estricto. Un teatro donde los actores van desarrollando una peripecia existencial, no teológica o metafísica, como sí hará Calderón.

Gracián, del mismo modo que junto a los espacios realmente localizables, introduce otros espacios ficticios, también se puede hablar de varios *tiempos cronológicos*. a) El tiempo dominante es el *narrativo*, el ritmo de actuaciones, recorridos y dramatizaciones que se producen en el contexto interno del relato. Es la intrahistoria de los personajes y sus relaciones. Pero en *El Criticón* este tiempo está alegorizado como acompañante que es de alegorías. b) Hay un tiempo que es en sí objeto del relato ya que éste en su conjunto se refiere a *las edades de la vida*. Aunque de ellas se refieren sólo cuanto interviene para la enseñanza y adoctrinamiento para la existencia. Por eso más que de temporalidades, en ese caso había que hablar de etapas en la vida del ser humano. c) El tiempo del *narrador omnisciente* que suele acompañar a los personajes y especialmente al comienzo de cada una de las partes y de las Crisis su duración coincide con lo que dura la reflexión del narrador. Es un tiempo intelectual ajeno al transcurso del relato. d) Al tiempo mismo como alegoría le dedica Gracián la Crisis X de la 3ª parte. Le da un tratamiento alegórico en el que *la rueda del tiempo* representa la omnipresente repetición de los hechos. Todo se repite; tal como fue, todo será. Pero al igual que en la rueda cósmica, la rueda del tiempo da vueltas sin cesar. En esta alegoría se echa de ver la noción del tiempo graciana: ausencia de progreso. La Historia es cíclica, el hombre no aprende y repite comportamientos aciagos. El *sentido pesimista y negativo* del Barroco se encuentra también en el concepto del tiempo ya que Gracián repasa en esa Crisi X (*La rueda del tiempo*) el retorno de hechos históricos negativos que con otros protagonistas vuelven a repetirse: guerras, ejecuciones, etc.

La *noción de la Historia*, por tanto, se circunscribe a lo que la alegoría de la rueda lleva consigo: una *Historia cíclica* que no puede ir más allá en el progreso y en la que a lo único que podemos aspirar es a evitar los daños del pasado. El futuro será como el pasado, porque la Historia está regida por el *providencialismo teológico* que impregnaba el pensamiento católico barroco hispánico. En el Barroco español la idea de un ser supremo rector del mundo y la Historia alejaba cualquier intento de prevenir realmente el futuro. No es fácil encontrar en las obras de Gracián alusión al tiempo más allá de la referida Crisi III, X.

Lo intrínseco.

En *Gracián*, el predominio de las alegorías *conceptuales* sobre las pictóricas, hace que su universo intelectual mantenga relativamente maniatada la libertad representativa de la narración. Una consecuencia fácilmente observable en *El Criticón* es su idealización de personajes de los que sólo se resaltan sus características directamente correspondientes con sus valores éticos. Ello lleva a Gracián a evitar distracciones inútiles o irrelevantes con descripciones ajenas al propio mensaje moral. Las alegorías de Gracián, por su contenido didáctico, se aproximan a las parábolas. Aunque en éstas, a diferencia de las alegorías, la explicación didáctica se propone *fuera del relato*. Se puede considerar la alegoría como una forma *alternativa a la argumentación* precisamente por temor a las contradicciones en que se pudiera incurrir describiendo situaciones de un mundo contradictorio. Hay, pues, en las alegorías de *El Criticón* un artificio retórico que al alejar la evidencia de lo empírico en su representación pone de manifiesto el carácter artificioso de éste y se presenta como un *orden intelectual alternativo*. Las alegorías de *El Criticón* se presentan como realidad especular invertida, a la que con frecuencia se refiere Gracián. La alegoría es producto del ingenio: en cuanto creador de similitudes y representaciones. La alegoría es 'ingeniosa'. No hay en *El Criticón* ningún relato neutro, ajeno a consideraciones morales, doctrinales, didácticas o de predicación. Gracián ya había escrito libros de consejos, de apología, de retórica o similares. Por ello el interés al escribir *El Criticón* reside para él en ocuparse y completar una obra alegórica. La narración alegórica debe ser instrumento de distanciamiento; es el afirmar como si no se afirmara.

Gracián no debía tener conciencia del Cristianismo como mito. *El Criticón* presenta caracteres del mito del alma desterrada, del mito adámico, que en su última parte trata de regresar a la felicidad (*Felisinda*) perdida y donde Gracián ha sustituido los itinerarios teológicos o filosóficos por los mayoritariamente *epistemológicos*. El mito de la culpa y el del alma desterrada se unifican dando lugar a la redención *por el conocimiento*. El conocimiento es el leitmotiv de *El Criticón* desde el encuentro de Critilo, alma cultivada y con experiencia de la vida, con

Andrenio, espíritu primitivo y recién llegado al mundo. El Criticón es una mitología alegórica en clave gnoseológica del *homo viator*.

Para *Benjamin* la naturaleza propia de la alegoría es su multiplicidad de significados que es su rasgo central. La imagen, como ya se vio, sólo es ideograma de la alegoría, pero no es su esencia. Lo escrito (*Schrift*) puede entenderse únicamente como alegórico en relación con las convenciones del lenguaje (*Sprache*). La paradoja se reconvierte en *enigma* cuando la alegoría se orienta al descubrimiento de la verdad respecto a una apariencia de contradicción. El enigma prescinde de la convención interpretativa que suele permitir la resolución de problemas. Ésta es, la función más apreciada de la alegoría: su carácter enigmático. Hay en Benjamin *dos orientaciones* básicas en torno al *mito* y ambas en relación con la alegoría. a) Por una parte presenta un tratamiento del mito como un *género literario* que fue sustituido por alegorías. Los dioses antiguos se van convirtiendo en conceptos abstractos que se expresan alegóricamente b) Por otra parte, *la idea de culpa introduce* un componente psicológico y moral no simplemente histórico-lingüístico como causa de la *alegoresis occidental.*

6. Conclusiones

6.1 Gracián: La alegoría explícita y el viaje como formación

Si bien en Calderón la balanza tiende a inclinarse a la dramatización de la axiología eclesial, en Gracián los principios morales se presentan bajo la apariencia de virtudes humanas. La imposible rebelión contra los dogmas de la ortodoxia, unida al substrato de insumisión heredado del Renacimiento, orientaron el interés de la época barroca hacia un nuevo sentido de la vida caracterizado por la secularización de virtudes y comportamientos que anteriormente eran deudores de la moral religiosa. *Mutatis mutandis* la única obra propiamente alegórica de Gracián, *El Criticón*, tampoco nos presenta un modelo excluyente, espiritualmente ejemplar, ni una edificante psicología de las pasiones o de reflexión religiosa, ni siquiera de moral convencional. La obra graciana es una narración alegórica que se articula como *ars inveniendi*, como *éthos*, hábito o modo ser (Aristóteles) que debe adquirir el hombre a lo largo de su existencia. Se sustenta, como origen y destino, en la naturaleza individual del hombre que se ve obligada a confrontarse ineludiblemente con las mitologías que arrastra cada tiempo histórico. Desde este punto de vista la alegoría graciana parece estar próxima a la alegoría del drama barroco en cuanto situada en la "catástrofe natural" de la vida humana, inevitable en el curso del mundo. ¿Es Critilo un *exemplum* alegórico paradigmático? ¿O más bien una *inventio*? ¿Un personaje inserto en un drama alegórico en clave narrativa?

En Gracián las alegorías producen un efecto potenciador de las palabras y los hechos, los sobredimensiona hasta lo inverosímil. Pero como se trata de una obra dirigida a "los menos", a juiciosos y cultos lectores (en *El Criticón*, *"Al quien leyere"*), las representaciones alegóricas gracianas no llevarán a error a sus lectores porque, como dice Benjamin en referencia a la alegoría barroca, solamente para el que sabe puede algo representarse alegóricamente.[964] Gracián construye una narración muy alejada de la realidad y donde la alegoría es el modo de recrear un universo cuyo protagonista sea la *verdad* moral. Se trata de una verdad moral no extraída directamente de las experiencias vividas (probablemente salvo excepciones) sino de un cúmulo doctrinal erudito y una maestría literaria aplicadas a vivencias generales conocidas por distintos cauces. Como consecuencia

964 "Denn nur für den Wissenden kann etwas sich allegorisch darstellen." Benjamin, *Ursprung des deutschen Trauerspiels*, I, I G. S. S. 205.

de ello articula Gracián un procedimiento que haga imposible eludir los significados alegóricos. Los 'Zahoríes', los sabios, o el propio Critilo, hacen *explícito* de inmediato, el sentido de la alegoría. Por eso Andrenio y Critilo no son seres "de carne y hueso": no se alimentan, no descansan no son caracterizados psicológicamente, etc. Sólo en este sentido se puede hablar de coincidencia con la tesis benjaminiana según la cual la intención de la alegoría es contraria a la intención de la verdad.[965] En el caso de Gracián se podría decir que es por un exceso de "concentración" de verdad, por intentar hacerla resplandecer a través de un universo alegórico por lo que, en mayor o menor medida, se distorsiona esa verdad.

La alegoría que lo ocupa todo en *El Criticón* es el *viaje*. Que es al mismo tiempo la vida. Ambos son tránsitos. Es una macroalegoría que encierra otras muchas y que conecta los tres planos y etapas de *El Criticón*. Ha habido muchas alegorías que han tratado de describir la naturaleza del hombre y del mundo. Ninguna como el tópico del viaje, dice Blumenberg, para entender la vida en sí misma y como totalidad.[966] Y Vossler, refiriéndose ya a *El Criticón* de Gracián dice que se trata de una novela metafísico-satírica de viajes y que es el más grande poema en prosa de la época.[967] Y ello a pesar de que en *El Criticón* no se da un verdadero argumento, sino sólo incidencias. El argumento ya se suponía. Es un relato sin argumento. Entre las ventajas que aporta la alegoría del viaje una de ellas reside en que la estructura episódica del relato permite ofrecer principios abstractos como invariables pese a la diversidad de situaciones. Otra ventaja es que a lo largo del viaje (de la vida) es posible *percibir las transformaciones* que sufre el viajero a lo largo del mismo.

Alegorías también frecuentes sobre el transcurso de la vida las encontramos en la peregrinación, la cacería, la búsqueda, la lucha, el teatro, etc. G. Kurz cita *El Criticón* como ejemplo de modelo alegórico de viaje entre otros autores y obras como Gulliver, Kafka, Faulkner, Heminway, J. Bunyans, etc. etc.[968] *El Criticón* sería

---

965 "Die Intention der Allegorie ist so sehr der auf Wahrheit widerstreitend, dass deutlicher in ihr als irgend sonst die Einheit einer puren, auf das blosse Wissen abgezweckten Neugiert mit der hochmütigen Absonderung des Menschen zutage tritt." Ibid. S. 403.

966 "Man darf sagen: dem, was die Welt ist, wird das Grundverhalten der Reise zum angemessen Typus, zum Munster, unter dem "das Leben" selbst und als ganzes begriffen werden kann." H. Blumenberg, *Die Lesbarkeit der Welt*, 1983, S. 108.

967 "Die grösste Prosadichtung des Zeitalters, deren Thema die Selbstbehauptung innerhalb der Welt und zwar der europäischen Zivilisations Welt sei." K. Vossler, *Poesie der Einsamkeit in Spanien*, München, 1940, Citado por H. Blumenberg, Ibid.

968 G. Kurz, *Metapher, Allegorie, Symbol*, 1997, S. 48.

la última versión de la forma novelística progresivamente "menos novelística" y más temática o moral. Kassier ve en *El Criticón* una fusión alegórica de la épica moralizadora y la épica bizantina.[969] Aunque hay que decir que este viaje de Andrenio y Critilo por la vida ha tenido muchas interpretaciones literarias y perspectivas estilísticas. Pero la saturación alegórica con la que Gracián trata de enfrentar al lector, que incluso parece engullir a los protagonistas, tiene una pretensión más estética que temática. Cuando P. Ricoeur analiza las condiciones en que se debate el hombre culpable, reconoce que suele explicarse recurriendo a una narración que es simultáneamente mitológica y alegórica, mostrando que tiene lugar un alcance ontológico al señalar la relación entre el ser esencial del hombre y su devenir histórico.[970] Y esta relación es la que se encuentra en *El Criticón* de Gracián que para Ricoeur sería un relato mitológico.

Ese ser esencial del hombre tiene en Gracián un doble componente: ético e intelectual, que en el relato de la vida de Andrenio y Critilo producen una novela de formación a la que podríamos denominar *Bildungsroman*, si *El Criticón* fuera más novela que libro de aforismos, de sentencias y epigramas como lo es. Dice Camón Aznar que "para Gracián todo en la realidad tiene un valor alegórico siendo el trueque y la doblez el tema incesante de *El Criticón*."[971] Ciertamente Gracián es un tratadista *more alegórico* sobre la palabra y el silencio, según afirma A. Egido; como Cervantes lo es *more novelístico.*[972]

La complejidad del procedimiento alegórico graciano venía dada no sólo por la triple estructura (macro-, meso- y microestructuras) que Kassier distingue en

---

969 "...a totally allegorical fusion of the moralizing picaresque and "Byzantine" epics", Th. L. Kassier, *The Truth Disguised,* 1976, S. 26.

970 "... le mythe a ainsi una portée ontologique : il vise la relation – c'est-à-dire à la fois le saut et le passage, la coupure et la suture – de l'être essentiel de l'homme à son existence historique." P. Ricoeur, *Finitude et culpabilité,* 1988, p. 311.

971 J. Camón Aznar, *El monstruo en Gracián y en Goya*. En *Homenaje a Gracián*, 1958, pp. 58–59.

972 A. Egido, *La rosa del silencio,* 1996, p. 40. Y también estamos de acuerdo en que es de Erasmo de quien recibe la influencia en esta cuestión: equilibrio entre *sapientia* y *eloquentia*. En *Enquiridion* se encuentra reflexiones que sin duda Gracián hace suyas con otro desarrollo formal. Como la idea de seguir el camino del medio (Prologo de *Enquiridión*); traer a la memoria de los mortales que su vida es una perpetua guerra (Prólogo); necesidad de crecer y evitar la monstruosidad de ser siempre niños (Prólogo); las alegorías engrandecen cualquier cosa aunque sea pequeña (Regla V del *Enquiridion*); el elitismo de Erasmo ("una cosa sospechosa la que agrada a muchos" Regla VI) y en espacial la Regla I del *Enquiridión* (sobre el mal de la ignorancia) a la que Gracián siempre fue fiel: la ignorancia era para él el mayor de los males.

El Criticón[973] o por el hecho de que las alegorías se sustentan a su vez sobre núcleos o propuestas metafóricas (como "*el palacio sin puertas*", "*la fuente de los engaños*", etc.) sino porque, como hace Janik,[974] se pueden distinguir tres planos de la forma alegórica que en la macroestructura se superponen relacionándose a lo largo del viaje: a) el geográfico (*Der geografische Raum*): desde oriente hasta Roma pasando por España, Francia y Alemania. b) El tiempo vital (*Die Lebenzeit des Menschen*) de los seres humanos que está dividido en tres etapas de la vida: la infancia – juventud, la madurez y la vejez. c) En tercer lugar se distingue el plano moral (*Moralische Raum*) que es de una gran variedad a lo largo del viaje lo que hace arriesgado seleccionar uno de esos temas como predominante en la obra y en la intención de Gracián. Sin embargo, al decir Janik que los tres planos mantienen entre sí relaciones intercambiables y de dependencia[975] ha dejado abierta la posibilidad de considerar *un tema central* que recorra en mayor o menor medida el itinerario de Andrenio y Critilo.

Ese núcleo temático que recorre *El Criticón* es *el conocimiento como imperativo vital*. Para Gracián sin sabiduría, sin conocimiento no puede haber vida satisfactoria. En casi todas las crisis aparece, de un modo u otro, esa necesidad de ver, descifrar, desarrollar el talento, la ciencia, etc. Según el plan de la obra es en la 1ª y 2ª parte de *El Criticón* donde más insistencia hace Gracián en el conocer. En la 3ª parte, en la vejez, el saber ya debiera haberse ejercitado y los temas se orientan más a acontecimientos externos (la rueda de la fortuna, la muerte, la fama, etc.). Respecto a *la búsqueda de la felicidad*, Felisinda en el relato (III, 9), reconoce Gracián que "toda felicidad humana, consiste en *tener prudencia* y la desventura en no tenerla"; pero un par de páginas más adelante ya se indica que la felicidad (su esposa, y madre de Andrenio, Felisinda) *no se encuentra en esta tierra*. La Crisi III, 12 la dedica Gracián, después de tratar la cuestión de la muerte (*La suegra de la vida*, III, 11) a la llegada a la Isla de la Inmortalidad.[976] En esta Crisi final los temas se suceden: la eternidad por la literatura o la fama,

973 Th. L. Kassier, *The Truth Disguised*, 1970. Los tres primero capítulos se refieren a las estructuras de *El Criticón*.

974 D. Janik, *Das Auge der Seele*, 1987, SS. 383–385.

975 "Was aber wird allegorisiert? die geographische Reiseroute durch die Topographie der Moral, die Topographie der Moral durch die beiden anderen Ebenen – freilich nicht durch ständige und zu enge Korrelationen." Ibid.

976 A lo largo de *El Criticón* hay una preferencia clara de Gracián por la "posición media" como raíz de la felicidad. Así, en la *Mesa de la Fortuna*, en la Crisi II VI, el sabio se queda con una cosa "mediana". Algo similar se desprende de la encrucijada de la vida (I, IV) con la aparición del tercer camino, el "Camino de en medio", el de la virtud.

su intemporalidad, la fragilidad de la vida, el acceso a la fama, los méritos para entrar en la inmortalidad, vivir eternamente por las armas o las letras, la cueva de la nada, etc. No olvida Gracián, pese a todo, en este final del libro, otorgar a "*una dulce conversación el ser banquete del entendimiento, manjar del alma (...) logro del saber y empleo mayor del hombre*" (III, 12). En otros momentos se dice que la verdadera visión es la del entendimiento y que la visión de los ojos importa poco (...) porque "*la dificultad está en leer y entender lo que está de las tejas abaxo*".[977]

Pero una vez abandonada la juventud y al comenzar la madurez Gracián sitúa una Crisi (II, 1) en la que construye una alegoría extraña pero máximamente laudatoria y exigente en relación con el conocimiento. Como es habitual en Gracián, sin detallar cómo y dónde, Andrenio y Critilo ven a un *hombre lleno de ojos* y todos muy despiertos. La Crisi va repasando en diálogo con los dos peregrinos y el hombre recién encontrado, Argos, la justificación de la posición de los ojos a lo largo del cuerpo.[978] Y así, los ojos en los hombros serán para mirar la carga que uno se echa a cuestas (...) viendo lo que pueden sus hombros; los ojos en la espalda para mirar bien dónde se arriman, pues casi todos los arrimos protectores del mundo son falsos; los ojos en las rodillas para ver el valor de las personas. Y continúa Argos diciendo que para poder vivir debe el hombre llenarse de ojos en las orejas para descubrir tanta falsedad y mentira, en las manos para ver lo que da y lo que toma (Prudencia); en los brazos para no abarcar mucho y apretar poco (Prudencia); en la lengua para mirar muchas veces lo que ha de decir una vez (Discreción); en el pecho para ver en qué lo ha de tener (Valor); en el corazón para ver quien le tira o le hace tiro (Afectos); y ojos en los mismos ojos para mirar como miran (los pensamientos propios).[979] Argos le ofrece a Critilo tener tantos ojos como él puesto que los ojos "*también se pegan como el entendimiento, cuando se trata con quien lo tiene.*" En el camino encuentran árboles plantados por "*algunos célebres sabios para alivio en el cansado viaje de la vida*". Estos sabios a que Gracián se refiere son todos moralistas: Séneca, Epicuro, Platón, Demócrito, etc. Se llegó a una gran casa labrada en la que los humanos una vez penetraban en ella salían cambiados. Era la casa-aduana de las edades. Al entrar hallaron un areópago en el que estaban el Juicio, el Consejo, el Modo, el Tiempo y el Valor. Y tenían delante un libro abierto. Estos "ministros" reformaban a los

---

Como dijo Aristóteles, la felicidad se encuentra en la virtud y ésta "en medio" (*In medio virtus*).

977 *El Criticón*, III, 4.

978 "Porque estamos en tiempos que es menester abrir el ojo y aun no basta andar con cien ojos." *El Criticón*, II, 1.

979 Ibid.

peregrinos y "*los echaban a todos candado en la boca y un ojo en cada mano.*" Y les previno contra el gusto ajeno "*Tengan juicio propio y tendrán voto en su censura. Podrán pasearse pensando, no hablando (...) procediendo con gravedad, viviendo con atención en todo y preciándose más de tener buena testa que buen talle. Después Argos les dio un baño con un licor de ojos de águilas, de linces, de corazones grandes y de cerebros (...) haciéndolos más impenetrables por la cordura (...) que habían estado ciegos con las inadvertidas pasiones de la mocedad y todos ellos tan perspicaces y tan despiertos que ya nada se les pasaba por alto: todo lo advertían y lo notaban.*"[980]

Como se ve, Gracián propone, no sólo el paso a la madurez de la vida, sino también a la madurez del conocer. Porque sólo el conocimiento, el ver, puede permitir avanzar con alguna garantía en la vida. El modelo de conocimiento en Gracián, como el de Platón, es la visión, la intuición sensible (sensación) o intelectual (producto del ingenio) y que se fundamenta en la experiencia vital que es la enseñanza que nos otorga la observación. No hay, como ya se vio, deducción racional pura en Gracián. La lógica que maneja es la observación de la vida.

En la Crisi I, cuando Andrenio trata de comprender quién es él mismo, desarrolla una argumentación que comienza como la de Descartes, al fundamentar con la duda metódica, su propia existencia. Pero la intuición cartesiana que le lleva a una autoevidencia, a la intuición de ser sólo un ser pensante no se produce en Andrenio (Gracián) sino que se pregunta *quién es* y *quien le ha dado el ser*. El puro racionalismo cartesiano se convierte para Gracián en una frase para continuar haciéndose preguntas sobre su existencia. ¿Pudo leer Gracián *La Discours de la Methode* (1637) de Descartes antes de escribir la primera parte de *El Criticón* (1651)? Es posible. Aunque es dudoso que Gracián imbuido del pensamiento escolástico jesuítico pudiera percatarse del carácter de fundamento filosófico racionalista que introducía la evidencia del *cogito* en la filosofía y cultura de Europa.[981]

---

980 Ibid.

981 "Mais, aussitôt après, je pris garde que, pendant que je voulais ainsi penser que tout était faux, il fallait nécessairement que moi, qui le pensais, fusse quelque chose. Et remarquant que cette vérité : *je pense, donc je suis,* était si ferme et si assurée, que toutes les plus extravagantes suppositions des sceptiques n'etaient pas capables de l'ébrauler, je jugai que je pouvais la recevoir, sans scrupule, pour le premier principe de la philosophie que je cherchais (...) je connus de là que j'étais une substance dont toute l'essence ou la nature n'est que de penser et qui, pour être, n'a besoin d'aucun bien, ni ne dépend d'aucune chose matérielle." R. Descartes, *Discours de la Methode,* Quatrième Partie, 1637. "Pero llegando a ciertos términos de crecer y de vivir, me

Desciframiento y Modernidad. Desde que Andrenio se pregunta por su propia naturaleza en la Crisi I hasta la XII de la 3ª parte, en el que se les da acceso al "centro de la inmortalidad", su vida – la del ser humano – ha transcurrido en un incesante desciframiento e innumerables situaciones de desengaño.[982] Hasta el punto de que a la vista de los resultados, es una alegoría inútil: *Felisinda no se encuentra en este mundo.* El carácter alegórico de ese desciframiento es posiblemente una de las razones de la modernidad de *El Criticón.*

Que Andrenio y Critilo son alegorías lo pone de manifiesto su ausencia de envejecimiento a lo largo de las tres edades. Mantienen la apariencia incluso en la vejez. Están, en realidad, fuera del mundo. Son ajenos a él. Toda la peripecia epistemológica de *El Criticón* buscando la felicidad se resume en un relato cargado de escepticismo y pesimismo. Aunque se puede reivindicar, sin duda, el valor de la casuística – propedéutica, desarrollada a lo largo del viaje en orden al conocimiento del mundo.

Vossler ya aproximaba el estilo graciano al *expresionismo* y Schopenhauer aconsejaba leerlo como si hubiese sido escrito en 1840 (no en 1640).[983] También se puede hablar de la modernidad de Gracián en cuanto que organiza sus simbolizaciones en función de modelos intelectuales previos. Modernamente las alegorías se presentan como alternativa eficaz a los tratados de metafísica y moral del pasado.[984] Por ello Gracián puede considerarse como moderno, en cuanto su obra es un tratado de costumbres – una narración de formación a través de la educación de las facultades cognitivas -, un tratado en el que lo argumentativo ha dejado paso a lo narrativo alegórico. No en el ingenio (Hidalgo-Serna), sino en la alegoría, se encuentra el instrumento epistemológico en Gracián.

Hay en Gracián múltiples intentos de eludir tanto en la sistematización de los contenidos (*Agudeza y Arte de Ingenio*) como en los trámites de autoría de

---

salteó de repente un tan extraordinario ímpetu de conocimiento un tan grande golpe de luz y de advertencia, que revolviendo sobre mí comencé a reconocerme haciendo una y otra reflexión sobre mi propio ser: ¿*Qué es esto, dezía, soy o no soy? Pero pues vivo, pues conozco y advierto, ser tengo. Mas si soy, ¿quien soy yo?* ¿quien me ha dado este ser y para qué me lo ha dado? Para estar aquí metido gran infelicidad sería." B. Gracián, *El Criticón* I, I.

982 Aunque el discurso inicial de Andrenio a Critilo (I, I) no parece el de un primitivo joven ignorante de todo, sino más bien de un 'Cicero' curtido en el Senado romano.

983 Citado por H. Blumenberg en *Die Lesbarkeit der Welt*, 1983, SS. 108, 110.

984 "We certainly have no metaphysical or moral absolutes of the Kind readly lent themselves as the basis of earlier allegories." G. Clifford, *The Transformations of Allegory*, 1974, p. 128.

sus obras (Lorenzo Gracián) una prefiguración de la *apertura moderna*. Ésta se muestra también en su mayor interés por la originalidad de la forma prevalente para él sobre los contenidos, tomados en gran medida de la tradición. En este juego dialéctico entre lo antiguo y lo moderno, en el que lo moderno de hoy es intercambiable con lo antiguo de mañana, también Benjamin considera que lo antiguo debe ser contemplado alegóricamente y también las figuras de lo moderno y de la alegoría, como en Gracián, deben estar en relación: *Die Figur des Modernen und die der Allegorie müssen auf einander bezogen werden.*[985] La imposibilidad de un tratamiento unificado del relato alegórico llevaría a Gracián a la consiguiente fragmentación del relato (Crisis). Posiblemente de modo similar a como Benjamin interpreta la exigencia del fragmento para desarrollar y exponer una filosofía adecuada a lo real. Las Crisis gracianas se corresponderían con los fragmentos de Benjamin. Pero el modo de reconocer en Gracián elementos de Modernidad se manifiesta tomando en consideración el subyacente y malamente reprimido impulso de autonomía y de libertad que respira tanto en su *Agudeza* como en la alegoría. No así en el ingenio, que le venía heredado y condicionado y que, en definitiva, vino a ser una modalidad de *cogito* cartesiano de raíz literaria conceptista y de especificidad hispana.

6.2 Benjamin. La alegoría poliédrica

Si tradicionalmente la alegoría era un artificio estético de uso retórico, Benjamin la recupera como estilo moderno específico y sustituye su sentido estético hasta hacerlo desaparecer como tal[986] por un sentido ontológico cuyo pretexto es la historia del sufrimiento y el mortal desmoronamiento del hombre.[987] Sin duda esa sustitución ha revitalizado la alegoría en nuestro tiempo como instrumento hermenéutico histórico. En Benjamin la alegoría muestra al menos, dos caras. En primer lugar la ya aludida recuperación catártica de la catástrofe de la Historia y,

---

985 W. Benjamin, *Das Passagen-Werk*, S. 311.

986 G. Lukács sitúa la alegoría tal como Benjamin la entiende como un modo de nihilismo estético: "Wir haben aber beobachten können zuletzt Benjamind folgend, dass bereits im Barock Tendenzen wirksam wurden, die zu einer Entleerung des jenseitigen Gehalts führten, und diese erreichen (...) in der heutigen Kunst ihren Gipfelpunkt. Einige der wichtigsten Momente dieses ästhetischen Nihilismus der zum Fundament der neuen allegorischen Gestaltung weisen geworden ist." G. Lukacs, *Ästhetik*, Teil I, SS. 769–770.

987 "Ontologisch ist auch die Allegoriekonzeption Walter Benjamins der praetext jeder Allegorie ist für ihn die Leidensgeschichte und Todesverfallenheit des Menschen." G. Kurz, *Metapher, Allegorie, Symbol*, 1997, S. 42.

en segundo, como llave maestra de la subjetividad benjaminiana que, tras entrar en el mundo Barroco y reencontrar en él la *dinamis* y concreción teológica del drama calderoniano se ve orientada hacia la teologuización de la estética. Esta alegoría en su orientación subjetiva, es expresión de una subyacente dimensión teológica que para algunos autores sería una teología negativa.[988]

La profunda vinculación de la alegoría con formas *visuales* e *imaginativas* conlleva una percepción antinómica o *ambigua* de la misma. La alegoría expresa la convención a través de imágenes que son representadas en complejos cuyos componentes poseen distinto rango significativo. Este "exceso" de libertad interpretativa se fundamenta en el doble carácter de la alegoría. Por una parte es fiel a las *convenciones* (*Konvention*) de la época en cuanto a los temas y por otra su *expresión* (*Ausdruck*) no se sujeta a criterios convencionales. En la alegoría convención y expresión son, pues, por naturaleza, antagónicas.[989] Aunque es cierto que la expresión se muestra como el elemento dominante hasta el punto que Benjamin considera a la alegoría del XVII como expresión de la convención, no al contrario.[990] La alegoría se despliega, pues, sobre lo convencional sin estar sometida a la convención, sino que ésta se manifiesta como expresión de la alegoría. La libertad formal en la representación de la convención no tiene límites.

Una de las características de la alegoría, a la que Benjamin no se sustrae, es la preferencia de *lo creativo* frente a lo normativo. Para Benjamin poder disponer de los propios modelos creativos es un principio inalienable que él ejerce profusamente. Lo creativo es siempre reivindicativo de la libertad imaginativa y Benjamin lo atribuye como condición necesaria al alegórico y también al contemplativo porque es alegórico.[991] Benjamin suele agrupar las figuras del

---

988 Este sería el punto de vista de Vicente Jarque quien en su tesis sobre los orígenes del pensamiento de Benjamin, Universidad de Valencia, 1988, ve el pensamiento religioso de Benjamin como una teología sin dogmas, como una raíz que provee de motivación el fondo del espíritu humano pero sin concreciones mitológicas ni reconocimiento de palabra revelada." Citado por J. García Gibert, *Baltasar Gracián y el ficcionalismo barroco*, 1990 p. 294.

989 "Denn die Allegorie ist beides, Konvention und Ausdruck; und beide sind von Haus aus widerstreitend." *Ursprung des deutschen Trauerspiels*, I, I G. S., S. 153.

990 Ibid. S. 351.

991 "...wie W. Benjamin deutlich gemacht hat, nicht (mehr) schöferische Eigenart und utopische Phantasie, sondern das Vermögen, „souverän mit Mustern schalten" zu können." Conrad Wiedemann, *Bestritene Individualität*, en *Formen und Funktionen der Allegorie*, 1978, S. 585. „Der Grübler, dessen Blick, aufgeschreckt, auf das Bruchstück in seiner Hand fällt, wird zum Allegoriker." W. Benjamin, *Das Passagen-Werk*, S. 408. „Der Grübler ist unser den Allegorien zu Hause." Ibid. S. 359.

alegórico, del contemplativo y del melancólico y los considera como receptores privilegiados de pasado degradado en forma alegórica porque la alegoría está en ellos al servicio del pensamiento. Aunque hay que tener presente que en la alegoría hay un excedente de significado, que en Benjamin alcanza al propio concepto de alegoría, el cual se retroalimenta por su adecuación para hacer reconocible la autorreferencialidad del lenguaje. La representación alegórica permite diferenciar los aspectos lingüísticos y narrativos respecto del concepto que se solapa tras aquellos y con ello diferenciar los relatos alegóricos y los hechos. Por ello en la alegoría se puede superar la Historia, porque en ella es más fácil obviar las superposiciones del relato y de los hechos. Es en la alegoría donde puede tener lugar la superación dialéctica del lenguaje y de los hechos (Historia). También se puede atribuir ese carácter escritural (*Schriftcharakter*) de la alegoría a su disponibilidad para atribuirle significados diversos. Porque el texto alegórico, al fin y al cabo está desprovisto de vida, está como muerto hasta que se lo apropia el melancólico.[992] Y algo de esto ha ocurrido con Benjamin, quien como alegórico ha dotado de significados diversos a la propia alegoría y consiguientemente ha asumido también naturaleza y funciones distintas y a veces contrapuestas.

Una cosa ha ido resultando evidente a medida que avanzábamos en el estudio: que el sentido de la alegoría en Benjamin es diverso y a veces contradictorio en función de la perspectiva hermenéutica que se adopta. Es un poliedro cuyas caras, aristas y vértices parecen desplazarse o modificarse según el ángulo desde el que se observa. En Benjamin encontramos la alegoría del melancólico, la del intérprete de la Historia, la alegoría social de Baudelaire, la imagen mental como síntesis de filosofía y poesía, la alegoría como una forma de sueño, la alegoría como instrumento de crítica social, la alegoría como bandera de reivindicación de la vitalidad dramática del Barroco, la alegoría intérprete del tiempo, precedente del expresionismo, *alter ego* regenerado del símbolo, etc. Tal vez esta posición poliédrica de Benjamin es consecuencia de su perspectiva dinámica y de comodín respecto a la alegoría, la cual por su libertad representativa es una forma inquieta y dúctil.[993]

La apertura semántica de la alegoría apoyaría su utilización en el descubrimiento por analogía del mundo sin continuidad temporal, fragmentado. El carácter crítico de la defensa, de lo abierto, de lo desestructurado, discontinuo y

992 "Wird der Gegenstand unterm Blick der Melancholie allegorisch, lässt sie das Leben von ihm abfliessen, bleibt er als toter, doch in Ewigkeit gesicherter zurück..." Benjamin, *Ursprung des deutschen Trauerspiels*, I, I G. S., S. 359.

993 "Zuletzt ist das Bild der erstarrten Unruhe, das die Allegorie stellt, ein geschichtliches." W. Benjamin, *Das Passagen- Werk*, S. 463.

fragmentario se ha visto reconocido y sostenido por la crítica artística de comienzos de siglo. Este vanguardismo era llevado a todos los planos como un banderín de enganche legitimado por su propia presencia aurática entre los artistas e ideólogos a la moda. Benjamin se debió sentir atraído por la innovación de estos últimos y halló en la alegoría el instrumento hermenéutico adecuado para evidenciar la realidad de un mundo fragmentado.[994] Ésta podría ser una perspectiva aceptable pero insuficiente para tanta riqueza de sugerencias que alberga la obra de Benjamin, fragmentaria en unos casos y aforística en otros. La percepción de que la verdad no puede hallarse en lo sistemáticamente organizado por el ser humano también lleva a Benjamin a considerar el montaje como progresista porque pone en evidencia lo fragmentario del mundo. Pero la especial dificultad en la comprensión ordenada o no contradictoria de Benjamin se encuentra en su voluntad de interrelación tratando de evitar la directriz de la razón en el establecimiento de relaciones y soñando que los objetos, dejados en libertad, sin coacción estructural, serían capaces de relacionarse espontáneamente. Como en *Das Pasagen-Werk* donde el simple montaje sería, como dice Adorno, la línea única de interpretación porque se quiere que lo fragmentario actúe como principio frente a lo sistemático.[995]

Algunas Posiciones Críticas.
Se ha escrito con frecuencia sobre la influencia del arte barroco en algunas de las vanguardias de comienzo del s. XX como el Expresionismo o el Surrealismo y por tanto sobre la modernidad del Barroco. Su ejemplaridad y reivindicación por autores, como Konrad Fiedler, Theodor Lipps y, especialmente, Wilhelm Worringer (*Abstraction und Einfühlung*, 1908) son consecuencia de la nueva visión del arte centrada sobre todo en la necesidad de expresarse del artista (la "*innerer Drang*" o necesidad interior), así como en la constatación de una ruptura entre el artista y el mundo exterior. Se pasó a admirar el arte popular, primitivo y exótico y la obra de artistas como Grünewald, Brueghel y El Greco. No

994 "It is not the desire to rehabilitate an arcane dramatic genre that motivates Benjamin, but the desire to make allegory actual. The allegorical mode allows Benjamin to make visibly palpables the experience of a World in fragment, in which the passing of time medus not progress but disintegration." S. Buck-Morss, *Dialectics of Seeing*, 1990, p. 18.

995 "Benjamins Absicht war es, auf alle offenbare Auslegung zu verzichten und die Bedeutungen einzig durch schockhafte Montage des Materials hervortreten zu lassen." Th. W. Adorno, *Prismen*, 1977, s. 250. „Darum verwehrt sein Denken seinem Ansatz nach sich selbst das „Gelingen" bruchloser Einstimmigkeit und macht das Fragmentarische zum Prinzip." Ibid. S. 251.

obstante, tras la Primera Gran Guerra, las relaciones anteriormente establecidas entre el Expresionismo y el Gótico, el Barroco o el arte primitivo habían dejado de tener relevancia. Worringer, en su escrito de 1921 sobre cuestiones actuales del arte abandona definitivamente su apuesta por el Expresionismo porque éste había perdido su sentido metafísico, se había transformado en pura decoración de paredes o caligrafía artística a la moda y ahora el nuevo arte era influido por el pesimismo expresado por Spengler (*Der Untergang des Abendlandes,* 1918). Era ya un arte sin compromiso. En ese contexto, en 1929, aparece la obra de Benjamin sobre el *Surrealismo*[996] cuyos contenidos sobre experiencia vital, rebelión, estética de la sorpresa e imágenes del pesimismo en el Surrealismo comenzaban ya a ser abandonados por las propias Vanguardias. Lo que provocará, incluso hasta nuestros días, algunas críticas al enfoque benjaminiano de la alegoría. Para algunos analistas Benjamin utiliza la alegoría con laxitud evitando definiciones precisas provocando con ello cierta arbitrariedad que pone de manifiesto su carácter subjetivo y falta de base ontológica.[997] La idea de Steinhagen es que Benjamin proyecta su subjetividad hacia los objetos en el intento de trascenderlos elevándolos a otro plano.[998] También se ha visto en la alegoría benjaminiana un ideal poético, una especie de categoría universal que siempre es válida y acertada en sus interpretaciones histórico- teológicas.[999] S. Knaller cita a Craig Owen y Benjamin Buchloh quienes interpretan las categorías de Benjamin como modelo de crítica social y ofensiva contra el arte autónomo de la Modernidad.[1000] Lo cual es confirmado por P. Bürger en su *Theorie der Avantgarde* al decir que Benjamin partió de su comprensión de la alegoría y las Vanguardias y a partir de ahí interpretó el Barroco, no al revés.[1001] Más crítico llega a ser Bohrer al referir las contradicciones de Benjamin, el cual, si bien en cierto sentido rechaza el mito, porque Dios no puede ayudar a reconstruir el pasado, sí que lo puede hacer el 'Ángel de

---

996 *Der Surrealismus*. Publicado en febrero de 1929 en *Die literarische Welt*. G. S. II, SS. 295–310.

997 "...dass er die metaphysische oder ontologische Substanzlosigkeit, die ihnen zugrunde liegt, und damit ihren subjektiven, willkürlichen Charakter erkennt." H. Steinhagen, *Zu W. Benjamins Begriff der Allegorie,* 1979, S. 669.

998 "...seine Gegenstände allegorisch interpretiert mit dem Ziel, die subjektive Projektion seiner Alegorese zu transzendieren (...) in einer dialektischer Doppelbewegung: sie entwertet die Dinge und erhöht sie eben durch und umgekehrt." Ibid. SS. 671–672.

999 "...weist die Allegorie als Dichtungsideal, als universale Kategorie aus, die (...) aufgrund der leitenden geschichtstheologischen Annahme nicht fallibel ist." S. Knaller, *Zeitgenössische Allegorien,* 2002, S. 24.

1000 Ibid. S. 173.

1001 Citado por S. Buck-Morss, *The Dialektics of Seeing,* p. 250.

la Historia'. En tiempo de Benjamin no se rechaza su mística sino precisamente su formulación excesivamente hermética,[1002] para finalizar reconociendo que el concepto de alegoría de Benjamin es muy problemático.[1003] H. Kiesel dirigiendo el *Diskussionbericht des Symposion über die Formen und Funktionen der Allegorie* (1978) recoge algunas opiniones de congresistas particularmente críticas sobre Benjamin. Así Haug cree que el momento de salvación del Barroco no tiene un sentido utópico concreto como defiende Benjamin sino que es "muy difuso". Por otra parte Haug considera que el sentido de las cosas se reduce al significado de su "nada" (*sic*) con lo cual se alcanza el límite de lo alegórico.[1004] En las mismas páginas Steinhagen insiste en la falta de solidez de la definición del Barroco en el libro de Benjamin sobre la tragedia alemana, como si quisiera realizar el reino de Dios en la Tierra. Y la falta de significado de las cosas en el libro tiene la finalidad de permitir una libre proyección de significado.[1005] También Helmich cree que Benjamin pone a Baudelaire como modelo de alegoría, pero éstas suelen ser de personificación.[1006] Y Wiedeman critica la limitada argumentación de Benjamin porque recurre a ejemplos excepcionales del Barroco.[1007]

6.3 Síntesis

Gracián.
La alegoría que lo ocupa todo en *El Criticón* es *el viaje*. La culpabilidad del ser humano suele explicarse recurriendo a una narración simultáneamente mitológica y alegórica de manera que tiene lugar una propuesta ontológica al señalar la

---

1002 "Wenn die Zeitgenossen Benjamins seine Texte zögern rezipierten, dann nicht, weil sie die Mystik daran selbst ablehnten, sondern weil sie zu hermetisch formuliert war." Ibid. S. 548.

1003 "Es ist etwas deutlicher geworden, warum es sehr problematisch ist, Benjamins Begriff der Allegorie hier zu verwenden. Das heisst wiederum, dass nicht die Bedeutung oder Nichtbedeutung, die von der Forschung ausgemachte widersprüchliche Alternative der isolierten Bilder, zu klaren ist." Ibid. SS. 193–194.

1004 "...in einem konkret-utopischen Sinn formuliert worden sei, bleibe gerade dieses Moment „sehr diffus." Die allegorische Sinn der Dinge bei Benjamin auf die Bedeutung ihrer Nichtigkeit reduziert, womit ein Grenzfall des Allegorischen erreicht sei." Walter Haug, *Formen und Funktionen der Allegorie,* 1978, SS. 730–731.

1005 „Die Bedeutungslosigkeit der Dinge resultiere für Benjamin nicht aus ihrer Nichtigkeit an sich sondern daraus, dass sie frei Verfügbar seien für die Projektion von Bedeutung." Ibid. S. 731.

1006 "...seine Allegorie also wesentlich Personifikationsallegorie sei." Ibid.

1007 Ibid. S. 730.

relación entre la naturaleza esencial del hombre y su devenir histórico. El Criticón es un relato sin argumento.

Entre las ventajas que aporta la alegoría del viaje una de ellas reside en que la estructura episódica del relato permite ofrecer *principios abstractos* como invariables pese a la diversidad de situaciones. Otra ventaja es que a lo largo del viaje (de la vida) es posible *percibir las transformaciones* que sufre el viajero a lo largo del mismo.

El ser esencial del hombre tiene en Gracián un doble componente, *ético* e *intelectual* que en el relato de la vida de Andrenio y Critilo producen una novela de formación a la que podríamos denominar *Bildungsroman* si *El Criticón* fuera más novela que libro de aforismos, de sentencias y epigramas como lo es.

La complejidad del *procedimiento alegórico* graciano venía dada por la triple estructura (macro, meso, y microestructuras) en *El Criticón* o por el hecho de que las alegorías se sustentan a su vez sobre propuestas metafóricas (como "*el palacio sin puertas*", "*la fuente de los engaños*", etc.) o porque se pueden distinguir tres planos de la forma alegórica que se superponen a lo largo del viaje: a) el geográfico (*Der geografische Raum*): b) El tiempo vital (*Die Lebenszeit des Menschen*) dividido en tres etapas de la vida: la infancia – juventud, la madurez y la vejez. c) El plano moral (*Moralische Raum*).

El núcleo temático que recorre *El Criticón* es el conocimiento como imperativo vital. Para Gracián, sin sabiduría, sin conocimiento, no puede haber vida satisfactoria. En casi todas las Crisis aparece, de un modo u otro, esa necesidad de ver, descifrar, desarrollar el talento, la ciencia, etc. En la 1ª y 2ª parte de *El Criticón* es donde más insiste Gracián en el conocer. En la 3ª parte, en la vejez, el saber ya debiera haberse ejercitado y los temas se orientan más a acontecimientos externos (la rueda de la fortuna, la muerte, la fama, etc.).

Gracián propone no sólo el paso a la madurez de la vida, sino también a la madurez del conocer. Porque sólo el conocimiento, el ver, puede permitir avanzar con alguna garantía en la vida.

Respecto a la búsqueda de *la felicidad*, Felisinda en el relato (III, 9), reconoce Gracián que no se encuentra en esta tierra "*toda felicidad humana, consiste en tener prudencia y la desventura en no tenerla*". Toda la peripecia epistemológica de *El Criticón* buscando la felicidad se resume en un relato cargado de escepticismo y pesimismo. En la Crisi final los temas se suceden: la eternidad por la literatura o la fama, su intemporalidad, la fragilidad de la vida, el acceso a la fama, los méritos para entrar en la inmortalidad, vivir eternamente por las armas o las letras, la cueva de la nada, etc.

En otros momentos (III, 4) se dice que la verdadera visión es la del entendimiento y que la visión de los ojos importa poco (...) porque "la dificultad está en leer y entender lo que está de las tejas abaxo".

El modelo de conocimiento en Gracián, como el de Platón, es la visión, *la intuición sensible* (sensación) o *intelectual* (producto del ingenio) y que se fundamenta en la experiencia vital que es la enseñanza que nos otorga la observación. La lógica que se maneja es la observación de la vida.

Cuando Andrenio trata de comprender quién es él mismo (I, I), desarrolla una argumentación que comienza como la de Descartes, al fundamentar con la duda metódica, su propia existencia. Pero la intuición cartesiana que le lleva a una autoevidencia, a la intuición de ser sólo un ser pensante. no se produce en Andrenio (Gracián) sino que se pregunta quién es y quién le ha dado el ser.

La *modernidad* de Gracián está en cuanto que organiza sus simbolizaciones en un tratado en el que lo argumentativo ha dejado paso a lo narrativo alegórico. También los elementos de Modernidad se manifiestan tomando en consideración el impulso de *autonomía* y de *libertad* que respira tanto en su *Agudeza* como en la alegoría. Se muestra también en su mayor interés por la originalidad de la forma prevalente para él sobre los contenidos.

Benjamin.

Benjamin sustituye el sentido estético de la alegoría por un *sentido ontológico* cuyo pretexto es la historia del sufrimiento y el mortal desmoronamiento del hombre. Sin duda esa sustitución ha revitalizado la alegoría en nuestro tiempo como instrumento hermenéutico histórico.

En Benjamin, la alegoría muestra al menos, dos caras. La ya aludida *recuperación catártica* de la catástrofe de la Historia y como llave maestra de la *teologuización de la estética* que para algunos autores sería una teología negativa.

La alegoría se despliega, pues, sobre lo convencional sin estar sometida a la convención, sino que ésta se manifiesta como expresión de la alegoría. La libertad formal en la representación de la convención no tiene límites.

Para Benjamin, lo creativo es siempre reivindicativo de la libertad imaginativa y Benjamin lo atribuye como condición necesaria al alegórico.

En la alegoría se puede superar la Historia porque en ella es más fácil obviar las superposiciones del relato y de los hechos. Es en la alegoría donde puede tener lugar la superación dialéctica del lenguaje y de los hechos (Historia).

El sentido de la alegoría en Benjamin es diverso y a veces contradictorio en función de la perspectiva hermenéutica que se adopta. Es un poliedro cuyas caras, aristas y vértices parecen desplazarse o modificarse según el ángulo desde el que se observa. En Benjamin encontramos la alegoría del melancólico, la del intérprete de la Historia, la alegoría social de Baudelaire, la imagen mental como síntesis de filosofía y poesía, la alegoría como una forma de sueño, la alegoría como instrumento de crítica social, la alegoría como bandera de reivindicación de la vitalidad dramática del Barroco, la alegoría intérprete del tiempo, precedente del expresionismo, *alter ego* regenerado del símbolo, etc.

Benjamin se debió sentir atraído por la innovación vanguardista y halló en la alegoría el instrumento hermenéutico adecuado para evidenciar la realidad de un mundo fragmentado.

La especial dificultad en la comprensión ordenada o no contradictoria de Benjamin se encuentra en su voluntad de evitar la directriz de la razón en el establecimiento de relaciones y soñando que los objetos, dejados en libertad, sin coacción estructural, serían capaces de relacionarse espontáneamente. Como ocurre en *Das Passagen-Werk,* donde el simple montaje sería la línea única de interpretación porque quiere que lo fragmentario actúe como principio frente a lo sistemático.

Para algunos analistas, Benjamin utiliza la alegoría con laxitud evitando definiciones precisas provocando con ello cierta arbitrariedad que pone de manifiesto su carácter subjetivo.

En su tiempo no se rechazaba la mística de Benjamin sino, precisamente, su formulación excesivamente hermética; para finalizar reconociendo, en muchos casos, que el concepto de alegoría de Benjamin plantea problemas de difícil resolución.

Epílogo

Das Wort vom zur-Tiefe-gehn,
das wir gelesen haben.
Die Jahre, die Worte seither.
Wir sind es noch immer.

Weiβt du, der Raum ist unendlich
Weiβt du, du brauchst nicht zu fliegen,
Weiβt du, was sich in dein Aug schrieb,
vertieft uns die Tiefe.

P. Celan, *Die Niemandrose.*1963.

El punto de partida de todo proceso creativo se encuentra en la necesidad de expresión ante un interrogante, una insatisfacción personal o social o, sin más, ante la inaplazable exigencia de comunicación. En cierto modo, los productos del arte, de la literatura, incluso de la ciencia, resultan de la voluntad de dar respuesta a inquietudes o problemas que, finalmente, se objetivan en la obra.

La pregunta por la naturaleza de la alegoría llevaba a tomar en consideración otros elementos más simples y que podían permitir un acercamiento más consciente al carácter epistemológico de la alegoría. El concepto, el ingenio, la agudeza, la apariencia, la ficción, la imagen, constituyen un entramado que, en su dimensión gnoseológica, aproximan a la complejidad estructural de lo alegórico en la obra de Benjamin y especialmente en la de Gracián. La reflexión sobre algunos de los eslabones del conocimiento que pueden darse en la creación literaria es lo que constituye la *epistemología poética* la cual adopta, indefectiblemente, la forma fragmentaria y paratáctica que hemos desarrollado en las páginas anteriores.

En los autores que nos han ocupado, se echa de ver una explícita voluntad de comunicación, en el caso de Gracián, inevitablemente a través de los canales formales del Barroco, que se concreta en la gigantesca alegoría de *El Criticón.* En W. Benjamín, su permanente inquietud interior toma forma a través de escritos que, sobre todo en sus primeras etapas, encuentran en la alegoría un intrumento privilegiado de aproximación al quehacer filosófico o literario.

Si bien las formas artísticas – cuánto más los contenidos – del pasado no pueden tener vigencia plena en momentos posteriores de la historia por su estricta irrepetibilidad, en la dialéctica de la historia suelen darse elementos recurrentes de naturaleza estética o moral – y no sólo en ellas – que inspiran las nuevas épocas, bien como antítesis bien como síntesis.

El paralelismo o contraste entre la noción de alegoría en Gracián y Benjamin nos ha llevado a la consideración de las diferencias o similitudes en sus respectivos conceptos de alegoría. En esa búsqueda, aunque se dan algunas coincidencias éstas son más bien de orden circunstancial que de verdadera proximidad literaria o filosófica. De ahí que tenga sólo un relativo interés la comparación entre la noción de alegoría de ambos autores. El propio Benjamin, en algún momento de su *Ursprung*, ha alertado sobre la superficialidad e inutilidad de "comparar a los autores sólo por comparar".

Asimismo sus producciones son en gran medida divergentes. En Benjamin hay sobre todo la alegoría inserta en la teoría del filósofo intérprete del mundo que no la lleva a la práctica creadora, mientras que en Gracián, la alegoría se pone en acto, se realiza, en forma de gigantesco relato sobre la vida humana y su exigencia de conocimiento, en *El Criticón*.

Más allá de la aportación literaria concreta de ambos, se percibe la aspiración de ir más allá, de trascender la prosa de las relaciones mundanales. Para Gracián, la alegoría es el marco a través del cual es posible elevar a sublime *literatura* lo que pudiera haber sido sólo un manual de casuística. Pero por encima de todo, en *El Criticón* se trasluce la urgente necesidad de conocer (έπιστήμη), que Gracián despliega en un itinerario de creación (ποίησις) poética siendo para él el objetivo supremo al que se podía aspirar en su mundo: una *epistemología poética*. Y todo ello a pesar de que el mayor desengaño se confirmará al final. No está Felisinda. Y el narrador lo sabe.

En Benjamin, el impulso inconformista le llevará a adoptar la alegoría como instrumento básico de reposicionamiento filosófico. Posteriormente, el mantenimiento de esa tensión vanguardista le aproximará a los aledaños del Materialismo Histórico en los que la función de la alegoría quedará ya muy desdibujada. No obstante, en su espíritu heterodoxo, permanece siempre un poso místico y escatológico, origen de frecuentes paradojas, en las que se percibe siempre la presencia de lo alegórico como parte de su resolución. Benjamin buscará una interpretación que dote a la alegoría de una dimensión *ontológica*. Pero la ausencia de δύναμις dialéctica, como ya observó Adorno, y de coherencia interpretativa fue el mayor lastre para la posibilidad de progreso del pensamiento benjaminiano.

Bibliografía

Gracián

Obras

GRACIÁN, Baltasar. - *El Criticón*. Edición de M. Romera-Navarro. University of Pennsylvania. Philadelphia. 3 Vols. 1938. Reedición Georg Olms Verlag. Hildesheim - New York. 1978.

GRACIÁN, Baltasar. - *El Criticón*. Edición de Santos Alonso. Cátedra. 2001. [Las citas de páginas van referidas a esta edición]

GRACIÁN, Baltasar. - *El Discreto*. Pedro le Grand. Amsterdam, 1665.

GRACIÁN, Baltasar. - *Arte de ingenio. Tratado de agudeza*. Edición de Emilio Blanco. Cátedra.1998. GRACIÁN, Baltasar. - *Agudeza y arte de ingenio*. Edición de E. Correa Calderón 2 vols. Clásicos Castalia. 2001.

GRACIÁN, Baltasar. - *Oráculo manual y arte de prudencia*. Edición de Emilio Blanco. Cátedra. 2001.

GRACIÁN, Baltasar. - *El héroe*. Clásicos Castalia. 2003.

Bibliografía Primaria

AA.VV. - *Homenaje a Gracián*. Institución Fernando el Católico. Zaragoza. 1958.

AA.VV. - *Gracián y su época. Actas de la I Reunión de filólogos aragoneses*. Institución Fernando el Católico. 1986.

AA.VV. - *El mundo de Gracián. Actas del coloquio internacional*. Berlin (1988). S. Neumeister y D. Briesemeister (Editores). Colloquium Verlag Berlin, 1991.

AA.VV. - *Baltasar Gracián. Selección de estudios. Investigación actual y documentación*. Suplementos nº 37. Marzo de 1993. Coord. Jorge M. Ayala. Anthropos, 1993.

AA.VV. - *Baltasar Gracián. Estado de la cuestión y nuevas perspectivas*. Aurora Egido y Mª Carmen Marín (Coords.). Institución Fernando el Católico. Zaragoza. 2001.

AA.VV. - *Actas del V Congreso de la Asociación Internacional Siglo de Oro*. Münster, 1999. Christoph Strosetzki (Editor). Iberoamericana - Vervuert. 2001.

AA.VV. - *Actas del 4º centenario de Gracián*. 2001. Institución Fernando el Católico. Huesca- Zaragoza. 2003.

AA.VV. - *El mundo de Baltasar Gracián. Filosofía y literatura en el Barroco*. Editor J. F. García Casanova. Universidad de Granada. 2003.

AA.VV. – *Gracián: Barroco y Modernidad*. Miguel Grande / Ricardo Pinilla (Editores). Universidad Pontificia de Comillas. Madrid. 2004.

AA.VV. – *El yo fracturado. Don Quijote y las figuras del barroco*. Círculo de Bellas Artes. 2006. ALMOGUERA CARRERES, Joaquín. – "Hombre moderno y sujeto de derecho en Gracián". En *Gracián: Barroco y Modernidad*. Universidad Pontificia de Comillas. Madrid. 2004.

ALONSO FERNÁNDEZ, Santos. – *Tensión semántica (lenguaje y estilo) de Gracián*. Prólogo de Rafael Lapesa. Institución Fernando el Católico. Zaragoza. 1981.

– Introducción a *El Criticón*. Cátedra. 2001.

ANDREU, Jose Mª. – "La dialéctica del juego en el Oráculo Manual". En *El mundo de Baltasar Gracián. Filosofía y literatura en el Barroco*. Universidad de Granada. 2003.

AUBRUN, Charles V. – « Gracián contre Faret ». En *Homenaje a Gracián*. Institución Fernando el Católico. Zaragoza. 1958.

AVILÉS, Luis F. – *Lenguaje y crisis: las alegorías de 'El Criticón'*. Editorial Fundamentos Espiral Hispano Americana. Caracas. Madrid, 1998.

AYALA MARTÍNEZ, Jorge. – Introducción. *Baltasar Gracián. Selección de estudios. Investigación actual y documentación*. Suplementos nº 37. Marzo de 1993. Coord. Jorge M. Ayala. Anthropos, 1993.

– "Vida de Baltasar Gracián". *Baltasar Gracián. Estado de la cuestión y nuevas perspectivas*. (13–32). Institución Fernando el Católico. Zaragoza. 2001.

– "Prudencia y mundo en Baltasar Gracián". En *Gracián: Barroco y Modernidad*. Universidad Pontificia de Comillas. Madrid. 2004.

BAQUERO GOYANES, Mariano. – "Perspectivismo y sátira en El Criticón". En *Homenaje a Gracián*. (27–56). Institución Fernando el Católico. Zaragoza. 1958.

BATLLORI, Miguel. – "Gracián y la Retórica barroca en España". En *Retórica e Barocco. Atti del III Congresso Internazionale di Studi Umanistici*, (27–33). Venezia 1954, Fratelli Bocca Editori. Roma, 1954.

– *Baltasar Gracián y el Barroco*. Obra Completa, Vol. VII. Tres i quatre. Valencia 1996. BLANCO, Emilio. – Introducción a *Arte de ingenio. Tratado de agudeza*. Cátedra. 1998.

BLANCO, Mercedes. – *Les Rhétoriques de la Point. Baltasar Gracián et le Conceptisme en Europe*. Editions Slatkine. Genève. 1992.

BLECUA, José Manuel. [1945] – *El estilo de "El Criticón" de Gracián*. Institución Fernando el Católico (CSIC). Conferencia pronunciada en la Institución F. el C. durante el curso 1943–1944. 32 pp. Editado como "El estilo de *El Criticón* de Gracián", *Archivo de Filología Aragonesa*, I, 7–32. 1945; reed. *Sobre el rigor poético en España y otros ensayos*, Barcelona, Ariel, 1977, 119–151.

– "Prólogo" a *El Criticón de B. Gracián*. Ebro S.L. Zaragoza, 1950.

BLÜHER, Karl A. – "Mirar por dentro. El análisis introspectivo del hombre en Gracián". En *El mundo de Gracián* (203–220). Actas del coloquio internacional. Berlin. 1988, Colloquium Verlag Berlin, 1991.

CACHO, Mª Teresa. – "Ver como vivir. El ojo en la obra de Gracián". En *Gracián y su época* (117–135). Actas de la I reunión de filólogos aragoneses. Instituto Fernando el Católico.1986.

CAMÓN AZNAR, José. – "El monstruo en Gracián y en Goya". En *Homenaje a Gracián*. Institución Fernando el Católico. Zaragoza. 1958.

CANTARINO, Elena. – "Séneca, Lipsio y Gracián. Sobre el neoestoicismo de los siglos XVI y XVII." Actas del *XIV Congrès Valencià de Filosofia* (225–236). Peníscola. Societat de Filosofia del País Valencià. 2002.

– "Cifras y contracifras del mundo: el ingenio y los grandes descifradores". En *Gracián: Barroco y Modernidad*. Universidad Pontificia de Comillas. Madrid. 2004_1.

– "Justo Lipsio en la biblioteca de Lastanosa. Apuntes para las fuentes de Gracián". En *Memoria de la palabra. Actas del IV Congreso de la Asociación Internacional Siglo de Oro*. (457–465) Burgos–La Rioja, 15–19 de junio 2002. Iberoamericana. Vervuert, 2004_2.

– "Sobre l'art de prudència i l'art de l'ocasió (Notes sobre el barroc i Gracián)" en *Quaderns de filosofia i ciència*, 38, (115–124). Societat de Filosofia del País Valencià, València, 2008.

CEREZO GALÁN, Pedro. – "Homo duplex: el mito y sus dobles". En *El mundo de Baltasar Gracián. Filosofía y literatura en el Barroco*. Universidad de Granada. 2003.

CHECA, Jorge. – *Gracián y la imaginación arquitectónica: espacio y alegoría de la Edad Media al Barroco*. Dissertation at Princeton University. Princeton, Scripta humanistica 1383 Kersey Lane. Potomac, Maryland. 1984.

CODOÑER, Carmen. – Ingenio y Agudeza. Reflexiones léxicas. *Actas del 4º centenario de Gracián*. 2001 (pp. 203–235). Institución Fernando el Católico. Huesca-Zaragoza. 2003. CORREA-CALDERÓN, E. – *Baltasar Gracián. Su vida y su obra*. Gredos. Madrid, 1970.

– Introducción a *Agudeza y arte de ingenio*. 2 vols. Clásicos Castalia. 2001.

COSTER, Adolphe. – *Baltasar Gracián*. (1913). Sp. Traducción, prólogo y notas de Ricardo del Arco Institución Fernando el Católico (CSIC). Zaragoza. 1947.

CUARTERO, Mª Pilar. – "Oráculo Manual y Arte de Prudencia". *Baltasar Gracián. Estado de la cuestión y nuevas perspectivas.* (89–102). Institución Fernando el Católico. Zaragoza. 2001.

DE LA HIGUERA, Javier. – "Lo insoportable de la verdad". En *El mundo de Baltasar Gracián. Filosofía y literatura en el Barroco.* Universidad de Granada. 2003.

DEFFIS DE CALVO, E. – "Perspectivas críticas sobre la novela española de peregrinación del siglo XVII". En *Actas del II Congreso Internacional de Hispanistas del Siglo de oro. Estado actual de los estudios sobre el Siglo de Oro.* (279–284). Ediciones Universidad de Salamanca. 1993.

DEL ARCO Y GARAY, Ricardo. – *Las ideas literarias de Baltasar Gracián y los escritores aragoneses.* (27–80). Archivo de filología aragonesa. Vol. 3 Institución Fernando el Católico. 1950.

DEL RÍO NOGUERAS, Antonio. – "El 'Comulgatorio', la 'Crítica de reflección y 'El epistolario'". En *Baltasar Gracián. Estado de la cuestión y nuevas perspectivas.* Zaragoza. 2001.

EGIDO, Aurora. – "El arte de la memoria y El Criticón". En *Gracián y su época. Actas de la I Reunión de filólogos aragoneses* (25–66). Institución Fernando el Católico. 1986.

– "El Criticón y la retórica del silencio". En *El mundo de Gracián. Actas del coloquio internacional.* Berlin, 1988.

– *La rosa del silencio. Estudios sobre Gracián.* Alianza Universidad. 1996.

ENGUITA UTRILLA, José Mª. – "Observaciones lingüísticas en torno a los textos gracianos". En *Baltasar Gracián. Estado de la cuestión* (129–148). Zaragoza, 2001.

GARCÍA CASANOVA, Juan F. – "El mundo barroco de Gracián y la actualidad del neobarroco". En *El mundo de Baltasar Gracián. Filosofía y literatura en el Barroco.* Universidad de Granada. 2003.

GARCIA GIBERT, Javier. – *Baltasar Gracián y el ficcionalismo barroco.* Tesis doctoral. Universidad de Valencia. 1990.

– *Baltasar Gracián.* Síntesis. Madrid. 2002.

– "El ficcionalismo barroco en Baltasar Gracián." En *Gracián: Barroco y Modernidad.* Universidad Pontificia de Comillas. Madrid. 2004.

GARCÍA LÓPEZ, J. – *Baltasar Gracián. Introducción al estudio de los clásicos.* Editorial Labor S. A. 1947.

GRANDE YÁÑEZ, Miguel. – "Introducción. Gracián y la modernidad filosófica". En *Gracián: Barroco y Modernidad.* Universidad Pontificia de Comillas. Madrid. 2004.

GREEN, OTIS H. – "Sobre el significado de "crisi(s)" antes de *El Criticón*. Una nota para la historia del conceptismo". En *Homenaje a Gracián*. Institución Fernando el Católico. Zaragoza. 1958.

HEGER, Klaus. – *Baltasar Gracián. Estilo y doctrina*. Institución Fernando el Católico. Zaragoza. 1982.

HERNÁNDEZ, Mª Teresa. – *La Teoría literaria del conceptismo en Baltasar Gracián*. E.L.U.A., 3. 1985–1986. (7–46).

HIDALGO – SERNA, Emilio. – *Das ingeniöse Denken bei Baltasar Gracián*. Wilhelm Fink Verlag, 1985.

– "El humanismo retórico y político de Cervantes y Gracián". En *Memoria de la palabra. Actas del IV Congreso de la Asociación Internacional Siglo de Oro*. (1045–1052). Burgos – La Rioja, 15–19 de junio 2002 Iberoamericana. Vervuert, 2004.

JANIK, Dieter. – „Das "Auge der Seele": erkenntnistheoretische, religiose, moralische und ästhetische Funktionen einer topischen Metapher, ausgehend von Baltasar Gracián". In *Texte. Kontexte. Strukturen*. (371–385). Narr. Tübingen. 1987.

JANSEN, Hellmut. – *Die Grundbegriffe des Baltasar Gracian*. Kölner Romanistische Arbeiten. Heft 9. Romanischen Seminar der Universität Köln. 1958.

JIMÉNEZ MORENO, Luis. – "De 'El Criticón' de Gracián al criticismo kantiano". En *Gracián: Barroco y Modernidad*. Universidad Pontificia de Comillas. Madrid. 2004.

KASSIER, Theodore L. – *The truth disguised. Allegorical structure and technique in Gracian's "Criticon"*. Tamesis Books Limited. London. 1976.

KRAUS, Werner. – *Gracians Lebenslehre* Vittorio Klostermann. Frankfurt a. M. 1947; sp. *La doctrina de la vida según Baltasar Gracián*. Rialp. Biblioteca de pensamiento actual. 1962.

LARA NIETO, Mª del Carmen. – "La formación de la sensibilidad en B. Gracián". En *El mundo de Baltasar Gracián. Filosofía y literatura en el Barroco*. Universidad de Granada. 2003.

LASINGER, Wolfgang. – *Aphoristik und Intertextualität bei Baltasar Gracián. Eine Strukturanalyse mit subjekt-geschichtlichem Ausblick*. Romanica Monacensia. Gunter Narr Verlag. Tübingen. 2000.

LÁZARO CARRETER, Fernando. – "El género literario de El Criticón". En *Gracián y su época*.

Actas de la I Reunión de filólogos aragoneses. Institución Fernando el Católico. 1986.

LÓPEZ GARCÍA, Ángel. – "De nuevo sobre la 'crítica de reflección'". En *Gracián y su época. Actas de la I Reunión de filólogos aragoneses*. Institución Fernando el Católico. 1986.

MARÍN PINA, Mª Carmen. – "El Héroe". *Baltasar Gracián. Estado de la cuestión y nuevas perspectivas.* (33–45). Institución Fernando el Católico. Zaragoza. 2001.

MARTÍNEZ DE LA ESCALERA, Ana Mª. – *Algo propio, algo distinto de sí. Ensayo sobre Dante, Gracián y la astucia del lenguaje.* Anthropos. 2001.

MILHOU Alain / MILHOU, Anne. – "El pecado de pereza en el 'Criticón': Dejamiento sin obras". En *Actas del II Congreso Internacional de Hispanistas del Siglo de oro. Estado actual de los estudios sobre el Siglo de Oro.* (683–691). Ediciones Universidad de Salamanca. 1993.

MORALEJA, Alfonso. – "Los ídolos de Bacon, los engaños de Gracián y los prejuicios de los hermenéutas". En *El mundo de Baltasar Gracián. Filosofía y literatura en el Barroco*. Universidad de Granada. 2003.

MUÑOZ-MILLANES, José. – *La presencia de Gracián en Walter Benjamín*. Revista de crítica literaria y de cultura. Nº 1. 1999. Dialnet. Ciberletras.

NAVARRO GONZALEZ, Alberto. – *Las dos redacciones de Agudeza y Arte de Ingenio*. Cuadernos de Literatura, Julio- Diciembre 1948 (201–213). Instituto "Miguel de Cervantes" de Filología Hispánica. Madrid.

NEUMEISTER, Sebastián. – "Presentación". In *El mundo de Gracián*. Actas del coloquio Internacional. Berlin, 1988. Coloquium Verlag Berlin, 1991.

– "Gracián en Alemania". En *Baltasar Gracián. Selección de estudios. Investigación actual y documentación.* (121–125). Anthropos, 19931.

– „Gracián filósofo". En *Actas del II Congreso Internacional de Hispanistas del Siglo de oro. Estado actual de los estudios sobre el Siglo de Oro.* (735–739). Ediciones Universidad de Salamanca. 19932.

NOVELLA SUÁREZ, Jorge. – "Baltasar Gracián y el arte de saber vivir". En *El mundo de Baltasar Gracián. Filosofía y literatura en el Barroco*. Universidad de Granada. 2003.

OLIVEIRA DE VASCONCELOS, Eliane. – "La emblemática: dispositivo argumentativo en el Criticón de Baltasar Gracián". En *Actas del Congreso "El Siglo de Oro en el nuevo milenio"* (1295–1308). Ediciones Universidad de Navarra S. A. Pamplona. 2005.

PELEGRIN, Benito. – *Étique et esthétique du Baroque. L'espace jésuitique de Baltasar Gracián.* Actes Sud. Hubert Nyssen Editeur. 1985_1.

– *Le fil perdu du "Criticon" de Baltasar Gracián: objectif Port-Royal. Allegorie et composition « conceptiste »*. Université de Provence. Aix-en Provence. Ètudes Hispaniques, 8. 1985_2.

– "Arquitextura y arquitectura de *El Criticón*. Estética y ética de la escritura graciana". En *El mundo de Gracián. Actas del coloquio internacional*. Berlin, 1988.

PÉREZ LASHERAS, Antonio. – "Arte de ingenio y Agudeza y arte de ingenio". En *Baltasar Gracián. Estado de la cuestión* (71–88). Institución Fernando el Católico. Zaragoza. 2001. PERIÑÁN, Blanca. – "Lenguaje agudo entre Gracián y Freud". En *Studi Ispanici* (69–93) Pisa. 1977.

POPPENBERG, Gerhard. – „Ganz verteufelt human. Gracián als moralist." En *El mundo de Gracián. Actas del coloquio internacional*, (171-202). Berlin (1988). Colloquium Verlag. Berlin, 1991.

– "Empleo de querubines. El arte de ingenio y algunos problemas del conocimiento". En *Actas del 5º centenario de Gracián 2001*. (277–289). Huesca- Zaragoza. 2003.

ROMERA-NAVARRO, Miguel. – *Las alegorías del Criticón* (sic). Hispanic Review, 9:1 (1941: Jan) (151–175). University of Pennsylvania Dep. of Romance Languages.

– Léxicos relativos a la 'visualidad' en El Criticón. Tomados de *Registro de lexicografía Hispánica*. Revista de Filología española. Anejo LIV. Madrid. 1951.

ROUVEYRE, A. / BOUILLIER, V.– *El español Baltasar Gracián y Federico Nietzsche*. Biblos, Colección Idea. Madrid, 1927.

SCHULZ-BUSCHHAUS, Ulrich. –„Gattungsbewusstsein und Gattungsnivelierung bei Gracián." En *El mundo de Gracián. Actas del coloquio internacional*. Berlin, 1988.

SENABRE, Eduardo. – "El Criticón como 'summa retorica". En *Gracián y su época. Actas de la I Reunión de filólogos aragoneses*. Institución Fernando el Católico. 1986.

SERÉS, Guillermo. – El ingenio en Gracián. De la invención a la eloción. *Actas del 4º centenario de Gracián*. 2001 (pp. 234–257). Institución Fernando el Católico. Huesca-Zaragoza. 2003.

SOBEJANO, Gonzalo. – Gracián y la prosa de ideas. Dialnet. Historia y crítica de la literatura española. Vol. 3. Tomo 1. 1983. (904–929).

VAILLO, Carlos. – "El Criticón". *Baltasar Gracián. Estado de la cuestión y nuevas perspectivas*. (103–116). Institución Fernando el Católico. Zaragoza. 2001.

VILLACAÑAS BERLANGA, José Luis. – "Gracián en el paisaje filosófico alemán. Una lectura desde W. Benjamin, A. Schopenhauer y H. Blumenberg." En *Gracián: Barroco y Modernidad*. Universidad Pontificia de Comillas. Madrid, 2004.

YNDURAIN, Francisco. – "Gracián, un estilo". En *Homenaje a Gracián*. Institución Fernando el Católico.Zaragoza. 1958.

Bibliografía Secundaria

AA.VV. – *Retórica e Barocco. Atti del III Congresso Internazionale di Studi Umanistici*. Venezia 15–18 giugno 1954. Enrico Castelli (Ed.). Fratelli Bocca Editori. Roma 1955.

AA.VV. – *Akten des Deutschen hispanistentages Wolfenbuttel, 28. 2.–1. 3. 1985. Schwerpunkt "Siglo de Oro"*. Hrgs. von Hans-Josef Niederehe. Helmut Buske Verlag. Hamburg. 1985.

AA.VV. – *Actas del II Congreso Internacional de Hispanistas del Siglo de oro. Estado actual de los estudios sobre el Siglo de Oro*. Ediciones Universidad de Salamanca. García Martín, Manuel, (Ed.). 1993.

AA.VV. – *Actas del IV Congreso de la Asociación Internacional Siglo de Oro (AISO)*. 2 vols. Universidad de Alcalá de Henares, 22–27 de julio de 1996. Servicios de Publicaciones de la U. A. H. 1998.

AA.VV. – *Memoria de la palabra. Actas del IV Congreso de la Asociación Internacional Siglo de Oro*. Mª Luisa Lobato, Francisco Domínguez (eds.) Burgos–La Rioja, 15–19 de junio 2002, 2 vols. Iberoamericana. Vervuert, 2004.

AA.VV. – *Actas del Congreso "El Siglo de Oro en el nuevo milenio"*. Mata, Carlos / Zugasti, Miguel (Eds.). Ediciones Universidad de Navarra S. A. Pamplona. 2005.

AA.VV. – *Modelos de vida en la España del Siglo de Oro. Vol. II. El sabio y el santo*. Arellano, I. / Vitse, M. (Edits.). Universidad de Navarra, 2007.

ALBURQUERQUE GARCÍA, Luis. – "Consideraciones a cerca del género "relato de viajes" en la Literatura de Siglo de Oro". En *Actas del Congreso "El Siglo de Oro en el nuevo milenio"*. (129–141) Ediciones Universidad de Navarra S. A. Pamplona. 2005.

ALVAREZ AMELL, Diana. – *El discurso de los prólogos del Siglo de Oro: la retórica de la representación*. Scripta humanistica. 1383 Kersey Lane Potomac, Maryland 20854 USA. 1999.

ARGAN, Giulio Carlo. – "'La Rettorica' e l'arte barocca". En *Retórica e Barocco. Atti del III Congresso Internazionale di Studi Umanistici* (9–15). Venezia, 1954.

ASCUNCE ARRIETA, José-Ángel. – "Góngora y Quevedo a la luz de la metáfora y del símbolo". En *Actas del V Congreso de la Asociación Internacional Siglo de Oro*. (150–160). Münster, 1999. Christoph Strosetzki (Ed.). Iberoamericana-Vervuert, 2001.

AVILÉS, Miguel. – *Sueños ficticios y lucha ideológica en el Siglo de Oro*. Editora Nacional. Madrid. 1980.

BARTRA, Roger. – *Cultura y melancolía. Las enfermedades del alma en la España del Siglo de Oro*. Anagrama, Barcelona, 2001.

BATAILLON, Marcel. – *Érasme et l'Espagne*. Nouvelle édition en trois volumes. Librairie Droz S. A. 11, rue Massot, Geneve 1991 (1937).

BLÜHER, Karl A. – *Seneca in Spanien. Untersuchungen zur Geschichte der Seneca-Rezeption in Spanien von 13. bis 17. Jahrhundert*. A. Franke Verlag. München, 1969.

BOLOQUI, Belén. – "Niñez y adolescencia de B. Gracián". En *Baltasar Gracián. Selección de estudios. Investigación actual y documentación*. Anthropos, 1993.

CAMPOS VARGAS, Henry. – *La(s) retórica(s) en el Renacimiento*. Revista de Lenguas Modernas, nº 10, 2009, 215–223.

CARILLA, Emilio. – *El Barroco literario hispánico*. Edit. Nova. Buenos Aires. 1969.

CARO BAROJA, Julio. – *Las formas complejas de la vida religiosa*. Siglos XVI y XVII. Sarpe. 1985. CASAS RIGAL, Juan. – *La idea de agudeza en el siglo XV hispano: para una caracterización de la "sutileza" cancioneril*. Revista de literatura medieval, nº 6. 1994. (79–104). Dialnet.

CEREZO GALÁN, Pedro. – "Las figuras quijotescas de la melancolía". En *El yo fracturado. Don Quijote y las figuras del barroco*. Círculo de Bellas Artes. 2006.

D'ORS, Eugenio. – „A propos du Baroque". En *Retórica e Barocco. Atti del III Congresso Internazionale di Studi Umanistici* (53–55). Venezia 1954.

– *Lo barroco*. Aguilar. 1964.

DADSON, Trevor J. – *Libros, lectores y lecturas. Estudios sobre bibliotecas particulares españolas del Siglo de Oro*. Arco Libros. 1998.

DE LA FLOR, Fernando. – *Barroco. Representación e ideología en el mundo hispánico* (1580–1680), Cátedra. 2002.

DEL ARCO Y GARAY, Ricardo. – *La erudición aragonesa en el siglo XVII en torno a Lastanosa*. Cuerpo Facultativo de Archiveros, Bibliotecarios y Arqueólogos. Madrid. 1934. DÍAZ-PLAJA, Guillermo. – *El Barroco literario*. Edit. Columba. 1970.

– *El espíritu del Barroco*. Grijalbo. Edit. Crítica. 1983.

DUQUE, Felix. – "Ácida comicidad. Don Quijote y el héroe invertebrado". En *El yo fracturado. Don Quijote y las figuras del barroco*. Círculo de Bellas Artes. 2006.

GADAMER, Hans Georg. – "Bemerkungen über den Barock". En *Retórica e Barocco. Atti del III Congresso Internazionale di Studi Umanistici* (61–65). Venezia 1954.

GALLEGO, Julián. – *Visión y símbolos en la pintura española del Siglo de Oro*. Cátedra. Ensayos de arte. Madrid. 1984.

GARCÍA BERRIO, A. – *Formación de la Teoría Literaria Moderna*. Vol. I: Tópica horaciana. Renacimiento europeo. Planeta, 1977.

- *Formación de la Teoría Literaria Moderna*. Vol. 2: *Teoría Poética del Siglo de Oro*. Universidad de Murcia, 1980.

GARCÍA DE LA CONCHA, Manuel. – "Barroco: categorías, sistema e historia literaria". En *Actas del II Congreso Internacional de Hispanistas del Siglo de oro. Estado actual de los estudios sobre el Siglo de Oro* (59–75). Ediciones Universidad de Salamanca. 1993.

GARCÍA TAPIA, N. / CARRILLO CASTILLO, J. – *Tecnología e imperio. Ingenios y leyendas del Siglo de Oro*. Edit. Nivola, Madrid. 2002.

GÉAL, François. – *Figures de la bibliothèque dans l'imaginaire espagnol du Siècle d'Or*. Honoré Champion Èditeur. Paris.1999.

GILI GAYA, Samuel. – "Agudeza, modismos y lugares comunes". En *Homenaje a Gracián*. Institución Fernando el Católico. Zaragoza. 1958. HATZFELD, Helmut. – *Estudios sobre el barroco*. Gredos. 1973.

HIDALGO-SERNA, Emilo. – „La palabra y el lenguaje en el humanismo español del *verbum rationale* al *sermo*". En *Akten des Deutschen hispanistentages Wolfenbuttel*. 1985. (195–214). *Schwerpunkt "Siglo de Oro"*. Hrgs. von Hans-Josef Niederehe. Helmut Buske Verlag. Hamburg. 1985.

- "La 'agudeza de acción' en El Héroe". En *El mundo de Gracián*. Actas del coloquio internacional. Berlin, 1988.

JANKÉLEVITCH, Vladimir. – « Apparence et manière ». En *Homenaje a Gracián*. Institución Fernando el Católico. Zaragoza. 1958.

LABORDA GIL, Xavier. – *La gramática de Port-Royal: fuentes, contenido e interpretación*. 1978. Edición electrónica, 2004.

LAFUENTE FERRARI, Enrique. – "Ensayo preliminar" a *El Barroco. Arte de la Contrarreforma* de W. Weisbach. Espasa–Calpe. Madrid. 1942.

LÁZARO CARRETER, Fernando. – "Sobre la dificultad conceptista". En *Estilo barroco y personalidad creadora*. Madrid. Cátedra. 1974.

- "Leo Spitzer o el honor de la filología." Introducción a *Estilo y estructura en la literatura española*. (9–26). Grijalbo. 1980.

LEYTE, Arturo. – "El descenso a la cueva de Montesinos. El ascenso al yo". En *El yo fracturado. Don Quijote y las figuras del barroco*. Círculo de Bellas Artes. 2006.

MÂLE, Emile. – *L'art religieux de la fin du XVIe siècle, du XVIIe siècle et du XVIIIe siècle*. Armand Colin. París. 1984; sp. *El barroco: arte religioso del siglo XVII, Italia, Francia, España, Flandes*. Encuentros. Madrid.1985.

MARAVALL, José Antonio. – *Teatro y literatura en la sociedad barroca*. Edit. Seminarios y ediciones. Madrid. 1972.

- *Poder, honor, y élites en el siglo XVII*. Siglo XXI. Madrid. 1979.

- *Estudios de historia del pensamiento español. El siglo del Barroco*. Instituto de cooperación hispanoamericana. 1984.
- *La cultura del barroco*. Ariel. 1986.

MORENO GALLEGO, Valentín. – *La recepción hispana de J. L. Vives*. Biblioteca Valenciana. Generalitat Valenciana 2006.

MUÑOZ JIMENEZ, José Miguel. – *El barroco como arte plenamente moderno*. Dialnet OAI Articles. Cuadernos de arte e iconografía. Tomo 8, 16 (471–492). 1999.

NEUMEISTER, Sebastian. –"Don Quijote, caballero grande, liberal y magnífico" En *El yo fracturado. Don Quijote y las figuras del barroco*. Círculo de Bellas Artes. 2006.

OROZCO DÍAZ, Emilio. – *Lección permanente del Barroco español*. (1951). Edit. Ateneo. Madrid. 1956.
- *El teatro y la teatralidad del barroco*. Planeta. 1969.
- *Introducción al Barroco I*. Universidad de Granada. 1988_1.
- *Manierismo y Barroco*. Cátedra. 1988_2.

PFANDL, Ludwig. – *Spanische Kultur und Sitte des 16. und 17. Jahrhunderts: eine Einführung in die Blütezeit der spanischen Literatur und Kunst* München: Josef Kösel & Friedrich Pustet, 1924, traducido como *Introducción al Siglo de Oro. Cultura y costumbres del pueblo Español de los siglos XVI y XVII*. Barcelona: Edit. Araluce, 1929; Madrid, Visor. 1994.

POPPENBERG, Gerhard. – *Psyche und Allegorie. Studien zum spanischen Autosacramental von den Anfängen bis zu Calderón*, München, Fink, 2003.

RAMÍREZ, Alejandro. – *Epistolario de Justo Lipsio y los españoles*. Washington University Press, Saint Louis, Missouri. USA & Editorial Castalia. Madrid, 1966.

ROSALES, Luis. – "El sentimiento del desengaño en la poesía española del siglo XVII". *Prólogo* a *"Poesía heroica del Imperio"*, vol. II Edit. Nacional 1943. Reedición en: Luis Rosales, *Obras Completas, vol 3: Estudios sobre el Barroco* (177–247), Trotta, 1997_1.
- "La fascinación y la voluntad de morir en la poesía española". Cruz y raya, nº 38. Madrid. 1936. Reed. Luis Rosales, *Obras Completas, vol 3: Estudios sobre el Barroco* (451–467), Trotta, 1997_2.
- "La imaginación configurante. Ensayo sobre las Soledades de Luis de Góngora". En Cuadernos Hispanoamericanos, nº 257/258. 1971. Reed. Luis Rosales, *Obras Completas*, vol 3: *Estudios sobre el Barroco* (467–507), Trotta, 1997_3.

SEBASTIÁN, Santiago. – *Contrarreforma y Barroco. Lecturas iconográficas e iconológicas*. Alianza Editorial. 1985.

SPIRITO, Ugo. – "Barocco e Controriforma". En *Retórica e Barocco. Atti del III Congresso Internazionale di Studi Umanistici* (209–217). Venezia, 1954.

SPITZER, Leo. – "El Barroco español" (Conferencia en Middlebury, Vermont, 1943. Reimpresa en *Romanisches Literatur Studien*, (Recopilación de artículos 1936–1956). En *Estilo y estructura en la literatura española* (310–325). Grijalbo. 1980_1.

– "Desarrollo de un método". ("Svilupo di un metodo". en CuN, XX. 1960). En Leo Spitzer, *Estilo y estructura en la literatura española.* (33–60). Grijalbo, 1980_2.

– "Sobre el significado de D. Quijote". ("On the significance of Don Quijote" en MLN, LXXVII. 1962). En Leo Spitzer, *Estilo y estructura en la literatura española.*, (291–309). Grijalbo, 1980_3.

STOICHITA, I. Victor. – *Visionary Experience in the Golden Age of Spanish Art.* Reaktion Books Ltd. London. 1995.

STROSETZKI, Christoph. – "Ocio, trabajo y juego. Aspectos de su valoración en algunos tratados del Siglo de Oro". *Actas del IV Congreso de la Asociación Internacional Siglo de Oro (AISO).* 2 vols. (1547–1553) Universidad de Alcalá de Henares, 22–27 de julio de 1996. Servicios de Publicaciones de la U. A.H., 1998.

TAGLIABUE, Guido Morpurgo. – "Aristotelismo e Barocco". En *Retórica e Barocco. Atti del III Congresso Internazionale di Studi Umanistici* (119–197). Venezia, 1954.

TAPIÉ, Victor L. – «Le Baroque et la société de l'Europe moderne». En *Retórica e Barocco. Atti del III Congresso Internazionale di Studi Umanistici* (225–233) Venezia, 1954.

– *Baroque et Clasicisme*. Librairie Plon, 1957; sp. *Barroco y clasicismo*. Cátedra. 1991. TEUBER, Fernando. – "Los galeotes del Quijote y la soberanía de las letras". En *El yo fracturado. Don Quijote y las figuras del barroco*. Círculo de Bellas Artes. 2006.

TIERNO GALVÁN, Enrique. – *El tacitismo en las doctrinas políticas del Siglo de Oro español.* Edit. Sucesores de Nogués, 1949. Murcia.

TINTELNOT, Hans. – "Annotazioni su l'importanza della festa teatrale per la vita artistica e dinastica nel Barocco". En *Retórica e Barocco. Atti del III Congresso Internazionale di Studi Umanistici* (233–243). Venezia, 1954. Fratelli Bocca Editori. Roma 1955.

VALVERDE, José Mª. – *El Barroco. Una visión de conjunto.* Montesinos editor. 1980.

VOSSLER, Karl. – *Introducción a la literatura española del Siglo de Oro. Seis lecciones* (1933). Espasa- Calpe, Colección Austral. México. 1961.

WEISBACH, Werner. – *Der Barrock als Kunst der Gegenreformation.* Paul Cassirer. Berlin, 1921. WÖLFFLIN, Heinrich. – *Renaissance und Barock.* Zweite Auflage bearbeitet von Hans Willich. Verlagsanstalt F. Bruckmann A. G. München, 1907.

W. Benjamin

Obras

Gesammelte Schriften I. Zwei Bände Suhrkamp Verlag. 1974.

I / 1, 1974

Der Begriff der Kunstkritik in der deutschen Romantik (1919). Goethes Wahlverwandtschaften (1921–1922) Ursprung des deutschen Trauerspiels (1924 / 1928)

I / 2, 1974

Das Kunstwerk im Zeitalter seiner technischen Reproduzierbarkeit. Erste Fassung (1935 / 1936) Zweite Fassung Dritte Fassung (1938 / 1939) [VII, Nachlass S. 350–384]
Charles Baudelaire. Ein Lyriker im Zeitalter des Hochkapitalismus (1937–1939) Das Paris des Second Empire bei Baudelaire. Über einige Motive bei Baudelaire. Zentralpark.
Über den Begriff der Geschichte. (1939) Anhang: Selbstanzeige der Dissertation.
L'oeuvre d'art à l'époque de sa reproduction mécanisée.
Notes sur les Tableaux parisiens de Baudelaire.

Gesammelte Schriften II. Zwei Bände. Suhrkamp Verlag. 1977.

II / 1

Frühe Arbeiten zur Bildungs- und Kulturkritik. (7–88) Metaphysisch-geschichtsphilosophische Studien. (89–234) Literarische und ästhetische Essays (235–406)

II / 2

Literarische und ästhetische Essays (Fortsetzung) (407–598) Ästhetische Fragmente. (599–632)
Vorträge und Reden. (633–702) Enzyklopädieartikel. (703–740) Kulturpolitische Artikel und Aufsätze. (741–806)
Anhang. Juden in der deutschen Kultur. (807–814)

Gesammelte Schriften III. SuhrkampTaschenbuch Wissenschaft, Frankfurt am Main, 1991.
Kritiken und Rezensionen 1912–1940

Gesammelte Schriften IV. Zwei Bände. Suhrkamp Verlag. 1981.

IV / 1
Charles Baudelaire, Tableaux parisiens. Übertragungen aus anderen Teilen der »Fleurs du mal«. (1923)
Einbahnstraße (1928)
Deutsche Menschen. (1931–1932)
Berliner Kindheit um Neunzehnhundert. (ab 1932) Denkbilder (1925–1934)
Satiren, Polemiken, Glossen. (1925–1931)
Berichte. (1925–1938)

IV / 2
Illustrierte Aufsätze (1926–1932) Hörmodelle (1929–1933)
Geschichten und Novellistisches S. 723–787
Miszellen S. 789–880

Gesammelte Schriften V. Das Passagen-Werk, Zwei Bände. Suhrkamp Verlag, Frankfurt am Main. 1983

Erster Teil V / 1
Einleitung des Herausgebers S. 9–45
Exposés
Paris, die Hauptstadt des XIX. Jahrhunderts S. 45–60
Paris, Capitale du XIX^{éme} siècle S. 60–79
Aufzeichnungen und Materialien S. 79–655

Zweiter Teil V / 2
Aufzeichnungen und Materialien (*Fortsetzung*) S. 655–991
Erste Notizen: Pariser Passagen I S. 991–1041
Frühe Entwürfe
Passagen S. 1041–1044
Pariser Passagen II S. 1044–1060
Der Saturnring oder Etwas vom Eisenbau. S. 1060–1067.

Gesammelte Briefe 4. 1931–1934. Suhrkamp Verlag. Frankfurt am Main. 1998
Briefwechsel 1933–1940 W. Benjamin – G. Scholem. Suhrkamp Verlag. Frankfurt am Main 1980
En español.

W. Benjamin. - *Obras*. Abada Editores. Madrid, 2006–2010. W. Benjamin. - *Libro de los pasajes*. Akal. 2009.

Bibliografía

ADORNO, Th. W. - *Charakteristik Walter Benjamins*. Gesammelte Schriften 10.1. (238–253). Shurkamp 1977.

BOHRER, Karl Heinz. - *Der Abschied. Theorie der Trauer: Baudelaire, Goethe, Nietzsche, Benjamin*. Suhrkamp Verlag. 1997.

BUCK-MORSS, Susan. - *The dialektics of Seeing. Walter Benjamin and the Arcades Project*. The MIT Press, Cambrigde, Massachusetts. London, England, 1989. Second Pringting, 1990.

- *Walter Benjamin, escritor revolucionario*. Colección de artículos entre 1981 y 1995. (Aparecidos en New Left Review, nº 128, 129; New German Critique, nº 39; "October": otoño de 1992 y verano de 1995). Interzona Editora, 2005.

BÜRGER, Peter. - "Benjamins "rettende Kritik". Vorüberlegungen zum Entwurf einer kritischen Hermeneutik" en *Vermittlung-Rezeption-Funktion* (160–173). Suhrkamp stw, 1979.

FIGAL, Günter. - Vom Sinn der Geschichte. Zur Erörterung der politischen Theologie bei Carl Schmitt und Walter Benjamin. In *Dialektischer Negativismus. Michael Theunissen zum 60. Geburtstag*. Suhrkamp. 1992.

HAGESTEDT, Jens. - *Reine Sprache. Walter Benjamins frühe Sprachphilosophie*. Peter Lang. Frankfurt a. M. 2004.

KNALLER, Susane. - *Zeitgenössische Allegorien - Literatur, Kunst, Theorie*. Wilhelm Fink Verlag, München, 2003.

LEIFELD, Britta. - *Das Denkbild bei Walter Benjamin. Die unsagbare Moderne als denkbares Bild.* Peter Lang. Europäischer Verlag der Wissenschaften. Frankfurt a. M. 2000.

LUNN, Eugene. - *Marxism and Modernism. An historical study of Lukács, Brecht, Benjamin and Adorno*. University of California Press, Berkeley, 1982. Sp.: *Marxismo y Modernismo*. FCE. 1986.

MENKE, Bettine. - *Sprachfiguren. Name. Allegorie. Bild nach Benjamin*. Wilhelm Fink Verlag. München. 1991.

MUÑOZ MILLANES, José. - *La presencia de Baltasar Gracián en Walter Benjamín*. Ciberletras. Revista de crítica literaria y de cultura. ISSN-e 1523–1720. nº 1. Dialnet 1999.

OLIVÁN SANTALIESTRA, Lucía. - *La alegoría en „El origen del Drama Barroco Alemán" de W.Benjamin y en las "Flores del mal" de Baudelaire*. A parte Rei. Revista de Filosofía. 2004. Dialnet unirioja.es

SCHOLEM, Gershom. – *Walter Benjamin, die Geschichte einer Freundschaft*. Suhrkamp Verlag. 1975.

– *Walter Benjamin*. Suhrkamp Verlag. Frankfurt am Main, 1983. (Conferencia en 1964 en el Institut für Sozialforschung de Frankfurt y en el Leo Baeck Institute of New York). Sp. Edit. Trotta S.A. 2004.

– *W. Benjamin und sein Engel*. Suhrkamp Verlag. Frankfurt am Main, 1983. (Conferencia en e1972 en Editorial Suhrkamp en Frankfurt /Main). Sp. Edit. Trotta S. A. 2004.

– *Walter Benjamin und sein Engel. Vierzehn Aufsätze und kleine Beitrage*. Herausgegeben von Rolf Tiedemann. Suhrkamp Verlag. Frankfurt am Main, 1983.

SCHÖTTKER, Detlev. – *Konstruktiver Fragmentarismus. Form und Rezeption der Schriften W. Benjamins*. Suhrkamp, stw. Frankfurt a. M. 1999.

STEINHAGEN, Harald. – „Zu W. Benjamins Begriff der Allegorie". In *Formen und Funktionen der Allegorie* (666–685). Symposion Wolfenbüttel 1978. Tübingen, 1979.

SUK WON LIM. – *Die Allegorie ist die Armatur der Moderne. Zum Wechselverhältnis von Allegoriebegriff und Medientheorie bei Walter Benjamin*. Königshausen & Neumann. GmbH, Würzburg, 2011.

TIEDEMANN, Rolf. – *Dialektik im Stillstand. Versuche zum Spätwerk Walter Benjamins*. Shurkamp. Taschenbuch Wissenschaft. 1983.

VILAR, Gerard. – Walter Benjamin: una estética de la redención. En *Historia de las ideas estéticas y de la teorías artísticas contemporáneas*. Vol II. (159–164). Colectivo. Edición de Valeriano Bozal. Visor, 1996.

Lingüistica. Hermeneutica.

Estética. Literatura.

AA.VV. – *Formen und Funktionen der Allegorie*. Symposion Wolfenbüttel 1978. Hrsg. Walter Haug J. B. Metzlersche Verlagsbuchhandlung. Stuttgart. 1979.

AA.VV. – „Die Welt als Text".– *Theorie, Kritik und Praxis der objektiven Hermeneutik*. Hrsg von Detlef Garz und Klaus Kraimer. Suhrkamp (stw). 1994.
AA.VV. – *Introducción a la semántica*. Cátedra. Madrid. 1979.

AA.VV. – *Investigaciones retóricas II*. Edic. Buenos Aires. 1982. (*Recherches Rhêtoriques. Comunications*. N° 16. Editions du Seuil, 1970.

AA.VV. – *Theorie der Metapher*. Hrsg. Anselm Haverkamp. Wissenschaftliche Buchgesellschaft. Darmstadt. (1983) 1996.

ADORNO, Th. W. – *Negative Dialektik. Jargon der Eigentlichkeit* (1966). Gesammelte Schriften 6. [Vierte Auflage 1990].

ADORNO, T. W. – *Ästhetische Theorie*. Suhrkamp stw, Frankfurt a. M. 1973.

ALDRICH, Virgil C. – *Visual Metaphor* (73–86), Journal of Aesthetic Education 2. 1968. Dt. „Visuelle Metapher". In *Theorie der Metapher* (142–159). (1983), 1996.

ARNHEIM, Rudolf. – *Kunst und Sehen. Eine Psichologie des schöpferischen Augen*. Walter de Gruyter. Berlin, 1965.

BAKHTINE, Mikhaïl – *Estética de la creación verbal*. (Compilación de artículos de los años 20). Siglo XXI. 1999.

– *Esthétique et théorie du roman*. (1975) Gallimard, 1978.

BARTHES, Roland. – "L'ancienne rhétorique". *Recherches Rhétoriques*. Comunications 16. Editions du Seuil, 1970.

BATAILLON, Marcel. – *Erasmo y el erasmismo*. Recopilación de artículos desde 1969 a 1971. Edit. Crítica. Grijalbo. 1978.

BAYER, Raymond. – *Histoire de l'Esthétique*. Armand Colin, Paris. 1961. Sp. *Historia de la estética*. FCE México, 1965.

BEARDSLEY, Monroe C. – *The Metaphorical Twist*, en Philosophy and Phenomenological Research 22, (293–307), 1962; dt. "Die metaphorische Verdrehung". En *Theorie der Metapher* (120–141). (1983), 1996.

BLACK, Max. – "Die Metapher". In *Theorie der Metapher* (55–79). (1983), 1996. Erste Fassung: *Models and Metaphors* (22–47), Ithaca, N.Y. 1962.

BLUMENBERG, Hans. – *Paradigmen zu einer Metaphorologie*. Suhrkamp. Stw. (1960), 1999.

– *Wirklichkeiten in denen wir leben*. Reklam Verlag. Stuttgart.1986.

– *Das Lachen der Thrakerin. Eine Urgeschichte der Theorie*. Suhrkamp. 1987. Sp. *La risa de la muchacha tracia. Una protohistoria de la teoría*. Pre-textos. Valencia. 20001.

– *Die Sorge geht über den Fluss*. Suhrkamp Verlag. 1987. Sp. *La inquietud que atraviesa el río. Ensayo sobre la metáfora*. Península. Barcelona. (1992), 2001.

– *Die Lesbarkeit der Welt*. Suhrkamp, 1983. (1981)

BOOTH, Wayne C. – *The rhetoric of fiction*. Chicago. Uni. Press 1983; sp. *La retórica de la ficción*, Barcelona. Antoni Bosch, 1978.

BREA, J. L. – *Nuevas estrategias alegóricas*. Tecnos. 1991.

BREMOND, Claude. – "El rol del influenciador". *Recherches Rhétoriques*. Comunications 16.

Editions du Seuil, 1970. *Investigaciones retóricas II. Investigaciones retóricas II*. Edic. Buenos Aires. 1982.

CALINESCU, Matei. – *Five Faces of Modernity*. Duke University Pres. 1987; sp. *Cinco caras de la modernidad*. Tecnos. 1991.

CASSIRER, Ernst. – *Wesen und Wirkung des Symbolbegriffs*, (Oxford 1956), Nachdr. Wissenschaftliche Buchgesellschaft. Darmstadt 1983.

– *Philosophie der symbolischen Formen. Erster Teil: Die Sprache*. Wissenschaftliche Buchgesellschaft. Darmstadt 1964. Primus Verlag. 1997.

– *Philosophie der symbolischen Formen. Dritter Teil: Phänomenologie der Erkenntnis*. Wissenschaftliche Buchgesellschaft. Darmstadt 1964. Primus Verlag. 1997.

CEBES DE TEBAS. – *Tabla de Cebes*. Madrid. Gredos. 1995.

CUEVAS, Cristobal. – "Introducción" a *Poesía Completa de San Juan de la Cruz*. RBA. 1995.

CLIFFORD, Gay. – *The transformations of Allegory*. Routledge and Kegan Paul, London/Boston, 1974.

COHEN, Jean. – "Teoría de la figura". *Recherches Rhétoriques*. Comunications 16. Editions du Seuil, 1970. *Investigaciones retóricas II*. Edic. Buenos Aires. 1982.

COLLINI, Stefan. – "Interpretación terminable o interminable". *Interpretation and overinterpretation*. (4–24). Cambrigde University Press. 1992.

CRITIAS. – *Fragmentos y testimonios*. Introducción y traducción de José Barrio Gutiérrez. Aguilar. Madrid. Buenos Aires. México, 1966.

CULLER, Jonathan. – "En defensa de la sobreinterpretación". En *Interpretation and overinterpretation* (128–140). Cambrigde University Press. 1992.

DANTO, Arthur C. – *The Transfiguration of the Commonplace*, Cambrigde, Mass. 1981.

DE MAN, Paul. – *The Rhetoric of Romanticism*. Columbia U. Press. 1984. Sp. *La retórica del Romanticismo*. Akal. 2007.

– *The Resistence to Theory*. Minnesota University. 1986. Sp. *La resistencia a la teoría*. Visor, 1990. – *Aesthetic Ideology*. University of Minesota. 1996.

DELEUZE, Gilles. – *Logique du sens*. Éditions du Minuit, Paris, 1969. Sp. *Lógica del sentido*. Paidos, 1989.

DIEZ-ECHARRI, Enrique & ROCA FRANQUEZA, J. M. – *Historia General de la Literatura Española e Hispanoamericana. Aguilar*. 1968.

DIOGENES LAERCIO. – *Vidas de filósofos ilustres*. Prologo y traducción de José Ortiz y Sainz. Editorial Iberia. Barcelona, 1962.

DODDS, E. R. – *The Greeks and the Irrational*. University of California Press. Berkeley. Los Ángeles, 1951.

DURAND, Gilbert. – *L'imagination symbolique*. Paris. Quadrige. PUF, 2ª edic., (1964), 1989. ECO, Umberto. – *Opera aperta*. Bompiani. 1976.

- "Interpretación e historia". En *Interpretation and overinterpretation* (25–48), Cambrigde University Press. 1992.

ECO, Umberto e. a. – *Interpretation and overinterpretation*. Cambrigde University Press.1992. ELIADE, Mircea. – *Images et symboles*. Gallimard, 1955. Sp. *Imágenes y símbolos*. Taurus.1974. EPICTETO. – *Disertaciones por Arriano*. Gredos Clásica, 1993.

ERASMO de Rotterdam. –*Elogio de la locura. Morias Enkómion* Traducción Pedro Voltes. Espasa- Calpe. Austral. 1976.

- *Adagios del poder y de la guerra*. Pre-textos. Valencia. 2000.
- *Enquiridion o Manual del Caballero Cristiano*. (1ª edición en castellano1526). Prólogo de Marcel Bataillon. Edición de Dámaso Alonso. Revista de Filosofía Española. Anejo XVI. CSIC. 1971.
- *Paráclesis o Exhortación al estudio de las letras divinas*. Edición de Dámaso Alonso. Revista de Filosofía Española. Anejo XVI. CSIC. 1971.

FERRARIS, Maurizio. – *Storia dell'ermeneutica*. Bompiani. Milan. 1988. Sp. *Historia de la hermenéutica*. Akal. 2000.

FLETCHER, Angus. – *Allegory. The Theory of a Symbolic Mode*. Cornell University Press. Ithaca, New York. 1964.

FOUCAULT, Michel. – *Les mots et les choses. Une archéologie des sciencies humaines*. Gallimard, 1966.

GADAMER, Hans-Georg. – *Wahrheit und Methode. Grundzüge einer philosophischen Hermeneutik*. J.C.B. Mohr (Paul Siebeck). Tübingen, 1975 (4. Auf.).

GOMBRICH, E. H. – *Symbolic Images. Studies in the art of the Renaissance*. Phaidon Press Ltd. (1972), 1975.

- *The uses of images*. Phaidon Press Limited 1999. *Los usos de las imágenes* 1999. Edit. Debate. 2003.

GOMBRICH, E. H. e. a. – *Art, perception and reality*. John Hopkins Uni. Press. 1972. Sp. *Arte, percepción y realidad* (15–68). Paidos Comunicación. 1983.

GORGIAS. – *Fragmentos y testimonios*. Introducción y traducción de José Barrio Gutiérrez. Aguilar. Madrid. Buenos Aires. México, 1966.

GUIGNEBERT, Charles. – *Le christianisme medieval et moderne*. Ernest Flammarion. Paris. 1927. Sp. *El cristianismo medieval y moderno*. FCE. México, 1969.

HAUBRICHS, Wolfgang.- „Ofenbarung und Allegorese. Formen und Funktionen von Vision und Traum in frühen Legenden". In *Formen und Funktionen der Allegorie*. (243–264). Symposion Wolfenbüttel. 1978. Tübingen, 1979.

HABERMAS, Jürgen. – *Theorie des kommunikativen Handelns*. Band I. *Handlungsrationalität und geschellschaftliche Rationalisierung*. Suhrkamp. 1981.

HAUSER, A. – *The social History of Art.* 1962. Routlegde & Kegan Paul; sp. *Historia social de la literatura y el arte.* RBA, 200.

HAVERKAMP, Anselm. – „Einleitung in die Theorie der Metapher". In *Theorie der Metapher* (1–27). (1983), 1996.

HEGEL, G. W. F. – *Ästhetik. Vorlesungen über Ästhetik.* Europäische Verlagsanstalt GmbH. Band I. Frankfurt am Main, 1955.

HENLE, Paul. – „*Metapher*". *Language, Thought, and Culture.* Arbor, 1958, 173–195; dt. "Die Metapher". En *Theorie der Metapher* (80–105). (1983), 1996.

HILLEN, Gerd. – „Allegorie im Kontext. Zur bestimmung von Form und Funktion der Allegorie in literarischen Texten des 17. Jahrhundert". In *Formen und Funktionen der Allegorie* (592–604). Symposion Wolfenbüttel 1978. Tübingen, 1979.

HUARTE DE SAN JUAN. – *Examen de ingenios para las ciencias.* Edición de G. Serés. Cátedra. 1989.

ISER, Wolfgang. – *Das Fiktive und das Imaginäre. Perspektive literarischer Anthropologie.* Suhrkamp stw. 1993.

KANT, Immanuel. – *Grundlegung zur Metaphysik der Sitten.* Suhrkamp stw, Frankfurt a. M., 1995.

– *Kritik der praktischen Vernunft,* Shurkamp stw, Frankfurt a. M. 1995.

– *Kritik der Urteilskraft*, Suhrkamp stw, Frankfurt a. M., 1995.

KIESEL, Helmut. – „Diskussionsbericht". In *Formen und Funktionen der Allegorie* (731–737). Symposion Wolfenbüttel 1978. Tübingen, 1979.

KRAUSS, Rosalind E. – *The optical Unconscious.* Massachusetts Institute of Technology, 1993; sp. *El inconsciente óptico.* Tecnos. Metrópolis. 1997.

KURZ, Gerhard. – „Zu einer Hermeneutik der literarische Allegorie". In *Formen und Funktionen der Allegorie* (12–24). Symposion Wolfenbüttel 1978. Tübingen, 1979.

– *Metapher, Allegorie, Symbol.* Vandenhoeck & Ruprecht. Göttingen, 1997.

LESSING, G. E. – *Laokoon oder die Grenzen der Malerei und Poesie.* Wilhelm Goldmann Verlag, Ausgewählte Werke in 6 Bänden Band 1801/02. München. Ca. 1966.

LLEDÓ, Emilio. – *El silencio de la escritura.* Austral. 1999.

LOTMAN, Yuri. – *Struktura jndozhestvennogo teksta.* Edit. Iskusstvo. Moscú. 1970; sp. *Estructura del texto artístico.* Istmo. Madrid. 1982.

LUKÁCS, Georg. – *Ästhetik 1. Teil. Die Eigenart des Ästhetischen.* 2. Halbband. Hermann Leuchterhand Verlag, Neuwied am Rhein, Berlin-Spandau 1963.

LUKÁCS, Georg. – "Die Tragödie von Heinrich von Kleist". In *Deutsche Realisten des 20. Jahrhundert.* G. Lukács Werke, Band 7. Hermann Luchterhand Verlag, Neuwied und Berlin, 1964. Sp. Editorial Grijalbo, Barcelona-México 1970.

LUKÁCS, Georg. – "Faust Studien". In *Deutsche Realisten des 20. Jahrhundert.* G. Lukács Werke, Band 7. Hermann Luchterhand Verlag, Neuwied und Berlin, 1964. Sp. Editorial Grijalbo, Barcelona-México 1970.

LYONS, John. – *Introduction to Theoretical Linguistics.* Cambrigde University Press 1968. Sp. *Introducción en la lingüística teórica.* Barcelona. Editorial Teide. 1981. MARCO AURELIO. – *Meditaciones.* Gredos 1999.

MARIANA, Juan de. – *La dignidad real y la educación del rey* (*De rege et regis institutione*). Estudio preliminar de Luis Sánchez Agesta. Centro de Estudios Constitucionales. Madrid, 1981.

MESNARD, Jean. – *Pascal.* Edit. Hatier, 1967. Sp. *Pascal. El hombre y su obra.* Tecnos. Madrid.1973.

MERLEAU-PONTY, Maurice. – *Sens et non-sens.* Editions Nagel. Paris. 1948; sp. *Sentido y sinsentido.* Península, 2000.

– *Phénoménologie de la perception.* Gallimard, 1969.

– *Le visible et l'invisible.* Gallimard. 1964_1

– *L'oeil et l'esprit.* Gallimard Essais. 1964_2

MODERN, Rodolfo. – "Novalis y los fundamentos de su obra". En *Estudios de literatura alemana.* Ediciones Nueva visión. Buenos Aires. 1975.

MOORE, George E. – *Principia Ethica.* Cambrigde University Press, 1903. Sp. Universidad Nacional Autónoma de México (1959) 1983.

MÜLLER – DOOHM, Stefan. – *Adorno – Eine Biographie.* Suhrkamp Verlag. Frankfurt am Main, 2003.

NEUMEISTER, Sebastian. – „Die Verbindung von Allegorie und Geschichte im spanischen Fronleichnamsspiel des 17. Jahrhunderts". In *Formen und Funktionen der Allegorie* (293–309). Symposion Wolfenbüttel 1978. Tübingen, 1979.

NIETZSCHE, Friedrich. – *Über Wahrheit und Lüge im aussermoralischen Sinne.* Kröner, 1976. NOVALIS. – *Hymnen an die Nacht. Heinrich von Ofterdingen.* Novalis Werke. Verlag C. H. Beck. 2001. *Himnos a la noche. Enrique de Ofterdingen.* RBA Editores, 1994. PANOFSKY, Erwin. – *Meaning in the visual Arts,* Doubleday & Co., Inc. N. York, 1955.

– *Studies in Iconology.* Harper Torchbook, Harper & Row, Inc., New York, 1962. PASCAL. – *Pensées.* – Gallimard. Le livre de poche. Préface de Jean Guitton. 1962.

PLATÓN. – *Hipias menor* o de lo falso. Traducción y preámbulo de francisco de P. Samaranch. Obras Completas. Aguilar. 1964.

POPPER, Karl. – *The Open Society and its enemies.* Routledge & Kegan Paul. II Vols. London. 1973. PRAZ, Mario. – *Mnemosyne. The Parallel between Literature and the Visual Arts.* Princenton, P.U.P., 1970; sp. *Mnemosine. Paralelismo entre Literatura y artes visuales.* Taurus, 2007.

PRODICO E HIPPIAS. – *Fragmentos y testimonios.* Introducción y traducción de José Barrio Gutiérrez. Aguilar. Madrid. Buenos Aires. México, 1966.

PROTAGORAS. – *Fragmentos y testimonios.* Introducción y traducción de José Barrio Gutiérrez. Aguilar. Madrid. Buenos Aires. México, 1965.

QUINE, W. Van Orman. – *Work and Object.* The Massachusetts Institute of Technologie. Cambrigde. Mass. (1960) 1985.

RICHARDS, Ivor A. – „Die Metapher". In *Theorie der Metapher*, (31–52). (1983), 1996. RICOEUR, Paul. – *Finitude et culpabilité.* Aubier, 1988.

– *De l'interpretaton. Essai sur Freud.* Du Seuil. Paris. 1965.

– „La métaphore et le problème central de l'hermeneutique". *Revue philosophique de Louvain* 70, (93–112), 1972. Dt. „Die Metapher und das Hauptproblem der Hermeneutik". In *Theorie der Metapher* (356–375). (1983), 1996.

ROHDE, Erwin. – *Psyche. Seelenkult und Unsterblichkeitsglaube der Griechen.* Wissenschaftliche Buchgesellshaft. Darmstadt. 1961.

RORTY, Richard. – "El progreso del pragmatista". En *Interpretation and overinterpretation* (100–125). Cambrigde University Press. 1992.

ROUSSET, Jean. – « La querelle de la métaphore » en *L'interieur et l'exterieur. Essais sur la poésie et sur le théâtre au XVII siècle.* (57–71). Librairie José Corti. Paris (1976), 1968.

SAVATER, Fernando. – *La tarea del héroe.* Ediciones Destino. 1992.

SCHAEFFER, Jean-Marie. – *Qu'est-ce qu'un genre littéraire?* Éditions du Seuil. Paris. 1989. SCHELLING, F. W. J. – *Philosophie der Kunst.* Wissenschaftliche Buchgesellschaft. Darmstadt. 1966.

SCHILLER, Friedrich. – *Dramen.* Erich Schmidt. Berlin, 2002. Sp. *Dramas.* Editorial Iberia, 2 vols. Barcelona, 1960.

SENECA, L. A. – *Diálogos. Consolaciones. Apocolocintosis.* (2 vols.). Gredos Clásica, 1996.

– *Epístolas morales a Lucilio.* Gredos Clásica. 2000.

SOJCHER, Jacques. – *La métaphore généralisée*, en Revue Internationale de Philosophie 23 (58–68), 1969. Dt. "Die generalisierte Metapher". En *Theorie der Metapher* (216–218). (1983), 1996. SPINOZA, Baruch. – *Tratado Teológico-Político.* Tecnos. Madrid, 1966.

– *L'Ethique.* Gallimard, 1954.

STEINER, George. – *The Death of Tragedy.* Faber & Faber 1961.

- *Language and Silence. Essays 1958–1966*. Faber and Faber. London – Boston (1967) 1985.
- *Nostalgia for the Absolute*. CBC Massey Lectures 1974. Sp. *Nostalgia del absoluto*. Edit. Siruela. 2011.
- *After Babel: Aspects of Language and Translation*. Oxford University Press. London. New York. Toronto. (1975)
- *The Idea of Europe*. Nexus Publishers 2004. Sp. *La idea de Europa*. Edit. Siruela. 2005. TACCA, Oscar. – *Las voces de la novela*. Gredos. 1985.

TALENS, J., ROMERA, J. e. a. – *Elementos para una semiótica del texto artístico*. Cátedra. Madrid, 1980.

TATARKIEWICZ, Wladyslaw. – *History of Aesthetics. Vol. III. Modern Aesthetics*. Mouton, The Hage – Paris. PWN, Warszawa, 1974.

- *A history of six ideas. An essay in aesthetics*. PWN / Polish scientific poblishers. Warszawa, Martinus Nijhoff The Hague / Boston / London 1975.

TODOROV, Tzvetan. – "Sinécdoques". *Recherches Rhétoriques*. Comunications 16. Editions du Seuil, 1970. *Investigaciones retóricas II*. Edic. Buenos Aires. 1982.

TOMASEVSKIJ, Boris. – *Theorie der Literatur. Poetik*. Otto Harrassowitz. Wiesbaden, 1985.

TRASIMACO. – *Fragmentos y testimonios*. Introducción y traducción de José Barrio Gutiérrez. Aguilar. Madrid. Buenos Aires. México, 1966.

UNAMUNO, Miguel de. – *Del sentimiento trágico de la vida*, Espasa Calpe, Austral, 1997. VARGAS LLOSA, Mario. – *La verdad de las mentiras. Ensayos sobre literatura*. Seix Barral. 1990. VICO, Giambattista. – *La Scienza Nuova*. Rizzoli. Einaudi. Milano, 1959.

VIVES. Juan Luis. – Opera omnia. Distributa et ordinata in argumentorum classes praecipuas a Gregorio Majansio. Valentiae Edetanorum. In Officina Benedicti Monfort. 1782–1790. Tomus I – VIII. Reedición de 1964, London. Sp. Obras completas. Traducción de Lorenzo Riber. Aguilar. Madrid. 1947–1948.

- *Introductio ad sapientiam*. (1524) Tomus I (1–48).
- *De ratione dicendi*. (1532). Tomus II (93–232).
- *De conscribendis epistolis* (1536). Tomus II (38–301).
- *De anima et vita*. (1538). Tomus III (300–514).
- *Epistolario*. Aguilar. Madrid. 1947–1948.

WALTHAUS, Rina. – Pintar en palabras. Ekphrasis y retrato en algunas obras calderonianas. *Actas del IV Congreso de la Asociación Internacional Siglo de Oro (AISO)*. 1998.

WETZ, Franz Josef. – *Hans Blumenberg zur Einfürung*. Junius Verlag, Hamburg. 1993. Sp. *Hans Blumenberg. La modernidad y sus metáforas*. Ediciones Alfons el Magnànim. Valencia. 1996.

WIEDEMANN, Conrad. – „Bestrittene Individualität. Beobachtungen zur Funktion der Barockallegorie". In *Formen und Funktionen der Allegorie* (574–591). Symposion Wolfenbüttel 1978. Tübingen, 1979.

WITTGENSTEIN, Ludwig. – *Philosophische Untersuchungen* (1953). Edición bilingüe alemán – español. Instituto de Investigaciones Filosóficas. Edit. Crítica. Grijalbo, 1988.

– *Lectures & Conversations on Aesthetics, Psychologie and Religious Belief.* Basil Blackwell, 1966. Sp. *Estética, Psicoanálisi y religión*. Edit. Sudamericana. Buenos Aires. 1976_1.

– *The blue and brown books*. Basil Blackwell & Mott,Ltd., de Oxford. 1968. Sp. *Los cuadernos azul y marrón*. Tecnos. Madrid. 1976_2.

WÖLFFLIN, Heinrich. – *Kunstgesichtliche Grundbegriffe.* F. Bruckmann A.– G. München, 1915.

– *Gedanken zur Kunstgeschichte*, 1941. Sp. *Reflexiones sobre la historia del arte.* Península. 1988.

www.ingramcontent.com/pod-product-compliance
Ingram Content Group UK Ltd.
Pitfield, Milton Keynes, MK11 3LW, UK
UKHW041447071026
15587UKWH00010B/523

9 783631 727133